全国中医药行业高等教育"十四五"规划教材

全国高等中医药院校规划教材（第十一版）

中医内科学

（新世纪第五版）

（供中医学、针灸推拿学等专业用）

主　编　吴勉华　石　岩

U0343631

中国中医药出版社

·北　京·

图书在版编目（CIP）数据

中医内科学 / 吴勉华，石岩主编 . —5 版 . —北京：
中国中医药出版社，2021.6（2024.4 重印）
全国中医药行业高等教育"十四五"规划教材
ISBN 978-7-5132-6840-0

Ⅰ.①中⋯　Ⅱ.①吴⋯②石⋯　Ⅲ.①中医内科学—
中医学院—教材　Ⅳ.① R25

中国版本图书馆 CIP 数据核字（2021）第 052116 号

融合出版数字化资源服务说明

全国中医药行业高等教育"十四五"规划教材为融合教材，各教材相关数字化资源（电子教材、PPT 课件、视频、复习思考题等）在全国中医药行业教育云平台"医开讲"发布。

资源访问说明

扫描右方二维码下载"医开讲 APP"或到"医开讲网站"（网址：www.e-lesson.cn）注册登录，输入封底"序列号"进行账号绑定后即可访问相关数字化资源（注意：序列号只可绑定一个账号，为避免不必要的损失，请您刮开序列号立即进行账号绑定激活）。

资源下载说明

本书有配套 PPT 课件，供教师下载使用，请到"医开讲网站"（网址：www.e-lesson.cn）认证教师身份后，搜索书名进入具体图书页面实现下载。

中国中医药出版社出版

北京经济技术开发区科创十三街 31 号院二区 8 号楼
邮政编码　100176
传真　010-64405721
河北品睿印刷有限公司印刷
各地新华书店经销

开本 889×1194　1/16　印张 28.5　字数 756 千字
2021 年 6 月第 5 版　2024 年 4 月第 4 次印刷
书号　ISBN 978-7-5132-6840-0

定价　99.00 元
网址　www.cptcm.com

服 务 热 线　010-64405510　　微信服务号　zgzyycbs
购 书 热 线　010-89535836　　微商城网址　https：//kdt.im/LIdUGr
维 权 打 假　010-64405753　　天猫旗舰店网址　https：//zgzyycbs.tmall.com

如有印装质量问题请与本社出版部联系（010-64405510）
版权专有　侵权必究

全国中医药行业高等教育"十四五"规划教材
全国高等中医药院校规划教材（第十一版）

《中医内科学》
融合出版数字化资源编创委员会

主　编

吴勉华（南京中医药大学）　　　　石　岩（辽宁中医药大学）

副主编

赵进喜（北京中医药大学）　　　　季　光（上海中医药大学）

林　琳（广州中医药大学）　　　　谢春光（成都中医药大学）

叶　放（南京中医药大学）　　　　毛静远（天津中医药大学）

王　健（长春中医药大学）

编　委（以姓氏笔画为序）

王　月（长春中医药大学）　　　　王庆苗（甘肃中医药大学）

王海强（黑龙江中医药大学）　　　王维亮（广州中医药大学）

方朝晖（安徽中医药大学）　　　　叶　菁（江西中医药大学）

冯志成（海南医学院）　　　　　　毕颖斐（天津中医药大学）

刘　伟（山东中医药大学）　　　　刘　汶（首都医科大学）

刘　涛（海南医学院）　　　　　　刘　瑞（陕西中医药大学）

阮善明（浙江中医药大学）　　　　孙慧怡（北京中医药大学）

孙磊涛（浙江中医药大学）　　　　苏博慧（广西中医药大学）

李　柳（南京中医药大学）　　　　李　高（贵州中医药大学）

李文婷（南京中医药大学）　　　　李兆福（云南中医药大学）

李兴美（云南中医药大学）　　　　李朝喧（山西中医药大学）

杨　阳（大连医科大学）　　　　　杨宇峰（辽宁中医药大学）

肖　潇（湖北中医药大学）　　　　吴　昊（内蒙古医科大学）

吴秋玲（山西中医药大学）　　　　何　俊（湖北中医药大学）

何　凌（江西中医药大学）　　　　何友成（福建中医药大学）

余文豪（首都医科大学）　　　　　冷　伟（陕西中医药大学）

沙　菲（辽宁中医药大学）　　　　沈　会（大连医科大学）

张　玲（云南中医药大学）　　　张　璇（天津中医药大学）

张心月（山东中医药大学）　　　陈　琨（内蒙古医科大学）

陈胡蓉（辽宁中医药大学）　　　英振昊（山东中医药大学）

林　平（福建中医药大学）　　　金　华（甘肃中医药大学）

金　晶（陕西中医药大学）　　　金　路（南京中医药大学）

金慧敏（浙江中医药大学）　　　周小莉（湖北中医药大学）

赵妍妍（大连医科大学）　　　　殷丽平（成都中医药大学）

唐东昕（贵州中医药大学）　　　唐梅文（广西中医药大学）

黄鸿娜（广西中医药大学）　　　黄雯琪（贵州中医药大学）

梁家琦（首都医科大学）　　　　董秋梅（内蒙古医科大学）

蒋士卿（河南中医药大学）　　　童晓萍（广州中医药大学）

富晓旭（成都中医药大学）　　　翟怡然（河南中医药大学）

熊　焰（湖南中医药大学）　　　潘　莉（河北中医学院）

魏华凤（上海中医药大学）

匡海学（黑龙江中医药大学教授、教育部高等学校中药学类专业教学指导委员会主任委员）

吕志平（南方医科大学教授、全国名中医）

吕晓东（辽宁中医药大学党委书记）

朱卫丰（江西中医药大学校长）

朱兆云（云南中医药大学教授、中国工程院院士）

刘　良（广州中医药大学教授、中国工程院院士）

刘松林（湖北中医药大学校长）

刘叔文（南方医科大学副校长）

刘清泉（首都医科大学附属北京中医医院院长）

李可建（山东中医药大学校长）

李灿东（福建中医药大学校长）

杨　柱（贵州中医药大学党委书记）

杨晓航（陕西中医药大学校长）

肖　伟（南京中医药大学教授、中国工程院院士）

吴以岭（河北中医药大学名誉校长、中国工程院院士）

余曙光（成都中医药大学校长）

谷晓红（北京中医药大学教授、教育部高等学校中医学类专业教学指导委员会主任委员）

冷向阳（长春中医药大学校长）

张忠德（广东省中医院院长）

陆付耳（华中科技大学同济医学院教授）

阿吉艾克拜尔·艾萨（新疆医科大学校长）

陈　忠（浙江中医药大学校长）

陈凯先（中国科学院上海药物研究所研究员、中国科学院院士）

陈香美（解放军总医院教授、中国工程院院士）

易刚强（湖南中医药大学校长）

季　光（上海中医药大学校长）

周建军（重庆中医药学院院长）

赵继荣（甘肃中医药大学校长）

郝慧琴（山西中医药大学党委书记）

胡　刚（江苏省政协副主席、南京中医药大学教授）

侯卫伟（中国中医药出版社有限公司董事长）

姚　春（广西中医药大学校长）

徐安龙（北京中医药大学校长、教育部高等学校中西医结合类专业教学指导委员会主任委员）

高秀梅（天津中医药大学校长）

高维娟（河北中医药大学校长）

郭宏伟（黑龙江中医药大学校长）

唐志书（中国中医科学院副院长、研究生院院长）

彭代银（安徽中医药大学校长）

董竞成（复旦大学中西医结合研究院院长）

韩晶岩（北京大学医学部基础医学院中西医结合教研室主任）

程海波（南京中医药大学校长）

鲁海文（内蒙古医科大学副校长）

翟理祥（广东药科大学校长）

秘书长（兼）

陆建伟（国家中医药管理局人事教育司司长）

侯卫伟（中国中医药出版社有限公司董事长）

办公室主任

周景玉（国家中医药管理局人事教育司副司长）

李秀明（中国中医药出版社有限公司总编辑）

办公室成员

陈令轩（国家中医药管理局人事教育司综合协调处处长）

李占永（中国中医药出版社有限公司副总编辑）

张岠宇（中国中医药出版社有限公司副总经理）

芮立新（中国中医药出版社有限公司副总编辑）

沈承玲（中国中医药出版社有限公司教材中心主任）

编审专家组

全国中医药行业高等教育"十四五"规划教材
全国高等中医药院校规划教材（第十一版）

组　长

余艳红（国家卫生健康委员会党组成员，国家中医药管理局党组书记、局长）

副组长

张伯礼（天津中医药大学教授、中国工程院院士、国医大师）

秦怀金（国家中医药管理局副局长、党组成员）

组　员

陆建伟（国家中医药管理局人事教育司司长）

严世芸（上海中医药大学教授、国医大师）

吴勉华（南京中医药大学教授）

匡海学（黑龙江中医药大学教授）

刘红宁（江西中医药大学教授）

翟双庆（北京中医药大学教授）

胡鸿毅（上海中医药大学教授）

余曙光（成都中医药大学教授）

周桂桐（天津中医药大学教授）

石　岩（辽宁中医药大学教授）

黄必胜（湖北中医药大学教授）

前　言

　　为全面贯彻《中共中央 国务院关于促进中医药传承创新发展的意见》和全国中医药大会精神，落实《国务院办公厅关于加快医学教育创新发展的指导意见》《教育部 国家卫生健康委 国家中医药管理局关于深化医教协同进一步推动中医药教育改革与高质量发展的实施意见》，紧密对接新医科建设对中医药教育改革的新要求和中医药传承创新发展对人才培养的新需求，国家中医药管理局教材办公室（以下简称"教材办"）、中国中医药出版社在国家中医药管理局领导下，在教育部高等学校中医学类、中药学类、中西医结合类专业教学指导委员会及全国中医药行业高等教育规划教材专家指导委员会指导下，对全国中医药行业高等教育"十三五"规划教材进行综合评价，研究制定《全国中医药行业高等教育"十四五"规划教材建设方案》，并全面组织实施。鉴于全国中医药行业主管部门主持编写的全国高等中医药院校规划教材目前已出版十版，为体现其系统性和传承性，本套教材称为第十一版。

　　本套教材建设，坚持问题导向、目标导向、需求导向，结合"十三五"规划教材综合评价中发现的问题和收集的意见建议，对教材建设知识体系、结构安排等进行系统整体优化，进一步加强顶层设计和组织管理，坚持立德树人根本任务，力求构建适应中医药教育教学改革需求的教材体系，更好地服务院校人才培养和学科专业建设，促进中医药教育创新发展。

　　本套教材建设过程中，教材办聘请中医学、中药学、针灸推拿学三个专业的权威专家组成编审专家组，参与主编确定，提出指导意见，审查编写质量。特别是对核心示范教材建设加强了组织管理，成立了专门评价专家组，全程指导教材建设，确保教材质量。

　　本套教材具有以下特点：

　　1.坚持立德树人，融入课程思政内容

　　将党的二十大精神进教材，把立德树人贯穿教材建设全过程、各方面，体现课程思政建设新要求，发挥中医药文化育人优势，促进中医药人文教育与专业教育有机融合，指导学生树立正确世界观、人生观、价值观，帮助学生立大志、明大德、成大才、担大任，坚定信念信心，努力成为堪当民族复兴重任的时代新人。

　　2.优化知识结构，强化中医思维培养

　　在"十三五"规划教材知识架构基础上，进一步整合优化学科知识结构体系，减少不同学科教材间相同知识内容交叉重复，增强教材知识结构的系统性、完整性。强化中医思维培养，突出中医思维在教材编写中的主导作用，注重中医经典内容编写，在《内经》《伤寒论》等经典课程中更加突出重点，同时更加强化经典与临床的融合，增强中医经典的临床运用，帮助学生筑牢中医经典基础，逐步形成中医思维。

3.突出"三基五性"，注重内容严谨准确

坚持"以本为本"，更加突出教材的"三基五性"，即基本知识、基本理论、基本技能，思想性、科学性、先进性、启发性、适用性。注重名词术语统一，概念准确，表述科学严谨，知识点结合完备，内容精炼完整。教材编写综合考虑学科的分化、交叉，既充分体现不同学科自身特点，又注意各学科之间的有机衔接；注重理论与临床实践结合，与医师规范化培训、医师资格考试接轨。

4.强化精品意识，建设行业示范教材

遴选行业权威专家，吸纳一线优秀教师，组建经验丰富、专业精湛、治学严谨、作风扎实的高水平编写团队，将精品意识和质量意识贯穿教材建设始终，严格编审把关，确保教材编写质量。特别是对32门核心示范教材建设，更加强调知识体系架构建设，紧密结合国家精品课程、一流学科、一流专业建设，提高编写标准和要求，着力推出一批高质量的核心示范教材。

5.加强数字化建设，丰富拓展教材内容

为适应新型出版业态，充分借助现代信息技术，在纸质教材基础上，强化数字化教材开发建设，对全国中医药行业教育云平台"医开讲"进行了升级改造，融入了更多更实用的数字化教学素材，如精品视频、复习思考题、AR/VR等，对纸质教材内容进行拓展和延伸，更好地服务教师线上教学和学生线下自主学习，满足中医药教育教学需要。

本套教材的建设，凝聚了全国中医药行业高等教育工作者的集体智慧，体现了中医药行业齐心协力、求真务实、精益求精的工作作风，谨此向有关单位和个人致以衷心的感谢！

尽管所有组织者与编写者竭尽心智，精益求精，本套教材仍有进一步提升空间，敬请广大师生提出宝贵意见和建议，以便不断修订完善。

国家中医药管理局教材办公室

中国中医药出版社有限公司

2023 年 6 月

编写说明

中医内科学是运用中医学理论和中医临证思维方法，阐述内科所属疾病的病因病机、辨证论治及预防调护规律的一门临床学科，是临床各科的基础。中医内科学作为中医学、针灸推拿学、中西医临床医学等专业的主干课程，经历了六十多年的教学实践，教材经历了多版的修订与完善，形成了较为稳定的课程内容体系。中医内科学的教学目的是使学习者掌握中医内科学的基本理论、基本知识和基本技能，掌握内科常见病、多发病、疑难重症的一般处理原则，了解重点疾病的研究现状。

本版教材是在全国中医药行业高等教育"十三五"规划教材的基础上，充分借鉴历版教材成熟经验编写而成。在编写过程中，编委会根据全国中医药行业高等教育"十四五"规划教材专家指导委员会提出的"打造适应中医药人才培养需求的精品示范教材"的编写思路，既注重继承性、连续性，又体现中医药的创新性，突出基本知识、基本理论、基本技能的传授。同时本教材又融入了课程思政教学内容。

全书分总论、各论两部分。总论介绍中医内科学的定义、性质、范围、学术发展源流，中医内科疾病的分类、命名及其特点和辨证论治思路、原则及概要。各论分八章，介绍61种常见病证，按肺系、心系、脑系、脾胃系、肝胆系、肾系、气血津液、肢体经络病证顺序排列。各病证以概述（包括概念、范围、历史沿革）、病因病机、诊断与鉴别诊断、辨证论治、预防调护及小结等"三基"内容为重点，体现了教材的传承；基于临床实践，从知识综合、知识转化、知识运用角度设计"临证备要""名医验案"等栏目；基于扩展学生视野，提高自主学习能力，设计"古籍摘要""文献推介"及融合出版数字化资源内容。书后附录为中医内科学常用方剂。

本书的编写得到了全国中医内科学界同行的高度重视，并积极参与。总论由南京中医药大学吴勉华、叶放和辽宁中医药大学石岩编写；肺系病证概要、感冒、咳嗽由广州中医药大学林琳编写，哮病由山东中医药大学刘伟编写，喘证由山西中医药大学吴秋玲编写，肺痈由浙江中医药大学阮善明编写，肺痨由安徽中医药大学方朝晖编写，肺胀、肺痿由大连医科大学沈会编写；心系病证概要、心悸、胸痹由天津中医药大学毛静远编写，心衰、不寐（附多寐）由甘肃中医药大学金华编写；脑系病证概要、头痛、眩晕由长春中医药大学王健编写，中风由山西中医药大学吴秋玲编写，痴呆由山东中医药大学刘伟编写，癫狂、痫证由湖北中医药大学周小莉编写；脾胃系病证概要、噎膈（附反胃）由北京中医药大学赵进喜编写，胃痛（附吐酸、附嘈杂）、胃痞由陕西中医药大学冷伟编写，呕吐由辽宁中医药大学杨宇峰编写，呃逆由黑龙江中医药大学王海强编写，腹痛、泄泻由首都医科大学刘汶编写，痢疾、便秘由广西中医药大学唐梅文编写；肝胆系病证概要、胁痛、黄疸（附萎黄）由上海中医药大学季光编写，积聚、鼓胀由湖南中医药大学熊焰编写，瘿病由安徽中医药大学方朝晖编写，疟疾由海南医学院冯志成编写；肾系病证概要、阳痿、遗精（附早泄）由南京中医药大学叶放编写，水肿由北京中医药大学赵进喜编写，淋证（附尿浊）由河北中医学院潘莉编写，癃闭（附关格）由南京中医药大学吴勉华编写；气血津液病证概要、消渴、肥胖由成都中医药大学谢春光编写，郁证、厥证由河南中医药大学蒋士卿编写，血证、痰饮由福建中医药大学林平编写，汗证、内伤发热由贵州中医药大学唐东昕编写，虚劳由江西中医药大学叶菁编写，癌病由南京中医药大学吴勉华编写；肢体经络病证概要、痹证由南京中医药大学叶放编写，痉证、痿证由云南中医药大学李兆福编写，颤证、腰痛由内蒙古医科大学董秋梅编写。总论由吴勉华、叶放审稿，肺系病证由林琳审稿，心系病证由毛静远审稿，脑系病证由王健审稿，脾胃系病证由赵进喜审稿，肝胆系病证由季光审稿，肾系病证、肢体经络病证由叶放审稿，气血津液病证由谢春光审稿。全书由主编南京中医药大学吴勉华和辽宁中医药大学石岩负责统稿审修。

　　本教材在纸质版基础上，还设有融合出版数字化资源，这些数字化资源是纸质版教材内容的充实和延伸，可向使用者提供更加丰富多彩的内容。融合出版数字化资源由石岩负责，《中医内科学》编委会全体成员共同参与完成。

　　由于编者水平有限，本教材恐有疏漏不足之处，恳请各院校在使用过程中，提出宝贵意见，以便进一步修订提高。

《中医内科学》编委会

2021 年 5 月

目 录

上篇

总 论

第一节 中医内科学的定义、性质和范围

中医内科学是运用中医学理论和中医临证思维方法，阐述内科所属疾病的病因病机、辨证论治及预防调护规律的一门临床学科。它以中医脏腑、气血津液、经络等生理病理学说为指导，注重传承古今中医经典名著、名医的学术思想及临床经验，系统反映辨证论治的特点，是中医学、针灸推拿学、中西医临床医学等专业的主干课程，也是临床其他各科的基础。

中医内科学是中医基础理论联系临床各学科的桥梁，具有承上启下的作用。基础理论知识只有经过内科学的进一步讲授和临床实习，才能被深入理解和掌握；临床各学科则必须以内科学作基础，才能更好地熟悉本学科的特点和技能，从而更灵活地运用于临床，这就是内科学重要性之所在。

在源远流长的中医学发展进程中，内科学一直受到人们的重视，经过长期的积累和整理，使内科学知识，包括病因学、病机学、分类学、治疗学等内容，在广度和深度上都得到了发展，形成了较为完整的理论体系，能够有效地指导临床实践。

中医内科古称"疾医""杂医""大方脉"，即中医内科学研究的范围很广。传统将其研究的疾病分为外感病和内伤病两大类。一般说来，外感病主要指《伤寒论》及温病学所涉及的伤寒、温病等热性病，它们主要由外感六淫及疫疠之气所致，其辨证论治是以六经、卫气营血和三焦的生理病理理论为指导。内伤病主要指《金匮要略》及后世内科专著所述的脏腑经络、气血津液等杂病，它们主要由七情、饮食、劳倦等内伤因素所致，其辨证论治是以脏腑、经络、气血津液的生理病理理论为指导。

随着时代的前进、学术的发展、学科的分化，原来属于中医内科学范畴的外感病如伤寒、温病等热性病已另设专科，而部分急症则归入中医急诊学的范畴。本教材所讨论的内容主要是内伤杂病和部分外感病，即以脏腑、经络、气血津液疾病为主要研究和阐述对象，按其体系分为肺系病证、心系病证、脑系病证、脾胃系病证、肝胆系病证、肾系病证、气血津液病证和肢体经络病证。

第二节 中医内科学术发展源流

中医内科学是中医学宝库中的重要组成部分，古称"大方脉"，它是人类在长期的医疗实践中不断积累逐渐形成的。

中医内科学在中医学中具有特殊地位，它的起源可以追溯到原始社会。如《山海经》中，有"风""疟""疫疾""腹痛"等内科病证的名称和症状。随着人类社会生产力不断发展，社会分工不断细化，各行各业日趋专业化，内科学就逐渐从医疗实践中突出并独立出来。《周礼·天官》记载了当时的宫廷医生已分有疾医、食医、疡医、兽医四种，其中疾医相当于最早的内科医师。随着医疗实践的不断深入，内科学的理论知识和临床经验得到迅猛的发展，尤其是《黄帝内经》的问世，被视为战国以前医学知识的总结。

一、奠基时期

殷周之际出现的阴阳五行学说是朴素的唯物主义学说，至春秋战国时代，则被广泛用于阐述和解释一切自然现象，并被中医学所采纳，以此探讨和认识人体生理病理现象，从而促进了医学的发展，也为中医学奠定了比较坚实的理论基础。因此，自战国至秦汉这一时期为中医学理论体系的奠基时期。

《黄帝内经》全面总结了秦汉及以前的医学成就，是我国最早的一部医学总集，其最显著的特点是体现了整体观念和辨证论治。该书包括《素问》《灵枢》两部分，共18卷，各81篇。其基本理论可概括为：①强调整体观念。人体是一个有机的整体，人的健康及疾病状态与自然环境有一定的关系。②以气化论为基础，将阴阳五行学说贯穿于生理、病理、诊断及治疗等各方面，摸索出人体疾病变化与治疗的大致规律。③重视脏腑、经络、气血理论，论述人身五脏六腑、十二经脉、奇经八脉等的生理功能、病理变化及其相互关系。④从正邪两方面探讨疾病发生发展的本质，详细介绍了六淫、七情、饮食、劳伤等病因以及脏腑、气血、经络的病理变化规律。提出"病机十九条"，强调"谨守病机，各司其属"，为后世医家完善病机理论奠定了基础。⑤论述望、闻、问、切四诊的诊断方法和具体内容。⑥确定治未病、因时因地因人制宜、标本、正治反治、制方、饮食宜忌、精神治疗及针刺大法等。⑦提出"谨察阴阳所在而调之，以平为期"等中医治疗原则。形成了比较系统的理论体系，已见理法方药的雏形，成为内科学理论的渊源。另外，《黄帝内经》还记叙了二百多种内科病证，从病因、病理、病性转化及预后等方面做了简要的论述，有些病证还设专篇加以讨论，如"热论""咳论""痿论""疟论""痹论"等，为后世中医内科疾病的分类、命名与诊治奠定了理论基础。

东汉张仲景继承了《黄帝内经》等古典医籍的基本理论，建立了包括理、法、方、药在内的较为系统的辨证论治体系，使中医学的基础理论与临床实践密切结合起来，走上了科学发展的轨道。《伤寒论》以六经论伤寒，分别讨论各经病证的特点和相应的治法方药，还阐述了各经病证的传变关系以及合病、并病或失治、误治引起的变证、坏证的辨证与治疗方法。通过六经辨证，又可以认识证候变化方面的表里之分、寒热之异、虚实之别，再以阴阳加以总概括，从而为后世的八纲辨证打下了基础。《金匮要略》以脏腑论杂病，以病证为专题、专篇加以论述，如肺痈、肺痿、痰饮、黄疸、下利、水肿等病证的病因病机、辨证方法与治疗方药。张仲景开创辨证论治的先河，临证时因证立法、以法系方、按方遣药，而且注意剂型、煎服法对治疗效果的影响。书中共制375首方剂，其中有不少功效卓著的名方一直沿用至今。因此，《伤寒杂病论》在中医学术及内科学的发展中占有重要的位置。

二、继承发展时期

自两晋至唐宋，由于中医学理论与临床的发展，医学教育也达到比较完善的程度。宫廷医学校的课程规定，必须先学《素问》《神农本草经》《脉经》等基础课，然后再学习包括内科在内的临床各科，以强化理论与实践之间的有机联系，亦可看出内科在当时所处的地位和所具有的规模。隋唐时代，对内科中的多种疾病已有详细的论述，如对伤寒、中风、天行、温病、脚气病、地方性甲状腺肿等都积累了一定的辨治经验，对绦虫病、麻风、恙虫病、狂犬病的预防和治疗亦具有较高的水平。如《外台秘要·消中消渴肾消》中记载"每发即小便至甜"的证候特征，而对黄疸病及治疗效果的观察则提出"每夜小便中浸白帛片，取色退为验"。孙思邈《备急千金要方》记载了犀角地黄汤、独活寄生汤等许多内科常用有效方剂，沿用至今。《诸病源候论》是我国现存最早的病因病理学及证候学专著，其中记载内科病27卷，内科症状784条，对每一个病证的病因、病理、证候分类进行了深入的探讨和总结。如对泄泻与痢疾、痰证与饮证，一反过去之统称而分别立论；对寸白虫的病因、疟疾的分类、麻风病的临床表现都具有极其深刻的认识。

宋代对于医学人才的选拔与培养比较重视，规定了各科人员之间的比例关系。《元丰备对》记载，宋神宗时"太医局九科学生额三百人"，分科中属内科的大方脉120人，风科80人，可见当时对内科之重视。从宋代起，金、元、明代均设有大方脉科，这是治疗成人各种内科疾病的专科，这种设置促进了内科的进步与发展。

金元时期最具代表性的四位医家各自结合当时的社会背景、疾病特点，在传承前人学术经验的基础上，创新性地总结了具有特色的病因病机理论、辨治方法。如刘完素对五运六气学说有深入研究，撰《素问玄机原病式》。他以《素问》病机十九条为基础，创立火热理论，擅长重用寒凉药以治火热病证，倡导辛凉解表、表里双解、攻下养阴及养肾水、泻心火等治法，拓展了中医治疗温热病的思路。同时，阐发《黄帝内经》亢害承制理论，初步建立了相火理论的轮廓。由于善用寒凉药物治病，后人称其为"寒凉派"。张子和传承刘完素学术思想并加以发挥，认为疾病发生的根本原因全在于病邪之侵害，不论外因、内因致病，一经损害人体，即应设法驱邪外出，不能让其滞留体内为患。他把汗、吐、下三法广泛运用于临床，并有独到的见解。由于治病以攻邪为主，后人称其为"攻下派"。李东垣生活于金元社会动荡之年，百姓饥寒交迫，饮食不节，体质虚弱，所治患者大多由于脾胃损伤，因而提出"内伤脾胃，百病由生"，创补中益气汤、升阳散火汤、复元活血汤等有效方剂。由于擅长温补脾胃，后世称其为"补土派"。朱丹溪师承罗知悌，融刘、张、李诸家学术于一体，对气血痰郁、湿热、痰瘀互结等病机理论阐发深入，对哮喘、痛风、痿证等多种常见内科杂症辨治经验丰富，创越鞠丸、二妙丸、保和丸、虎潜丸、大补阴丸等方剂，沿用至今。由于力倡"相火论""阳有余，阴不足"，对滋阴降火之法研究颇深，故后世称其为"滋阴派"。此四者形成了对后世影响极大的四大学派，被后世称为"金元四大家"。金元四大家及其弟子在传承《黄帝内经》《伤寒杂病论》学术的基础上，结合实践中出现疾病的新特点，敢于和善于从临床到理论进行探索、总结，乃至提出自己的见解，证明了中医学发展过程中的内在联系即传承性，同时在传承过程中可以得到发展，各家在不同方面充实和丰富了中医内科学的理论和实践，促进了中医内科学的传承、创新和发展。

宋金元时期，除前四家之外，尚有其他专著也极有学术价值。如宋代太医院编《圣济总录》有18卷专论诸风，反映当时对"风证"的研究已有一定的水平。张锐著《鸡峰普济方》，把水肿分为多种类型，根据起始部位的特征区别不同性质的水肿，施以不同治法。另外，已有一些内科疾病专著问世，如董汲著《脚气治法总要》，对脚气病的病因、发病情况、治疗方法均有详细论述，并制64方，是一部现存较全面的脚气病专书。葛可久著《十药神书》，是一部治疗肺痨病的专著，书中所拟10方，对肺痨的辨治总结了一套可以遵循的经验。

此期，中医病因学也有重要发展。陈无择的《三因极一病证方论》在传承前人经验的基础上，创立外因、内因、不内外因的三因学说，此说概括性强，适于临证应用，为后世医家所尊崇。

三、系统完善时期

自金元四大家掀起学术争鸣之风，遂致后世历代诸家，各抒己见，使中医的理论与实践日趋系统和完整，在中医学术界掀起了发展、创新的风气。如历代对中风的病因病机之争，或言真中，或言类中，或言"非风"，越辩越明。又如对补脾、补肾及脾肾双补的推敲，使脾肾的生理、病理在人体中的重要性以及二者之间的联系也更加明确。再如对鼓胀的病机认识，从李东垣、朱丹溪的"湿热论"，到赵养葵、孙一奎的"火衰论"，再至喻嘉言的"水裹气结血凝论"，也是越分析越透彻，从而使这些病机理论能更好地指导临床实践，提高了治疗效果。

明代医家继承了金元的学术成就，又有新的发展。如薛己的《内科摘要》在学术上受李东垣善于温补的影响，而有所发展，是我国最早用"内科"命名的医书。虞抟的《医学正传》则发展了朱丹溪的学说。王纶《明医杂著》指出："外感法仲景，内伤法东垣，热病用河间，杂病用丹溪。"诚为公允之见。另外，龚廷贤所著《寿世保元》，先基础，后临床，先论述，后列方，并附医案，取材丰富，立论精详，选方切用，适于内科临床参考。《景岳全书》为纠正金元刘完素、张子和喜用寒凉攻伐之偏，倡导人之生气以阳为主，指出人体"阳非有余，阴常不足"，力主温补之法。该书论内科杂病部分计 28 卷，记述 70 余种病证的证治，引录古说，参以己见。张景岳对内科许多病证的病机及辨证方法之分析与归纳极为精辟，已有八纲辨证的雏形，治疗方药也多有心得。此外，还结合病证对温补学说进行了充分的阐述。

明清时期，温病学说的形成对中医内科的发展同样具有较大的推动作用，代表性者有五。吴又可的《温疫论》，是我国传染病学中最早的专门论著，认为温疫有别于其他热性病，它不因感受"六气"所致，而以感染"戾气"和机体机能状况不良为发病主因。并指出"戾气"的传染途径是邪自口鼻而入，无论老少强弱，触之皆病，这一认识，在我国医学发展史上也是一个突破性见解。叶天士的《温热论》为温病学的发展提供了理论与辨证的基础，首先提出了"温邪上受，首先犯肺，逆传心包"病因病机说，概括了温病的发病途径和传变规律；其次，把温病发病的过程分为卫、气、营、血四个阶段，表示病变由浅入深的四个层次，作为辨证论治的纲领；再者，在温病诊断上，总结前人经验，创造性地发展了察舌、验齿、辨别斑疹与白㾦的方法，为温病学说奠定了理论与实践基础。吴鞠通在叶氏学说基础上著成《温病条辨》，以三焦为纲，疾病为目，论述风温、温热、温疫等九种温病的证治，并提出清络、清营、育阴等治法，使温病学说更趋系统和完整，建立了温病辨证论治的新体系。此外，薛生白著《湿热病篇》，对湿温病进行了深入研讨；王孟英《温热经纬》将温病分为新感与伏气两大类进行辨证论治，也都对温病学说做了发挥和补充，促进了温病学说的发展。

明清时期对内科杂证的因机证治理论的发展更上一个新的台阶。喻嘉言著有《医门法律》《寓意草》，提出秋燥论、大气论，创清燥救肺汤，提出"先议病，后用药"的治病范式，为规范中医内科临床治病过程提供了新思路。林珮琴《类证治裁》强调治病要先识证和辨证思路，亦对临床极具指导作用。熊笏《中风论》、尤在泾《金匮翼》对中风病的叙述，胡慎柔《慎柔五书》、汪绮石《理虚元鉴》对虚劳病的分析，卢之颐《痎疟论疏》对疟疾的认识，都可称之为中医内科专病论著，皆具有一定的学术水平。王清任著《医林改错》，对瘀血病机的论述有独到见解，所创立的血府逐瘀汤等活血化瘀诸方，以及为气虚血瘀证所制补阳还五汤等直到今日仍有很高的实用价值。程钟龄《医学心悟》创新性地总结前人经验，提出著名的八纲、八法，因证立方，条分缕析，多为临床心得之语，影响广泛。此期，更有大批内科著作问世，如叶天士《临证指南医案》、王孟英《王氏医案》、徐大椿《医学源流论》、缪希雍《先醒斋医学广笔记》、王肯堂《证治准绳》、李中梓《医宗必读》、俞震《古今医案按》、陈士铎《辨证录》、周学海《读医随笔》等，标志着中医内科理论与临床趋于系统和完善。

鸦片战争以后，中国逐渐沦为半殖民地半封建社会，西医学传入我国，在中西医之争的背景下，产生中西汇通派，促使中医内科学术得到一定程度的发展。如唐容川《血证论》是论述血证的专著，提出治血证四大要法，对后世影响较大。张锡纯《医学衷中参西录》主张以中医为主体，取西医之长，补中医之短，创制镇肝息风汤、升陷汤、玉液汤、膏淋汤等方剂。

四、中华人民共和国成立以来传承创新时期

中华人民共和国成立以后，中医内科学得到快速发展。随着高等中医院校和各级中医医院的建立，内科学同其他各学科一样，医疗、教学、科研工作有了很大进步，培养了大批中医人才，有力地推动了中医内科学的发展。

在大批全国名老中医的共同努力下，对历代古典医籍和内科文献进行了系统搜集、整理，编写出版了一批中医内科学专著和教材，《中医内科学》统编教材经过十余次修订和使用，使中医内科学学科体系逐渐完善。诸如《实用中医内科学》《中国百年百名中医临床家丛书》《中医内科常见病诊疗指南》等对内科临床都产生了较大影响。

围绕中医内科辨证思路与方法，许多名医都进行了卓有成效的探索。如秦伯未先生创十四纲要辨证，方药中教授提出七步法辨证论治方法，黄柄山教授提出十四项虚实辨证法，周仲瑛国医大师以"病机十三条"为纲创建病机辨证新体系等。此外，沈自尹院士等提出"微观辨证""辨证微观化"，王永炎院士提出"证候要素，应证组合"方法，朱文锋教授创立证素辨证方法，王琦国医大师提出辨体质、辨证、辨病相结合的辨证思路等。近年来，仝小林院士提出通过"宏观辨证"以调理疾病状态、"微观打靶"以解决理化指标，二者有机结合称为"态靶辨治"思路。这些医家从不同角度拓展、深化或丰富了中医辨证论治理论，更好地指导临床提高疗效。

在中医内科理论传承与创新及中药复方临床新药的研制等方面，涌现一批创新性成果。如中医对毒邪致病、湿热内蕴、瘀热相搏、痰瘀互结等病机理论的深入研究，促进了当今中医内科病证临床疗效的提高。又如陈可冀院士开展血瘀证及活血化瘀法的系列研究，取得的一系列成果有效地指导临床应用；吴以岭院士在前人从络论治思想和"气血相关"理论的基础上，系统构建了"络病证治"体系，包括指导血管病变防治的脉络学说和指导神经－内分泌－免疫类疾病防治的气络学说两大学科分支。近年来，张伯礼院士着力推动了对经典名方的研发，促进了重大中药新药创制的步伐，进一步满足了临床的客观需求，标志着中医内科学的发展进入新阶段。

随着科技进步，中医现代化的步伐加快，在继承历代医家学术思想和临床经验基础上，不断汲取现代医学科学发展所取得的新技术、新方法，中医内科学发展迅速，并取得了新进展、新成就，更好地为临床实践服务，为中医走向世界创造了条件。

第三节　中医内科疾病的分类、命名及其特点

中医内科疾病的病种很多，范围较广。为了方便学习研究与临床应用，探讨内科疾病分类的必要性早已引起人们的普遍重视。

张仲景在《金匮要略》一书中，已经做了有益的探索，如痉、湿、暍三者皆是从太阳经开始，属外感病证，故合为一篇，以利于鉴别；消渴、小便不利、淋病均有小便异常症状，故列为一篇论述；呕、吐、哕、下利又都是胃肠疾病，合在一起讨论，易于辨证论治等。此种分类方法

尽管粗糙，但在疾病分类方面的探索却是有益的。

《诸病源候论》是我国现存第一部证候学专著，其以"候"类述，共1739则，可见书中证候分类之细。该书把风病、虚劳病、伤寒、温病、热病、时气病等作为全身性疾病，然后再按证候特征或脏腑生理系统进行分类。《千金方》则由博返约，初步进行归纳，将风病、伤寒、脚气、消渴、水肿等作为全身性疾病，其他疾病则归入肝脏、胆腑、心脏、小肠腑、脾脏、胃腑、肺脏、大肠腑、肾脏、膀胱腑等脏腑门中。《太平惠民和剂局方》虽是宋代的一种成药处方配本，但此书按病分类，在疾病分类方面也做了一些尝试，如将内科病分为诸风、伤风、诸气、痰饮、诸虚、痼冷、积热、泻痢、杂病等。《三因极一病证方论》，试图按三因将疾病分类，但在某些病证之中，又包含了内因、外因、不内外因等不同证治，所以也说明此法分类尚未达到尽善之地。《明医杂著》将当时常见内科病证分题讨论，如对发热、劳瘵、泄泻、痢、疟、咳、痰饮、喘胀、饮食过伤、头痛、小便不禁、阳痿、梦遗、暑病等的证治加以论述，重点突出。

《三法六门》把疾病按病因分为风、寒、暑、湿、燥、火、内伤、外伤、内积、外积共十门，是书将前六者及诸杂证分门别类，著成一书。《医学纲目》则按脏腑分部加以分类。如肝胆部，论述中风、癫痫、痉厥等病；心小肠部，论述心痛、胸痛、谵妄等病；脾胃部，论述内伤饮食、诸痰、诸痞等病；肺大肠部，论述咳嗽、喘急等病；肾膀胱部，论述耳鸣、耳聋、骨病、牙痛等；伤寒部，论述伤寒病为主，兼及温病、暑病、温疫等。

《症因脉治》已形成外感、内伤分类疾病的雏形。《证治汇补》将内科杂病分为八门，探讨了按部分类的方法。如提纲门中列中风、伤风、中寒、暑、湿、燥、火等证；内因门列气、血、痰、郁证及虚损劳倦等；外体门中列发热、恶寒、汗病、疟等；上窍门列眩晕、头痛、五官等病；胸膈门中列咳嗽、喘、哮、呕吐、反胃等；腹胁门中列心病、腹痛、霍乱等；腰膝门中列痿躄、疝、脚气等；下窍门中列泄泻、痢、便血、淋、遗精等。《医学实在易》以表证、里证、寒证、热证、实证、虚证分类讨论疾病的证治。

综上所述，历代医家对内科疾病的分类尚无统一认识。为了便于指导临床，寻找一个比较合理的分类法是十分必要的。中华人民共和国成立后，医家们也对此进行了探讨，认为以病因、病理变化为纲对内科疾病加以分类，较为合适。以病因为纲，可将内科疾病分为外感疾病和内伤疾病两大类。外感疾病，是由外感六淫等邪气所致；内伤疾病是由情志刺激、饮食劳倦、起居失常以及脏腑功能失调所引发。这两类疾病也是可以互相转化的。一些外感疾病可演变为内伤疾病，内伤疾病由于气血阴阳偏颇也易感受外邪，在病程的某一阶段可以变成外感疾病。以病理变化为纲，可将内科疾病分为热病与杂病两大类。热病包括一切有热证而以六经、三焦、卫气营血为病理改变的病证；杂病包括以脏腑功能失调为主而产生的病证。

病因分类，突出了病因的特殊性，便于临床辨证求因、审机论治。病机分类反映了疾病病机变化的内在联系，且有助于掌握疾病发生发展的规律。因为病机主要是由脏腑功能失调造成的，故可以进一步按五脏六腑进行分类。病机分类法是在病因分类法的基础上进行的，是对病因分类的补充。因此，临床上可把这两类分类法结合起来，称为外感热病与内伤杂病。

外感热病，根据感受邪气的不同可分为伤寒与温病，温病又可分为温热病与湿热病。温热病包括了风温、春温、秋燥、暑温、冬温、温毒、温疫等；湿热病包括了暑湿、湿温、伏暑等。按发病特点，温病又可分为新感温病与伏气温病两类，如风温、冬温、暑温、秋燥属新感温病，春温、伏暑则属伏气温病。

内伤杂病分类的理论基础是藏象学说。人体是一个以脏腑为中心的有机整体，脏腑外联四肢百骸、五官九窍，以气血津液为物质基础，以经络为通路。因此，内伤杂病虽多，但其病机变化始终不离脏腑功能紊乱、经络通路障碍、气血津液生成运行输布失常。故内伤杂病的分类，则按照不同脏腑生理病理变化而分为肺系病证、心系病证、脾胃系病证、肝胆系病证、肾系病证、气血津液病证、肢体经络病证等。

中医内科病证的命名原则主要是以病因、病机（包括病性、病理因素、病位等）、主症、体征为依据。如以病因命名的中风、中暑、虫证等；以核心病机命名的郁证、痹证、厥证等；以病理因素命名的痰饮等；以病位命名的胸痹、肝着、肾着、肺痿等；以主症命名的咳嗽、喘证、呕吐、泄泻、眩晕、腰痛等；以主要体征命名的黄疸、积聚、水肿、鼓胀等。由于中医对疾病的认识方法不同，对疾病的命名有其自身的固有特点，大部分是以临床症状和体征来命名的，与西医学有明显的差异。但在几千年的医疗实践过程中，这些传统病名的内涵已约定俗成，渐成共识，具有确定的内在含义，在中医内科学术理论的指导下，逐步形成了与其病名相应的病因、病机、临床特点、类证鉴别、发展演变、转归预后的系统认识，及辨证论治的具体治法、方药和预防调护等，都能够有效地指导着临床应用。因此，为统一规范命名起见，本版教材统一命名格式为"某病是以某某为主症的疾病"。

本版《中医内科学》教材沿用在病因病机分类基础上的脏腑分类法，将伤寒、温病以外的外感病证和内伤杂病分为八大类，即肺系病证、心系病证、脑系病证、脾胃系病证、肝胆系病证、肾系病证、气血津液病证、肢体经络病证。其中，由于随着学科的分化和中医脑病学的日臻成熟，为促进中医学与世界医学接轨，本版教材继续沿用上版教材单设脑系病证，独立进行论述的思路。按照中医脏腑理论，心主神明，脑为元神之府，故将脑系病证列于心系病证之后，冀对中医内科疾病分类起到促进作用。

第二章

中医内科疾病辨证论治思路与原则

扫一扫，查阅本章数字资源，含PPT、音视频、图片等

第一节　中医内科疾病辨证论治思路

一、以病机为核心的辨治思路

（一）审察病机是辨证论治的关键环节

《素问·至真要大论》云："审察病机，无失气宜。"张景岳认为："机者，要也，变也，病变所由出也。"这表明，病机是指由各种致病因素作用于人体引起疾病的发生、发展与变化的机理。"审证求机"是根据"有诸内必形诸外"的理论，在收集四诊（望、闻、问、切）资料的基础上，采用取象比类的思辨方法，通过辨析疾病内在病变的外在表现，通过司内揣外与司外揣内相结合，甚至结合现代医学检查手段，全面深入把握疾病的本质，获得辨证的结论。

《中医药学名词》对病机的定义是："病机是研究疾病发生、发展、变化的机理，包括病性、病位、病势、脏腑气血虚实变化及其预后等。"因此，从临床实际的临证过程来看，病机是辨证的依据、论治的基础，是理论联系实际的纽带、通向论治的桥梁。对症状的分析、证候的判断皆以病机分析为依据。"审察病机"是辨证论治的前提，"谨守病机"则是论治必须遵守的原则。"求机"的过程就是辨证的过程，进行全面的病机分析是辨证的主要环节，"审证求机"是辨证的基本要求。病机对临床立法组方有着直接的指导作用，中医对相应证候所确立的治法，是通过调整病机而起到治疗作用。因此，把握病机是提高中医临床疗效的关键。

（二）准确运用病机词汇

病机词汇是说明疾病病变机理的专用名词，应有明确的内涵。应用病机词汇表达辨证所得印象，就可作为治疗的依据。常用病机词汇，多以脏腑生理、病理学说为基础。脏腑病机词汇具有高度的概括性，能突出病机的重点，指出疾病的主要矛盾，是进一步演绎论述病变机理的基础。

准确应用病机词汇，不仅要以患者的症状表现作为客观依据，而且要突出矛盾的主要方面（如脾虚与肝郁的先后主次），善于对类证做出对比鉴别，了解某些类证之间的联系（如肝脾不和、肝胃不和等）。证候交叉复合、病机错杂多端者，应采用不同的病机词汇组合表达，体现其因果及内在关系（如水不涵木、肝风内动等）。应用时，切忌内涵不清，外延过大，过于笼统，或主次不明，似是而非。

（三）重视脏腑病机

脏腑病机在辨证论治中起着主导作用，临证必须熟练掌握，准确运用，尤应明确常用脏腑病机的基本概念、类证之间的联系和鉴别，治疗才有较强的针对性。如肾病病机中的肾气不固与肾不纳气，肾阳不振与肾虚水泛，肾阴亏虚与肾精不足，肾阴亏虚与水亏火旺或相火偏旺等概念的鉴别。认识脏腑病机，应从生理功能和特性入手，结合脏腑相关理论等加以归纳，从而指导临床治疗。如肺主呼吸，肃肺勿忘宣肺；心主血脉，养心勿忘行血；脾为后天之本，补脾宜加运化；肝体阴而用阳，清肝勿忘柔养；肾司封藏而主水，有补还要有泻。

二、病证结合的辨治思路

（一）病、证、症的关系

病即疾病，是由一组具有特征性的临床症状所构成，不同疾病有其各自不同的发生、发展、转化、传变等病理过程和变化规律。证是归纳分析患者某一阶段出现的各个症状、体征而做出的诊断，即"证候"。症指"症状"而言，是人体因患病而表现出来的种种异常状态和不适。证是多种临床症状的综合表现，是辨证论治的主要依据，又是疾病某一阶段的特征性改变，包括病因、病性、病位、病理因素和病势等。疾病的本质和属性，往往是通过"证"的形式表现于临床，而病又是各种证的综合表现，临床还常见同病异证和异病同证的情况。因此，病、证、症皆为人体的病理反映，既相互联系，又有区别。

（二）辨证与辨病的区别与联系

辨证是指从整体观念出发，结合望、闻、问、切四诊方法所得的各种资料，对疾病进行综合分析、归纳、推理、判断，进而做出对疾病某一阶段病情的综合认识。辨证是中医独特的诊断方法，是对疾病临床表现及其动态变化的综合认识，具有较强的个性，体现中医证、因、脉、治及理、法、方、药的系统性。证在横向上涉及许多中医或西医的病，反映了辨证论治的诊疗体系和同病异治、异病同治的基本精神。如气阴两虚证可见于心悸、咳喘、肺痈、肺痨等多种疾病，通过辨证就能突出疾病某一阶段的主要矛盾，并给予相应施治。尤其在辨病较困难的情况下，有时可通过辨证确定治疗方法。

辨病是对疾病本质和特异性的认识，有利于掌握病变发生发展的基本病机规律，把握疾病的重点和关键，加强治疗的针对性，也有助于治疗无症状的疾病，避免单纯辨证的局限性。然而对辨病不能单纯理解成辨西医的病，必须明确中医学也有其自身的病名诊断，根据四诊认症、辨病，分析内在病变机理，认识病的特异性及其发展转归，为施治提供依据。其治疗又不完全与西医学之辨病治疗相同，既要针对某个病的共性及基本规律进行治疗，又要结合个体及不同证候分别处理。由此可见，中医学的"辨病论治"与"同病异治"，两者尚有相互补充的关系。

（三）辨证与辨病相结合

中医内科临证时既要辨证，亦要辨病。其中辨证论治，是认识和解决某一疾病过程中主要矛盾的手段；辨病论治，是认识和解决某一疾病过程中基本矛盾的手段。因此，辨证与辨病两者相辅相成，在辨证的基础上辨病，在辨病的同时辨证，辨证与辨病相结合，有利于对疾病性质的全面准确认识，提高临床疗效。

辨证论治是中医认识疾病和治疗疾病的根本手段，辨病又是对中医辨证的必要和有益补充，辨证治疗可补辨病之不足，辨病有助于掌握不同疾病的特殊性及发展、转归，结合病的特异性进行处理。但临证必须注意西为中用，这种辨病与辨证的双重诊断只可并存，切忌简单地对号入座，生搬硬套，如胃脘痛不单见于消化性溃疡，也可见于胃炎等病，而消化性溃疡也不仅以胃脘痛为主症，也可以吐血、呕吐等为主症，并表现不同的证候。

第二节　中医内科疾病辨证论治原则

一、辨证原则

（一）全面分析病情

首先要收集符合实际的"四诊"信息，参考相关理化检查结果，取得对疾病客观情况的全面认识，这是分析病情，确保辨证精准的前提。

内科疾病的临床辨证，必须注意中医整体观的运用，即在辨证时，不仅要把握病证，还应重视患者的整体和不同个体的特点，以及自然环境对人体的影响。只有从整体观念出发，全面考虑问题，分析问题，才能取得比较符合实际的辨证结论。

（二）掌握病证病机特点

各种内科病证具有各自的临床特点和病机变化，掌握不同病证的特点和病机，有利于对各种不同的病证进行鉴别。

中医内科病证，可分为外感时病（包括伤寒和温病）和内伤杂病两大类。外感时病主要按六经、卫气营血和三焦进行证候归类。内伤杂病中肺系病证主要按肺气失于宣发肃降之病机特点进行辨证论治，以复肺主气、司呼吸的生理功能；脾（胃）系病证主要按中焦气机升降失常之病机特点进行辨证论治，以复脾（胃）主运化、升清降浊的生理功能；心系病证应按血脉血行障碍和神明失司之病机特点进行辨证论治，以复心主血脉和心主神明的生理功能；脑系病证主要按髓海不足、元神失养等病机特点进行辨证论治，以复脑藏髓、主元神、司知觉运动等生理功能；肝系病证主要按肝气疏泄不畅、肝阳升发太过、肝风内动等病机特点进行辨证论治，以复肝主疏泄、藏血濡筋等生理功能；肾系病证主要按肾阴、肾阳不足的病机特点进行辨证论治，以复肾主生长、发育生殖、主骨生髓等生理功能；气血津液病证、肢体经络病证应按其寒热虚实、隶属脏腑的不同进行辨证。

二、治疗原则

（一）调节整体平衡

人体是以五脏为中心，配合六腑，通过经络系统，联合五体、五官、九窍、四肢百骸而组成的有机联系整体，局部病变往往是整体的病理反映。因此，立法选方，既要注意局部，更须重视整体，应通过整体调节以促进局部病变的恢复，使阴阳达到相对平衡，此即调节整体平衡原则。

调节整体平衡可从调整阴阳入手。《素问·至真要大论》曰："谨察阴阳所在而调之，以平为期。"这里的"以平为期"，就是通过调整阴阳，以达到恢复整体平衡的方法。

调节整体平衡的目的是恢复和建立相对平衡的阴阳关系，不外去其有余、补其不足两个方面。去其有余，即去其阴阳之偏盛。阴或阳的过盛和有余，或为阴盛，或为阳盛。阴盛则寒，阳盛则热，阴盛还可化生水湿痰饮，阳盛也可化生瘀滞燥结。故去其有余，有温、清、利、下等各种具体治法；补其不足，即补其阴阳之偏衰，有补阴与补阳之不同。

调节整体平衡还要求对各种治疗措施和方药的运用适可而止，不可矫枉过正，以防机体脏腑气血阴阳出现偏颇。如攻邪时须注意勿伤正，补虚时注意勿留邪，清热注意不伤阳，散寒注意不伤阴，补脾注意不碍胃等。

（二）审证求机论治

审证求机以往一般称为审证求因，但进而言之，所谓求因实则是求病机，即从整体、动态地分析疾病的各种复杂征象，综合归纳推论出疾病发生发展的原因、病变的机理。这种病因观，实与病机融为一体，其本质仍在于求病机。因此，证是疾病发生发展某一阶段的病机概括，遵循审证求机论治的原则，从疾病的根本入手，以解决疾病的关键问题。

"同病异治"与"异病同治"是审证求机论治在临证中的基本应用，"证同治亦同，证异治亦异"，说明"证"是决定治法方药的最可靠依据。

同病异治，是指同一种疾病，由于患者个体的不同，或处于疾病发展的不同阶段，内在的病机不同，所表现的证候不同，因而治法也不相同。如头痛病证，有外感头痛与内伤头痛的区分。外感头痛又有风寒头痛、风热头痛、风湿头痛的不同。内伤头痛亦有肝阳上亢头痛、痰浊头痛、血瘀头痛之差异。治疗时应分别予以辛温解表、辛凉解表、祛风胜湿、平肝潜阳、化痰息风、活血通窍等不同治法，方能取效。反之，若一见头痛，不求其本，不识其"证"，不知究其病机，概施川芎、白芷、吴茱萸、藁本诸止头痛药物，则难取得满意疗效。由此可知同病异治是同中求异辨证法思想的具体应用。

异病同治，是指不同的疾病，若出现相同的病理变化，表现为相同的证候时，可以采取相同的治法。如癃闭和遗尿虽系两种临床表现截然不同的疾病，但皆可因肾阳亏虚引起，故皆可予金匮肾气丸温肾助阳，癃闭病可借金匮肾气丸恢复膀胱气化功能，遗尿病则可借金匮肾气丸恢复肾气的固摄作用。由此可知异病同治是异中求同辨证法思想的具体应用。

但应注意每一种疾病各有其独特的病理特点，必然有其基本的治疗原则或治疗大法。因而证虽异仍存有同性，证虽同也存有差异，临证需准确把握，方不失中医辨证论治之要求。

（三）明辨标本缓急

标和本是相对的概念，用以说明病变过程中矛盾的主次关系。本是事物的主要矛盾，标是事物的次要矛盾。张景岳说："标，末也；本，源也。"如正气与邪气，则正气为本，邪气为标；病因与症状，则病因为本，症状为标；先病与后病，则先病为本，后病为标；表病与里病，则里病为本，表病为标；病情的缓急，则急者为标，缓者为本。

疾病的发生发展过程极其复杂，表现有邪正盛衰、病情缓急、旧病未愈新病又起、表证与里证并见，在临证时必须分清疾病的标本主次、轻重缓急。"甚者独行，间者并行"，是指采取"急则治其标，缓则治其本"和"标本同治"的方法进行治疗，也即明辨标本缓急的治疗原则。

急则治其标，是指在疾病的发展过程中，若现紧急危重证候，危及患者生命，就应先行解除，后再治本。如鼓胀见重度腹水，致呼吸喘促，难以平卧，二便不利，若正气可支，就应攻逐利水，以治其标。待水消病缓，再予补脾养肝，以图其本。

缓则治其本，是指在病情缓和的情况下，应从根本上治疗疾病。因标病由本病而生，消除本病，标病自然随之而解。如阴虚咯血，则咯血为标，阴虚为本，若咯血量少，标症不急，当滋阴润肺，从根本上治疗咯血，阴虚之本得治，则咯血之标自除。

在标本俱急的情况下，必须采取标本同治的原则。如水肿见咳喘、胸满、腰痛、小便不利、一身尽肿、恶寒等症，其本为肾虚水泛，标为风寒束肺，乃标本均急之候，必须用温肾助阳、发汗、利小便的治法，温里解表。

（四）把握动态变化

疾病的过程是邪正斗争，此消彼长，不断变化发展的过程，疾病的每个阶段都有不同的病理特点。因此，必须把握其动态变化，分阶段进行治疗。

外感病证，初期阶段邪气未盛，正气未衰，病较轻浅，可即发散祛邪；进入中期，病邪深入，病情加重，更当着重祛邪，减其病势；迫至后期，邪气渐衰，正气未复，既要继续祛除余邪，又要扶正以祛邪，使邪去正复。这是把握动态变化治疗原则在外感病证方面的应用。

内伤病证，初病之时，一般不宜用峻猛药物；进入中期，大多正气渐虚，治当轻补，或有因气、血、痰、火郁结而成实证，需用峻剂而治者，亦只宜暂用；及至末期，久虚成损，则宜调气血，养五脏，兼顾其实。

（五）顺应异法方宜

疾病的发生、发展受多种因素影响，如时令气候、地理环境等，尤其是患者体质因素的影响更为明显。因此，在治疗疾病时，必须根据季节、气候、地区、患者的体质、年龄等不同特点而选用适宜治疗方法，此即顺应异法方宜的治疗原则，具体包括因时制宜、因地制宜、因人制宜三个方面。

四时气候的变化对人体的生理功能、病理变化均会产生一定影响。即使一日之内，人体的气血也依经络循行有一定的流注次序。在病理状态下会出现"旦慧、昼安、夕加、夜甚"的时辰变化规律。治疗应结合不同季节、不同时辰的特点，考虑用药的原则，称为"因时制宜"。如春夏季节，气候由温渐热，阳气升发，人体腠理疏松开泄，即便此时外感风寒，治疗时一般也不可过用辛温发散之品，以防止开泄太过，耗气伤阴；而秋冬季节，气候由凉渐寒，阴盛阳衰，腠理致密，阳气敛藏于内，此时若非大温大热之证，寒凉之品断当慎用，以防苦寒伤阳。

根据不同地区的地理环境特点，考虑治疗用药的原则，称为"因地制宜"。如我国西北地区，地势高而寒冷少雨，故其病多燥寒，治宜辛润；东南地区地势低而温热多雨，故其病多湿热，治宜清化。地区不同，患病亦异，治法应当有别。即使患者有相同病证，治疗用药亦应考虑不同地区的特点而区别对待。如辛温发表药治外感风寒证，在西北地区，药量可以稍重，而东南温热地区，药量则宜稍轻，或改用辛平宣泄之剂。

根据患者年龄、体质、性别、生活习惯等不同特点，来考虑治疗用药的原则，称为"因人制宜"。如妇女患者，因有月经、怀孕、产后等特殊情况，治疗用药必须加以考虑，慎用或忌用峻下、破血、滑利等药物。不同年龄其生理机能及病变特点亦不相同，老年人气血衰少，机能减退，患病多虚证或正虚邪实，虚证宜补，而有邪实须攻者应慎重，以免损伤正气。在体质方面，由于个体的先天禀赋和后天调养不同，素质有强有弱，尚有偏寒偏热以及患有宿疾的不同，故虽患同一疾病，治疗用药亦应有所区别，阳热之体慎用温补，阴寒之体慎用寒凉等。

（六）据证因势利导

同一疾病有不同的治疗方案，如何制订最佳方案，须遵守因势利导的原则。因势利导要求顺其病势，就近去邪，以获得最佳治疗效果。如饮食积滞，应积极驱除，但须注意食积在膈下（亦即入肠）方用泻法，若食积在胃，又当选用探吐或用消食药，才能取得理想的效果，否则反伤正气，贻误病情。

（七）先期治未病

先期治未病包括未病先防和既病防变两个方面。未病先防，是指对有可能发生疾病的个体和人群，及早提出预防措施，运用药物培补人体的正气，预防疾病发生的方法。如16世纪前后针对当时天花流行的情况，采取人痘接种法来预防天花的发生，就是未病先防治则的具体应用。在流行性感冒肆虐季节，服用玉屏风散对体弱、气虚者起到补气固表的作用，以预防流感的侵袭，也是未病先防治则的具体应用。

既病防变，是指医者可根据疾病传变规律，防其传变，对可能受到传变的脏腑和可能受到影响的气血津液，采取预防措施，阻断和防止病变的发展和传变，把病变尽可能控制在较小的范围，以利于疾病的彻底治疗，取得最好的疗效。如《金匮要略》云："见肝之病，知肝传脾，当先实脾。"其意是治疗肝病须应用调补脾胃法，使脾气旺盛而不受邪，以防止肝病传脾。

（八）重视调摄护理

恰当的调护，有利于正气的恢复、邪气的去除和促进患者早日康复。忽视调摄护理，不仅会延误康复时间，还会出现"食复""劳复"等情况，以致病情反复。因此，必须重视调摄护理。

调摄护理的内容十分丰富，如饮食护理、生活护理、精神护理、服药护理等。护理措施的采用同样应以辨证论治为指导，当辨证施护，随证而异。如对风寒表证，在应用解表发汗时，护理上不仅应避免患者再受风寒外袭，还要酌加衣被，给予热汤、热粥，促其发汗。若属里实热证，在调护上则要注意多给清凉冷饮，保持室内通风，衣着宜薄，且使大便通畅，或以温浴降温。此外，还应重视精神护理，使患者保持心情舒畅；在饮食护理方面要注意忌宜；在配合药物治疗时，可加用如推拿、拔火罐、熨法等其他治疗护理方法，以增强治疗效果。

扫一扫，查阅本章数字资源，含PPT、音视频、图片等

第一节　风寒暑湿燥火辨治概要

外感风、寒、暑、湿、燥、火称为外感六淫。《素问·至真要大论》谓："夫百病之生也，皆生于风寒暑湿燥火，以之化之变也。"在疾病过程中，由于人体气、血、津、液气化异常和脏腑功能失调，产生类似风、寒、湿、燥、火致病特点的邪气，称为"内生五邪"。外感六淫与内生五邪在致病特点和辨治方法上异中有同，故合为一节概述。

一、风

风有外风、内风之分。外风为六淫之首，属春令主气，流动于四时之中。其性轻扬，为病多犯上焦，肺卫首当其冲。《素问·风论》云："风者，百病之长也。"内风主要是指肝经病变的一类证候表现，《素问·至真要大论》云："诸风掉眩，皆属于肝。"肝为风木之脏，主藏血，主筋，肝病则风从内生，称为"肝风内动"。外风可入里，引动内风，内风也可及表，病及经络。

风性主动，善行数变。如病情突然发作，或来去无常，或变化多端，病变部位游走或动摇不定。外风首犯肺卫，易于侵犯人体的上部和卫表，常以肺系、卫表、肌肤、肢体、经络见症为主，实证居多，以风寒、风热、风湿兼夹为常见。内风多易上冒、旁走，有虚有实。虚者为阴虚血亏，筋脉失养，或水不涵木，以致虚风内动；实者为肝阳化风，或热极生风；但虚实每多兼夹，因阳亢与阴虚可以互为因果。

外风宜疏风解表，内风宜平肝息风。针对夹寒、夹热、夹湿、夹痰等不同，应采取不同治法。在外风引动内风时，祛风与息风两法并用。

风证辨治概要见表3-1。

表3-1　风证辨治概要

证治分类		病机要点	症状	治法	代表方剂
外风证	风寒	风寒束表，肺卫不宣	恶寒，发热，无汗，头痛身痛，鼻流清涕，咳嗽，痰稀，舌苔白润，脉浮紧	疏风散寒	荆防达表汤
	风热	风热袭表，肺失清肃	发热，微恶风寒，少汗或无汗，头痛，咳嗽，痰黏色黄，鼻流浊涕，咽痛，口渴，苔薄，舌边尖红，脉浮数	疏风清热	桑菊饮
	风入经络	风邪入络，络脉痹阻	肢体关节游走疼痛，或拘急不利，项强，口眼歪斜，甚则四肢抽搐，角弓反张，牙关紧闭，舌苔薄白，脉浮弦	祛风通络	防风汤、牵正散、玉真散

续表

证治分类		病机要点	症状	治法	代表方剂
内风证	肝阳化风	肝阳上旋，阳亢化风	头晕目眩，肢体麻木，肌肉瞤动，震颤，或头痛如掣，言语不利，步履不实，面赤，甚则突然昏仆，口眼歪斜，不省人事，舌红苔薄，脉弦	平肝息风潜阳	天麻钩藤饮、镇肝息风汤
	热极生风	邪热亢盛，伤及营血，内陷心肝，扇动内风	壮热如焚，头痛，两目上视，手足抽搐，项强，甚则角弓反张，神志不清，舌红苔黄，脉弦数有力	清热凉肝息风	羚角钩藤汤
	阴虚风动	阴血不足，筋脉失养，虚风内动	颜面潮红，精神疲倦，手足心热，四肢瘛疭，肌肉瞤动，口干舌燥，舌红绛，少苔，脉大无力	滋阴养血，柔肝息风	大定风珠、补肝汤

二、寒

寒有内寒与外寒之别。寒为阴邪，为冬季的主气。外寒是外界的寒气侵犯人体而发病，伤于肌表，称为伤寒，直中脏腑的则称中寒；内寒是机体阳气不足，温煦力弱，寒从内生，脏腑功能减退所致。寒从外来，肺卫常先受其害，也易犯胃肠；寒自内生，多因阳虚阴盛，尤以命门火衰为主，涉及心脾。《素问·至真要大论》谓："诸寒收引，皆属于肾。"外寒与内寒常互相影响，阳虚之人，容易感受外寒，外寒致病，积久不散，损伤阳气，寒从内生。

寒邪具有阴冷、凝滞、收引等特性，易伤阳气，易出现筋脉拘挛和气血阻滞疼痛症状。外寒多从口鼻、体表而受，客犯肺胃，凝滞经脉，腠理闭塞。内寒病由阳气亏虚而致，多见脾肾温运失职，属"阴盛则寒""阴盛则阳病"。

外寒宜温散，内寒宜温补。视寒邪侵犯部位、阳气受损程度及兼夹病邪而治疗，用药亦有所区别。

寒证辨治概要见表3-2。

表3-2　寒证辨治概要

证治分类		病机要点	症状	治法	代表方剂
外寒证	寒邪侵表	寒邪伤表，肺卫不宣	恶寒，发热，无汗，头痛项强，身痛或骨节疼痛，痛处不移，得热痛减，遇冷痛剧，筋脉拘急不利，舌苔薄白，脉浮紧	辛温发汗，散寒解表	麻黄汤
	中寒	寒邪直中，伤及阳气	恶寒战栗，肢体麻木，四肢冰冷挛痛，面青，咬牙，反应迟钝，昏迷僵直，呼吸缓慢，口鼻气冷，皮肤隐紫，舌苔白滑，脉象沉伏	温里祛寒，助阳破阴	四逆汤
内寒证	阴寒内盛	阴寒内盛，阳气虚衰	形寒怕冷，四末不温，甚则四肢逆冷，呕吐清水，或腹中冷痛，下利清谷，或呼吸缓慢，口鼻气冷，或神志迟钝，面肢浮肿，舌淡，苔白滑，脉沉细	助阳祛寒	四逆汤
	脾肾阳虚	脾肾阳虚，阴寒凝结	面色苍白，腰膝酸冷，或呕恶频作，脘腹冷痛，畏寒喜暖，或五更泄泻，小便清长，舌淡胖边有齿印，脉沉细无力	温补脾肾	附子理中汤

三、暑

暑从外来，系火热所化。暑邪致病有明显的季节性，为夏季主气，如《素问·热论》云："后夏至日者为病暑。"暑为阳邪，其性炎热，善发散，暑邪致病可致人体阳气亢盛，腠理大开，汗液过度外泄，而致津气耗伤。暑气通心，若暑热内犯心营，心神被扰，可出现高热昏迷、不省人事等症。由于盛夏时节，天暑下迫，地湿上蒸，湿热蒸腾，常见暑热夹湿证候。

因暑邪伤人，常易耗气伤津，故在清解暑热的同时，须顾护津气；暑易夹湿，常合用芳香化湿、透表泄热之法。

暑证辨治概要见表 3-3。

表 3-3   暑证辨治概要

证治分类	病机要点	症状	治法	代表方剂
中暑	暑热蒙心，气阴两伤	盛夏或高温作业，头昏胀痛，胸闷，恶心欲吐，身热烦渴，短气，四肢无力，或皮肤干燥，色红而热，少汗，或汗多肤冷，尿短赤，甚则突然昏倒，谵语，抽搐，舌干少津，脉细数无力	清暑生津	人参白虎汤
暑热	暑热亢盛，耗气伤津	入夏时常发热，肌肤灼热，汗少，或午后热甚，口渴引饮，食少，倦怠无力，舌苔薄白或薄黄，舌质微红，脉细数	清暑益气，养阴生津	王氏清暑益气汤
暑湿	暑邪夹湿，郁于肌表	身热不扬，恶风，少汗，胸闷腹胀，恶心，纳少，口苦黏或淡，大便溏薄，肢体酸困，舌苔腻，脉濡数	清暑化湿	藿香正气散

四、湿

湿有外湿、内湿之别。外湿为长夏（夏秋之交）主气。夏秋之交，湿气最盛，多发湿病。若久处卑湿、阴雨缠绵、冒雾涉水或汗出沾衣，轻则伤及肌表，甚则深入脏腑、经络。内湿源于脾，涉及肺、肾。恣啖生冷，过饮酒酪，肥甘失节，多伤脾胃，湿邪内生。外湿与内湿皆以脾失健运为关键。《素问·至真要大论》谓："诸湿肿满，皆属于脾。"湿与痰、水、饮，同源异流，可互相转化。

湿为重浊之阴邪，其性黏滞，起病缓慢，隐匿难察，缠绵难复。湿邪阻滞气机，升降失常，或清阳不升，或浊阴不降；湿邪易遏阳气；湿无定体，随五气而从化，易弥漫全身，上下内外，无处不受其所害，致病广泛。外湿与内湿常相互影响。

祛湿之法，当分表里、虚实、寒热和兼夹主次。如外湿致病，重在祛邪，尚在表者，应微汗之，久则疏通、渗泄。湿阻经络关节者，应祛风胜湿通络。内湿为患，重在健运脾胃。湿在三焦，可宣上、畅中、渗下；湿从寒化者，宜温阳化湿；湿从热化者，宜清热化湿；湿阻气机，应配伍理气法。

湿证辨治概要见表 3-4。

表 3-4　湿证辨治概要

证治分类		病机要点	症状	治法	代表方剂
外湿证	湿困卫表	湿邪困表，卫气被郁	身热不甚，迁延缠绵，微恶风寒，汗少而黏，头痛如裹，肢体酸重疼痛，或兼见胸膈闷胀，脘痞泛恶，口中黏腻，大便稀溏，面色淡黄，舌苔白腻，脉浮濡	芳香化湿	藿朴夏苓汤
	湿滞经络	湿邪袭络，留着关节	关节酸痛重着，固定不移，或腿膝关节漫肿，转侧屈伸不利，或下肢肿胀，舌苔白滑或白腻，脉濡缓	祛湿通络	薏苡仁汤
	湿毒浸淫	湿毒郁表，浸淫肌肤	皮肤疥癣、疮疖、疱疹，脚生湿气，局部瘙痒，流黄水，或见尿浊，女子带下腥臭，舌苔黄腻，脉滑数	化湿解毒	二妙丸加味
内湿证	寒湿中阻	寒湿内郁，困遏脾运	脘腹痞满作胀，或恶心欲吐，不思饮食，或头重如裹，身重或肿，或腹痛，肠鸣，泄泻，苔白腻，脉濡缓	温中化湿	胃苓汤、实脾散
	湿热内蕴	湿热蕴中，脾胃气滞	发热，倦怠，脘腹痞闷，呕恶厌食，胁痛，口苦，口黏，口渴而不欲饮水，大便泻利，小便短赤，频急，或见目黄、肌肤黄染，周身瘙痒，舌苔黄腻，脉濡数	清热化湿	甘露消毒丹
	脾虚湿困	脾虚不运，湿邪内停	面色萎黄不华，神疲乏力，脘腹胀满，纳谷欠香，多食则胀，大便溏软，甚或濡泻，肢体困重，舌质淡胖，或边有齿痕，舌苔白腻，脉濡细	健脾化湿	香砂六君子汤

五、燥

燥有外燥、内燥之分。外燥为秋令主气。外感燥邪有温燥和凉燥之别。初秋尚有夏火余气，燥与热相合，出现类似风热的症状，发为温燥；深秋有近冬之寒气，燥与寒相合，出现有类似风寒的症状，发为凉燥。燥邪犯肺，易耗津伤液。内燥多由热盛伤津，或汗吐下后，消亡津液，或失血过多，或久病精血内夺等引起。主要病机是津液耗伤，阴亏血耗，病变涉及肺、胃、肝、肾。常以津伤血少的症状为主，故又称为"津亏"或"血燥"。

燥邪致病常以津液亏耗为特点，如口鼻干燥、咽干唇干、舌干少津口渴、干咳、皮肤干燥甚则皲裂、大便干结、小便短少等。外燥最易伤肺，燥伤肺津，肺失润降。内燥轻者病在上中二焦，表现为肺胃津伤，重者病在下焦，表现为肝肾阴亏。外燥久延伤阴耗液可致内燥，内燥可因外燥相加而病重。

治燥当以生津润燥为原则。外燥当轻宣润燥，内燥当滋阴润燥。燥伤上、中焦者宜清润肺胃，燥伤下焦肝肾者当滋养肝肾。

燥证辨治概要见表 3-5。

表 3-5　燥证辨治概要

证治分类		病机要点	症状	治法	代表方剂
外燥证	温燥	燥邪袭肺，肺津受伤	头痛，发热，微恶风寒，咳嗽少痰，咳痰不畅或痰中带血，口渴喜饮，唇干咽燥，心烦，大便干结，舌红少苔，脉细数	清宣凉润	桑杏汤、清燥救肺汤
	凉燥	凉燥束表，肺气不利	头痛，鼻塞，恶寒，发热，无汗，咽干唇燥，干咳痰少，痰质清稀，舌干苔薄，脉浮弦	宣肺达表，化痰润燥	杏苏散

续表

证治分类		病机要点	症状	治法	代表方剂
内燥证	肺胃津伤	肺胃燥热，津液亏耗	时发低热，干咳无痰，口渴欲饮，大便干结，小便短少，舌红少苔，脉细而数	滋养肺胃，生津润燥	沙参麦冬汤
	肝肾阴亏	肝肾不足，阴虚内热	口干咽燥，头晕目眩，或耳鸣耳聋，或五心烦热，或腰脊酸软，盗汗遗精，或骨蒸潮热，舌红少苔，脉沉细而数	滋补肝肾，养阴润燥	六味地黄丸

六、火

火有内火、外火之分。外感之火由感受温热暑气所致。火热与温邪，同中有异，火甚于热，热甚于温，"火为热之极，热为温之渐"。外感风、暑、湿、燥、寒邪入里皆可化火，称"五气化火"。内伤之火多由情志抑郁、劳欲过度、脏腑积热、阴阳失调引起，称为"五志之火"，有心火、肝火、郁火、痰火等不同。肾为水火之脏，肾之阴虚、阳亢皆可见火热之象，有"相火妄动""龙不入海"之称。外火多为实火，内火有虚实之分。实火久延可伤及阴血，虚火多源于阴伤，阴虚多伴火旺。

火为阳邪，发病暴急，变化迅速，病势猛烈，多易耗伤阴血津液。外感火热，常有卫、气、营、血传变经过。内火涉及不同脏腑，实火多由于心肝气郁化火，或胃热火盛，有火旺相关证候；虚火多为阴虚火旺，有阴液亏耗特点。

治疗外火可根据卫、气、营、血不同阶段，分别选用辛凉解表、和解清热、辛寒清气、气营两清、清营凉血等法。内伤火热，当根据实火、虚火及其脏腑病位辨证施治。

火证辨治概要见表3-6。

表3-6 火证辨治概要

证治分类		病机要点	症状	治法	代表方剂
外火证	火热炽盛	火毒壅盛，充斥三焦	高热烦躁，面红目赤，气粗，口渴饮冷，口臭，便秘，溲赤，或斑疹吐衄，或神昏谵语，直视痉厥，舌尖红绛，舌苔黄腻，或燥黄起刺，脉滑数或滑实	泻火解毒	黄连解毒汤
内火证	实火	心肝火旺，胃热火盛	头痛，面红目赤，心烦躁怒，不寐，口苦口干，口舌生疮，齿龈肿痛，吐衄出血，尿赤便秘，舌苔黄腻，舌质红，脉数或弦数	清热泻火	泻心汤、龙胆泻肝汤
	虚火	肺肾阴虚，虚火内灼	五心烦热，潮热骨蒸，颧红，盗汗，口干咽燥，头晕目涩，腰膝酸软，干咳痰少带血，形体消瘦，舌红少苔或花剥，脉细数	滋阴降火	百合固金汤、知柏地黄丸

第二节 脏腑病证辨治概要

脏腑病证，是指脏腑在发生病理变化时反映于临床的症状和体征。由于各个脏腑的生理功能和病理变化有所不同，故表现的病证也多种多样。根据各个脏腑不同的生理病理辨析病证，这就是脏腑辨证。临床的辨证方法虽然很多，且各有特点，但要辨明病证的部位、性质，并指导治疗，每多需要落实到脏腑上。因此，脏腑辨证是辨证论治的核心。

人体是以脏腑为中心的有密切联系的整体。五脏之间有生克乘侮的关系，五脏与其相应的六腑、四肢、皮肤、筋、脉、肉、五官七窍等组织器官构成了人体脏腑系统。从脏腑经络系统、气血津液、升降出入以及四时与五脏相应等方面，把握人体是以五脏为中心的整体观内涵非常重要。因此，在进行脏腑辨证时一定要从整体观念出发，不仅要考虑一脏一腑的病理变化，还必须注意脏腑间的联系和影响，才既能准确认识某一脏腑病的本证，又能把握病变全局。

五脏六腑通过各自所属的经络，将四肢百骸、五官九窍、皮肉筋脉等联结成一个有机的统一整体，所以脏腑的病证与十二经脉又密切相关，因此，认识脏腑的病证应联系经脉的循行部位，综合分析。

气血津液由脏腑化生、输布，而脏腑又赖之以进行正常的生理活动，脏腑发生病变则可影响气血津液的化生和输布，而气血津液的病变也可影响脏腑的功能活动，所以气血津液的病变不能离开脏腑的病变而孤立存在。

脏腑病证，既涉及气血津液，又与经络密切相关，虽然错综复杂，但归纳其证候性质，仍不出八纲辨证的范围，因此，脏腑辨证，还必须以八纲辨证为基础，进行分析研究，才能全面地认识病证的本质。

一、肺

肺居胸腔，左右各一，其位最高，又称五脏之“华盖”，与大肠互为表里。

肺主气，司呼吸，主宣发肃降，通调水道，朝百脉而主治节。肺在体合皮，其华在毛，开窍于鼻，在液为涕，在志为忧，通于秋气。因肺叶娇嫩，不耐寒热，又为呼吸之通道，故外感病邪，常先犯肺，又称“娇脏”。肺朝百脉而通他脏，故他脏有病，也常累及于肺。肺之病证，有邪实和正虚两端。邪实者，多为外邪所致，或寒闭，或热壅，或痰阻；若病久不愈，正气日虚，或肺气亏虚，或肺阴耗伤。

（一）辨证原则

肺系病证的辨证应分虚实。虚证有阴虚、气虚、气阴两虚；实证有风、寒、热、痰、饮、瘀等。

（二）辨主症

1. 辨咳嗽　由于邪阻于肺，肺失宣肃，肺气上逆而作。据其病程的久暂，可分为暴咳与久咳两类。暴咳，病程短，外感所致，每多夹有表证，分为风寒、风热、风燥等。久咳，病程长，内伤所致，多伴他脏形症，常因感受外邪发作或加重，分为痰湿、气火、阴虚、气虚等。

2. 辨喘　以呼吸喘促，甚则张口抬肩为特征。主要病机为肺气升降出入失常。辨证可分为虚实两大类。实喘，由外邪、痰浊壅肺，肺气失于宣降所致。多呈急性发作，呼吸深长有力，气粗声高，脉数有力。虚喘，由于久病体虚，精气亏损，肺不主气，肾不纳气所致。病程迁延不已，病情时轻时重，呼吸短浅难续，气怯声低，脉来微弱。

3. 辨痰　此痰指有形之痰液。由于肺气失于敷布，津液停聚而成。可从痰的色、质、量、气味等辨其病理性质。外感时邪所致之痰，病程短，多伴表证，有风寒、风热、痰热、风燥等不同。内伤之痰，多属久病，反复缠绵，有肝火、脾湿、寒饮、气虚、阴虚之别。

4. 辨咳血　多为火盛伤络，络损血溢，或阴虚火旺，灼伤肺络所致。常分虚实两类。属实热证者，咳痰带血，血色深红，或咳血量多。属于虚者，常为阴虚所致，症见干咳痰少，痰中带血，血色鲜红，时作时止。

5. 辨失音　语声嘶哑，或暗而不能出声者为失音。分虚实两类。实证，属外感，时邪阻遏肺气，会厌开合不利所致，多为猝发，称为"暴暗"，伴有风寒、风热表证。虚证，属内伤，因阴精内耗，咽喉、声道失于滋润，以致发音不利，大多由渐而成，又称为"久暗"。

（三）治则治法

肺实者，宜疏邪祛痰利气。偏于寒者宜温宣，偏于热者宜清肃。肺虚者，应辨其阴虚、气虚而培补之。阴虚者，滋阴养肺；气虚者，补益肺气；气阴两虚者，治当兼顾。

（四）辨治概要

肺病辨治概要见表3-7。

表 3-7　肺病辨治概要

证治分类	病机要点	辨证要点	症状	治法	代表方剂
肺气亏虚	肺气虚弱，卫外不固	咳嗽无力，气短而喘，兼见气虚症状	咳嗽无力，气短而喘，动则尤甚，咳痰清稀，声低懒言，或有自汗、畏风，易于感冒，神疲体倦，面色淡白，舌淡苔白，脉弱	补益肺气，敛汗固表	补肺汤、玉屏风散
肺阴亏耗	肺阴亏虚，虚热内扰	干咳，或痰少难咳，兼见阴虚症状	干咳无痰，或痰少而黏，不易咳出，或痰中带血，声音嘶哑，口燥咽干，形体消瘦，五心烦热，潮热盗汗，两颧潮红，舌红苔少乏津，脉细数	滋阴降火，润肺止咳	百合固金汤、沙参麦冬汤
风寒犯肺	风寒侵袭，肺卫失宣	咳嗽，咳稀白痰，兼风寒表证	咳嗽，咳少量稀白痰，气喘，微有恶寒发热，鼻塞，流清涕，喉痒，或见身痛无汗，舌苔薄白，脉浮紧	宣肺散寒	杏苏散、华盖散
风热犯肺	风热侵袭，肺卫失宣	咳嗽，痰少色黄，兼风热表证	咳嗽，痰少色黄，气喘，鼻塞，流浊涕，咽喉肿痛，发热，微恶风寒，口微渴，舌尖红，苔薄黄，脉浮数	疏风清热，宣肺止咳	桑菊饮
燥邪犯肺	外感燥邪，肺失宣降	干咳痰少，鼻咽口舌干燥，兼风热表证	干咳无痰，或痰少而黏，不易咳出，甚则胸痛，痰中带血，或见鼻衄，口、唇、鼻、咽、皮肤干燥，尿少，大便干结，或微有发热、恶风寒，无汗或少汗，舌苔薄而干燥少津，脉浮数或浮紧	清热肃肺，润燥止咳	桑杏汤、清燥救肺汤
肺热炽盛	火热炽盛，壅塞于肺，肺失清肃	咳喘气粗，鼻翼扇动，兼见火热症状	发热，口渴，咳嗽，气粗而喘，甚则鼻翼扇动，鼻息灼热，胸痛，或有咽喉红肿疼痛，小便短黄，大便秘结，舌红苔黄，脉洪数	清泄肺热，止咳平喘	麻杏石甘汤
痰热蕴肺	痰热壅滞，肺失清肃	发热，咳喘，痰多黄稠	咳嗽，咳痰黄稠量多，胸闷气喘，甚则鼻翼扇动，喉中痰鸣，或咳吐脓血腥臭痰，胸痛，发热口渴，烦躁，尿黄，便秘，舌红苔黄腻，脉滑数	清热肃肺，豁痰止咳	清金化痰汤
寒痰阻肺	寒痰停肺，肺气不利	咳喘，痰白量多易咳	咳嗽气喘，喉中痰鸣，咳痰稀薄多沫，胸闷气短，形寒怕冷，舌苔白滑，脉沉弦或沉紧	温肺化饮	二陈汤合三子养亲汤
饮停胸胁	饮停胸胁，气机受阻	胸廓饱满，胸胁闷或痛	胸廓饱满，胸胁部胀闷或痛，咳嗽，气喘，呼吸、咳嗽或身体转侧时牵引胁痛，或有头目晕眩，舌苔白滑，脉沉弦	泻肺逐饮	葶苈大枣泻肺汤、控涎丹

续表

证治分类	病机要点	辨证要点	症状	治法	代表方剂
风水相搏	风邪外袭，肺卫失宣，失于通调	突起头面浮肿，兼见卫表症状	眼睑头面先肿，继而遍及全身，上半身肿甚，来势迅速，皮肤薄而发亮，小便短少。偏于风热者，伴咽喉肿痛，舌质红，脉浮滑数；偏于风寒者，兼恶寒咳喘，舌苔薄白，脉浮滑或浮紧	疏风祛邪，宣肺行水	越婢加术汤
痰瘀阻肺	热壅络瘀，痰阻于肺	咳嗽痰多，喘息，胸闷胀满，面色晦暗	咳嗽痰多，色白或黄，质稠，喉间痰鸣，喘息不能平卧，胸部膨满，憋闷如塞，面色灰白而暗，心悸不宁，唇甲发绀，舌质暗或暗紫，苔腻或浊腻，脉结滑	涤痰祛瘀，泻肺平喘	千金苇茎汤合桃仁红花煎

（五）临证备要

1. 肺主气，居上焦，用药宜轻，味宜辛。清·吴鞠通《温病条辨》云："治上焦如羽，非轻不举。"故选方用药宜轻扬而忌重浊，多用苦甘辛平肃降肺气，或用苦辛温开肺气，或用微辛而酸以敛肺气，一般不用血分药。倘肺气虚而不能摄纳，则又当佐以和营养血之品，有利于肺气之肃降。如痰浊夹有瘀血阻滞，苔腻舌紫，则当使用化痰祛瘀之法。

2. 由于肺合皮毛而开窍于鼻，因此皮肤干燥，或痛或痒，或麻木不仁，或风疹瘙痒，甚至皮肤变硬等症，辨治均可参用宣肺润降之品。经常鼻塞流涕或鼻孔干燥、衄血等，也可参用清肺气、养肺阴之类药物。

3. 肺与大肠相表里，临床治疗肺经实热证，可以通过泻下通腑，使肺热下行。若因肺气失宣不能布津，大肠失润，燥屎干结难行者，当于润肠通腑药中，增入开提肺气之品，使肠润便通。

4. 他脏病及肺者，或肺病及他脏者，应重视其他脏腑的治疗。如肺实火证，出现气火咳逆时，可用泻肝而达到清肺的目的；肺气虚弱之久咳、痰多、纳差者，可用培土生金法健脾以补肺。若外感风邪，肺气不宣，不能通调水道，肺病及肾，开阖不利，成风水证者，治当宣肺利水，犹如提壶揭盖，使小便畅而浮肿消。

二、心

心居胸中，心包围护其外，心主血脉，为生命活动的中心；又主神明，为五脏六腑之大主。心在体合脉，其华在面，开窍于舌，在液为汗，在志为喜，通于夏气。心不受邪，外邪入侵，多为心包所受。心之本脏病多起于内伤，如禀赋不足、脏气虚弱、病后失调以及思虑过度伤及心脾，均可导致心阴虚或心阳虚。若思虑太过，气机郁结，津液凝聚，生痰化火，痰火上扰，或气滞脉中，瘀血阻络，或饮邪阻遏心阳，可出现心之热证和实证。临床常见血脉运行障碍和情志思维活动异常表现。

（一）辨证原则

心病的辨证应分虚实。虚证有阳虚（包括气虚）和阴虚（包括血虚）两类，亦可阴阳两虚并见。实证为痰、火、水饮、瘀血等病邪的阻滞，也可相兼为病。

（二）辨主症

1. 辨惊悸、怔忡　两者均指心慌、心中悸动的症状，是"心脏之气不得其正"所致。辨证当分虚实。虚证由气血阴阳亏虚，不能濡养心脏，而致心神失宁。实证多因痰火、水饮、血瘀等邪导致心神不安。

2. 辨真心痛　《灵枢·厥病》云："真心痛，手足清至节，心痛甚，旦发夕死。"说明真心痛是一个严重的病证。多由气血瘀滞，心脉痹阻不通所致，病理性质多属本虚标实，但以实证为主。临床应辨清寒邪、痰浊、瘀滞、阳虚的不同。

3. 辨昏迷、虚脱　昏迷是指意识消失，神志不清的症状，多属邪实闭证，可见于温热病、真心痛等疾患的严重阶段，临床应辨清热闭、痰闭、寒闭。虚脱表现为神志烦躁不安而意识尚清，面色苍白，四肢逆冷，大汗淋漓，呼吸短促，甚者神志昏昧不清，脉细微欲绝，多为阴阳衰竭，尤以亡阳为主。

4. 辨水肿　由于心阳不振，而致脾失转输，肾失蒸化，气不化水，水液内停而为饮，或泛溢于肢体形成水肿，其肿以下肢为甚，并可延及腹部，甚至全身皆肿，面唇发绀，颈脉动，胸闷心慌，短气不足以息。

5. 辨失眠、健忘　两症常相兼见，多因心脾两虚，心肾不交，或痰热上扰，导致阳不能入于阴而致。

（三）治疗原则

虚证分别用温阳、补气、滋阴、养血法。实证宜予清火、涤痰、化饮、行瘀法。若热陷心包者，当清心开窍。心神不安者，宜养心安神或重镇安神。虚实夹杂者，又需兼顾调治。

（四）辨治概要

心病辨治概要见表3-8。

表3-8　心病辨治概要

证治分类	病机要点	辨证要点	症状	治法	代表方剂
心气虚	心气不足，鼓动无力	心悸，神疲，兼见气虚症状	心悸，胸闷，气短，精神疲倦，或有自汗，活动后诸症加重，面色淡白，舌淡，脉虚	补益心气	养心汤
心阳虚	心阳虚衰，虚寒内生	心悸怔忡，心胸憋闷，兼见阳虚症状	心悸怔忡，心胸憋闷或痛，气短，自汗，畏冷肢凉，神疲乏力，面色㿠白，或面唇青紫，舌淡胖或紫暗，苔白滑，脉弱或结或代	温通心阳	保元汤
心阳虚脱	心阳衰极，阳气欲脱	心悸，胸痛，冷汗，肢厥，脉微	在心阳虚证的基础上，突然冷汗淋漓，四肢厥冷，面色苍白，呼吸微弱，或心悸，心胸剧痛，神志模糊或昏迷，口唇青紫，舌青紫，脉微欲绝	回阳救逆	参附汤
心血虚	血液亏虚，心失濡养	心悸，失眠，多梦，兼见血虚症状	心悸，头晕眼花，失眠，多梦，健忘，面色淡白，或萎黄，口唇色淡，舌色淡，脉细无力	补益心血	四物汤、归脾汤
心阴虚	虚热内扰，心神失养	心烦，心悸，失眠，兼见阴虚症状	心烦，心悸，失眠，多梦，口燥咽干，形体消瘦，或见手足心热，潮热盗汗，两颧潮红，舌红少苔乏津，脉细数	补益心阴	天王补心丹

续表

证治分类	病机要点	辨证要点	症状	治法	代表方剂
心火亢盛	火热内炽，扰乱心神	发热，心烦，吐衄，舌赤生疮，尿赤涩灼痛	发热、口渴、心烦、失眠、便秘、尿黄、面红，甚或口舌生疮、溃烂、疼痛，或见小便短赤、灼热、涩痛，或见吐血、衄血，或见狂躁谵语，神志不清，舌尖红绛，苔黄，脉数有力	清心泻火	泻心汤、导赤散
心脉痹阻	瘀血痹阻心脉	心悸怔忡，胸部刺痛，兼见瘀血症状	心悸怔忡，心胸疼痛剧烈，痛引肩背内臂，痛有定处，以刺痛为主，舌质晦暗或有青紫斑点，脉细、涩、结、代	活血化瘀，通脉止痛	血府逐瘀汤、失笑散
	痰浊痹阻心脉	以心胸憋闷为主，兼见痰湿症状	心胸憋闷为主，阴雨天加重，体胖痰多，身重困倦，伴有纳呆，便溏，口黏，恶心，咳吐痰涎，舌苔白腻或白滑，脉滑	通阳泄浊，豁痰开结	栝蒌薤白半夏汤
	寒凝心脉	猝然心痛如绞，伴阳虚	猝然心痛如绞，畏寒肢冷，冷汗自出，心悸气短，以遇寒痛剧为主，得温痛减，舌淡苔白，脉沉迟或沉	祛寒活血，宣痹通阳	当归四逆汤
	气滞心脉	心胸满闷、隐痛，兼见气滞症状	心胸满闷、隐痛，痛无定处，或胀痛，善太息，遇情志不遂时容易诱发或加重，舌淡红苔薄，脉弦	疏调气机，和血舒脉	柴胡疏肝散
痰蒙心神	痰浊蒙蔽心神	神情抑郁、错乱、痴呆、昏迷，兼痰浊症状	神情痴呆，意识模糊，甚则昏不知人，或神情抑郁，表情淡漠，喃喃独语，举止失常，或突然昏仆，不省人事，口吐涎沫，喉有痰声，并见面色晦暗，胸闷，呕恶等症，舌苔白腻，脉滑	豁痰开窍	菖蒲郁金汤
痰火扰神	火热痰浊蕴结，扰乱心神	谵语，兼见痰热症状	发热，口渴，胸闷，气粗，咳吐黄痰，喉间痰鸣，心烦，失眠，甚则神昏谵语，或狂躁妄动，打人毁物，不避亲疏，胡言乱语，哭笑无常，面赤，舌红苔黄腻，脉滑数	清心豁痰，开窍醒神	礞石滚痰丸、清气化痰丸、局方至宝丹
水饮凌心	水饮凌心，心阳不振	心悸，眩晕，泛吐痰涎，兼阳虚	心悸，眩晕，胸闷，肢冷，尿少，下肢浮肿，咳喘，泛吐痰涎，舌苔白滑，脉弦滑	化饮宁心	苓桂术甘汤
热陷心包	温热邪入心包	烦躁，神昏谵语，兼热证	高热烦躁，神昏谵语，直视狂乱，面赤，斑疹，口渴，舌质红绛，苔黄，脉数	清心开窍	安宫牛黄丸

（五）临证备要

1. 注意心之气血阴阳虚弱的侧重。心气虚与心阳虚：在其发生和发展过程中，两证虽有区别，但亦有一定的联系。如心气虚日久，可发展为心阳虚，而心阳虚必兼有心气虚的症状。故心气虚病轻而势缓，心阳虚则病重而势急。心血虚与心阴虚：心阴虚可包括心血虚，心血虚进一步发展耗伤心阴，可成为心阴虚。心血虚一般无热象，常与脾虚证并见，故又称为心脾两虚。心阴虚大多兼有热象，每影响肝肾之阴，而出现阴虚内热证。故心阴虚比心血虚病情深重，累及脏腑较多。

2. 注意证与证之间的转化与合病。心系病证除了虚实之间的转化外，实证之痰、火、瘀，虚证之气、血、阴、阳亏虚，均可相互兼夹与转化。如火盛灼津为痰，则痰火互结；痰浊久留，气滞血瘀，则痰瘀又每互兼；心阳虚弱与水饮凌心可互为因果；心阴虚又可与痰火扰心相兼同病。气血阴阳的不足亦常同时并见。因而在治疗上应予兼顾。若气血阴阳俱虚者，应调和阴阳，培补气血，如炙甘草汤、十全大补汤等均可随证选用；心血瘀阻证伴有气滞者，适当加行气药；夹有痰浊者，需伍以通阳泄浊化痰之品等。

3. 注意心与其他脏腑之间的关系。在辨清心系病证的同时，还需注意心与其他脏腑之间的关系。如心脾同病，可表现为心脾气血两虚；心肾同病可表现为心肾阳虚、心肾阴虚、心肾不交。心火亢盛者每易引动肝火上亢，表现为心肝火旺；心血瘀阻者与肺的治节有关，可表现为心肺同病等。在选方用药时应统筹兼顾。

4. 酌配安神之品。心藏神，心病则心神不宁，故心系病证一般可加入宁心安神之品。虚证可佐养心安神之品，如酸枣仁、柏子仁、茯神等，或参入酸枣仁汤意；实证均可加入重镇安神之品，如龙骨、牡蛎、磁石等。

5. 注意心系病的危重证候。心阳虚或阴伤及阳者，可导致心阳浮越，发生心阳欲脱之变。心血瘀阻证，若猝感寒邪，寒瘀闭阻心窍，可以骤然发生真心痛，或心阳暴脱的险证。再如热陷心包证，若病情进一步加重，则可出现内闭外脱的危候。

三、脾

脾位于中焦，在膈之下。脾为后天之本，气血津液生化之源，喜燥恶湿。脾主运化，主升清，主统血。脾在体合肌肉，主四肢，其华在唇，开窍于口，在液为涎，在志为思，通于长夏之气，与胃互为表里。外邪侵袭、饮食劳倦、情志内伤或久病累及，皆可导致脾胃生理功能失常。脾胃病证，有寒热虚实之不同。

（一）辨证原则

脾病辨证有虚、实、寒、热的不同。虚证，主要有脾气虚、脾阳虚；实证有寒湿困脾、湿热蕴脾等。脾与湿的关系非常密切，脾虚可以生湿，湿盛可以导致脾虚，而为本虚标实之证。

（二）辨主症

1. **辨泄泻**　症见大便次数增多，粪质稀薄，甚或泻如水状。病机为脾运不健，肠腑传导失常。病程有久暴之分，性质有虚实之别。急性暴泻多因湿盛伤脾，或食滞内停，伤及脾胃，水谷清浊难分，病属实证。慢性久泻多为脾虚生湿，健运无权，或在脾虚基础上肝气乘脾，或肾阳虚不能暖脾，难以腐熟水谷，病属虚证，或虚实夹杂。

2. **辨腹痛**　腹痛虽有虚实两类，但总以实证居多。实证病因为寒邪、湿热、积滞，导致腑气通降不利，气血运行受阻，腹痛来势急剧，痛时拒按；虚证则以脏气虚寒，气血不能温养所致，腹部绵绵作痛，痛时喜按。

3. **辨便秘**　便秘由脾胃肠腑功能失常引起。其病机或为脾胃燥热内结，或为气滞不行，或为气虚传送无力，或为血虚肠道失濡，或为脾阳虚而阴寒凝结等。

（三）治疗原则

虚证可用温中祛寒、补中益气法；实证宜用清化湿热或温化寒湿法；若虚实夹杂，又当祛邪与补脾运脾兼顾。

（四）辨治概要

脾病辨治概要见表3-9。

表 3-9 脾病辨治概要

证治分类	病机要点	辨证要点	症状	治法	代表方剂
脾气虚	脾气不足，运化失职	食少，腹胀，便溏，兼气虚症状	纳少，脘腹胀满，食后胀甚，或饥时饱胀，大便溏稀，肢体倦怠，神疲乏力，少气懒言，形体消瘦，或肥胖、浮肿，面色淡黄或萎黄，舌淡苔白，脉缓或弱	益气健脾	六君子汤、参苓白术散
脾虚气陷	脾气虚弱，中气下陷	脘腹重坠，内脏下垂，兼气虚证	脘腹重坠作胀，食后益甚，或便意频数，肛门重坠，或久泻不止，甚或脱肛，或小便浑浊如米泔，或内脏、子宫下垂，气短懒言，神疲乏力，头晕目眩，面白无华，食少，便溏，舌淡苔白，脉缓或弱	益气升提	补中益气汤
脾阳虚	脾阳虚衰，阴寒内生	食少，腹胀腹痛，便溏，兼虚寒证	食少，腹胀，腹痛绵绵，喜温喜按，畏寒怕冷，四肢不温，面白少华或虚浮，口淡不渴；大便稀溏，甚至完谷不化，或肢体浮肿，小便短少，舌质淡胖或有齿痕，舌苔白滑，脉沉迟无力	温补脾阳或温脾行水	理中汤或实脾散
脾不统血	脾气虚弱，固摄失职	各种慢性出血，兼气血两虚证	各种慢性出血，如便血、尿血、吐血、鼻衄、紫斑，妇女月经过多、崩漏，食少，便溏，神疲乏力，气短懒言，面色萎黄，舌淡，脉细无力	补气摄血	归脾汤
寒湿困脾	寒湿内盛，脾失温运	纳呆，腹胀，便溏，兼寒湿证	脘腹胀闷，口腻纳呆，泛恶欲呕，口淡不渴，腹痛便溏，头身困重，或小便短少，肢体肿胀，或身目发黄，面色晦暗不泽，或妇女白带量多，舌体淡胖，舌苔白滑或白腻，脉濡缓或沉细	运脾化湿	胃苓汤
湿热蕴脾	湿热内蕴，脾失健运	发热，腹胀，纳呆，便溏不爽，兼湿热证	脘腹胀闷，纳呆，恶心欲呕，口中黏腻，渴不多饮，便溏不爽，小便短黄，肢体困重，或身热不扬，汗出热不解，或见面目发黄，色鲜明，或皮肤发痒，舌质红，苔黄腻，脉濡数或滑数	清热利湿	茵陈蒿汤、茵陈五苓散

（五）临证备要

1.脾胃同居中焦，以膜相连，互为表里。在生理功能上，脾主运，胃主纳，脾主升，胃主降，两者相辅相成，共同维持人体正常的消化吸收及排泄功能。在病理情况下，脾胃常常同病。一般来说，脾病多虚多寒，胃病多实多热，古人曾概括为"实则阳明，虚则太阴"，即为此意。治疗上应注意"脾宜升则健，胃宜降则和"，以及治脾毋忘调胃、治胃毋忘健脾的原则。

2.脾病多湿，常参入祛湿之法。脾为湿土，喜燥恶湿。湿盛可以导致脾虚，脾虚也可以生湿，往往互为因果。脾虚失运，水湿内留，多属本虚标实之证。本虚为主者，治应健脾，佐以化湿；标实为主者，则应以祛湿为主，兼以运脾。

3.脾病亦可导致气滞。脾失健运，往往影响气机的升降，出现腹胀、纳少等脾气壅阻之证。在治疗中，应配合使用理气消导法，有助于脾的健运。

4.脾阴不足，当予滋润。脾虚一般以气虚、阳虚为多，但亦可出现脾阴虚证。如面白颧红，虚烦，口干，唇红，厌食不饥，或能食而不运，大便干结，或泻下如酱，黏滞不爽，腹胀隐痛，口舌生糜，舌干红，苔少无津，脉细数无力等，当予甘润养阴，以参苓白术散、麦门冬汤加减，可适当重用甘草，即"甘守津还"之意。但注意养阴不可过于滋腻，或酌配甘淡实脾之品，如白扁豆、薏苡仁、白术等。

5.脾的病变不但与胃肠有关，与其他脏腑亦有联系。如脾病久而不愈，常可影响其他脏腑，他脏有病亦会影响及脾，常见的有脾胃、脾肾、肝脾、心脾、肺脾同病等，通过治脾或治他脏，均有利于疾病的恢复。

四、肝

肝位于右胁下，与胆相表里。肝为刚脏，体阴用阳，喜条达而恶抑郁，郁则化火、生风，故肝病以阳亢为多见；且其性易动而难静，病易延及他脏，故曰"肝为五脏之贼"。肝病最杂而治法最广。肝主疏泄，包括调畅气机、疏土助运、调节情志活动等方面。肝藏血，有储藏血液和调节血量的功能。肝主筋膜，开窍于目，肝藏魂，主谋虑。肝在体合筋，其华在爪，开窍于目，在液为泪，在志为怒，通于春之气。肝与人的情志活动关系密切，情志抑郁，所欲不遂极易影响肝胆生理功能。外邪侵袭、饮食不节或久病累及，亦可致肝发生病理变化。肝之病证，有虚实之别。实证多见气郁、火盛，或寒邪、湿热；虚证多以血亏及阴伤为主。

（一）辨证原则

肝脏病证，可分为虚证和实证两大类。实证有肝气郁结、肝火上炎、肝风内动；虚证有肝阴（血）不足、血燥生风等证；兼证有肝肾阴虚、心肝火旺、肝胃不和等。

（二）辨主症

1.辨头痛　肝病头痛多系内伤，但有虚实之分。实证头痛，多为情志所伤，肝阳亢盛，风阳痰火上扰头目，清阳失展所致，可见头部筋脉跳动，抽掣胀痛，面颧红赤，或伴头眩等症。虚证（或本虚标实）头痛多为阴血不足，肝失所养，虚阳上扰所致，可见头痛隐隐，缠绵不已，常伴眩晕，目涩畏光，舌红口干等。

2.辨眩晕　眩晕与头痛常相兼见。头痛的病因有外感和内伤，而眩晕则以内伤为主。眩晕临床应分辨虚实。属实者，病程短，呈发作性，易因情志过激而诱发。属虚者，病程长，反复持续发作，烦劳加剧，头昏眩晕，两目干涩，视物模糊。

3.辨痉、抽搐　痉以项背强急、四肢抽搐甚至角弓反张为主症；抽搐，亦称瘛疭，指肢体抽动。瘛为筋脉拘急，疭为筋脉弛纵。抽搐既可单独为病，亦可为痉证症状之一，两者有一定的联系。辨证需分虚实。实证多为热动肝风所致，可见高热神昏，颈项强直，肢体抽动，甚则角弓反张，摇头戴眼等。虚证多为阴虚风动，时时发痉，手足蠕动，或微抽搐，四肢麻木。

4.辨麻木　麻指皮肤感觉异常，非痛非痒，如虫蚁行，按之不止，搔之愈甚；木指皮肤感觉迟钝或消失，不痛不痒，按之不知，掐之不觉。一般而言，麻属气血不运，木为顽痰死血。若肝血不足，不能濡养筋脉，则肢体麻木；肝风夹痰瘀阻于经脉，则肢体木而不仁。

5.辨昏厥　昏厥是指猝然昏倒，不省人事的病证。辨证应分虚实。实证多因气血上逆或痰随气升所致，虚证多为气血亏虚不能上承所致。

6.辨黄疸　黄疸是以面目及全身皮肤发黄为特征，因湿邪阻滞肝胆，胆汁外溢，泛于肌肤所致。可分为阴黄与阳黄两证。阳黄湿热证，肤目鲜黄如橘子色，伴小便黄赤，身热，苔黄腻，脉象濡数；阴黄寒湿证，面目肌肤晦黄如烟熏，身热不著，伴便溏，苔白腻，脉濡缓。

7. 辨胁痛 两胁为肝之分野，故胁痛多属于肝。一般偏于实证为多，有气滞、血瘀、肝火等不同；虚证则为肝阴不足。

8. 辨癥积、瘕聚 癥积是指腹内结块，有形可征，或胀或痛，固定不移的病证。病在血分，皆因气滞血瘀所致，辨证又有湿热、寒湿、痰瘀、毒蕴等不同，病久可致气阴两伤、肝肾亏虚及阴阳两虚、脾胃衰败等。瘕聚指腹中结块，聚散无常，痛无定处，病属气分，多因肝气郁滞或食滞痰阻所致。

9. 辨鼓胀 鼓胀是以腹大胀满，绷急如鼓，皮色苍黄，脉络显露为特征。多属本虚标实，虚实错杂。标实者当辨气、血、水的偏盛，本虚当辨阴虚与阳虚之不同。

（三）治疗原则

实证治宜疏肝理气、清肝泻火、平肝息风；虚证治宜用滋阴潜阳、养血柔肝、养血祛风等法。若兼见他脏症状时，分别标本主次，兼顾治疗。

（四）辨治概要

肝病辨治概要见表 3–10。

表 3–10 肝病辨治概要

证治分类	病机要点	辨证要点	症状	治法	代表方剂
肝血虚	血液亏损，肝失濡养	眩晕、视力减退、经少、肢麻手颤等，兼见血虚证	头晕眼花，视力减退或夜盲，或见肢体麻木，关节拘急，手足震颤，肌肉瞤动，或为妇女月经量少色淡，甚则闭经，爪甲不荣，面白无华，舌淡，脉细	滋补肝血	补肝汤
肝阴虚	肝阴液亏损，虚热内扰	头晕、目涩、胁痛等，兼见虚热证	头晕眼花，两目干涩，视力减退，或胁肋隐隐灼痛，面部烘热，或两颧潮红，或手足蠕动，口咽干燥，五心烦热，潮热盗汗，舌红少苔乏津，脉弦细数	柔肝滋肾，育阴潜阳	一贯煎、杞菊地黄丸
肝郁气滞	肝失疏泄，气机郁滞	情志抑郁，胸胁或少腹胀痛	情志抑郁，善太息，胸胁、少腹胀满疼痛，走窜不定，或咽部异物感，或颈部瘿瘤、瘰疬，或胁下肿块，妇女可见乳房作胀疼痛，月经不调，痛经，病情轻重与情绪变化关系密切，舌苔薄白，脉弦	疏肝理气	柴胡疏肝散、逍遥散
肝火炽盛	肝火炽盛，气火上逆	头痛，烦躁，耳鸣，胁痛，兼见火热证	头晕胀痛，痛如刀劈，面红目赤，口苦口干，急躁易怒，耳鸣如潮，甚或突发耳聋，失眠，噩梦纷纭，或胁肋灼痛，衄血，小便短黄，大便秘结，舌红苔黄，脉弦数	清泻肝火	当归龙荟丸、龙胆泻肝汤
肝阳上亢	阳亢于上，阴亏于下	眩晕耳鸣，头目胀痛，面红烦躁	眩晕耳鸣，头目胀痛，面红目赤，急躁易怒，失眠多梦，头重脚轻，腰膝酸软，舌红少津，脉弦有力或弦细数	滋阴潜阳	镇肝息风汤

续表

证治分类	病机要点	辨证要点	症状	治法	代表方剂
肝风内动	肝阳上亢，肝风内动	眩晕，肢麻震颤，头胀痛，面赤，突然昏仆	眩晕欲仆，步履不稳，头胀头痛，急躁易怒，耳鸣，项强，头摇，肢体震颤，手足麻木，面赤，甚至突然昏仆，口眼㖞斜，半身不遂，舌强语謇，舌红，或有腻苔，脉弦细有力	平肝息风，滋阴潜阳	天麻钩藤饮、镇肝息风汤
	邪热炽盛，热极动风	高热，神昏，抽搐	高热口渴，烦躁谵语或神昏，颈项强直，两目上视，手足抽搐，角弓反张，牙关紧闭，舌质红绛，苔黄燥，脉弦数	凉肝息风	羚角钩藤汤
	肝阴亏虚，虚风内动	眩晕，手足震颤、蠕动，兼阴虚内热	手足震颤、蠕动，或肢体抽搐，眩晕耳鸣，口燥咽干，形体消瘦，五心烦热，潮热颧红，舌红少津，脉弦细数	滋阴息风	三甲复脉汤、大定风珠
	肝血亏虚，虚风内动	眩晕，肢麻，震颤，拘急，眴动，瘙痒	眩晕，肢体震颤、麻木，手足拘急，肌肉眴动，皮肤瘙痒，爪甲不荣，面白无华，舌质淡白，脉细或弱	滋阴养血，柔肝息风	阿胶鸡子黄汤、圣愈汤
寒滞肝脉	寒邪侵袭，凝滞肝经	少腹、前阴、颠顶冷痛，兼见实寒证	少腹冷痛，阴部坠胀作痛，或阴器收缩引痛，或颠顶冷痛，得温则减，遇寒痛增，恶寒肢冷，舌淡，苔白润，脉沉紧或弦紧	暖肝散寒	暖肝煎

（五）临证备要

1.肝为刚脏，性喜条达，临床以实证、热证较多见。至于肝的寒证，多为寒凝厥阴之脉而致少腹冷痛及寒疝，可用暖肝煎、橘核丸加减。肝气虚、肝阳虚证，因阳气不足，升发无力，又须用温养法。此虽属变法，但不可不知。其中肝阳虚常兼肾阳虚，肝气虚则与肺脾气虚关系密切。

2.肝气、肝火、肝风三者在病机变化上有密切联系。如病初为肝气郁结，继则郁而化火，发展为肝火上炎；火盛又可生风，发展为肝风内动。在转化过程中每多相互兼夹，临床应掌握主次，随证施治。

3.肝阳化风和阴虚阳亢的临床表现虽然大致相同，但前者偏于实，治宜平肝息风为主，后者则属本虚标实，以育阴潜阳为宜。盖肝阴虚者，肾水亦亏，肝阳旺者，相火不潜，故常用肝肾并治之法。

4.肝系病证，在病机演变方面有上升、下注、横窜、侵脾、侮肺等不同。如肝阳偏亢，可上窜清空而为头痛、眩晕，甚则卒中昏倒；肝风、肝气，可横窜经络，肢体出现麻木、震颤、抽搐；肝经湿热下注，可发生阴囊湿疹，奇痒难忍，或带下淋浊；肝木克犯脾胃，而为呕呃、腹痛、泄泻；肝火侮肺，发为呛咳、咯血。故诊治肝系病证，应注意整体情况，随证处理。

5.肝体阴而用阳，气郁每易化火伤阴，阳亢易于动风，故治肝应掌握"理气还防伤阴"之旨，辛燥香窜之品，不宜多用久用，必要时可配合轻清疏透之品，如厚朴花、玫瑰花、月季花、佛手、香橼皮等。

五、肾

肾左右各一，位于腰部，与膀胱互为表里。肾主藏精，主生殖，为先天之本；主水，主纳气。在体合骨，主骨生髓，其华在发，开窍于耳及二阴，在液为唾，在志为恐，通于冬气。肾藏元阴元阳，为人体生长发育之根，脏腑功能活动之本，若禀赋不足，久病体虚，一有耗伤，则诸脏皆病。肾病多虚证。

（一）辨证原则

虚证辨证应辨别阴虚还是阳虚，阳虚包括肾气虚弱、肾阳不振、肾不纳气，阴虚为肾阴（精）亏虚。本虚标实证则有肾虚水泛、阴虚火旺等。

（二）辨主症

1. 辨腰膝酸痛 腰为肾之府，督脉循脊，隶属于肾，故腰脊酸痛、腿膝酸软等症与肾有关。若肾之精气虚弱，则腰痛绵绵，活动欠利，胫酸腿软，足跟疼痛，甚则骨痿足弱不能行走。寒湿侵肾，则腰痛酸重。

2. 辨耳鸣、耳聋、眩晕 肾开窍于耳，脑为髓之海。若肾精亏虚，不能上充于耳，则耳鸣耳聋，日益加重，头昏目眩。

3. 辨阳痿、遗精、月经失常 肾藏精，主生殖。若肾虚不能固藏精气，可见遗精，精少不育；女子则冲任不固，引起崩漏，或化源衰少，导致经少、延期、经闭、不孕。肾阳虚者，则有滑精或阳痿、早泄等证；肾阴虚者，则易导致梦遗。

4. 辨淋浊、尿血 膏淋与尿浊，均为小便浑浊如泔浆。但膏淋初发，多伴尿频急灼痛，属湿热下注，日久转虚，灼痛消失，症同尿浊。尿血为小便中混有血液，轻者如洗肉水，重者色殷红夹血块，多因肾阴亏虚，虚火伤络，或阳气虚衰，不能摄血所致。

5. 辨小便异常 肾司二便，尿量的多少以及排尿的畅通与否，均与肾的气化调节有关。肾阳主开，肾阴主合，阴阳开合协调，则排尿正常。如肾病，开合不利，可引起小便异常。阳虚阴盛，开少合多，不能化气行水，则尿少不畅，排出无力，甚至癃闭；若阳虚不能蒸水化气，肾气不能固摄，则小便清长量多，尿意不尽或遗尿。

6. 辨水肿 水液潴留，泛溢肌肤，引起头面全身浮肿者，称为水肿。如肾阳虚，导致水液内停，形成水肿者，属阴水，症见水肿迁延，日久不退，腰以下为甚，按之凹陷难起。

（三）治疗原则

肾病以虚证为多，按照"虚者补之"的原则，当以补肾为主。但需辨别肾阳虚和肾阴虚，分别采用温补肾阳或滋养肾阴的方法，并根据阴阳互根这一规律，予以兼顾。本虚标实者，宜补泻兼施，必要时可以泻实为主。

（四）辨治概要

肾病辨治概要见表 3-11。

表 3–11　肾病辨治概要

证治分类	病机要点	辨证要点	症状	治法	代表方剂
肾阳虚	肾阳亏虚，虚寒内生	腰膝酸冷，性欲减退，夜尿多，兼见虚寒证	头目眩晕，面色㿠白或黧黑，腰膝酸冷疼痛，畏冷肢凉，下肢尤甚，精神萎靡，性欲减退，男子阳痿早泄，滑精精冷，女子宫寒不孕，或久泻不止，完谷不化，五更泄泻，或小便频数清长，夜尿频多，舌淡苔白，脉沉细无力，尺脉尤甚	温补肾阳	金匮肾气丸、右归饮
肾虚水泛	阳气亏虚，水液泛溢	水肿下肢为甚，尿少，畏冷肢凉	腰膝酸软，耳鸣，身体浮肿，腰以下尤甚，按之没指，小便短少，畏冷肢凉，腹部胀满，或见心悸，气短，咳喘痰鸣，舌质淡胖，苔白滑，脉沉迟无力	温阳化水	真武汤、济生肾气丸
肾阴虚	肾阴亏损，虚热内扰	腰酸而痛，遗精，月经量少，头晕耳鸣，兼见虚热证	腰膝酸软而痛，头晕，耳鸣，齿松，发脱，男子阳强易举、遗精、早泄，女子经少或经闭、崩漏，失眠，健忘，口咽干燥，形体消瘦，五心烦热，潮热盗汗，骨蒸发热，午后颧红，小便短黄，舌红少津，少苔或无苔，脉细数	滋补肾阴或滋阴降火	六味地黄丸或知柏地黄丸
肾精不足	肾精亏损，脑髓失充	生长发育迟缓，早衰，生育功能低下	小儿生长发育迟缓，身体矮小，囟门迟闭，智力低下，骨骼痿软；男子精少不育，女子经闭不孕，性欲减退；成人早衰，腰膝酸软，耳鸣耳聋，发脱齿松，健忘恍惚，神情呆钝，两足痿软，动作迟缓，舌淡，脉弱	滋阴填精，益气壮阳	龟鹿二仙胶
肾气不固	肾气亏虚，固摄失职	腰膝酸软，小便、精液、经带、胎气不固，兼见气虚证	腰膝酸软，神疲乏力，耳鸣失聪，小便频数而清，或尿后余沥不尽，或遗尿，或夜尿频多，或小便失禁，男子滑精、早泄，女子月经淋沥不尽，或带下清稀量多，或胎动易滑，舌淡苔白，脉弱	补肾固摄	金锁固精丸、大补元煎
肾不纳气	肾阳亏虚，纳气无权	少气不足以息，动则喘甚，兼肾虚证	少气不足以息，动则喘甚，或喘而汗出，小便不禁，或见胸闷心悸，舌苔淡白，脉虚弱	补肾纳气	人参胡桃汤、人参蛤蚧散、参附汤，吞服黑锡丹
肾虚火旺	肾阴虚，相火旺	潮热盗汗，五心烦热，虚烦少寐，腰膝酸痛，兼相火证	潮热盗汗，五心烦热，虚烦少寐，头晕目眩，颧红唇赤，腰膝酸痛，口干咽燥，阳兴即遗，尿赤便秘，舌红苔少，脉来细数	滋阴降火	知柏八味丸、大补阴丸

（五）临证备要

1. 肾虚当阴阳分治。治疗肾阴虚者，宜投甘凉益肾之剂，使虚火降而阴复，忌用辛燥耗津、苦寒伤阴，此即王冰所说："壮水之主，以制阳光。"属肾阳虚者，忌凉润、辛散，宜用甘温助阳之品，使沉寒散而阳纲振，也就是"益火之源，以消阴翳"之意。

2. 酌加血肉有情之品。治疗肾精亏损者，应加血肉有情之品以填补精髓，可用河车大造丸加减治疗，选用部分味重的动物类滋补药。属肾阴虚者，宜选阿胶、龟甲、鳖甲等，肾阳虚者，宜选鹿角胶、紫河车、脐带等，此亦即"治下焦如权，非重不沉"之意。但需注意保护脾胃运纳功能，可适当配合苍术、木香等运脾之品。

3.注意阴阳兼顾。肾之阴阳为元阴元阳，偏虚之时常易互相影响，出现阴损及阳，阳损及阴，阴阳两虚，精气两伤，治当统筹兼顾，阴阳并补。如阴阳偏衰不显，以肾虚为主时，当平补肾元，用女贞子、墨旱莲、杜仲、续断、菟丝子等。

4.肾虚日久，配用固摄之法。肾气肾元亏虚，封藏失司，固摄无权，常易出现遗精、久泻等症，应选用补肾固摄法，可用金锁固精丸、缩泉丸之类加减，亦可在辨证方药中加入沙苑子、益智仁、龙骨、牡蛎等，但应注意有实邪者慎用。

5.肾与其他脏腑的关系颇为密切。如肺气虚弱的咳逆上气，久则肾气亦虚，出现肾不纳气，喘促尤甚，当敛肺止咳与温肾纳气并施；脾虚不运之久泻，久则命门火衰，五更泄泻，当温运脾阳和"釜底添薪"齐进；又如肾阴不足，水不涵木，肝阳上亢，治当育阴潜阳；肾阴不足，心火偏旺等致心肾不交，治当清心滋肾，引火归原。

六、胆

胆附于肝，其经脉属胆络肝，两者互为表里。它的主要生理功能是主决断、贮藏和传送胆汁，泄注于胃肠，协助水谷的消化。胆病表现为少寐，易惊胆怯，或胁痛、黄疸等症。肝胆疾病有密切联系，在辨证、立法、选方上有许多相同之处，胆病辨治可与肝病辨治互参。

（一）辨证原则

胆病的辨证治疗须分虚实。虚证为胆气虚怯，治宜补益；实证以湿热为主，治宜清利；虚实相兼者，分别主次，兼顾治疗。

（二）辨治概要

胆病辨治概要见表3-12。

表3-12 胆病辨治概要

证治分类	病机要点	辨证要点	症状	治法	代表方剂
胆虚	胆虚夹有痰热	胆怯易惊，精神恍惚，眩晕呕吐，口苦，兼痰热证	胆怯易惊，精神恍惚，眩晕呕吐，口苦，胸闷，痰多，舌苔白滑，脉小弦或细滑	靖胆化痰	安神定志丸合黄连温胆汤加减
胆实	湿热蕴结，胆失疏泄	胁痛时发，或突发剧痛，胸脘烦闷，呕恶频频，泛吐酸苦黄水，口干苦	胁痛时发，或突发剧痛，胸脘烦闷，呕恶频频，泛吐酸苦黄水，口干苦，伴寒热往来，目黄，身黄，尿黄，黄色鲜明，舌红，苔黄腻，脉濡滑而数	清泄胆热	蒿芩清胆汤

（三）临证备要

1.胆病注意心胆、肝胆同治。胆虚每多兼有心虚，而为心胆虚怯，可见胆怯不寐、心悸不安等症，治疗宜同时补益心气。胆实每与肝同病，而为肝胆湿热。若蕴久不化，胆汁结成砂石，阻滞气机，疏泄失常，往往突发胁痛、黄疸、呕吐，且伴寒热等症，治当用清热化湿、利胆消石、理气行瘀、通腑等法。

2.胆实证在饮食上须禁忌动物脂肪、油煎鸡蛋等，以免助湿生热，影响胆汁的疏泄，加重胁痛与呕吐。

七、胃

胃居中焦，在上腹部。整个胃体所在部位称为胃脘，胃脘又分为上脘、中脘、下脘三个部分。胃和脾同属于土，然胃为阳土，脾为阴土，构成表里关系。胃的主要功能是主受纳，腐熟水谷。其性宜降，喜润恶燥。若胃气郁滞，受纳和腐熟水谷功能失调，便发生胃脘疼痛，纳少；胃失和降，胃气上逆，则见恶心、呕吐、呃逆、嗳气等。

（一）辨证原则

胃病的辨证，首辨胃痛、痞满、呕吐、呃逆等主症，分别寒、热、虚、实的不同。由于胃为阳腑，喜润恶燥，以和降为顺，故其治疗应以理气和胃、滋润胃阴（与脾相对而言）、和降胃气为法。然因胃与脾在生理、病理上相互影响，故论治应参合进行。

（二）辨治概要

胃病辨治概要见表 3-13。

表 3-13　胃病辨治概要

证治分类	病机要点	辨证要点	症状	治法	代表方剂
寒滞胃肠	寒邪侵犯胃肠，阻滞气机	胃脘、腹部冷痛，痛势暴急，遇寒加剧，得温痛减，兼胃气上逆证	胃脘、腹部冷痛，痛势暴急，遇寒加剧，得温痛减，恶心呕吐，吐后缓，口淡不渴，或口泛清水，泻下清稀，或腹胀便秘，面白或青，恶寒肢冷，苔白润，脉弦（或沉）紧	温胃散寒，理气止痛	良附丸
食滞胃肠	饮食停滞胃肠，阻滞气机	脘腹胀痛拒按，呕吐酸腐，嗳气泛酸，兼胃肠气滞证	脘腹胀痛拒按，呕吐酸腐，或口臭龈肿，大便不爽，厌食，舌苔厚腻，脉濡而滑	消食导滞	保和丸
胃肠气滞	胃肠气滞，胃失和降，肠失传导	腹部胀满疼痛，走窜不定，痛而欲吐或欲泻，泻而不爽，嗳气、肠鸣、矢气等	胃脘、腹部胀满疼痛，走窜不定，痛而欲吐或欲泻，泻而不爽，嗳气、肠鸣、矢气，得嗳气、矢气后痛胀可缓解，或无肠鸣、矢气则胀痛加剧，或大便秘结，苔厚，脉弦	理气止痛	柴胡疏肝散或加味枳术丸
胃热壅盛	胃热炽盛，胃失和降	胃脘灼痛、拒按，渴喜冷饮，或消谷善饥，兼气滞化热证	胃脘灼痛、拒按，渴喜冷饮，或消谷善饥，或口臭，牙龈肿痛溃烂，齿衄，大便秘结，小便短黄，舌红，苔黄，脉滑数	清胃泻火	清胃散
寒饮停胃	寒饮停胃，胃失和降	脘腹痞胀，胃中有振水声，呕吐清水痰涎，兼虚寒证	脘腹痞胀，胃中有振水声，呕吐清水痰涎，口淡不渴，眩晕，苔白滑，脉沉弦	温阳化饮	苓桂术甘汤合小半夏加茯苓汤
瘀血滞胃	血行瘀滞，胃络受阻	胃脘疼痛，如针刺刀割，痛有定处，按之痛甚，痛时持久	胃脘疼痛，如针刺刀割，痛有定处，按之痛甚，痛时持久，食后加剧，入夜尤甚，或见吐血、黑便，舌质紫暗或有瘀斑，脉涩	活血化瘀，和胃止痛	失笑散合丹参饮

续表

证治分类	病机要点	辨证要点	症状	治法	代表方剂
胃气虚寒	胃气虚寒，胃失和降	胃脘隐痛，饥饿时明显，食后减轻，喜温喜按，兼气虚证	胃脘隐痛，饥饿时明显，食后减轻，喜温喜按，多食则不易消化，泛吐清水，大便溏软，舌淡苔白，脉细软无力	温胃建中	黄芪建中汤
胃阴不足	胃阴不足，胃失濡润	胃脘嘈杂，饥不欲食，或痞胀不舒，隐隐灼痛，干呕，呃逆，兼阴虚证	胃脘嘈杂，饥不欲食，或痞胀不舒，隐隐灼痛，干呕，呃逆，口燥咽干，大便干结，小便短少，舌红少苔乏津，脉细数	滋阴益胃	益胃汤、沙参麦冬汤

（三）临证备要

1. 胃为阳土，为病多偏于热，治当苦寒泄热；但热甚伤津，胃阴耗损者，应予甘寒养阴。如过用苦寒，则阴津愈伤，热邪愈炽。虚实夹杂，胃热盛而津液伤者，又当于苦寒泄热的同时，佐以顾护胃阴之品。

2. 胃喜润而恶燥，故胃病见阴虚表现者，一般宜用甘润养阴为主。若兼有气滞者，当投理气而不伤阴之品，如绿梅花、佛手花、玫瑰花等。如过用香燥，则易耗伤胃阴。

3. 胃与肠相连，故胃病诊治还须与肠病诊治相参，进行辨证治疗。

八、大肠、小肠

小肠上接幽门，与胃相连，下达阑门，接于大肠，其经脉与心经相互络属，故与心为表里。小肠的功能，一为受盛、化物，二为分清泌浊。若小肠功能失调，可引起腹胀、腹痛、呕吐、便溏等症。大肠包括回肠和广肠。回肠上接阑门，下接广肠，广肠下端为魄门（肛门）。其经脉与肺经相互络属，故与肺为表里。大肠的功能是传导糟粕，排出体外。若大肠有病，传导失司，可表现为腹泻或便秘。由于小肠、大肠和胃一样，同属于饮食消化、吸收、排泄器官的组成部分，故其生理、病理关系密切，且多与脾胃有关。其病证多属脾胃疾病范围，在辨证与治疗方面，应与之互参。

（一）辨证原则

大肠、小肠病证的辨证，以虚实为纲。实证多属寒、热、气、瘀；虚证以虚寒为主。治疗分别采用温通、清热、理气、通瘀、泻下通腑、固肠、润燥等法。如与其他脏腑兼夹为病者，则应结合具体情况，分清标本缓急而处理。

（二）辨治概要

大肠、小肠病辨治概要见表3-14。

表 3-14 大肠、小肠病辨治概要

证治分类	病机要点	辨证要点	症状	治法	代表方剂
肠道湿热	湿热内蕴，阻滞肠道	腹痛腹胀，下痢脓血，里急后重，粪质黄稠秽臭，肛门灼热	身热口渴，腹痛腹胀，下痢脓血，里急后重，或暴泻如水，或腹泻不爽，粪质黄稠秽臭，肛门灼热，小便短黄，舌红苔黄腻，脉滑数	清化湿热	葛根芩连汤或黄芩汤
肠热腑实	里热炽盛，腑气不通	高热，或日晡潮热，汗多口渴，脐腹胀满疼痛，拒按，兼实热证	高热，或日晡潮热，汗多口渴，脐腹胀满疼痛，拒按，大便秘结，或热结旁流，气味恶臭，小便短黄，甚则神昏谵语、狂乱，舌红苔黄厚而燥，或焦黑起刺，脉沉数（或迟）有力	通腑泄热	承气汤之类
瘀热阻滞	瘀热内结，肠痈初起	腹痛拒按，或局限于右下腹，兼实热证	腹痛拒按，或局限于右下腹，便秘或腹泻，或有发热，苔黄腻，脉滑数或弦数	清热化瘀通腑	大黄牡丹皮汤
寒邪内蕴	寒湿内蕴，肠腑不调	肠鸣辘辘，脐腹冷痛且胀，得温则舒，兼虚寒证	肠鸣辘辘，脐腹冷痛且胀，得温则舒，大便溏泻，小便清长，舌苔白滑，脉缓或迟	温肠散寒	香砂平胃散
虚寒滑脱	肠腑虚寒，滑脱难禁	久泻久痢，滑脱不禁，延久不已，甚则脱肛，兼阳虚证	久泻久痢，滑脱不禁，延久不已，甚则脱肛，小腹隐痛，肠鸣，喜按喜温，四肢不温，倦怠乏力	涩肠固脱	真人养脏汤
肠燥津亏	肠道津亏，传导不利	大便干燥如羊屎，艰涩难下，腹胀作痛，兼虚热证	大便干燥如羊屎，艰涩难下，数日一行，腹胀作痛，或可于左少腹触及包块，口干，或口臭，或头晕，舌红少津苔黄燥，脉细涩	润肠通便	麻子仁丸或增液承气汤
虫积肠道	虫积肠道，阻滞气机	腹痛，嗜食异物，大便排虫，或呕吐蛔虫，面黄体瘦，睡中龄齿	胃脘嘈杂，时作腹痛，或嗜食异物，大便排虫，或突发腹痛，按之有条索状物，甚则剧痛，呕吐蛔虫，面黄体瘦，睡中龄齿，鼻痒或面部出现白色斑，唇内有粟粒样白点，白睛见蓝斑，舌淡苔薄，疼痛发作时脉乍紧乍疏	安蛔止痛或驱杀肠虫	乌梅丸或化虫丸
小肠实热	心火下移，小肠实热	心烦失眠，口舌生疮，小便灼热刺痛，或见尿血	心烦失眠，口舌生疮，小便灼热刺痛，或见尿血，舌红苔黄，脉滑数	清心导热	导赤散
小肠气滞	肝气横逆，小肠气滞	小腹疼痛如绞，或疼痛连及睾丸、腰胯等处，坠重不舒，兼气滞证	小腹疼痛如绞，腹胀肠鸣，得矢气稍舒，或疼痛连及睾丸、腰胯等处，坠重不舒，行走不便，或在脐腹部（腹股沟）有软的肿块突起，甚则一侧阴囊肿胀，或睾丸偏坠，形寒怯冷，舌苔白滑，脉沉弦	行气散结	天台乌药散

（三）临证备要

1. 小肠病虚证多偏于寒，与脾阳虚而寒从内生有关；实证多偏于热，邪热多由心经传来，故有"心移热于小肠"之说。大肠病，虚证多与脾气虚而运迟，或脾气陷而不举，或为脾肾阳虚而釜底无薪有关；实证多由肺气不肃，肠燥便秘，或为胃火灼津，燥矢不得下行引起。

2. 小肠、大肠尚与肝、肾两脏有关。小肠位于脐腹，而小腹、前阴为肝经所布，所以肝寒而致的阴囊或睾丸肿大，以及在腹股沟处出现的"狐疝"等病证，习惯称为"小肠气痛"；大肠又与肾有关，故凡年老肾气虚衰，肠腑燥结而大便多日不解，可根据《素问·金匮真言论》所谓"北方黑色，入通于肾，开窍于二阴"之旨，采用温肾益气、濡润肠腑之药而取效。

3. 小肠、大肠与心、肺在发生疾病的过程中，也能相互影响。如心火亢盛，小肠实热，症见心烦口渴，口舌生疮，小便赤涩，尿道涩痛或尿血者，是心火下移于小肠所致；又如肺阴不足，大肠液亏，症见口唇干燥，咽喉失润，大便日久不解，甚则口臭、头痛等，乃肺津亏虚，累及大肠失濡之故。

九、膀胱

膀胱位于小腹，其经脉络肾，与肾相通，互为表里。其主要生理功能为贮藏尿液和排出小便，而这些功能有赖肾的气化作用，故膀胱病变每与肾脏密切相关。《素问·灵兰秘典论》云："膀胱者，州都之官，津液藏焉，气化则能出矣。"若膀胱有病，气化功能失常，可导致尿量、尿次、排尿和尿液的色、质发生变化。

（一）辨证原则

膀胱病证，有虚有实。实证多由于湿热，治宜清利湿热；虚证常见寒象，每与肾虚并见，治宜温肾固摄；若肾虚而膀胱有热者，则属虚实夹杂，治当益肾清利，分别主次，虚实同治。

（二）辨治概要

膀胱病辨治概要见表3-15。

表 3-15　膀胱病辨治概要

证治分类	病机要点	辨证要点	症状	治法	代表方剂
膀胱湿热	膀胱湿热，气化不利	尿频尿急，尿道灼热涩痛，小腹胀满，小溲不利，兼热证	尿频尿急，尿道灼热涩痛，小腹胀满，小溲不利，或点滴不畅，甚则癃闭不通，尿色深黄、浑浊，或伴脓血、砂石，舌苔黄腻，脉数	清利湿热	八正散
膀胱虚寒	肾虚气不固摄	小便频数清长，或不禁，尿有余沥，遗尿，兼寒证	小便频数清长，或不禁，尿有余沥，遗尿，尿浊，甚或小便不爽，排出无力，舌润苔白，脉沉细	温肾固摄	桑螵蛸散

（三）临证备要

1. 膀胱湿热蕴结日久，可损及肾脏，首为伤阴，继则阴伤及气，或为阴阳两虚。肾虚之体，易兼膀胱湿热，两者相互影响。治疗需分缓急主次而治之。

2. 膀胱虚寒证，多与肾阳不足，气化失职有关，治疗则以温肾化气为法。

十、脑

脑居人身之高颠，外为颅骨，内涵脑髓，下与脊髓相通，为髓聚之处，属"奇恒之腑"。《素问·五脏生成》说："诸髓者，皆属于脑。"故有"髓海"之称；因"脑者人身之大主"，是生命的枢机，是精髓和神明汇集发出之处，又称为"元神之府"；因眼、耳、口、鼻、舌诸窍，皆位于头面，与脑相通，故又有"清窍之所在"之说。脑的主要生理功能是主思维、主感觉认知、主记忆、主运动、主五志。其生理特性表现为元神之府，不能容邪，犯之则病。脑不但藏精气而不泄且督主一身之阳，喜静恶扰，藏元神，以清净明亮内持为贵，动扰则掉摇散乱，无所适从。脑病在临床上多以动风、麻木、思维混乱、神情呆滞、神机失用、拘挛、疼痛等为主症。

（一）辨证原则

脑病可分为脑病和髓病，有虚实之分。虚证多由先天禀赋不足，或年迈肾精亏耗，或房事过度，或久病血气虚弱，或情志内伤等，导致髓海空虚、元神失养等证；实证多由风火激荡、风盛湿郁、气虚血滞或外伤等导致痰浊蒙窍、脑络瘀阻、痰火扰神、风痰瘀阻等证。

脑的病理主要表现为髓海不足，元神失养，或痰瘀火扰，脑气不通，神明不清，则发痴呆；气血逆乱，横窜经脉，脑脉痹阻或血溢脉外，则发中风；重阴重阳，神明逆乱，则癫狂；肝气逆乱，神不守舍，则癫痫；筋脉失养，虚风内动，则颤振；经气壅遏或经脉失养，则头痛眩晕；阴虚阳盛，阳不入阴，则不寐多梦。诚如《灵枢·海论》云："髓海有余，则轻劲多力，自过其度；髓海不足，则脑转耳鸣，胫酸眩冒，目无所见，懈怠安卧。"因此，脑系病证大致可分为脑体（髓减、络阻、窍闭）、脑用（智能、知觉、运动、情志失常）等类别。

脑病的治疗原则是调阴阳，和气血，补虚泻实，注重与五脏六腑相联系，综合调治。补虚有补肾、健脾、益气、养血诸法，泻实有祛风、化痰、清热、开窍、活血、化瘀、通络等法，虚实相兼者又当扶正祛邪并重。

（二）辨治概要

脑病辨治概要见表3-16。

表3-16　脑病辨治概要

证治分类	病机要点	辨证要点	症状	治法	代表方剂
脑髓空虚	气血精血亏虚，脑髓元神失养	眩晕，痴呆，健忘，兼见精血不足证	眩晕不止，健忘耳鸣，腰膝酸软，懈怠思卧，步行艰难，齿枯发焦，舌瘦苔薄，脉沉细弱	补益肝肾，填精益髓	七福饮
瘀阻脑络	瘀血犯头，阻滞脑络	头痛，头晕，兼见瘀血证	头痛、头晕经久不愈，痛如锥刺，固定不移兼见瘀血证。若瘀血不去，新血不生，心神失养，可伴见心悸、失眠、健忘。舌紫或有瘀斑、瘀点，苔薄白，脉沉细或细涩	通窍活络化瘀	通窍活血汤

（三）临证备要

1.脑具有协调五脏六腑功能的作用，通过十二正经、奇经八脉以及经别的络属关系与五脏六腑发生联系，另外也通过脑髓发出的脑气筋散布脑气入脏腑，发挥支配脏腑运动与感受感觉的作用。脑的生成、濡养离不开五脏六腑化生输布的气血津液作用，而脑又对五脏六腑化生输布气血津液起着协调和支配作用。

2.脑系病证的治疗当分虚实，脑体病、脑用病多虚证，当以补虚为主；脑脉病、脑窍病多实证，当以泻实为主。补虚有补肾、健脾、益气、养血诸法，泻实有息风、化痰、清热、开窍、活血、化瘀、通络诸法，临床上可针对不同病证辨证施用。

十一、脏腑兼病

人体脏腑之间，在生理上具有相互资生、相互制约的关系。当一脏或一腑发生病变时，不仅表现为脏腑本身的证候，而且在一定条件下，可影响其他脏腑发生病变。一般来说，具有表里、生克、乘侮关系的脏腑，兼病容易发生，反之较少见。另外，由于胃、小肠、大肠是水谷运化过程中相连续的通道，病证发生时常相互影响，相互累及，故将其分列。

脏腑兼病辨治概要见表3-17。

表 3-17　脏腑兼病辨治概要

证治分类	病机要点	辨证要点	症状	治法	代表方剂
心肾不交	肾阴亏虚，心火亢盛	心烦，失眠，腰膝酸软，耳鸣，梦遗，兼虚热证	心烦失眠，惊悸健忘，头晕耳鸣，多梦，腰膝酸软，梦遗，口咽干燥，五心烦热，潮热盗汗，便结尿黄，舌红少苔，脉细数	交通心肾	黄连阿胶汤或交泰丸
心肾阳虚	心肾阳虚，水液内停	心悸，水肿，兼虚寒证	畏寒肢冷，心悸怔忡，胸闷气喘，肢体浮肿，小便不利，神疲乏力，腰膝酸冷，唇甲青紫，舌淡紫，苔白滑，脉弱	温化水气	真武汤
心肺气虚	心肺气虚	咳喘，心悸，胸闷，兼气虚证	胸闷，咳嗽，气短而喘，心悸，动则尤甚，吐痰清稀，神疲乏力，声低懒言，自汗，面色淡白，舌淡苔白，唇舌淡紫，脉弱或结或代	补益心肺	保元汤
心脾气血虚	脾气亏虚，心血不足	心悸，神疲，头晕，食少、	心悸怔忡，失眠多梦，头晕健忘，食欲不振，腹胀便溏，倦怠乏力，面色萎黄，或皮下出血，女子月经量少色淡，淋沥不尽，舌质淡嫩，脉细弱	补益心脾	归脾汤
心肝血虚	血液亏少，心肝失养	心悸，多梦，眩晕，肢麻，兼见血虚证	心慌，多梦健忘，失眠，头晕目眩，视物模糊，肢体麻木，震颤拘挛，女子月经量少色淡，甚则闭经，面白无华，爪甲不荣，舌质淡白，脉细	补血养肝	四物汤
脾肺气虚	脾肺气虚	咳嗽，气喘，咳痰，食少，腹胀，便溏，兼见气虚证	食欲不振，食少，腹胀，便溏，久咳不止，气短而喘，咳痰清稀，面部虚浮，下肢微肿，面白无华，舌淡，苔白滑，脉弱	补土生金，补益肺脾	六君子汤
肺肾气虚	肺肾气虚，摄纳无权	久病咳喘，呼多吸少，动则尤甚，兼见气虚证	咳嗽无力，呼多吸少，气短而喘，动则尤甚，咳痰清稀，声低乏力，自汗耳鸣，腰膝酸软，或尿随咳出，舌淡紫，脉弱	补肺益肾，止咳平喘	人参蛤蚧散
肺肾阴虚	肺肾阴虚，虚火上炎	干咳少痰，腰酸，遗精，兼见虚热证	咳嗽痰少，或痰中带血，或声音嘶哑，腰膝酸软，形体消瘦，口燥咽干，骨蒸潮热，盗汗颧红，男子遗精，女子经少，舌红少苔，脉细数	滋肾保肺，止咳化痰	百合固金汤

续表

证治分类	病机要点	辨证要点	症状	治法	代表方剂
肝肾阴虚	肝肾阴虚，虚热内扰	腰膝酸软，胁痛，耳鸣遗精，眩晕，兼见虚热证	头晕目眩，耳鸣健忘，胁痛，腰膝酸软，口燥咽干，失眠多梦，低热或五心烦热，颧红，男子遗精，女子月经量少，舌红少苔，脉细数	滋阴降火	知柏地黄丸、大补阴丸
脾肾阳虚	脾肾阳虚，虚寒内生	久泻久利，水肿，腰腹冷痛，兼见虚寒证	腰膝、下腹冷痛，畏冷肢凉，久泻久利，或五更泄泻，完谷不化，粪质清冷，或全身水肿，小便不利，面色㿠白，舌淡胖，苔白滑，脉沉迟无力	健脾温肾	附子理中汤、四神丸
肝火犯肺	肝火犯肺，肺失肃降	胸胁灼痛，急躁，咳嗽痰黄或咳血，兼见实热证	胸胁灼痛，急躁易怒，头胀头晕，面红目赤，口苦口干，咳嗽阵作，痰黄黏稠，甚则咳血，舌红苔薄黄，脉弦数	清肝泻肺	黛蛤散合泻白散
肝胆湿热	湿热内蕴，疏泄失常	胁肋胀痛，身目发黄，或阴部瘙痒，带下黄臭，兼见湿热证	身目发黄，胁肋胀痛，或胁下有痞块，纳呆，厌油腻，泛恶欲呕，腹胀，大便不调，小便短赤，发热或寒热往来，口苦口干，或为阴部潮湿、瘙痒、湿疹，阴器肿痛，带下黄稠臭秽，舌红，苔黄腻，脉弦滑数	清热利湿	茵陈蒿汤、龙胆泻肝汤
肝胃不和	肝气郁结，胃失和降	脘胁胀痛，嗳气吞酸，情绪抑郁	胃脘、胁肋胀满疼痛，走窜不定，嗳气，吞酸嘈杂，呃逆，不思饮食，情绪抑郁，善太息，或烦躁易怒，舌淡红，苔薄白，脉弦	泻肝和胃	四逆散合左金丸
肝郁脾虚	肝失疏泄，脾失健运	胁胀作痛，情志抑郁，腹胀	胸胁胀满窜痛，善太息，情怀抑郁，或急躁易怒，食少，腹胀，肠鸣矢气，便溏不爽，或腹痛欲便，泻后痛减，或大便溏结不调，舌淡红，苔薄白，脉弦或缓	调理肝脾	逍遥散

第三节　气血津液病证辨治概要

　　人体脏腑功能活动的物质基础包括精、气、血、津、液。脏腑功能活动正常与否，与基础物质的生化输布紧密相关。由于气、血、津、液皆由精所化生，所以，气、血、津、液是构成五脏活动的主要物质基础。

　　气的含义有二：一是指构成人体和维持人体生命活动的精微物质，如水谷之气、呼吸之气等；二是指脏腑组织的生理功能，如脏腑之气、经络之气等。气的分类较多，如元气、宗气、营气、卫气和五脏之气等。机体内各种不同的气，其功用概括起来有五，即推动作用、温煦作用、防御作用、气化作用、固摄作用。这五个方面的功能虽各有不同，然又是密切关联，相互配合，相辅相成的。

　　血循行于脉道，是人体基本物质之一。血液的生成，虽然主要来源于水谷精微，但与营气的参与及精髓的化生也有着密切的关系。血的主要功能是充养全身，使脏腑、四肢、九窍能各司其职。

　　气和血，既是供养脏腑的物质基础，又是脏腑功能活动的产物。气为阳，血为阴，阴阳互根，气血相互资生、相互依存。气对血有温煦、化生、推动、统摄的作用，血对气有濡养和运载的作用。在病理上往往也相互影响。《素问·调经论》云："血气不和，百病乃变化而生。"气血病变可以反映于脏腑经络的每一种疾病中，各种疾病的不同阶段，又都能反映出气血盛衰的不同变化。治疗疾病，重在调整气血，平衡阴阳。正如王清任所强调的"治病之要诀，在明白气血"。

津与液都由饮食化生，由三焦布散，出入于肌肤腠理，流行于筋骨关节。津的作用是温养肌肉、充润皮肤；液的作用是滑润关节、补益脑髓、溉濡耳目口鼻。津无固定之所，随气化出于腠理则为汗液，随气化下达则为尿液；液有固定之所，在关节腔则为滑液，在脑髓则为脑池内液。一般而言，津在表，质清而稀；液在里，质浊而稠。由于津液为人体水液的总称，所以津与液常不作严格区分而统称津液。津液病证即津液的代谢失常。津液的代谢是由各个脏腑相互协作来完成的复杂的生理过程。其生成、输布、排泄任何一个环节失常，都会引起相应的病变，而出现种种证候。津液的代谢失常主要表现为津液的亏损不足和津液的输布障碍、停滞潴留体内两大方面。津液不足属于燥证范畴，而津液输布障碍则形成痰证与饮证，故本节主要着眼于痰证和饮证的讨论。

气、血、津、液之间相互滋生，相互转化。气血能化为津液，津液也能化为气血。气血津液的相互关系主要表现为气能生津，津能化气，气能摄津，津能化血，血含津液，故有津血同源之说。津液为人体内水液的总称，其流通和输布要依赖气的推动，随血运行全身，而气血要散布全身，也必须依赖津液的流通和运载。如果气血运行失常，可致津液停积，又可影响气血的运行。另一方面，气血和津液的不足，也常互相影响，如血脱津伤、气随液脱等。

总之，机体的病变无不涉及气血津液，气血津液的病变又往往反映脏腑功能的失调。认识和分析气血津液的病因、病机、病证，就能深入地探讨脏腑的病理变化，对指导临床实践有重要的意义。

一、气

《难经·八难》云："气者，人之根本也。"人体之气，种类繁多，主要具有推动、温煦、防御、固摄、气化等生理功能，气的生成运行与脏腑关系密切。各种致病因素，均可导致气的生理功能发生变化。气之病证较多，正如《素问·举痛论》所云："百病生于气也。"气病辨治概要见表3-18。

表 3-18　气病辨治概要

证治分类	病机要点	辨证要点	症状	治法	代表方剂
气虚	元气不足，脏腑功能减退	神疲乏力，气短，脉虚	神疲乏力，少气懒言，头晕目眩，不思饮食，大便溏软，舌淡胖，有齿痕，脉虚无力	益气补中	四君子汤
气陷	脏腑虚损，中气下陷，升举无力	气短，气坠，脏器下垂	倦怠乏力，少气懒言，头目昏眩，脘腹坠胀，纳谷不香，或内脏下垂，或久泻久利，或脱肛、阴挺，或月经量多，或带下绵绵不断，舌淡苔薄，脉细弱无力	益气升提	补中益气汤
气不固	气虚固摄失职	疲乏，气短，脉虚，自汗，或二便、经、精等不固	气短疲乏，面白舌淡，或自汗不止，或流涎不止，或遗尿，或二便失禁，或妇女崩漏、滑胎、小产，或男子遗精、滑精、早泄，舌淡嫩，脉虚无力	益气固涩	玉屏风散、归脾汤、真人养脏汤、固冲汤

续表

证治分类	病机要点	辨证要点	症状	治法	代表方剂
气脱	脏腑衰极,阴竭阳亡,元气欲脱	病势危重,气息微弱,汗出不止,脉微	气息微弱,神情淡漠,面色灰白,大汗淋漓,四肢厥冷,舌质白润,脉微欲绝	益气固脱,回阳救逆	参附龙牡汤
气滞	肝失条达,气机郁滞	胸胁脘腹或损伤部位胀闷或胀痛、窜痛	胸胁胀痛,攻窜不定,时轻时重,嗳气,或腹痛腹胀,矢气则胀满减轻,其病情随情绪波动增减,苔薄,脉弦	行气止痛	柴胡疏肝散
气逆	气机升降失常,气上冲逆	咳喘或呕吐、呃逆	咳嗽频作,呼吸喘促;或呕吐,呃逆,嗳气不止,或呕血;头痛,眩晕,甚至昏厥,咯血。舌象可无明显变化,脉弦	降气化痰,或降逆和胃,或镇逆平肝	苏子降气汤,或旋覆代赭汤,或五磨饮子合四七汤
气闭	气机闭阻神机或脏腑官窍	突发昏厥或绞痛,二便闭塞,息粗,脉实	突发势急、危重之昏厥,或内脏绞痛,或二便闭塞,呼吸气粗,声高,舌象可无明显变化,脉沉弦有力	开窍顺气解郁	通关散、五磨饮子

二、血

血行脉中,内灌脏腑,外至肌肤,无处不到。其主要生理功能是营养和滋润全身。血液的生成运行与脏腑关系密切,特别是心、肝、脾三脏。若邪气干扰,脏腑失调,可导致血的生理功能失调,出现虚实寒热的证候。血病辨治概要见表3-19。

表3-19 血病辨治概要

证治分类	病机要点	辨证要点	症状	治法	代表方剂
血虚	血液亏少,失于濡养	肌肤黏膜淡白,脉细	面色淡白或萎黄,眼睑、口唇、爪甲色淡,头晕或眼花,两目干涩,心悸,多梦,健忘,神疲,肢麻,妇女经少、色淡、延期或经闭,舌淡,脉细无力	补血养血	四物汤、养心汤、补肝汤、归脾汤
血脱	血液大量耗失,血脉空虚	有血液严重损伤的病史,面色苍白,脉微或芤	面色苍白,头晕,眼花,心悸,气短,四肢逆冷,舌色枯白,脉微或芤	益气补血	急用独参汤,继用人参养营汤
血瘀	血液运行受阻,壅积凝聚	固定刺痛、肿块、出血,血色紫暗	刺痛,痛处拒按,固定不移,夜甚;体表者包块色青紫,腹内者质硬,推之不移;出血反复不止,色紫暗或夹血块,或便黑如柏油状,或妇女血崩、漏血,面色黧黑,或唇甲青紫,或皮下紫斑,或肌肤甲错,或腹露青筋、丝状红缕,舌有紫色斑点或舌下络脉曲张,脉细涩或代或无脉等	活血化瘀	桃核承气汤、抵当汤
血热	火热内炽,血热妄行,或血行壅聚化热,伤阴耗液	身热口渴,斑疹吐衄,烦躁谵语,舌绛,脉数	身热夜甚,或潮热,口渴,面赤,心烦,失眠,躁扰不宁,甚或狂乱、神昏谵语,或见各种出血色深红,或斑疹显露,或为疮痈,舌绛,脉数疾	凉血清热	犀角地黄汤、清瘟败毒饮、四妙勇安汤
血寒	寒客血脉,凝滞气机,血行不畅	患处冷痛拘急,畏寒,唇舌青,妇女月经后期,经色紫暗夹块	畏寒,手足冷痛,肤色紫暗,或为少腹拘急冷痛,得温痛减,或为痛经、月经愆期,色暗夹块,舌青紫,苔白滑,脉沉迟弦涩	温经散寒	当归四逆汤、温经汤

三、津液

津液是人体正常水液的总称，有滋养脏腑、润滑关节、濡养肌肤等作用。其生成运行与脏腑关系密切，特别是肺、脾、肾三脏。津液的病变常见水液停聚和津液不足。津液病辨治概要见表3-20。

表 3-20　津液病辨治概要

证治分类		病机要点	辨证要点	症状	治法	代表方剂
水液停聚	痰证	痰浊内阻或流窜	咳吐痰多，胸闷，呕恶，眩晕，体胖，或局部有圆滑包块，苔腻，脉滑	咳吐黏稠痰，胸脘痞闷，呕恶、纳呆，或头晕目眩，或形体肥胖，或神昏而喉中痰鸣，或神乱而为癫、狂、痴、痫，或见圆滑柔韧的包块、瘿瘤，苔腻，脉滑	燥湿化痰	二陈汤、温胆汤
	饮证	津失布化，水饮停聚	胸闷脘痞，呕吐清水，咳吐清稀痰涎，肋间饱满，苔滑	饮停胃肠见脘腹痞胀，水声辘辘，呕吐清水；饮停心包或肺见胸闷心悸，咳吐清稀痰涎，或见哮鸣；饮停胸胁见肋间饱满，咳唾引痛等；饮阻清阳见眩晕，呕吐。舌淡苔滑，脉弦或滑	温化水饮	五苓散、苓桂术甘汤、十枣汤
	水停	气化失常，水液停聚	肢体浮肿，小便不利，或腹大痞胀，舌淡胖	头面、肢体甚或全身水肿，按之凹陷不起，或为腹水，见腹部膨隆，叩之浊音，小便短少不利，身体困重，舌淡胖，苔白滑，脉濡缓	温阳利水	真武汤
津液不足		津液生化不足或液耗损过多	口渴尿少，口、鼻、唇、舌、咽、皮肤、大便干燥	口、鼻、唇、舌、咽、皮肤干燥，目陷，口渴欲饮水，大便干，小便短少而黄，舌红少津，脉细数无力	滋阴生津	增液汤

四、临证备要

1. 许多疾病的发生，与气血失调有关。属于气病者有气滞、气逆、气虚、气陷、气脱等；属于血病者有血虚、血热、血寒、血瘀、血溢等。至于气滞血瘀、气血俱虚、气随血脱等，均为气血俱病引起。

2.《素问·调经论》云："百病之生，皆有虚实。"故气血病的辨证，也应从虚实着眼，同时还应辨其发病脏腑。如同一气虚，属于肺气虚者，当补肺益气；属于脾气虚者，当补中益气；属于肾气虚者，当温肾纳气。同一血虚，属于心脾血虚者，当用补益心脾；属于肝血不足者，当用养血柔肝；属于精血亏损者，当养血益精。只有把辨证落实到具体的脏腑，才能使治疗具有针对性。

3. 血虚虽以补血为法，但气为血帅，两者互相资生，故失血较多当采用补气以生血的方法。血瘀者，以活血化瘀为治疗大法，但须配合行气药，使"气行则血行"。一般活血化瘀药，随用量大小而功用不同。如桃仁、红花小量则养血和血，大量则破血化瘀。临床应根据不同的血瘀类型，分别采取行气化瘀、通络化瘀、温阳化瘀、凉血化瘀、益气化瘀、养血化瘀等法。若为孕妇，虽有瘀证，亦应忌用破血逐瘀类药。

4. 内生的湿、痰、饮三邪是"一源而三歧"，同属阴邪，其发生多与肺、脾、肾三脏功能失调，水津不归正化有关。肺主气而布津，能通调水道，若肺失通调宣降，水津不能输布，则津留为湿，或停聚为痰、为饮。脾主运化水湿，若外湿困脾或脾虚不运，则湿邪阻滞，或停聚为痰、为饮。肾主蒸化水津，若肾阳不足，蒸化无力，水不化气，关门不利，或导致水湿潴留，或聚而成为痰饮。湿、痰、饮三者之间的关系虽然相当密切，但在临床上却具有不同的特点：湿性重浊腻滞，为病每多迁延难愈；痰多稠厚，为病无处不到；饮多清稀，常停聚于胸腹四肢。其发病机理一般多属由虚致实，即脾肾亏虚为本，水湿痰饮停聚为标。临证之际，应分清标本虚实。标实为主者，亟宜祛湿、化痰、蠲饮；本虚为主者，需用理肺、健脾、温肾等法进行治疗。

5.痰虽是体内水津凝聚的病理产物，但其临床表现较为复杂。有咳嗽咳吐之痰涎；有指引起某些特殊症状的病理因素；有结于局部，肿如梨枣的痰核痰块；有流窜经络的挛痛；有阻滞于内脏的痰蒙心窍等病证。证候分类也复杂多端，临床上应根据痰的部位和性质，采取相应的治疗措施。饮病的辨证总属阳虚阴盛，本虚标实，并应根据饮停部位、症状特点，分别虚实主次。治疗原则以温化为主，需分别标本缓急、表里虚实的不同，采取相应措施。在表者宜温散发汗，在里者宜温化利水；正虚者宜补，邪实者当攻。虚实夹杂者，当消补兼施；寒热错杂者，又当温凉并用。

第四节　六经、卫气营血、三焦病证辨治概要

一、六经病证

六经辨证由东汉张仲景创立，以阴、阳为纲，经、腑为目，用于外感疾病不同阶段的辨证论治。

（一）辨治概要

六经病证辨治概要见表3-21。

表3-21　六经病证辨治概要

六经病证			病机要点	症状	治法	代表方剂
太阳病	经证	伤寒证	风寒袭表，卫阳被遏，营阴郁滞，营卫不利	恶风寒，发热，头痛，身疼，腰痛，骨节疼痛，无汗，喘，脉浮紧	发汗解表，宣肺平喘	麻黄汤
		中风证	风寒袭表，卫外不固，营阴外泄，营卫失和	恶风，发热，汗出，头项强痛，脉浮缓	解肌祛风，调和营卫	桂枝汤
	腑证	蓄水证	表邪随经入腑，膀胱气化不利	小便不利，小腹满，烦渴，消渴，甚则水入即吐，发热，脉浮	化气利水，兼以解表	五苓散
		蓄血证	表邪随经化热入腑，血热互结	如狂或发狂，少腹急结，或硬满，小便自利，脉微而沉（涩）	活血化瘀，或破血逐瘀，泻下瘀热	桃核承气汤、抵当汤、抵当丸
阳明病	经证		胃热炽盛，津液受伤	身热，汗自出，不恶寒，反恶热，烦渴，脉大	辛寒清热	白虎汤
	腑证		热结胃肠，腑气不通	腹满而痛，大便秘结，潮热谵语，脉沉实	泻热通腑	承气汤类

续表

六经病证		病机要点	症状	治法	代表方剂
少阳病		胆气内郁，枢机不利	口苦，咽干，目眩，脉弦，往来寒热，胸胁苦满，嘿嘿不欲饮食，心烦喜呕	和解少阳	小柴胡汤
太阴病		脾阳受损，运化失职，寒湿内生	腹满而吐，食不下，自利益甚，时腹自痛，口不渴	温中散寒，健脾燥湿	理中汤、四逆汤
少阴病	寒化证	心肾阴阳虚衰，邪从寒化	畏寒蜷卧，四肢逆冷，精神萎靡，似睡非睡，脉微细，或下利清谷，小便清长	回阳救逆	四逆汤
	热化证	心肾阴阳虚衰，邪从热化	心烦不得眠，口燥咽干，舌红少苔，脉细数	育阴清热	黄连阿胶汤
厥阴病		肝木失调，木乘土行，胃热脾寒，寒热错杂	消渴，气上撞心，心中疼热，饥而不欲食，食则吐蛔	寒热并用，补虚泻实	乌梅丸

（二）临证备要

六经涉及太阳、阳明、少阳、太阴、少阴、厥阴所属脏腑经络、气血津液的生理功能，六经辨证的内涵极为丰富，除六经本证外，尚有合病、并病、兼证、变证等，如太阳与阳明合病的葛根汤证、太阳与少阳合病的黄芩汤证，太阳中风兼经腧不利的桂枝加葛根汤证，太阳伤寒兼水饮内停的小青龙汤证、兼内热烦躁的大青龙汤证，肺热壅盛的麻黄杏仁甘草石膏汤证，热迫大肠的葛根黄芩黄连汤证，阳虚水泛所致的真武汤证，半夏泻心汤、生姜泻心汤、甘草泻心汤治疗的痞证，茵陈蒿汤治疗的黄疸证，麻子仁丸治疗的脾约证，白头翁汤治疗的热利下重证，四逆散治疗的阳郁厥逆证等，虽可由外感引发，但内伤杂病更易发生。仲景《金匮要略》对杂病的辨证论治，巧妙地将脏腑辨证与六经辨证结合起来，无论内伤、外感，病机相同，治疗方法方药即相同。

纵观其他名医大家，善用经方治杂病者不乏其人。现代很多中医学人，将法活方精的六经辨证应用于临床各科病证的辨证治疗，相关报道，屡见不鲜。

二、卫气营血病证、三焦病证

卫气营血辨证由清·叶天士所创立，揭示了温热病发生发展的病机演变规律，按病变深浅轻重而划分卫、气、营、血四个阶段。三焦辨证由清·吴鞠通提出，将外感温热病，尤其是湿温病的病理变化归纳为上、中、下三焦病证。卫气营血辨证、三焦辨证旨在阐明温病之病变先后、病位深浅、邪正盛衰及传变规律，同时强调了温病的动态发展过程。

（一）辨治概要

卫气营血病证和三焦病证辨治概要见表 3-22、表 3-23。

表 3-22　卫气营血病证辨治概要

病证	病机要点	症状	治法	代表方剂
卫分证	温邪外袭，表卫郁阻。有风热、燥热、湿热、暑湿不同	发热，微恶风寒，口干，舌边尖红，脉浮数。可伴头痛，咳嗽，咽痛等	辛凉疏表	银翘散、桑菊饮、桑杏汤、藿朴夏苓汤
气分证	风温之邪，侵犯肺胃，或湿热流连三焦	发热不恶寒，口渴，口苦，心烦懊恼，咳嗽，尿黄赤，有汗热不解，脉洪大，或沉实	清气泄热	栀子豉汤、麻杏石甘汤、白虎汤、蒿芩清胆汤
营分证	温热内盛，营阴被灼	身热夜甚，心烦不寐，口干不甚渴饮，斑疹隐隐，时有谵语，甚或神志昏迷，舌红绛，脉细数	清营泄热或清心开窍	清营汤或清宫汤，送服安宫牛黄丸或至宝丹或紫雪丹
血分证	热入血分，耗血、动血、伤阴、动风	灼热，躁扰不安，或神昏谵妄，抽搐惊厥，吐血、衄血、便血、尿血，斑疹紫黑密布，舌质深绛或光红如镜，脉虚数，或细促	凉血散血，或凉肝息风，或滋阴息风	犀角地黄汤，或羚角钩藤汤，或加减复脉汤、大定风珠

表 3-23　三焦病证辨治概要

病证	病机要点	症状	治法	代表方剂
上焦病证	邪袭肺卫	发热，微恶风寒，咳嗽，口渴或不渴，舌边尖红赤，苔薄白欠润，脉浮数或两寸独大	辛凉解表，宣肺泄热	银翘散、桑菊饮
	邪陷心包	神昏谵语，甚或昏愦不语，舌謇肢厥，舌红绛，脉细数	清心开窍	清宫汤送服安宫牛黄丸或紫雪丹或至宝丹
中焦病证	阳明燥热	面红目赤，呼吸俱粗，发热或日晡潮热，大便秘结，或热结旁流，腹部硬满疼痛，口干咽燥，唇裂舌焦，或神昏谵语，苔黄黑而燥，脉沉有力	通腑泄热	调胃承气汤或大承气汤
	太阴湿热	面色淡黄，头胀身重，胸闷不饥，泛恶欲呕，身热不扬，小便不利，大便不爽或溏泄，舌红苔黄腻，脉细而濡数	清热化湿	三仁汤、王氏连朴饮、甘露消毒丹
下焦病证	肾精耗损	低热，手足心热甚于手足背，耳聋，口干咽燥，神惫委顿，消瘦无力，舌绛不鲜，干枯而萎，脉虚	滋补肝肾	加减复脉汤
	虚风内动	神倦肢厥，耳聋，五心烦热，心中憺憺大动，手指蠕动，或瘛疭，舌干绛而萎，脉虚弱	滋阴息风	三甲复脉汤或大定风珠

（二）临证备要

卫气营血辨证、三焦辨证虽为温病而设，但就其具体内容，均不离气血津液、脏腑阴阳。叶天士、吴鞠通两位大家，虽以温病辨证论治闻名，但究其学术思想全貌，对于内伤杂病的辨治亦成绩斐然。卫气营血，细分为四，粗分即二，叶天士《温热论》指出："肺主气属卫，心主血属营。"他把卫、气作为一个层次，与肺脏关联；把营、血作为一个层次，与心脏关联。这说明叶氏对温病的辨治，非常重视脏腑气血。在此基础上，进一步阐述了络病的辨治。吴鞠通发扬叶氏之学，对于血分络病的治疗亦颇有见地。

现代临床研究表明，在继承基础上，卫气营血辨证、三焦辨证越来越广泛地应用于内伤杂病的辨证论治，尤其对久病、疑难杂症的辨证治疗意义更为重大。

可见，无论六经辨证，还是卫气营血辨证、三焦辨证，其外延很大，在用于外感病辨治同时，可灵活广泛地应用于内科疾病的辨证治疗。

下篇

各　论

肺位于胸腔，左右各一，覆盖于五脏六腑之上，其位最高，故有"华盖"之称。肺的主要生理功能是主气，司呼吸，通调水道，朝百脉，主治节。

　　肺气以宣发肃降为基本运行形式，肺气宣发，浊气得以呼出，肺气肃降，清气得以吸入。肺开窍于鼻，外合皮毛，且其位最高，风、寒、暑、湿、燥、火（热）等外感六淫之邪易从口鼻或皮毛而入，首先犯肺。肺为清虚之脏，清轻肃静，不容纤芥，不耐邪气之侵，故无论外感、内伤，或其他脏腑病变，皆可病及于肺，主要病理变化为肺气宣降失常。如六淫侵袭，肺卫受邪，卫表不和，则为感冒；内外之邪干肺，肺气上逆，宣降失职，则病为咳嗽或喘证；伏痰遇感引触，痰壅气道，肺气宣降失常，则为哮；邪热郁肺，肺叶生疮，则成肺痈；正气虚弱，感染痨虫，则病肺痨；肺虚久病，肺气胀满，不能敛降，则为肺胀；肺叶痿弱不用，则成肺痿。

　　肺主一身之气，宗气由肺吸入的自然界清气，与脾胃运化的水谷之精所化生的谷气相结合而生成，能贯注心脉以助心推动血液运行，还可沿三焦下行脐下丹田以资先天元气。肺为水之上源，具有通调水道的功能，与大肠相表里，肺失宣发肃降，可致水液不能下输其他脏腑，浊液不能下行至肾或膀胱；肺气行水功能失常，可引起脾气转输到肺的水液不能正常布散，聚而为痰饮水湿。肝肺气机升降相因，肺肾金水相生。因此，肺系病证可涉及多个脏腑，而其他脏腑病变也可引起肺系病变，《黄帝内经》谓："五脏六腑皆令人咳，非独肺也。"即是此意。临床应将肺系病证与他系证证互参，审证求机，详辨主次，灵活施治。

　　肺系疾病的治疗当分外感内伤、虚实寒热、在表在里，进行辨证论治。如外感实证多应宣肺祛邪，偏于寒者宜温宣，偏于热者当清肃。虚者当补益，阴虚者当滋阴养肺，气虚者当补益肺气。本虚标实者当虚实并治。

第一节　感　冒

　　感冒是以鼻塞、流涕、喷嚏、头痛、恶寒、发热、全身不适为主症的疾病。本病病情较轻者多为感受当令之气，称为冒风、伤风、冒寒；病情较重者多为感受非时之邪，称为重伤风；在一个时期内广泛流行、病情类似者称为时行感冒。西医学中的普通感冒、急性上呼吸道感染属于本病范畴，可参照本节辨证论治；流行性感冒属于时行感冒范畴，可部分参照本节辨证论治。

　　春秋战国时期，《黄帝内经》载有外感风邪引起类似感冒症状的论述。《素问·骨空论》言："风者，百病之始也……风从外入，令人振寒，汗出头痛，身重恶寒。"《素问·风论》说："风之伤人也，或为寒热。"东汉·张仲景《伤寒论·辨太阳病脉证并治》论述太阳病时提出麻黄汤治疗表实证，桂枝汤治疗表虚证，为感冒的辨证治疗奠定了基础。隋·巢元方《诸病源候论·时气病诸候》称为"时行病"。宋·陈无择《三因极一病证方论·中寒附录》称之为"伤风"。

感冒之名，最早见于宋·杨士瀛《仁斋直指方论·诸风》，该书在"伤风方论"中论述《太平惠民和剂局方》"参苏饮"时提及："治感冒风邪，发热头疼，咳嗽声重，涕唾稠黏。"后代医家始用此名。元·朱丹溪《丹溪心法·中寒》谓："伤风属肺者多，宜辛温或辛凉之剂散之。"指出感冒的病位在肺，治疗分辛温解表和辛凉解表两大治法。

明清时期，医家多将感冒与伤风互称，并对虚人感冒有了进一步的认识，提出了扶正达邪的治疗原则。清代医家逐渐认识到本病的发生与感受时疫之气有关，且具有较强的传染性。如清·林珮琴《类证治裁·伤风》记载有"时行感冒，寒热往来，伤风无汗，参苏饮、人参败毒散、神术散"，明确提出"时行感冒"的病名及其治疗。徐灵胎《医学源流论·伤风难治论》言："凡人偶感风寒，头痛发热，咳嗽涕出，俗语谓之伤风……乃时行之杂感也。"提出伤风与时行杂感有关。

【病因病机】

感冒是因六淫、时行之邪侵袭肺卫，以致卫表不和，肺失宣肃而为病。

（一）病因

1. 六淫病邪 外感风、寒、暑、湿、燥、火六淫邪气，均可引起感冒，但因风为六淫之首，流动于四时之中，故感冒常以风邪为先导。六淫可单独致感冒，但常常是互相兼夹为病，以风邪为首，冬季夹寒，春季夹热，夏季夹暑湿，秋季夹燥，梅雨季节夹湿邪等。临床以冬、春两季发病率较高，故以风邪夹寒、夹热多见。

2. 时行疫毒 若四时六气失常，非其时而有其气，伤人致病者，一般较感受当令之气发病者重。而非时之气夹时行疫毒伤人，则病情重而多变，往往相互传染，造成广泛流行，且不限于季节性。《诸病源候论·时气病诸候》言："夫时气病者，此皆因岁时不和，温凉失节，人感乖戾之气而生，病者多相染易。"

（二）病机

感冒的基本病机为邪犯肺卫，卫表不和。病位在肺卫。外邪侵犯肺卫的途径有二，或从口鼻而入，或从皮毛内侵。风性轻扬，为病多犯上焦，《素问·太阴阳明论》云："伤于风者，上先受之。"肺处胸中，位于上焦，主呼吸，气道为出入升降的通路，喉为其系，开窍于鼻，外合皮毛，职司卫外，为人身之藩篱，故外邪从口鼻、皮毛入侵，肺卫首当其冲，感邪之后，随即出现卫表不和及上焦肺系症状。因病邪在外、在表，故尤以卫表不和为主。

卫外功能减弱，外邪乘袭致病。外邪侵袭人体是否发病，关键在于卫气之强弱，同时与感邪的轻重有关。《灵枢·百病始生》曰："风雨寒热不得虚，邪不能独伤人。"若正不胜邪，邪犯卫表，即可致病。一般有以下几种情况：①六淫肆虐，人体未能应变：气候突变，冷热失常，六淫病邪猖獗，卫外之气失于调节应变，即可受邪发病。若属时行疫毒为患，多造成广泛流行。②生活起居不当，寒温失调：外邪乘袭，如更衣脱帽，贪凉露宿，冒风淋雨，或过度疲劳，以致腠理不密，营卫失和，感受外邪。③体质偏弱，内外因相引发病：体质不强，正气虚弱，卫表不固，稍有不慎，即易感邪。如阳气虚者，感邪多从寒化，且易感受风寒之邪；阴血虚者，感邪多从热化、燥化，且易感受燥热之邪。临床上称之为虚体感冒。④肺有宿邪，易受新感：肺经素有痰热，或痰湿内蕴，肺卫调节功能低下，则每易感受外邪，内外相引而发病，临床上可见内热外寒错杂证候，痰湿之体可见湿盛的症状。清·李用粹《证治汇补·伤风》说："肺家素有痰热，复受风邪束缚，内火不得疏泄，谓之寒暄，此表里两因之实证也。有平昔元气虚弱，表疏腠松，略有不谨，即显风证者，此表里两因之虚证也。"

感冒的病理性质总属表实证，但有寒热之异。因感受外邪，病位在表，当属表实证。由于四时六气不同，以及体质的差异，故有寒热之异。感受风寒湿邪，则皮毛闭塞，邪郁于肺，肺气失宣；感受风热暑燥，则皮毛疏泄不畅，邪热犯肺，肺失清肃。如感受时行疫毒则病情多重，甚或有变生他病者，在病程中且可见寒与热的转化或错杂。

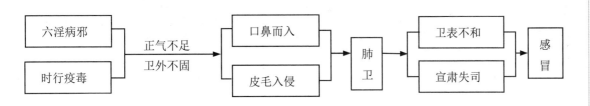

图 4-1 感冒病因病机演变

【诊断与鉴别诊断】

（一）诊断

1. 以恶风或恶寒、发热、鼻塞、流涕、喷嚏、咽痛、咽痒、周身酸楚不适等为主症，或伴有胸闷、脘痞、纳呆、便溏等。

2. 时行感冒多呈流行性，在同一时期发病人数暴增，且病证相似，常表现为突然起病、恶寒、发热（高热多见）、周身酸痛、疲乏无力。病情一般较普通感冒重。

3. 病程一般 3～7 天，普通感冒不易传变，时行感冒少数可传变入里，变生他病。

4. 四季皆可发病，而以冬、春两季为多。

血常规检查、呼吸道病毒抗原检测、胸部 X 线检查等有助于本病的诊断。

（二）鉴别诊断

1. 风温 发热急骤，寒战发热甚至高热，汗出后热虽降，但脉数不静，身热旋即复起，咳嗽胸痛，头痛较剧，甚至出现神志昏迷、惊厥、谵妄等传变入里的证候。感冒发热一般不高或不发热，病势轻，不传变，服解表药后，多能汗出热退，脉静身凉，病程短。

2. 鼻渊 多流浊涕腥臭，眉额骨处胀痛、压痛明显，一般无恶寒发热，病程漫长，反复发作，不易痊愈。感冒多流清涕，无腥臭异味，头痛范围不限于前额或眉骨处，寒热表证明显，急性发作，感冒治愈后鼻涕症状消失。

【辨证论治】

（一）辨证要点

1. 辨偏实与偏虚

表 4-1　感冒虚实辨别表

	偏实	偏虚
病性	外邪袭肺，卫表不和，肺失宣肃	素体不强，卫外不固，易反复感邪，属正虚肺卫不和
证候	有风寒束表、风热犯表、暑湿伤表之别	有气虚、阴虚、阳虚之分

2. 辨风寒与风热

表 4-2　风寒与风热感冒辨别表

	风寒感冒	风热感冒
恶寒	重	轻
发热	轻	重
口渴	口不渴	口渴
出汗	无汗	少汗或有汗
咽痛	无	有
舌苔	苔薄白	苔薄黄
脉象	浮紧	浮数

3. 辨兼夹证

表 4-3　兼夹证辨别表

	好发时机	症状特点
夹湿	长夏	身热不扬，头重如裹，肢体酸痛，胸闷脘痞，舌苔腻
夹暑	夏季	身热有汗，心烦口渴，小便短赤，舌苔薄黄
夹燥	秋季	身热头痛，咽干鼻燥，干咳无痰或有黏痰，口渴欲饮
夹食	饱食后	身热，脘痞纳呆，恶心欲呕，大便或溏，脉滑

（二）治则治法

治疗感冒应因势利导，从表而解，遵《素问·阴阳应象大论》"其在皮者，汗而发之"之义，以解表达邪为治疗原则。风寒证治以辛温发汗，风热证治以辛凉清解，暑湿夹杂者又当清暑祛湿解表，虚体感冒应当解表与扶正并施。

（三）证治分类

1. 风寒束表

临床表现：恶寒重，发热轻，无汗，头痛，肢体酸楚，甚则疼痛，鼻塞声重，喷嚏，时流清涕，咽痒，咳嗽，痰白稀薄，舌苔薄白，脉浮或浮紧。

证机概要：风寒外束，卫阳被郁，腠理内闭，肺气不宣。

治法：辛温解表，宣肺散寒。

代表方：荆防达表汤或荆防败毒散加减。前方疏风散寒，用于风寒感冒轻证；后方辛温发汗，疏风散寒兼以祛湿，用于时行感冒风寒夹湿证。

常用药：荆芥、防风、苏叶、豆豉、葱白、生姜等解表散寒；杏仁、前胡、桔梗、甘草、橘红宣通肺气。

若恶寒甚，加麻黄、桂枝；鼻塞流涕重者，加辛夷、苍耳子；周身酸痛，头重头胀，身热不扬者，加羌活、独活；头项强痛，加白芷、葛根；胸闷痞满，不思饮食，舌苔白腻，加广藿香、苍术、厚朴。

2. 风热犯表

临床表现：身热较著，微恶风，汗泄不畅，咽干甚则咽痛，鼻塞，流黄稠涕，头胀痛，咳嗽，痰黏或黄，口干欲饮，舌尖红，舌苔薄白干或薄黄，脉浮数。

证机概要：风热犯表，热郁肌腠，卫表失和，肺失清肃。

治法：辛凉解表，疏风清热。

代表方：银翘散。

常用药：银花、连翘、豆豉、薄荷、荆芥辛凉解表，疏风清热；竹叶、芦根清热生津；牛蒡子、桔梗、甘草宣利肺气，化痰利咽。

若发热甚，加黄芩、石膏、大青叶；头胀痛甚，加桑叶、菊花、蔓荆子；咽喉肿痛，加山豆根、玄参；咳嗽，痰黄稠，加黄芩、浙贝母、瓜蒌皮；口渴多饮，加天花粉、知母。

3. 暑湿伤表

临床表现：发热，微恶风，身热不扬，汗出不畅，肢体困重或酸痛，头重如裹，胸闷脘痞，纳呆，鼻塞，流浊涕，心烦口渴，大便或溏，小便短赤，舌苔白腻或黄腻，脉濡数。

证机概要：暑湿伤表，表卫不和，肺气不清。

治法：清暑祛湿解表。

代表方：新加香薷饮。

常用药：银花、连翘、鲜荷叶、鲜芦根清暑解热；香薷发汗解表；厚朴、扁豆化湿和中。

若暑热偏盛，加黄连、青蒿、鲜荷叶清暑泄热；肢体酸重疼痛较甚，加藿香、佩兰；胸闷脘痞，腹胀、便溏，加苍术、草豆蔻、法半夏、陈皮；小便短赤，加滑石、甘草、赤茯苓。

4. 虚体感冒

（1）气虚感冒

临床表现：恶寒较甚，或并发热，鼻塞，流涕，气短，乏力，自汗，咳嗽，痰白，咳痰无力，平素神疲体弱，或易感冒，舌淡苔薄白，脉浮无力。

证机概要：素体气虚，卫外不固，风邪乘袭。

治法：益气解表，调和营卫。

代表方：参苏饮。

　　常用药：党参、甘草、茯苓补气扶正以祛邪；苏叶、葛根、前胡疏风解表；半夏、陈皮、枳壳、桔梗宣肺化痰止咳。

　　若乏力，自汗，动则加重，加黄芪、白术、防风；畏寒，四肢欠温，加细辛、熟附子。

　　（2）阴虚感冒

　　临床表现：身热，微恶风寒，无汗或微汗或盗汗，干咳少痰，头昏，心烦，口干，甚则口渴，舌红少苔，脉细数。

　　证机概要：阴亏津少，外受风热，表卫失和。

　　治法：滋阴解表。

　　代表方：加减葳蕤汤。

　　常用药：玉竹滋阴，以资汗源；甘草、大枣甘润和中；豆豉、薄荷、葱白、桔梗疏表散邪；白薇清热和阴。

　　若心烦口渴较甚，加沙参、栀子、天花粉；盗汗明显，加煅牡蛎、糯稻根；咳嗽痰少，加百部、炙枇杷叶；纳差食少，加神曲、炒麦芽、鸡内金。

　　（3）阳虚感冒

　　临床表现：恶寒重，发热轻，头痛身痛，无汗，面色㿠白，语声低微，四肢不温，舌质淡胖，苔白，脉沉细无力。

　　证机概要：素体阳虚，外感风寒，邪在肌表。

　　治法：助阳解表。

　　代表方：麻黄附子细辛汤。

　　常用药：麻黄、附子、细辛助阳散寒以解表邪。

　　若咳嗽痰白，咳痰无力，加苦杏仁、干姜、法半夏；全身酸痛，头重如裹，加苍术、薏苡仁、羌活、独活。

【临证备要】

　　1.重视特殊人群感冒和时行感冒。普通感冒病情较轻，全身症状不重，少有传变。但老人、婴幼儿体弱，或感受时邪较重，或小儿感冒夹惊夹食，或原有宿疾，再加新感，均当据其标本主次，适当兼顾。若感冒一周以上不愈，发热不退，或反见加重，应考虑继发他病，传变入里。若为时行感冒，发则起病急，病情较重，全身症状显著，具有广泛的传染性、流行性，可以发生传变，化热入里，继发或合并他病。

　　2.详辨病邪性质及轻重。治疗感冒宜分清寒热，风寒者辛温解表，风热者辛凉解表。寒热二证不显者，可予辛平轻剂。若风寒外感，表尚未解，内郁化热，或肺有蕴热，复感风寒之证，可温清并施，取辛温与辛凉合用之法，以解表清里，表里双解。注意根据寒热的主次及其演变，适当配伍，如麻杏石甘汤、大青龙汤。秋季有风燥感冒者，多表现为恶风，或并发热，口唇鼻干燥，咽干甚则咽痛，干咳等，为风燥伤表，卫表不和，肺失清肃，治宜辛凉解表，润燥生津，可用桑杏汤加减。

　　3.治疗宜忌。治疗感冒当遵循"治上焦如羽，非轻不举"，用药以轻清、宣散为贵，过寒过热过润过燥之剂皆所不宜。若风寒之候误用辛凉，汗不易出，病邪难以外达，反致不能速解，甚或发生变证；而风热之证误用辛温，则有助热燥液动血之弊，或引起传变。除虚体感冒兼顾扶正补虚外，一般均忌用补敛之品，以免闭门留寇。素体正气不足、卫外不固而致感冒反复发作者，在未发病时可根据正虚性质不同而分别益气、温阳、养阴等。此外，使用中药解表药治疗感冒需注意煎药和服药方法，其煎煮时间宜短，取其气全以保留芳香挥发有效物质。风寒表实证趁温热服，服药后进热粥以助药力，或覆被以促汗解表，汗后及时更换干燥洁净衣物，并应避风以免再次受邪。

【预防调护】

生活上应起居有常，加强体育锻炼，气候突变时适时增减衣服，防寒保暖。注意个人卫生，保持室内通风，空气清新，阳光充足。平素容易感冒者，可坚持每天按摩迎香穴，适当服用调理防治方药。流行季节，室内可用食醋熏蒸法进行空气消毒，尽量减少去人口密集的公共场所，防止交叉感染。

感冒患者应适当休息，多饮温开水，饮食以清淡为主，忌食肥甘厚味和辛辣炙煿之品，忌饮酒。对时行感冒重症患者、老年人、婴幼儿或平素体弱者，须加强观察，注意病情变化。

【小结】

感冒是发病率极高、临床较为常见的外感疾病，以恶寒发热、鼻塞流涕、喷嚏、咽痛、头痛、咳嗽、全身不适等为主症。感冒的病因为外感六淫和时行疫毒，病位在肺卫，邪从口鼻而入或皮毛内侵，其主要病机为邪犯肺卫，卫表不和，肺失宣肃。辨证需分清实证和虚证。实证感冒属表实证，治疗以解表达邪为主，风寒宜予辛温，风热当以辛凉，暑湿应清暑祛湿；虚体感冒属正虚肺卫不和，治疗应扶正与解表并施，并注意固护正气，气虚宜予益气解表，阴虚当以滋阴解表，阳虚应助阳解表。时行感冒者则应重用清热解毒之品。一般而言，感冒属轻浅之疾，及时有效地诊治，预后良好。但时行感冒或年老体弱者，病邪容易从表入里，迅速传变，临证需加以重视，及时防治，以免发生传变，或夹杂其他疾病。

【名医验案】

张某，女，16岁。

病经五六天，始觉恶寒，继则身热不寒，微恶风，汗出不多，午后热甚，头昏痛，咳嗽，痰吐黏黄，胸部闷痛，呼吸不畅，咽部微红，口渴欲饮，尿黄，舌苔薄白，边尖红，脉浮数。经西药注射数天，身热不退。辨证属风热袭表，肺卫失和，治予辛凉解表，轻宣肺气，仿银翘散合桑菊饮意。处方：淡豆豉四钱，薄荷八分（后下），冬桑叶二钱，菊花一钱五分，炒牛蒡子三钱，银花三钱，连翘二钱，前胡二钱，桔梗一钱，光杏仁二钱，甘草八分，枇杷叶三钱，芦根一两（去节）。

第二日：药后身热渐退，翌晨正常。至午睡时，风雨交加，室温骤降，因仅盖单被而致复感，醒来即感微恶寒，发热，体温39.5℃，汗少，头痛，身楚，加服上方一剂。

第三日：药后得汗热降，唯咳嗽不净，右侧胸胁闷痛，口中微干，治予上方去豆豉、薄荷、菊花，加贝母、瓜蒌皮各三钱，炒黄芩一钱五分，继服一剂，药后咳止。

按：本案初诊证属感冒之风热犯表证，治以辛凉解表，轻宣肺气，药后翌晨体温正常。虽再次受凉热起，再投仍然获效。两日后表证虽解，肺气未清，故转从清肺化痰治之，肺气得清，咳嗽得止，尽收全功。（周仲瑛，等.中医内科学.江苏人民出版社.1977）

【古籍摘要】

《症因脉治·伤寒总论》："外感风寒，从毛窍而入，必要从毛窍而出，故伤寒发热症，首重发表解肌。"

《类证治裁·伤风论治》："唯其人卫气有疏密，感冒有浅深，故见症有轻重……凡体实者，春夏治以辛凉，秋冬治以辛温，解其肌表，风从汗散；体虚者，固其卫气，兼解风邪，恐专行发散，汗多亡阳也。"

《证治汇补·伤风》："如虚人伤风，屡感屡发，形气病气俱虚者，又当补中，佐以和解。倘专泥发散，恐脾气益虚，腠理益疏，邪乘虚入，病反增剧也。"

【文献推介】

1. 中华中医药学会肺系病分会 / 中国民族医药学会肺病分会 . 普通感冒中医诊疗指南（2015版）[J]. 中医杂志，2016，57（08）：716-720.

2. 陈根成 . 感冒病病名源流探究及其近似病鉴别要略 [J]. 四川中医，2012，30（05）：13-14.

3. 吕小琴，张磊，狄浩然，等 . 流行性感冒研究进展概要 [J]. 世界中医药，2018，13（02）：278-282.

第二节　咳　嗽

咳嗽是以发出咳声或伴有咳痰为主症的疾病。有声无痰为咳，有痰无声为嗽，临床上多表现为痰声并见，难以截然分开，故以咳嗽并称。西医学中的急性气管 - 支气管炎、慢性支气管炎、咳嗽变异型哮喘等以咳嗽为主症者，均可参照本节辨证论治。

春秋战国时期，《黄帝内经》列有咳嗽专论，对其病因、病机、证候分类和治疗都有详细的论述。《素问·咳论》曰："皮毛者，肺之合也。皮毛先受邪气，邪气以从其合也。其寒饮食入胃，从肺脉上至于肺则肺寒，肺寒则外内合邪，因而客之，则为肺咳。"又谓："五脏六腑皆令人咳，非独肺也。"说明外邪犯肺和其他脏腑功能失调、内邪干肺均可导致咳嗽，咳嗽不只限于肺，也不离乎肺。根据咳嗽的症状，划分为五脏之咳和六腑之咳，为咳嗽的辨证奠定了理论基础。东汉·张仲景治虚火咳逆的麦门冬汤，至今仍为临床常用。

明清时期，咳嗽的辨证论治趋于完善。明·张景岳《景岳全书·咳嗽》指出："以余观之，则咳嗽之要，止唯二证，何为二证？一曰外感，一曰内伤，而尽之矣。"执简驭繁地将咳嗽分为外感和内伤两大类，并提出外感咳嗽宜"辛温"发散为主，内伤咳嗽宜"甘平养阴"为主的治疗原则，丰富了辨证论治的内容。至今仍为临床所遵循。王纶《明医杂著·咳嗽》提出咳嗽的治法须分新久虚实。清·喻嘉言《医门法律》论述了燥的病机及其伤肺为病而致咳嗽的证治，创清燥救肺汤治疗燥咳，论述了温润、凉润等治咳之法，对后世颇多启迪，至今对临床仍有参考价值。叶天士阐明了咳嗽的基本规律和治疗原则，《临证指南医案·咳嗽》云："咳为气逆，嗽为有痰。内伤外感之因甚多，确不离乎肺脏为患也。若因于风者，辛平解之；因于寒者，辛温散之；因于暑者，为熏蒸之气，清肃必伤，当与微辛微凉。"

【病因病机】

咳嗽的病因有外感和内伤两类。外感咳嗽因六淫外邪侵袭肺系；内伤咳嗽因脏腑功能失调，内邪干肺。不论邪从外而入，或自内而发，均可引起肺失宣肃，肺气上逆，而致咳嗽。

（一）病因

1.外感六淫　六淫之邪，从口鼻或皮毛而入，侵袭肺系，郁闭肺气，肺失宣肃，而致肺气上逆作声，咳吐痰液。多因起居不慎、气候失常、冷暖失宜，或过度疲劳，正气不足，以致肺的卫外功能减退或失调，邪从外而入，内舍于肺，导致咳嗽。《河间六书·咳嗽论》言："寒、暑、燥、湿、风、火六气，皆令人咳。"风为六淫之首，易夹其他外邪侵袭人体，因此外感咳嗽常以风为先导，表现为风寒、风热、风燥等相合为病，但以风寒袭肺者居多。《景岳全书·咳嗽》云："六气皆令人咳，风寒为主。"

2.饮食不节　因嗜好烟酒等辛温燥烈之品，熏灼肺胃，酿生痰热，或因过食肥甘厚味，伤及脾胃，痰浊内生，或因平素脾失健运，水谷不能化为精微上输以养肺，反而聚为痰浊，痰邪干肺，肺气上逆，乃生咳嗽。

3.情志内伤　情志不遂，郁怒伤肝，肝气郁结，失于条达，气机不畅，日久气郁化火，因肝脉布胁而上注于肺，故气火循经犯肺，发为咳嗽。

4.肺脏自病　肺系疾病反复迁延不愈，伤阴耗气，肺主气司呼吸功能失常，以致肃降无权，肺气上逆。

（二）病机

咳嗽的基本病机为邪犯于肺，肺失宣肃，肺气上逆。因肺主气，司呼吸，开窍于鼻，外合皮毛，内为五脏六腑之华盖，其气贯百脉而通他脏。由于肺体清虚，不耐寒热，故称为娇脏，易受内外之邪侵袭而致病。肺为邪干，肺失宣肃，肺气上逆，发为咳嗽。《医学心悟》谓："肺体属金，譬若钟然，钟非叩不鸣，风寒暑湿燥火六淫之邪，自外击之则鸣，劳欲情志，饮食炙煿之火，自内攻之则亦鸣。"

病位在肺，涉及肝、脾、肾等多个脏腑。外感咳嗽属于邪实，为六淫外邪犯肺，肺气壅遏不畅所致。因于风寒者，肺气失宣，津液凝滞；因于风热者，肺气不清，热蒸液聚为痰；因于风燥者，燥邪灼津生痰，肺气失于润降，则发为咳嗽。若外邪未能及时解散，还可发生演变转化，如风寒久郁化热，风热灼津化燥，肺热蒸液成痰等。内伤咳嗽，病理因素主要为痰与火。痰有寒热之别，火有虚实之分。痰火可互为因果，痰可郁而化火（热），火能炼液灼津为痰。因其常反复发作，迁延日久，脏气多虚，故病理性质属邪实与正虚并见。虚实之间尚有先后主次的不同。他脏有病而及肺者，多因实致虚。如肝火犯肺者，每见气火炼液为痰，灼伤肺津。痰湿犯肺者，多因湿困中焦，水谷不能化为精微上输以养肺，反而聚生痰浊，上干于肺，久延则肺脾气虚，气不化津，痰浊更易滋生，此即"脾为生痰之源，肺为贮痰之器"的道理。甚则病及于肾，以致肺虚不能主气，肾虚不能纳气，由咳致喘。如痰湿蕴肺，遇外感引触，痰从热化，则易耗伤肺阴。肺脏自病者，多因虚致实。如肺阴不足每致阴虚火炎，灼津为痰；肺气亏虚，气不化津，津聚成痰，甚则痰从寒化为饮。

咳嗽虽有外感、内伤之分，但互为因果，可相互为病。外感咳嗽迁延不愈，伤及肺气，更易反复感邪，咳嗽频作，肺脏日益耗伤，可成内伤咳嗽。若夹湿夹燥，病势更为缠绵，难以痊愈。内伤咳嗽，肺虚卫外不固，更易感受外邪，侵袭肺脏，而致咳嗽加重。

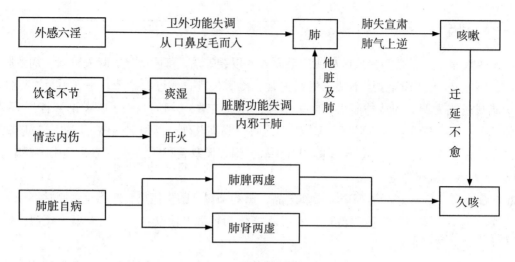

图 4-2 咳嗽病因病机演变

【诊断与鉴别诊断】

（一）诊断

1. 咳而有声，或伴咳痰。

2. 由外感引发者，多起病急、病程短，常伴恶寒发热等表证；由外感反复发作或其他脏腑功能失调引发者，多病程较长，可伴喘及其他脏腑失调的症状。

3. 咳嗽按时间分为急性咳嗽、亚急性咳嗽和慢性咳嗽三类。急性咳嗽短于 3 周，亚急性咳嗽 3～8 周，慢性咳嗽超过 8 周。

肺部影像学、肺功能、诱导痰细胞学检查等有助于进一步明确本病的诊断。

（二）鉴别诊断

1. 肺痨　肺痨因感染痨虫所致，以咳嗽、咯血、潮热、盗汗以及身体逐渐消瘦为主症，而咳嗽以发出咳声或伴有咳痰为主要临床表现，多不伴有咯血、消瘦等。

2. 肺胀　肺胀多见于老年人，有慢性肺系疾患病史，以咳嗽、咳痰、喘息气促、胸部膨满、憋闷如塞、面色晦暗为特征，或见唇舌发绀，颜面四肢浮肿，症状反复发作，时轻时重，经久不愈。咳嗽则不同年龄均可罹患，症状以咳嗽、咳痰为主，病程可长可短。咳嗽日久可发展为肺胀。

【辨证论治】

（一）辨证要点

1. 辨外感与内伤

表 4-4　外感与内伤咳嗽辨别表

	外感咳嗽	内伤咳嗽
病程	多为新病，病程短	多为久病，病程长
病势	常突然发生，病势急	常反复发作，病势缓

续表

	外感咳嗽	内伤咳嗽
兼夹证	常伴有鼻塞流涕、恶寒发热、全身酸痛等肺卫表证	可伴有其他脏腑兼证
虚实	一般属于邪实	多为虚实夹杂，本虚标实

2. 辨咳嗽特征　咳声高亢激扬者多属实证，咳声低弱无力者多属虚证。病势急骤而病程短暂者多为实证，病势缓慢而病程较长者多为虚证。咳嗽时作，白昼明显，鼻塞声重者，多为外感咳嗽；咳嗽连声重浊，晨起时阵发性加剧，痰出咳减者，多为痰湿咳嗽或痰热咳嗽；午后、黄昏咳嗽加重，或夜间有单声咳嗽，咳声轻微短促者，多属肺燥阴虚；夜卧咳嗽较剧烈，持续不断，伴有气喘者，为久咳致喘的虚寒证。

3. 辨痰的特征

表 4-5　咳痰特征辨别表

	颜色	性质	痰量	气味
寒	白	清稀	多	无
热	黄	黏稠	多或少	腥
湿	白	稠厚	多	甜
燥	白或黄	粘连成丝	少	无

（二）治则治法

咳嗽的治疗应分清邪正虚实。外感咳嗽，多为实证，应祛邪利肺，按病邪性质分风寒、风热、风燥论治。内伤咳嗽，多属邪实正虚。邪实为主者，治以祛邪止咳；正虚为主者，治以扶正补虚；虚实类杂者，按虚实的主次酌情兼顾。此外，辨治咳嗽除直接治肺外，还应从整体出发，注意治脾、治肝、治肾等。

（三）证治分类

1. 外感咳嗽

（1）风寒袭肺

临床表现：咳嗽声重，气急，咽痒，咳白稀痰，常伴有鼻塞，流清涕，头痛，肢体酸痛，恶寒发热，无汗，舌苔薄白，脉浮或浮紧。

证机概要：风寒袭肺，肺气失宣。

治法：疏风散寒，宣肺止咳。

代表方：三拗汤合止嗽散加减。两方均能宣肺止咳化痰，前方以宣肺散寒为主，后方以疏风润肺为主。

常用药：麻黄宣肺散寒；杏仁、桔梗、前胡、甘草、橘皮、金沸草等宣肺利气，化痰止咳。

若咽痒咳嗽较甚，加细辛、五味子；鼻塞声重较甚，加辛夷、苍耳子；咳痰黏腻、胸闷、苔腻，加法半夏、厚朴、茯苓；素有寒饮伏肺，兼见风寒表证，治以疏风散寒，温化寒饮，改投小青龙汤；表寒未解，里有郁热，热为寒遏，咳嗽音哑，气急似喘，痰黏稠，口渴，心烦，或有身热者，加生石膏、桑白皮、黄芩以解表清里。

（2）风热犯肺

临床表现：咳嗽频剧，气粗或咳声嘶哑，喉燥咽痛，咳痰不爽，痰黏稠或色黄，常伴有鼻流黄涕，口渴，头痛，恶风，身热，舌红，苔薄黄，脉浮数或浮滑。

证机概要：风热犯肺，肺失清肃。

治法：疏风清热，宣肺止咳。

代表方：桑菊饮。

常用药：桑叶、菊花、薄荷、连翘疏风清热；前胡、牛蒡子、杏仁、桔梗、贝母、枇杷叶清肃肺气，化痰止咳。

若肺热内盛，身热较著，恶风不显，口渴喜饮，加黄芩、知母、鱼腥草；热邪上壅，咽痛，加射干、山豆根、牛蒡子、挂金灯；热伤肺津，咽燥口干，舌质红，加南沙参、天花粉、芦根；夏令夹暑者，加六一散、鲜荷叶。

（3）风燥伤肺

临床表现：干咳无痰，或痰少而黏，不易咳出，或痰中带有血丝，咽喉干痛，口鼻干燥，初起或伴有少许恶寒，身热头痛，舌尖红，苔薄白或薄黄而干，脉浮数或小数。

证机概要：风燥伤肺，肺失清润。

治法：疏风清肺，润燥止咳。

代表方：桑杏汤。

常用药：桑叶、薄荷、豆豉疏风解表；杏仁、前胡、牛蒡子肃肺止咳；南沙参、贝母、天花粉、梨皮、芦根生津润燥。

本证为温燥之证，若津伤较甚，舌干红苔少，加麦冬、北沙参；痰中带血，加白茅根、侧柏叶；痰黏难出，加紫菀、瓜蒌仁；咽痛明显，加玄参、马勃。属温燥伤肺重证，症见身热头痛，干咳无痰，气逆而喘，咽干鼻燥，心烦口渴，改投清燥救肺汤。

临床另有凉燥证，为燥邪与风寒并见，表现为干咳少痰或无痰，咽干鼻燥，兼有恶寒发热，头痛无汗，舌苔薄白而干等症，用药当以温而不燥、润而不凉为原则，方取杏苏散加减。药用苏叶、杏仁、前胡辛以宣散；紫菀、款冬花、百部、甘草温润止咳。若恶寒甚，无汗，配荆芥、防风，以解表发汗。

2. 内伤咳嗽

（1）痰湿蕴肺

临床表现：咳嗽反复发作，咳声重浊，因痰而嗽，痰出则咳缓，痰多色白，黏腻或稠厚成块，每于晨起或食后咳甚痰多，胸闷脘痞，纳差乏力，大便时溏，舌苔白腻，脉濡滑。

证机概要：脾湿生痰，上渍于肺，壅遏肺气。

治法：燥湿化痰，理气止咳。

代表方：二陈平胃散合三子养亲汤加减。前方燥湿化痰，理气和中，后方降气化痰，两方合用，肺胃同治。

常用药：半夏、陈皮、茯苓、苍术、厚朴燥湿化痰；杏仁、佛耳草、紫菀、款冬花温肺降气；白前、苏子、莱菔子化痰降气。

若寒痰较重，痰黏白如沫，怯寒背冷，加干姜、细辛、白芥子温肺化痰；久病脾虚，神疲，加黄芪、党参、白术、炙甘草。

病情平稳后服六君子丸以资调理，或合杏苏二陈丸标本兼顾。

（2）痰热郁肺

临床表现：咳嗽气粗，喉中可闻及痰声，痰多黄稠或黏厚，咳吐不爽，或有热腥味，或夹有血丝，胸胁胀满，咳时引痛，常伴有面赤，或有身热，口干欲饮，舌红，苔薄黄腻，脉滑数。

证机概要：痰热壅肺，肺失肃降。

治法：清热化痰，肃肺止咳。

代表方：清金化痰汤。

常用药：黄芩、山栀、知母、桑白皮清泄肺热；杏仁、贝母、瓜蒌、海蛤壳、竹沥半夏、射干清肺化痰。

若痰热较甚，咳黄脓痰或痰有热腥味，加鱼腥草、鲜竹沥、薏苡仁、冬瓜子；胸满咳逆，痰多，便秘，加葶苈子、大黄、芒硝；口干明显，舌红少津，加北沙参、麦冬、天花粉。

（3）肝火犯肺

临床表现：上气咳逆阵作，咳时面红目赤，引胸胁作痛，咽干口苦，常感痰滞咽喉而咳之难出，量少质黏，或痰如絮条，症状可随情绪波动而增减，舌红，苔薄黄少津，脉弦数。

证机概要：肝郁化火，上逆侮肺。

治法：清肺泻肝，化痰止咳。

代表方：黛蛤散合加减泻白散加减。前方清肝化痰，后方顺气降火，清肺化痰，二方相合，使气火下降，肺气得以清肃，咳逆自平。

常用药：桑白皮、地骨皮、黄芩清肺热；山栀、丹皮泻肝火；青黛、海蛤壳化痰热；粳米、甘草和胃气，使泻肺而不伤脾胃；苏子、竹茹、枇杷叶降气化痰。

若咳嗽频作，痰黄，加栀子、牡丹皮、浙贝母；肺气郁滞，胸闷气逆，加瓜蒌、桔梗、枳壳；咳时引胸胁作痛明显，加郁金、旋覆花、丝瓜络；痰黏难咳，加海浮石、浙贝母、瓜蒌子；咽燥口干，舌红少津，加北沙参、天冬、天花粉。

（4）肺阴亏虚

临床表现：干咳，咳声短促，痰少质黏色白，或痰中带血丝，或声音逐渐嘶哑，口干咽燥，午后潮热，颧红盗汗，常伴有日渐消瘦，神疲乏力，舌红少苔，脉细数。

证机概要：肺阴亏虚，虚热内灼，肺失润降。

治法：养阴清热，润肺止咳。

代表方：沙参麦冬汤。

常用药：沙参、麦冬、花粉、玉竹、百合滋养肺阴；甘草甘缓和中；贝母、杏仁润肺化痰；桑白皮、地骨皮清肺泻热。

若肺气不敛，咳而气促明显，加五味子、诃子；痰中带血，加牡丹皮、山栀、白茅根、仙鹤草；潮热明显，加功劳叶、银柴胡、青蒿、胡黄连；盗汗明显，加乌梅、煅牡蛎、浮小麦；咳吐黄痰，加海蛤壳、黄芩、知母；手足心热，腰膝酸软，加知母、黄柏、女贞子、旱莲草。

【临证备要】

1.注意审证求因，切勿见咳止咳。咳嗽是人体祛邪外达的一种病理表现，虽然咳嗽的轻重可以反映病邪的微甚，但如因正虚不能祛邪外达，咳虽轻微，但病情却重。因此，临床不能单纯见咳止咳，必须按照不同的病因分别处理。一般而言，外感咳嗽以风邪为先导，表现为咽痒、气急、干咳无痰或少痰、夜卧晨起加剧，伴有呛咳阵作，称为风咳，治宜疏风祛邪，解痉止咳，要重视祛风药物的使用。内伤咳嗽如因胃气上逆所致者，治宜和胃降逆，止咳化痰，可选用旋覆代赭汤合半夏泻心汤。此外，古人有久咳成劳之说，称为劳风，可用柴前连梅煎化裁。

2. 病有治上、治中、治下的区分。治上者，指治肺，主要是温宣、清肃两法，是直接针对咳嗽主病之脏施治。治中者，指治脾，即健脾化痰和补脾养肺等法。健脾化痰适用于痰湿偏盛，标实为主，咳嗽痰多者；补脾养肺适用于脾虚肺弱，脾肺两虚，咳嗽、神疲、食少者。治下指治肾，咳嗽日久，咳而气短，则可考虑用治肾（益肾）的方法。前人谓："肺不伤不咳，脾不伤不久咳，肾不伤不喘，病久则咳喘并作。"因此治疗时应从整体出发，权衡主次。

3. 治疗禁忌。外感咳嗽忌用敛肺、收涩的镇咳药。误用则致肺气郁遏不得宣畅，不能达邪外出，邪恋不去，反而久咳伤正。必须采用宣肃肺气、疏散外邪治法，因势利导，邪去则正安。内伤咳嗽忌用宣肺散邪法。误用每致耗损阴液，伤及肺气，正气愈虚。必须注意调护正气，即使虚实夹杂，亦当标本兼顾。

【预防调护】

注意四时调摄，积极锻炼，饮食调理，提高机体卫外功能，增强皮毛腠理御邪抗病能力。咳嗽的预防，应注意气候的变化，做到防寒保暖；饮食不宜肥甘厚味，或辛辣过咸，戒除烟酒等不良嗜好；适当进行体育锻炼以增强体质。

咳嗽痰多者应尽量鼓励患者将痰排出。咳而无力者，可翻身拍背以助痰排出。内伤咳嗽多呈慢性反复发作，病程较长，应当注意起居有度，合理饮食，根据病情适当选用雪梨、山药、百合等作为食疗调护，坚持缓则治本的原则，补虚固本以图根治。

【小结】

咳嗽的病因有外感、内伤之分，主要病机为邪犯于肺，肺失宣肃，肺气上逆，发为咳嗽。病位在肺，涉及肝、脾、肾等多个脏腑。外感咳嗽为六淫邪气犯肺，有风寒、风热、风燥等不同。内伤咳嗽为脏腑功能失调，内邪干肺，有痰湿、痰热、肝火、肺虚、脾虚等区分。辨证当辨外感内伤。外感咳嗽多属邪实，治疗应当祛邪利肺；内伤咳嗽多属虚实夹杂，本虚标实，治疗应当祛邪止咳，扶正补虚。外感咳嗽需及时治疗，以防止其慢性迁延转为内伤咳嗽。内伤咳嗽病情缠绵，治疗不易速效，治疗时应根据虚实夹杂和病情的缓急，从整体出发，权衡主次，或标本兼顾，或先后分治。外感咳嗽，大多预后良好，但若反复罹患或调治失当，则可能会转变为内伤咳嗽。内伤咳嗽日久则导致肺、脾、肾等脏腑亏虚，痰浊、水饮、气滞、血瘀互结而演变成肺胀，预后相对较差。

【名医验案】

赵某，女，42岁。

初诊（1967年1月7日）：自昨天起发热，咳嗽，周身疼痛，体温39.2℃，头痛，无汗，咳吐白痰，右胁痛，舌苔薄白，脉象浮滑数。查血白细胞计数26×10^9/L。胸片示：右下肺阴影。辨证为内有伏火，风寒外袭，皮毛束闭，肺气失宣，发为外感咳嗽。西医诊断：大叶性肺炎。治予解表宣肺，清肃肺热。处方：生麻黄10g，杏仁10g，生石膏45g（先煎），生甘草4.5g，薄荷9g（后下），荆芥9g，银花10g，连翘10g，黄芩9g，豆豉6g，鲜芦根25g。水煎服。2剂。

二诊（1月9日）：药后热已退，尚咳，吐锈色痰，尿黄，右胁痛，舌苔薄白，脉略数。病已减轻，再守前方加减。上方减薄荷为6g（后下），去荆芥，加竹叶6g。再服2剂。

此后，诸症渐除，又投上方4剂（薄荷减为3g）。16日胸片示右下肺阴影消失。17日痊愈出院。

按：本案为素有伏火，外感风寒，入里化热，治予表里同治，清宣合用。方以麻杏石甘汤加味。加薄荷、豆豉以助发散解表、透邪外出之力。（焦树德.焦树德临床经验辑要.中国医药科技出版社.1998）

【古籍摘要】

《素问病机气宜保命集·咳嗽论》："咳谓无痰而有声，肺气伤而不清也；嗽是无声而有痰，脾湿动而为痰也。咳嗽谓有痰而有声，盖因伤于肺气动于脾湿，咳而为嗽也。"

《医学心悟·咳嗽》："凡治咳嗽，贵在初起得法为善。经云：微寒微嗽，咳嗽之因，属风寒者十居其九。故初治必须发散，而又不可过散，不散则邪不去，过散则肺气必虚，皆令缠绵难愈。……久咳不已，必须补脾土以生肺金。此诚格之言也。"

《医宗必读·咳嗽》："大抵治表者，药不宜静，静则留连不解，变生他病，故忌寒凉收敛。治内者，药不宜动，动则虚火不宁，燥痒愈甚，故忌辛香燥热。"

《医学入门·咳嗽》："新咳有痰者外感，随时解散；无痰者便是火热，只宜清之。久咳有痰者燥脾化痰，无痰者清金降火。盖外感久则郁热，内伤久则火炎，俱宜开郁润燥。……苟不治本而浪用兜铃、粟壳涩剂，反致缠绵。"

【文献推介】

1. 中华医学会呼吸病学分会哮喘学组.咳嗽的诊断与治疗指南（2009版）［J］.中华结核和呼吸杂志，2009，32（06）：407-413.

2. 王志英，李向荣，金路.周仲瑛教授辨治外感咳嗽的经验[J].南京中医药大学学报，2011，27（05）：401-403.

3. 晁恩祥."风咳"证治探要[J].江苏中医药，2008，（07）：8-9.

第三节 哮 病

哮病是以喉中哮鸣有声、呼吸困难甚则喘息不能平卧为主症的反复发作性疾病。西医学中的支气管哮喘、喘息性支气管炎、嗜酸粒细胞增多症（或其他急性肺部过敏性疾患）引起的哮喘等属本病范畴，可参照本节辨证论治。

春秋战国时期，有关"喘鸣"的记载与本病发作特点相似。如《素问·阴阳别论》说："阴争于内，阳扰于外，魄汗未藏，四逆而起，起则熏肺，使人喘鸣。"《素问·通评虚实论》云："喘鸣肩息者，脉实大也，缓则生，急则死。"东汉·张仲景称哮病为"上气"，病理上将其归属于痰饮病中的"伏饮"。

《金匮要略·肺痿肺痈咳嗽上气病脉证并治》曰："咳而上气，喉中水鸡声，射干麻黄汤主之。"指出哮病发作时的特征及治疗。《金匮要略·痰饮咳嗽病脉证并治》曰："膈上病痰，满喘咳吐，发则寒热，背痛腰疼，目泣自出，其人振振身剧，必有伏饮。"

隋·巢元方《诸病源候论》称本病为"呷嗽"，认为"痰气相击，随嗽动息，呼呷有声"，治疗"应加消痰破饮之药"。此后，后世尚有"哮吼""齁𩎟"等形象性称谓。

元·朱丹溪首创"哮喘"病名，提出"专主于痰"，并认为"未发宜扶正气为主，已发用攻邪为主"的治疗原则。

明·虞抟《医学正传》谓："大抵哮以声响名，喘以气息言。夫喘促喉中如水鸡声者，谓之哮；气促而连属不能以息者，谓之喘。"进一步对哮与喘做了明确的区别。

后世医家鉴于"哮必兼喘"，一般统称"哮喘"，简名"哮证"或"哮病"。

【病因病机】

哮病的发生为痰伏于肺，每因外感、饮食、情志、劳倦等诱因引动而触发，致痰阻气道，肺气上逆，气道挛急所致。

（一）病因

1. 外邪侵袭　气候变化为哮病发作的主要诱因。外邪侵袭，内合于肺，"伏痰"遇感引触，痰随气升，气因痰阻，相互搏结，壅塞气道，而致痰鸣如吼，气息喘促。或寒温失调，失于表散，邪蕴于肺，壅阻肺气，气不布津，聚液生痰而发。或因吸入花粉、烟尘、异味气体等，影响肺气的宣发，津液凝聚，痰浊内生，亦为致哮的常见诱因。

2. 饮食不当　或过食生冷，寒饮内停，或嗜食酸咸甘肥，积痰蒸热，或禀赋异常者，进食海膻发物，以致脾失健运，痰浊内生，上干于肺，壅塞气道而发。故又有称为"食哮""鱼腥哮""卤哮""糖哮""醋哮"等名者。清·何梦瑶《医碥·哮喘》曰："哮者……得之食味酸咸太过，渗透气管，痰入结聚，一遇风寒，气郁痰壅即发。"

3. 情志刺激　肝主疏泄，性喜条达。忧郁恼怒、思虑过度等情志刺激，使肝失条达，气机不畅，气郁化火，气火循经上逆犯肺，或肝气郁结，疏泄失职，津液失布，凝而成痰，或肝郁化火，郁火灼津，炼液成痰，或肝气郁滞，横克脾土，脾失健运，酿液为痰，上贮于肺，以致肺失肃降，发为哮喘。

4. 体虚病后　体质虚弱，易发哮病。如幼儿哮病往往由于禀赋不足所致，故《临证指南医案·哮》称为"幼稚天哮"。若病后体弱，如幼年患麻疹、顿咳，或反复感冒、咳嗽日久等，以致肺气亏虚，气不化津，痰饮内生，或病后阴虚火旺，热蒸液聚，痰热胶固而致哮。素质不强者多以肾虚为主，而病后所致者多以肺脾虚为主。

（二）病机

哮病的发生是由于脏腑功能失调，肺不能布散津液，脾不能运化精微，肾不能蒸化水液，以致津液凝聚成痰，痰伏于肺，成为哮病发病的潜在"夙根"。因各种诱因如气候、饮食、情志、劳累等诱发，这些诱因每多错杂相关，其中尤以气候变化为主。《景岳全书·喘促》曰："喘有夙根，遇寒即发，或遇劳即发者，亦名哮喘。"《症因脉治·哮病》指出："哮病之因，痰饮留伏，结成窠臼，潜伏于内，偶有七情之犯，饮食之伤，或外有时令之风寒束其肌表，则哮喘之症作矣。"

哮病发作时的基本病理变化为"伏痰"遇感引触，痰随气升，气因痰阻，相互搏结，壅塞气道，肺管狭窄，通畅不利，肺气宣降失常，引动停积之痰，而致痰鸣如吼，气息喘促。《证治汇补·哮病》说："哮即痰喘之久而常发者，因内有壅塞之气，外有非时之感，膈有胶固之痰，三者相合，闭拒气道，搏击有声，发为哮病。"

病理因素以痰为主，朱丹溪认为"哮喘专主于痰"。发作时痰阻气闭，表现为痰鸣气喘，以邪实为主。若病因于寒，素体阳虚，痰从寒化，属寒痰为患，则发为寒哮；病因于热，素体阳盛，痰从热化，属痰热为患，则发为热哮；如痰热内郁，风寒外束引起发作者，可以表现外寒内热的寒包热哮；痰浊伏肺，肺气壅实，风邪触发者，则表现为风痰哮；反复发作，正气耗伤，或素体肺肾不足者，可表现为虚哮。在缓解期以肺、脾、肾虚为主，表现为短气、疲乏，常有轻度哮喘。

哮病的病位主要在肺，同时与肝、脾、肾密切相关。肺主气，主宣发肃降，若外邪侵袭或他脏病气上犯，皆可使肺失宣肃，气机上逆，发为哮鸣气喘。如因情志失调，肝失疏泄，气机不利，津滞为痰，上逆犯肺；饮食不当，脾失健运，积湿生痰，上贮于肺，均可影响肺气的升降；肺为气之主，肾为气之根，哮病日久，肺虚及肾，摄纳失常，每可使病情发作加重。

若长期反复发作，寒痰伤及脾肾之阳，痰热耗灼肺肾之阴，可从实转虚，表现肺、脾、肾等脏气虚弱之候。肺虚不能主气，气不化津，则痰浊内蕴，肃降无权，并因卫外不固，而更易受外邪的侵袭诱发；脾虚失运，积湿生痰，上贮于肺，则肺气升降失常；肾虚精气亏乏，摄纳失常，则阳虚水泛为痰，或阴虚虚火灼津成痰，上干于肺，加重肺气之升降失常。由于三脏之间的交互影响，可致合并同病，表现肺脾气虚或肺肾两虚之象。在平时亦觉短气、疲乏，并有轻度哮喘，难以全部消失。

若哮病大发作，或发作呈持续状态，邪实与正虚错综并见，肺肾两虚而痰浊又复壅盛，严重者因肺不能治理调节心血的运行，命门之火不能上济于心，则心阳亦同时受累，甚至发生由哮致脱危候。

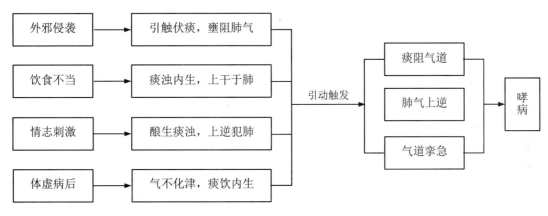

图 4-3 哮病病因病机演变

【诊断与鉴别诊断】

（一）诊断

1. 发作时喉中哮鸣有声，呼吸困难，甚则张口抬肩，不能平卧，或口唇指甲发绀，约数分钟、数小时后缓解。

2. 呈反复发作性。常因气候突变、饮食不当、情志失调、劳累等因素而诱发，发作前多有鼻痒、喷嚏、咳嗽、胸闷等症状。

3. 平时可一如常人，或稍感疲劳、纳差。但病程日久，反复发作，导致正气亏虚，可常有轻度哮鸣，甚至在大发作时持续难平，出现喘脱。

4. 多与先天禀赋有关，家族中可有哮病史。

血嗜酸性粒细胞及肺功能检查，有助于本病的诊断。

（二）鉴别诊断

1.喘证 哮病和喘证都有呼吸急促的表现。哮必兼喘，但喘未必兼哮。哮指声响言，以发作时喉中哮鸣有声为主要临床特征；喘指气息言，以呼吸气促困难为主要临床特征。哮病是一种反复发作的独立性疾病，喘证是并发于多种急慢性疾病的一个症状。

2.支饮 支饮为饮留胸膈，虽然也可表现痰鸣气喘的症状，但多由慢性咳嗽经久不愈，逐渐加重而成咳喘，病情时轻时重，发作与间歇的界限不清，以咳嗽和气喘为主。如《金匮要略·痰饮咳嗽病脉证并治》云："咳逆倚息，短气不得卧，其形如肿，谓之支饮。"哮病间歇发作，突然起病，迅速缓解。

【辨证论治】

（一）辨证要点

1.辨发作期与缓解期

表 4-6 发作期与缓解期辨别表

	发作期	缓解期
声息	哮喘气粗声高	哮喘气怯声低
呼吸	呼吸深长，呼出为快	呼吸短促难续，吸气不利
脉象	有力	沉细或细数

2.辨寒热

表 4-7 寒哮与热哮辨别表

	寒哮	热哮
症状	气促哮鸣，痰稀色白，面色晦暗，口不渴或渴喜热饮，形寒畏冷	气粗息涌，痰稠色黄，面赤口苦，渴喜冷饮，不恶寒
舌脉	舌苔薄白或白滑，脉弦紧或浮紧	舌红苔黄，脉滑数或弦滑

（二）治则治法

宗朱丹溪"未发宜扶正气为主，已发用攻邪为主"之说，哮病以"发时治标，平时治本"为基本治疗原则。发作期以攻邪治标，祛痰利气为主。寒痰宜温化宣肺，热痰当清化肃肺，寒热错杂者，当温清并施，表证明显者兼以解表，属风痰为主者又当祛风涤痰。反复日久，正虚邪实者，又当兼顾，不可单纯拘泥于祛邪。若发生喘脱危候，当急予扶正救脱。缓解期应扶正治本，阳气虚者应予温补，阴虚者则予滋养，分别采取补肺、健脾、益肾等法，通过补益肺脾肾，以冀预防和减少复发。

（三）证治分类

1. 发作期

（1）寒哮

临床表现：呼吸急促，喉中哮鸣有声，胸膈满闷如塞，咳不甚，痰稀薄色白，咳吐不爽，面色晦滞带青，口不渴或渴喜热饮，天冷或受寒易发，形寒畏冷。初起多兼恶寒、发热、头痛等表证。舌苔白滑，脉弦紧或浮紧。

证机概要：寒痰伏肺，遇感触发，痰升气阻，肺失宣畅。

治法：宣肺散寒，化痰平喘。

代表方：射干麻黄汤或小青龙汤加减。前方长于降气祛痰，后方解表散寒力强。

常用药：麻黄、射干宣肺平喘，化痰利咽；干姜、细辛、半夏温肺化饮降逆；紫菀、款冬花化痰止咳；五味子收敛肺气；大枣、甘草和中。

若表寒明显，寒热身痛，配桂枝、生姜辛散风寒；痰涌气逆，不得平卧，加葶苈子、苏子、杏仁、白前、橘皮等；咳逆上气、汗多，加白芍；中成药可服用冷哮丸。

（2）热哮

临床表现：气粗息涌，咳呛阵作，喉中哮鸣，胸高胁胀，烦闷不安，汗出，口渴喜饮，面赤口苦，咳痰色黄或色白，黏浊稠厚，咳吐不利，不恶寒，舌质红，苔黄腻，脉滑数或弦滑。

证机概要：痰热蕴肺，壅阻气道，肺失清肃。

治法：清热宣肺，化痰定喘。

代表方：定喘汤。

常用药：麻黄宣肺平喘；黄芩、桑白皮清热肃肺；杏仁、半夏、款冬花、苏子化痰降逆；白果敛肺，并防麻黄过于耗散；甘草调和诸药。

若表寒外束，肺热内郁，加石膏配麻黄；肺气壅实，痰鸣息涌，不得平卧，加葶苈子、地龙；肺热壅盛，咳痰稠黄，加海蛤壳、射干、知母、鱼腥草；大便秘结，加大黄、芒硝、全瓜蒌、枳实；病久热盛伤阴，气急难续，痰少质黏，口咽干燥，舌红少苔，脉细数，加沙参、知母、天花粉。

（3）寒包热哮

临床表现：喉中鸣息有声，胸膈烦闷，呼吸急促，喘咳气逆，咳痰不爽，痰黏色黄，或黄白相兼，烦躁，发热，恶寒，无汗，身痛，口干欲饮，大便偏干，舌苔白腻罩黄，舌尖边红，脉弦紧。

证机概要：痰热壅肺，复感风寒，客寒包火，肺失宣降。

治法：解表散寒，清化痰热。

代表方：小青龙加石膏汤或厚朴麻黄汤加减。前方用于外感风寒，饮邪内郁化热，以表寒为主，喘咳烦躁者；后方用于饮邪迫肺，夹有郁热，咳逆喘满，烦躁，表寒不显者。

常用药：麻黄散寒解表，宣肺平喘，石膏清泄肺热，二药相合，辛凉配伍，外散风寒，内清里热；厚朴、杏仁平喘止咳；生姜、半夏化痰降逆；甘草、大枣调和诸药。

若表寒重者，加桂枝、细辛；哮喘痰鸣气逆者，加射干、葶苈子、苏子祛痰降气平喘；痰吐稠黄胶黏者，加黄芩、前胡、瓜蒌皮等清化痰热。

（4）风痰哮

临床表现：喉中痰涎壅盛，声如拽锯，或鸣声如吹哨笛，喘急胸满，但坐不得卧，咳痰黏腻难出，或为白色泡沫痰液，无明显寒热倾向，面色青暗，起病多急，常倏忽来去，发前自觉鼻、咽、眼、耳发痒，喷嚏，鼻塞，流涕，胸部憋塞，随之迅即发作，舌苔厚浊，脉滑实。

证机概要：痰浊伏肺，风邪引触，肺气郁闭，升降失司。

治法：祛风涤痰，降气平喘。

代表方：三子养亲汤。

常用药：白芥子温肺利气涤痰；苏子降气化痰，止咳平喘；莱菔子行气祛痰；麻黄宣肺平喘；僵蚕祛风化痰；杏仁、厚朴、半夏、陈皮降气化痰；茯苓健脾化痰。

若痰壅喘急，不能平卧，加葶苈子、猪牙皂泻肺涤痰，必要时可暂予控涎丹泻肺祛痰；感受风邪而发作者，加苏叶、防风、苍耳草、蝉衣、地龙等祛风化痰。

（5）虚哮

临床表现：喉中哮鸣如鼾，声低，气短息促，动则喘甚，发作频繁，甚则持续哮喘，口唇爪甲青紫，咳痰无力，痰涎清稀或质黏起沫，面色苍白或颧红唇紫，口不渴或咽干口渴，形寒肢冷或烦热，舌质淡或偏红，或紫暗，脉沉细或细数。

证机概要：哮病久发，痰气瘀阻，肺肾两虚，摄纳失常。

治法：补肺纳肾，降气化痰。

代表方：平喘固本汤。

常用药：党参、黄芪补益肺气；胡桃肉、沉香、脐带、冬虫夏草、五味子补肾纳气；苏子、半夏、款冬花、橘皮降气化痰。

如肾阳虚，加附子、鹿角片、补骨脂、钟乳石；肺肾阴虚，配沙参、麦冬、生地黄、当归；痰气瘀阻，口唇青紫，加桃仁、苏木；气逆于上，动则气喘，加紫石英、磁石镇纳肾气。

（6）哮喘脱证

临床表现：哮病反复久发，喘息鼻扇，张口抬肩，气短息促，烦躁，神志昏蒙，面青，四肢厥冷，汗出如油，舌质青暗，苔腻或滑，脉细数不清，或浮大无根。

证机概要：痰浊壅盛，上蒙清窍，肺肾两亏，气阴耗伤，心肾阳衰。

治法：补肺纳肾，扶正固脱。

代表方：回阳急救汤合生脉饮加减。前方长于回阳救逆，后方重在益气养阴。

常用药：人参、附子、甘草益气回阳；山萸肉、五味子、麦冬固阴救脱；龙骨、牡蛎敛汗固脱；冬虫夏草、蛤蚧纳气归肾。

若喘急面青，烦躁不安，汗出肢冷，舌淡紫，脉细，另吞黑锡丹镇纳虚阳，温肾平喘固脱，每次服用 3～4.5g，温水送下。阳虚甚，气息微弱，汗出肢冷，舌淡，脉沉细，加肉桂、干姜回阳固脱；气息急促，心烦内热，汗出粘手，口干舌红，脉沉细数，加生地黄、玉竹养阴救脱，人参改用西洋参。

2. 缓解期

（1）肺虚

临床表现：喘促气短，语声低微，面色㿠白，自汗畏风，咳痰清稀色白，多因气候变化而诱发，发前喷嚏频作，鼻塞流清涕，舌淡苔白，脉细弱或虚大。

证机概要：肺卫不宣，肌表不固。

治法：补肺益气。

代表方：玉屏风散。

常用药：黄芪益气固表；白术健脾益肺，固表充卫；防风走表而散风邪，合黄芪、白术以益气祛邪。

若恶风明显，加用桂枝汤；阳虚甚者，加附子；痰多，加前胡、杏仁；气阴两虚，呛咳，痰少质黏，口咽干，舌质红，用生脉散加沙参、玉竹、黄芪。

（2）脾虚

临床表现：倦怠无力，食少便溏，面色萎黄无华，痰多而黏，咳吐不爽，胸脘满闷，恶心纳呆，或食油腻易腹泻，每因饮食不当而诱发，舌质淡，苔白滑或腻，脉细弱。

证机概要：脾失健运，痰饮蕴肺，肺气上逆。

治法：健脾益气。

代表方：六君子汤。

常用药：党参、白术健脾益气；山药、薏苡仁、茯苓甘淡补脾；半夏、橘皮燥湿化痰；五味子敛肺气；甘草补气调中。

若表虚自汗，加炙黄芪、浮小麦、大枣；怕冷，畏风，易感冒，加桂枝、白芍、附片；痰多者，加前胡、杏仁；脾阳不振，形寒肢冷者，加附子、干姜；中虚哮喘，痰壅气滞者，加三子养亲汤；脾虚气陷，少气懒言者，改用补中益气汤加减治疗。

（3）肾虚

临床表现：平素息促气短，动则为甚，呼多吸少，咳痰质黏起沫，脑转耳鸣，腰酸腿软，心慌，不耐劳累，或五心烦热，颧红，口干，或畏寒肢冷，面色苍白，舌淡苔白质胖，或舌红少苔，脉沉细或细数。

证机概要：肾元亏损，肾失摄纳，肺气上逆。

治法：补肾纳气。

代表方：金匮肾气丸合七味都气丸加减。前方偏于温肾助阳，后方偏于益肾纳气。

常用药：附子、肉桂补火助阳，温肾纳气；熟地黄、山茱萸、山药滋补肾阴；泽泻、茯苓利水渗湿，防地黄之滋腻；丹皮调血分之滞；五味子敛肺补肾纳气。

若阳虚甚，加附片、肉桂、补骨脂、淫羊藿、鹿角片；阴虚甚，加生地黄、冬虫夏草；肾失潜纳，气不归原，加蛤蚧、胡桃肉、沉香。

【临证备要】

1.注意寒热虚实之间的兼夹与转化。寒痰冷哮久郁可化热，尤其在感受外邪引发时，更易如此。小儿、青少年阳气偏盛者，多见热哮，但久延而至成年、老年，阳气渐衰，每可转从寒化，表现寒哮。虚实之间也可在一定条件下互相转化，一般而言，新病多实，发时邪实，久病多虚，平时正虚，但实证与虚证可以因果错杂为患。实证包括寒热两证在内，如寒痰日久耗伤肺脾肾的阳气，可以转化为气虚、阳虚证；痰热久郁耗伤肺肾阴液，则可转化为阴虚证。虚证属于阳气虚者，因肺脾肾不能温化津液，而致津液停积为饮，兼有寒痰标实现象；属于阴虚者，因肺肾阴虚火炎，灼津成痰，兼有痰热标实现象。兼腑实者，又当泻肺通腑，以恢复肺之肃降功能。因肝气侮肺，肺气上逆而致者，治当疏利肝气，清肝肃肺。

2.发时治标顾本，平时治本顾标。临证所见，哮病发作之时，虽以邪实为多，亦有正虚为主者，缓解期常以正虚为主，但其痰饮留伏的病理因素仍然存在，因此对于哮病的治疗发时未必全从标治，当治标顾本，平时亦未必全恃扶正，当治本顾标。尤其是大发作有喘脱倾向者，更应重视回阳救脱，急固其本，若拘泥于"发时治标"之说，则错失救治良机。平时当重视治本，区别肺、脾、肾的主次，在抓住重点的基础上，适当兼顾，其中尤以补肾为要，因肾为先天之本、五脏之根，肾精充足则根本得固。但在扶正的同时，还当注意参入降气化痰之品，以祛除内伏之顽痰，方能减少复发。

3. 重视虫类祛风通络药的应用。风邪致病者，为痰伏于肺，外感风邪触发，具有起病多快、病情多变等风邪"善行而数变"的特性，治当祛风解痉，药用麻黄、苏叶、防风、苍耳草等，特别是虫类祛风药擅长走窜入络，搜剔逐邪，可祛肺经伏邪，增强平喘降逆之功，且大多具有抗过敏、调节免疫功能作用，对缓解支气管痉挛、改善缺氧现象有显著疗效，药如僵蚕、蝉衣、地龙、露蜂房等。

【预防调护】

注意保暖，防止感冒，避免因寒冷空气的刺激而诱发。根据身体情况，做适当的体育锻炼，以逐步增强体质，提高抗病能力。

哮病患者平素饮食宜清淡，忌肥甘油腻、辛辣甜甜，防止生痰生火，避免海腥发物。避免烟尘异味。保持心情舒畅，避免不良情绪的影响。劳逸适当，防止过度疲劳。平时可常服玉屏风散、金匮肾气丸等扶正固本药物，以调护正气，提高抗病能力。

【小结】

哮病是一种发作性的痰鸣气喘疾患。病因系宿痰伏肺，复因外邪侵袭、饮食不当、情志刺激、体虚病后等触动诱发。病机为痰阻气道，肺失宣降。病位在肺，与脾肾密切相关。哮病为本虚标实之证，标实为痰浊，本虚为肺脾肾虚，本虚与标实互为因果。发作时以邪实为主，有寒哮、热哮之分，也可见寒包热、风痰、虚哮等兼证；未发时以正虚为主，表现为肺、脾、肾等脏气虚弱之候。若日久不愈，则虚实错杂；若大发作或发作呈持续状态时，易导致喘脱危候。临证注意寒热虚实之间的兼夹与转化，发时治标顾本，平时治本顾标，并重视虫类祛风通络药的应用。哮病预后，本病常反复发作，日久难愈。年少者，可随着年龄的增长，正气渐充，经过正确治疗可控制发作。如长期不愈，病由肺及脾、肾、心等，可致肺气胀满，不能敛降之肺胀重证。

【名医验案】

曹某，女，32岁，工人。

初诊（1988年9月17日）：素有过敏性鼻炎病史，年前剖宫产后出现哮喘，迁延经年不愈，近来每日夜晚均发作，发时胸闷气塞，气逆作喘，喉中哮鸣，不得安枕，吸气尤难，伴有烦热多汗，口干，痰稠色黄味咸，苔淡黄腻中灰，舌质暗红，脉来沉细滑数。证属肾元下虚，痰热蕴肺，肺气上逆，升降失司。治宜补肾纳气，清肺化痰。处方：南北沙参各10g，当归10g，生地黄12g，知母10g，天花粉10g，炙桑白皮10g，竹沥半夏10g，炒苏子10g，炙僵蚕10g，诃子肉3g，沉香3g（后下），脐带2条。另海蜇50g，荸荠7只，同煮，代水煎药。7剂。

二诊（9月24日）：药后哮喘旋即控制，唯咳频痰稠，汗出量多，苔淡黄灰腻，脉细滑。肺实肾虚，治守前意观察。原方去诃子肉，加五味子3g，山萸肉6g。

续服7剂，诸症悉平。观察半年，未见复发。

按：哮病发作之时，虽以邪实为多，但亦兼有正虚。本案产后体虚，阴血耗伤，复加外感诱发哮喘。痰稠色黄，舌苔黄腻，脉滑数，虽属痰热之象，但审其痰有咸味，脉见沉细，乃肾元亏虚，气失摄纳，津聚成痰。治以补肾纳气、清肺化痰为主，肺得清宁，肾能蛰藏，痰消气降而哮喘告平。（周仲瑛.周仲瑛临床经验辑要.中国医药科技出版社.1998）

【古籍摘要】

《医学统旨》:"大抵哮喘,未发以扶正为主,已发以攻邪气为主。亦有痰气壅盛壮实者,可用吐法。大便秘结,服定喘药不效,而用利导之药而安者。必须使薄滋味,不可纯用凉药,亦不可多服砒毒劫药,倘若受伤,追悔何及。"

《时方妙用·哮证》:"哮喘之病,寒邪伏于肺俞,痰窠结于肺膜,内外相应,一遇风寒暑湿燥火六气之伤即发,伤酒伤食亦发,动怒动气亦发,劳役房劳亦发。"

《症因脉治·哮病》:"哮病之症,短气倚息,不能仰卧,伛偻伏坐,每发六七日,轻则三四时,或一月或半月,起居失慎,则旧病复发,此哮病之症也。"

《医宗必读·喘》:"喘者,促促气急,喝喝痰声,张口抬肩,摇身撷肚。短气者,呼吸虽急,而不能接续,似喘而无痰声,亦不抬肩,但肺壅而不能下。哮者与喘相类,但不似喘开口出气之多,而有呀呷之音。……三者极当详辨。"

《王旭高医案·痰喘》:"哮喘气急……治之之法,在上治肺胃,在下治脾肾,发时治上,平时治下。"

【文献推介】

1. 中华医学会呼吸病学分会哮喘学组.支气管哮喘防治指南(2020年版)[J].中华结核和呼吸杂志,2020,43(12):1023-1048.

2. 周仲瑛.哮喘杂谈[J].江苏中医,2000,(08):1-5.

3. 陈燕,张洪春,杨道文,等.晁恩祥教授"从风论治"哮病的学术思想研究[J].中医药管理杂志,2007,15(04):281-282.

第四节 喘 证

喘证是以呼吸困难,短促急迫,甚至张口抬肩,鼻翼扇动,不能平卧为主症的疾病。喘证的症状轻重不一,轻者仅表现为呼吸困难,不能平卧;重者稍动则喘息不已,甚则张口抬肩,鼻翼扇动;严重者则喘促持续不解,烦躁不安,面青唇紫,肢冷,汗出如珠,脉浮大无根,发为喘脱。西医学中的肺炎、慢性阻塞性肺疾病、肺源性心脏病、心源性哮喘等属于本病范畴,可参照本节辨证论治;肺结核、硅肺等发生呼吸困难时,也可参照本节辨证论治。

《黄帝内经》最早记载了喘证的名称、症状和病因病机。《灵枢·五阅五使》云:"肺病者,喘息鼻张。"《灵枢·本脏》曰:"肺高,则上气,肩息咳。"描述了喘息、鼻张、肩息为喘证发作时轻重不同的临床表现,提出了病变主脏在肺。《灵枢·五邪》云:"邪在肺,则病皮肤痛,寒热,上气喘,汗出,喘动肩背。"《灵枢·本神》曰:"实则喘喝,胸盈仰息。"《素问·举痛论》曰:"劳则喘息汗出。"提出喘证的病因既有外感又有内伤。《素问·痹论》云:"心痹者,脉不通,烦则心下鼓,暴上气而喘。"《素问·经脉别论》云:"有所堕恐,喘出于肝。"指出喘虽以肺为主,亦涉及他脏。

东汉·张仲景《金匮要略》设有"上气"专篇论述。所谓"上气"指气喘肩息、不能平卧之候,亦包括"喉中水鸡声"的哮病和"咳而上气"的肺胀,辨证已分虚实,并以射干麻黄汤、越婢汤、皂荚丸等治疗。

金元时期的医家对喘证有进一步认识,金代刘完素论喘因于火热,认为:"病寒则气衰而息微，病热则气甚而息粗……故寒则息迟气微，热则息数气粗而为喘也。"元代朱丹溪认识到七情、饱食、体虚等皆为喘证的病因，《丹溪心法·喘》云："六淫七情之所感伤，饱食动作，脏气不和，呼吸之息，不得宣畅而为喘急。亦有脾肾俱虚，体弱之人，皆能发喘。"充实了内伤致喘的内容。

明·张景岳把喘证分为虚实两类，《景岳全书·喘促》云："实喘者有邪，邪气实也；虚喘者无邪，元气虚也。"指出了喘证的辨证纲领。清·叶天士《临证指南医案·喘》云："在肺为实，在肾为虚。"林珮琴《类证治裁·喘证》认为："喘由外感者治肺，由内伤者治肾。"这些论点对指导临床实践有重要意义。

【病因病机】

喘证常由多种疾患引起，病因复杂，有外感、内伤两大类。外感为六淫外邪侵袭肺系，内伤为痰浊内蕴、情志失调、久病劳欲等。

（一）病因

1. 外邪侵袭 外感风寒，袭表犯肺，肺卫为邪所伤，肺气不得宣畅，或因风热犯肺，肺为热壅，清肃失司，以致肺气上逆为喘。若表寒未解，内已化热，或肺有蕴热，寒邪外束，热不得泄，热为寒郁，或热蒸液聚成痰，痰热壅肺，肺失宣降，气逆而喘。明·张景岳《景岳全书·喘促》云："实喘之证，以邪实在肺也，非风寒则火邪耳。"

2. 饮食不当 过食生冷肥甘，或嗜酒伤中，损伤脾胃，以致脾湿不运，痰浊内生，上干于肺，肺气壅阻，升降不利，发为喘促。如复加外感诱发，可见痰浊与风寒、邪热等内外合邪的错杂证候。若痰湿郁久化热，或肺热素盛，痰火交阻于肺，痰壅火迫，上逆为喘。若湿痰寒化，可见寒饮伏肺，常因外邪袭表犯肺，引动伏饮，壅阻气道，发为喘促。

3. 情志所伤 情志不遂，忧思气结，气机不利，或郁怒伤肝，肝气上逆于肺，肺气不得肃降，则气逆而喘。明·李梴《医学入门·喘》所载"惊忧气郁，惕惕闷闷，引息鼻张气喘，呼吸急促而无痰声者"即属此类。

4. 劳欲久病 久咳伤肺，或病久肺虚，气失所主，气阴亏耗，因而短气喘促。明·王肯堂《证治准绳·喘》云："肺虚则少气而喘。"若劳欲伤肾，精气内夺，真元损耗，根本不固，则气失摄纳，上出于肺，出多入少，气逆喘促。明·赵献可《医贯·喘》言："真元耗损，喘出于肾气之上奔……乃气不归原也。"或肾阳衰弱，肾不主水，水气凌心，心阳不振，肺气上逆致喘。此外，如中气虚弱，肺气失于充养，亦可因气虚而喘。

（二）病机

喘证的基本病机为肺气上逆，宣降失职，或气无所主，肾失摄纳。病位主要在肺和肾，但与肝脾有关，甚则及心。因肺为气之主，司呼吸，外合皮毛，为五脏华盖，乃气机出入升降之枢纽，肾主摄纳，有助于肺气肃降，故有"肺为气之主，肾为气之根"之说。若外邪侵袭，或他脏病气上犯，皆可使肺失宣降，肺气胀满，呼吸不利而致喘；如肺虚气失所主，亦可少气不足以息而为喘；肾为气之根，与肺同司气之出纳，故肾元不固，摄纳失常，则气不归原，阴阳不相接续，亦可气逆于肺而为喘。另外，如脾虚生痰，痰浊上干，或中气虚弱，土不生金，肺气不足，或肝气上逆乘肺，升多降少，均可致肺气上逆而为喘。

喘证的病理性质有虚实之分。实喘在肺，为外邪、痰浊、肝郁气逆，邪壅肺气，宣降不利所致；虚喘责之肺、肾两脏，因阳气不足，阴精亏耗，而致肺肾出纳失常，且尤以气虚为主。实喘病久伤正，由肺及肾，或虚喘复感外邪，或夹痰浊，则病情虚实错杂，每多表现为邪气壅阻于上、肾气亏虚于下的上盛下虚证候。

喘证严重者，肺肾俱虚，亦可导致心气、心阳衰惫，鼓动血脉无力，血行瘀滞，面色、唇舌、指甲青紫，甚至出现喘脱，致亡阴、亡阳的危重局面。

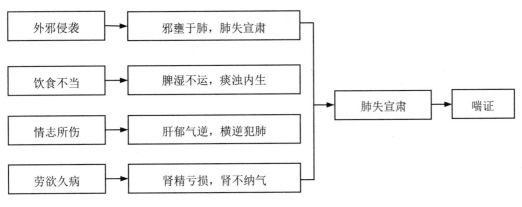

图 4-4　喘证病因病机演变

【诊断与鉴别诊断】

（一）诊断

1.临床表现为呼吸困难，短促急迫，甚至张口抬肩，鼻翼扇动，不能平卧，口唇发绀等，这是喘证诊断的主要依据。

2.多有慢性咳嗽、哮病、肺痨、心悸等病史，每遇外感、情志刺激及劳累而诱发。

血常规检查、胸部影像学检查、心电图检查、血气分析、肺功能测定等辅助检查，有助于本病的诊断。

（二）鉴别诊断

气短　气短与喘证同为呼吸异常的疾病。但喘证以呼吸困难、张口抬肩甚至不能平卧为特征，实证气粗声高，虚证气弱声低；短气亦即少气，主要表现呼吸浅促，或短气不足以息，似喘而无声。清·李用粹在《证治汇补·喘病》中说："若夫少气不足以息，呼吸不相接，出多入少，名曰气短。气短者，气微力弱，非若喘证之气粗奔迫也。"但气短进一步加重，可呈虚喘表现。

【辨证论治】

（一）辨证要点

1.首辨虚实

表 4-8　实喘与虚喘辨别表

	实喘	虚喘
呼吸	深长有余，呼出为快	短促难续，深吸为快

续表

	实喘	虚喘
声音	气粗声高	气怯声低
兼证	痰鸣咳嗽	少有痰咳
脉象	数而有力	微弱或浮大中空
病势	急骤	徐缓，时轻时重，遇劳即甚

2. 实喘辨外感内伤　外感起病急，病程短，多有表证；内伤病程久，反复发作，无表证。

3. 虚喘辨病位　肺虚者劳作后气短不足以息，喘息较轻，常伴有面色㿠白，自汗，易感冒；肾虚者静息时亦气喘，动则喘甚，伴有面色苍白，畏寒，或腰膝酸软，头晕耳鸣；心气心阳虚者，喘息持续不已，难以平卧，伴有心悸，浮肿，发绀，脉结代。

（二）治则治法

喘证的治疗应分清邪正虚实。实喘治肺，以祛邪利气为主，区别寒、热、痰、气的不同，分别采用温化宣肺、清化肃肺、化痰理气的方法。虚喘以培补摄纳为主，或补肺，或健脾，或补肾，阳虚则温补之，阴虚则滋养之。对于虚实夹杂、下虚上实、寒热互见者，当按具体情况分清标本，权衡主次，灵活辨证。此外，由于喘证多由其他急慢性疾病发展而来，还应当注意积极治疗原发病，不能见喘治喘。

（三）证治分类

1. 实喘

（1）风寒壅肺

临床表现：喘息咳逆，呼吸急促，胸部胀闷，痰多色白清稀，常伴恶寒无汗，头痛鼻塞，或有发热，口不渴，舌苔薄白而滑，脉浮紧。

证机概要：风寒上受，内舍于肺，邪实气壅，肺气不宣。

治法：宣肺散寒。

代表方：麻黄汤合华盖散加减。前方宣肺平喘，散寒解表，解表散寒力强，后方宣肺化痰，降气化痰功著。

常用药：麻黄、紫苏温肺散寒；半夏、橘红、杏仁、紫菀、白前化痰利气。

若表证明显，寒热无汗，头身疼痛者，加桂枝配麻黄；寒痰较重，痰白清稀，量多起沫者，加细辛、生姜；咳喘重，胸满气逆者，加射干、前胡、厚朴、苏子宣肺降气化痰。

（2）表寒肺热

临床表现：喘逆上气，息粗鼻扇，胸胀或痛，咳而不爽，吐痰稠黏，伴形寒，身热，烦闷，身痛，有汗或无汗，口渴，舌质红，苔薄白或黄，脉浮数或滑。

证机概要：寒邪束表，热郁于肺，肺气上逆。

治法：解表清里，化痰平喘。

代表方：麻杏石甘汤。

常用药：麻黄宣肺解表；黄芩、桑白皮、石膏清泄里热；苏子、杏仁、半夏、款冬花降气化痰。

若表寒重者，加桂枝；痰热重，痰黄黏稠量多者，加瓜蒌、贝母；痰鸣息涌者，加葶苈子、射干泻肺化痰；津伤渴甚者，加天花粉、沙参、麦冬、芦根。

（3）痰热郁肺

临床表现：喘咳气涌，胸部胀痛，痰多质黏色黄，或为血痰，伴胸中烦闷，身热有汗，口渴而喜冷饮，面赤咽干，小便赤涩，大便或秘，舌质红，苔黄腻，脉滑数。

证机概要：邪热蕴肺，蒸液成痰，痰热壅滞，肺失清肃。

治法：清热化痰，宣肺平喘。

代表方：桑白皮汤。

常用药：桑白皮、黄芩清泄肺热；知母、贝母、射干、瓜蒌皮、前胡、地龙清化痰热定喘。

若身热重者，加石膏辛寒清气；喘甚痰多，黏稠色黄者，加葶苈子、海蛤壳、鱼腥草、冬瓜仁、薏苡仁清热泻肺，化痰泄浊；腑气不通，便秘者，加瓜蒌仁、大黄或风化硝。

（4）痰浊阻肺

临床表现：喘咳痰鸣，胸中满闷，甚则胸盈仰息，痰多黏腻色白，咳吐不利，呕恶纳呆，口黏不渴，舌质淡，苔白腻，脉滑或濡。

证机概要：中阳不运，积湿生痰，痰浊壅肺，肺失肃降。

治法：祛痰降逆，宣肺平喘。

代表方：二陈汤合三子养亲汤加减。前方燥湿化痰，理气和中，后方降气化痰。

常用药：半夏、陈皮、茯苓化痰；苏子、白芥子、莱菔子化痰下气平喘；杏仁、紫菀、旋覆花肃肺化痰降逆。

若痰湿较重，舌苔厚腻者，加苍术、厚朴燥湿理气，以助化痰定喘；脾虚，纳少，神疲，便溏者，加党参、白术健脾益气；痰从寒化，色白清稀，畏寒者，加干姜、细辛温化寒痰。

（5）肺气郁痹

临床表现：每遇情志刺激而诱发，突然呼吸短促，息粗气憋，胸胁闷痛，咽中如窒，喉中痰鸣不著，平素多忧思抑郁，或失眠心悸，或心烦易怒，面红目赤，舌质红，苔薄白或黄，脉弦。

证机概要：肝气郁结，气逆犯肺，肺失宣降。

治法：开郁降气平喘。

代表方：五磨饮子。

常用药：沉香、木香、川朴花、枳壳行气解郁；苏子、金沸草、代赭石、杏仁降逆平喘。

若肝郁气滞较著者，加柴胡、郁金、青皮；心悸，失眠者，加百合、合欢皮、酸枣仁、远志宁心安神；气滞腹胀，大便秘结者，加大黄即六磨汤，以降气通腑。

2. 虚喘

（1）肺气虚耗

临床表现：喘促短气，气怯声低，喉有鼾声，咳声低弱，痰吐稀薄，自汗畏风，或咳呛，痰少质黏，烦热口干，咽喉不利，面颧潮红，舌质淡红，或舌红少苔，脉软弱或细数。

证机概要：肺气亏虚，气失所主，或肺阴亦虚，虚火上炎，肺失清肃。

治法：补肺益气。

代表方：生脉散合补肺汤加减。前方益气养阴，后方重在补肺益肾。

常用药：党参、黄芪、冬虫夏草、炙甘草补益肺气；麦冬、五味子补肺养阴。

若咳逆，咳痰稀薄者，加紫菀、款冬花、苏子、钟乳石等温肺止咳定喘；阴虚者，加沙参、玉竹、百合、诃子滋养肺阴；咳痰稠黏，加川贝母、百部、桑白皮化痰肃肺；肾虚，喘促不已，动则尤甚，加山萸肉、胡桃肉、蛤蚧等补肾纳气；肺脾两虚，中气下陷者，合补中益气汤加减治疗。

（2）肾虚不纳

临床表现：喘促日久，动则喘甚，呼多吸少，气不得续，形瘦神惫，跗肿，汗出肢冷，面青唇紫，或见喘咳，面红烦躁，口咽干燥，足冷，汗出如油，舌质淡，苔白或黑润，或舌红少津，脉沉弱或细数。

证机概要：肺病及肾，肺肾俱虚，肾不纳气。

治法：补肾纳气。

代表方：金匮肾气丸合人参蛤蚧散加减。前方温补肾阳，偏于温阳，后方补气纳肾，长于益气。

常用药：附子、肉桂、山萸肉、冬虫夏草、胡桃肉、紫河车温肾纳气；熟地黄、当归滋阴助阳。

若脐下筑动，气从少腹上冲胸咽，为肾失潜纳，加紫石英、磁石、沉香；喘剧气怯，稍动喘甚者，加人参、五味子、蛤蚧益气纳肾；肾阴虚者，不宜辛燥，用七味都气丸合生脉散加减以滋阴纳气，药用生地黄、天冬、麦冬、龟甲胶、当归养阴，五味子、诃子敛肺纳气。

本证一般以阳气虚者为多见，若阴阳两虚者，应分清主次治之。若喘息渐平，善后调理可常服紫河车、胡桃肉以补肾纳气。

（3）正虚喘脱

临床表现：喘逆剧甚，张口抬肩，鼻翼扇动，不能平卧，稍动则咳喘欲绝，或有痰鸣，心悸烦躁，四肢厥冷，面青唇紫，汗出如珠，脉浮大无根，或脉微欲绝。

证机概要：肺气欲绝，心肾阳衰，气失所主。

治法：扶阳固脱，镇摄肾气。

代表方：参附汤送服黑锡丹。前方扶阳固脱，后方镇摄肾气。

常用药：人参、黄芪、炙甘草补益肺气；山萸肉、冬虫夏草、五味子、蛤蚧（粉）摄纳肾气；龙骨、牡蛎敛汗固脱。

若阳虚甚，气息微弱，汗出肢冷，舌淡，脉沉细者，加附子、干姜以温阳固脱；阴虚甚，气息急促，心烦内热，汗出粘手，口干舌红，脉沉细数者，加麦冬、玉竹，人参改用西洋参；神昧不清者，加丹参、远志、菖蒲安神祛痰开窍；浮肿者，加茯苓、炙蟾皮、万年青根强心利水。

【临证备要】

1. 注意寒热的转化与兼见。喘证的证候之间，存在着一定的联系。临床辨证除分清实喘、虚喘之外，还应注意寒热的转化。如实喘中的风寒壅肺证，若风寒失于表散，入里化热，可出现表寒肺热；痰浊阻肺证，若痰郁化热，或痰阻气壅，血行瘀滞，又可呈现痰热郁肺，或痰瘀阻肺证。

2. 掌握虚实的错杂。本病反复发作，每见邪气尚实而正气已虚，表现肺实肾虚的上实下虚证。因痰浊壅肺，见咳嗽痰多，气急，胸闷，苔腻；肾虚于下，见腰酸，下肢欠温，脉沉细或兼滑。治疗宜化痰降逆，温肾纳气，以苏子降气汤为代表方，并根据上盛下虚的主次分别处理，上盛为主，加杏仁、白芥子、莱菔子，下虚为主，加补骨脂、胡桃肉、紫石英。另外可因阳虚饮停，上凌心肺，泛溢肌肤，而见喘咳心悸，胸闷，咳痰清稀，肢体浮肿，尿少，舌质淡胖，脉沉细。治当温肾益气行水，用真武汤加桂枝、黄芪、防己、葶苈子、万年青根等。若痰饮凌心，心阳不振，血脉瘀阻，致面、唇、爪甲、舌质青紫，脉结代者，可加活血化瘀之丹参、桃仁、红花、川芎、泽兰等。

3. 虚喘尤重治肾，扶正当辨阴阳。虚喘有补肺、补肾及健脾、养心等不同治法，且每多相关，应结合应用，但肾为气之根，必须重视治肾，纳气归原，使根本得固。扶正除辨别脏器所属外，须进一步辨清阴阳。阳虚者温养阳气，阴虚者滋阴填精，阴阳两虚者根据主次酌情兼顾。一般而论，以温阳益气为主。

【预防调护】

对于喘证的预防，平时要慎风寒，适寒温，顺应季节气候的变化。节饮食，少食黏腻和辛热刺激之品，以免助湿生痰动火。畅情志，保持情绪乐观稳定，使机体气机调畅。

喘证患者应注意早期治疗，力求根治，平素尤需防寒保暖，防止受邪而诱发加重病情。忌烟酒，远房事，调情志，饮食清淡而富有营养。加强体育锻炼，增强体质，提高机体的抗病能力，应锻炼有度，避免过度疲劳。

【小结】

喘证以呼吸困难，甚则张口抬肩，鼻翼扇动，不能平卧为主症，严重者可致喘脱。病因外感六淫、内伤饮食、情志不畅及久病体虚所致。病位在肺和肾，与肝、脾、心有关。病理性质有虚实之分。实喘在肺，为邪气壅盛，气失宣降；虚喘主要在肾，为精气不足，肺肾出纳失常。辨治以虚实为纲。实喘有邪，其治在肺，当祛邪利肺，分别治以温宣、清泄、化痰、降气；虚喘正虚，其治在肾，当培补摄纳，须辨所病脏腑，予以补肺纳肾，或兼养心健脾。喘脱危症应予急救，当扶正固脱，镇摄潜纳。喘证的预后与病程的长短、病邪的性质、病位的深浅有关。一般而论，实喘易治，虚喘难疗。虚喘为气失摄纳，根本不固，补之未必即效，且每因体虚易感外邪，诱致疾病反复发作，病情迁延难愈。

【名医验案】

夏某，女，58岁。

初诊：喘证已历多年，既往每届冬令发作加甚。今年自冬至夏，发作持续不已，呼吸困难，动则喘甚，稍有咳嗽，痰少，喉中少有痰鸣，心慌，舌质淡，脉沉细。证属肺肾两虚，痰浊阻气，治拟苏子降气汤加减。处方：肉桂2.5g（后下），炙黄芪12g，当归、钟乳石、炒苏子、法半夏、胡桃肉各10g，橘皮5g，沉香2.5g（后下），生姜2片。7剂。

二诊：药后气喘减轻，但动则仍甚，咳少无痰，舌苔白，脉沉细，面色无华，仍从肾虚水泛为痰作喘进治。肉桂2.5g（后下），炙黄芪12g，当归、钟乳石、炒苏子、法半夏、胡桃肉各10g，紫石英、熟地黄各12g，诃子5g，沉香2.5g（后下），生姜2片。14剂。

三诊：药后气喘减轻，咳少，痰不多，唯头昏不适，苔脉如前。治予原方去钟乳石，加枸杞子10g。4剂。

患者服上方后，病情缓解，持续4个月气喘未作，是年冬季共轻度发作2次，经用上方迅即控制。

按：本案属下虚兼有上盛之喘，治疗始以苏子降气汤加减，继合贞元饮意，摄纳肾气，补益肺气，以固本为主。上盛用炒苏子、法半夏、橘皮；下虚用胡桃肉、钟乳石、紫石英、熟地黄；肺肾气虚用炙黄芪；寒饮伏肺用肉桂。治下顾上，金水同调，药与证合。（周仲瑛.周仲瑛临床经验辑要．中国医药科技出版社．1998）

【古籍摘要】

《济生方·喘》："将理失宜，六淫所伤，或因坠堕惊恐，渡水跌仆，饱食过伤，动作用力，遂使脏气不和，荣卫失其常度，不能随阴阳出入以成息，促迫于肺，不得宣通为喘也。"

《仁斋直指方论·喘嗽》："唯夫邪气伏藏，痰涎浮涌，呼不得呼，吸不得吸，于是上气促急。……有肺虚夹寒而喘者，有肺实夹热而喘者，有水气乘肺而喘者……如是等类，皆当审证而主治之。"

《医宗必读·喘》："治实者，攻之即效，无所难也。治虚者，补之未必即效，须悠久成功，其间转折进退，良非易也。故辨证不可不急，而辨喘证为尤急也。"

【文献推介】

1. 姜德友，裴思颖．喘证源流考 [J]. 中华中医药学刊，2015，33（02）：266-268.
2. 张学燕．喘证辨治概述 [J]. 光明中医，2020，35（23）：3801-3803.
3. 宋元泽，李兴芳．《金匮要略》治喘经验浅探 [J]. 西部中医药，2020，33（07）：48-51.

第五节　肺　痈

肺痈是以咳嗽、胸痛、发热、咳吐腥臭浊痰甚则脓血相兼为主症的疾病，属内痈范围。西医学中的支气管扩张合并感染、肺脓肿、化脓性肺炎等属本病范畴，可参照本节辨证论治。

肺痈病名，始见于东汉·张仲景《金匮要略·肺痿肺痈咳嗽上气病》："咳而胸满振寒，脉数，咽干不渴，时出浊唾腥臭，久久吐脓如米粥者，为肺痈。"其认为病因是"风中于卫，呼气不入，热过于营，吸而不出；风伤皮毛，热伤血脉……热之所过，血为之凝滞，蓄结痈脓"，指出未成脓时，治以泻肺去壅，用葶苈大枣泻肺汤，已成脓后，治以排脓解毒，用桔梗汤，并提出"始萌可救，脓成则死"的预后判断，强调早期治疗的重要性。

隋·巢元方《诸病源候论·肺痈候》认为："其气虚者，寒乘虚伤肺，寒搏于血，蕴结成痈；热又加之，积热不散，血败为脓。"强调肺痈的病机是由正虚感寒，郁热血败所致。唐·孙思邈《备急千金要方·肺脏方》创制苇茎汤，有清热排脓、活血消痈之功，沿用至今。

明清时期，医家对肺痈的分期及治法有较深刻的认识。明·陈实功《外科正宗》根据病机演变及证候表现，提出初起在表者宜"解散风邪"，已有里热者宜"降火抑阴"，成脓者宜"平肺排脓"，脓溃正虚者宜"补肺健脾"等治法，对后世分期论治影响较大。清·喻嘉言《医门法律·肺痈肺痿门》认为，"肺痈由五脏蕴崇之火，与胃中停蓄之热，上乘乎肺，肺受火热熏灼"而致，认识到他脏及肺的发病机制，治疗上主张以"清肺热，救肺气"为要着。张璐《张氏医通》主张应"乘初起时极力攻之"。沈金鳌《杂病源流犀烛》认为，"肺痈，肺热极而成病也"，力主"清热涤痰"治疗。

【病因病机】

肺痈发病的主要原因为感受外邪，内犯于肺，或因痰热素盛，蒸灼肺脏，以致热壅血瘀，蕴酿成痈，血败肉腐化脓。

（一）病因

1. 感受外邪　风热上受，自口鼻或皮毛侵犯于肺，或因风寒袭肺，未得及时表散，内蕴不解，郁而化热，肺脏受邪热熏灼，肺气失于清肃，肺络阻滞，以致热壅血瘀，蕴毒化脓而成痈。清·张璐《张氏医通·肺痈》云："盖由感受风寒，未经发越，停留肺中，蕴发为热。"

2. 痰热素盛　平素嗜酒太过，或恣食辛辣厚味，酿湿蒸痰化热，熏灼于肺，或肺经痰热素盛，或他脏痰浊瘀热蕴结日久，上干于肺，形成肺痈。《张氏医通·肺痈》云："或夹湿热痰涎垢腻，蒸淫肺窍，皆能致此。"

3. 内外合邪　如宿有痰热蕴肺，复加外感风热，内外合邪，则更易引发本病。清·吴谦《医宗金鉴·外科心法要诀》指出："此证系肺脏蓄热，复伤风邪，郁久成痈。"尤其是劳累过度，正气虚弱，则卫外不固，外邪容易侵袭，导致原有内伏之痰热郁蒸，成为致病的重要内因。明·龚廷贤《寿世保元·肺痈》云："盖因调理失宜，劳伤血气，风寒得以乘之。寒生热，风亦生热，壅积不散，遂成肺痈。"

（二）病机

肺痈的基本病机为热伤肺气，蒸液成痰，热壅血瘀，血败肉腐。由于邪热郁肺，蒸液成痰，邪阻肺络，血滞为瘀，而致痰热与瘀血郁结，蕴酿成脓，血败肉腐化脓，肺络损伤，脓疡溃破外泄。其病理主要表现为邪盛的实热证候，脓疡溃后方见阴伤气耗之象。成痈化脓的病理基础，主要在于血瘀。血瘀则热聚，血败肉腐酿脓。《灵枢·痈疽》云："营卫稽留于经脉之中，则血泣而不行，不行则卫气从之而不通，壅遏而不得行，故热。大热不止，热胜则肉腐，肉腐则为脓。"清·柳宝诒《柳选四家医案·环溪草堂医案》谓："肺痈之病，皆因邪瘀阻于肺络，久蕴生热，蒸化成脓。"指出"瘀热"的病理概念。

病位在肺。由于邪热郁肺，邪阻肺络，肺损络伤而发病。肺痈的病理演变过程，可以随着病情的发展、邪正的消长，表现为初（表证）期、成痈期、溃脓期、恢复期等不同阶段。初期（表证期）因风热（寒）之邪侵袭卫表，内郁于肺，或内外合邪，肺卫同病，蓄热内蒸，热伤肺气，肺失清肃，出现恶寒、发热、咳嗽等肺卫表证；成痈期为邪热壅肺，蒸液成痰，气分热毒浸淫及血，热伤血脉，血为之凝滞，热壅血瘀，蕴酿成痈，表现高热、振寒、咳嗽、气急、胸痛等痰瘀热毒蕴肺的证候；溃脓期，痰热与瘀血壅阻肺络，肉腐血败化脓，继则肺损络伤，脓疡内溃外泄，咳出大量腥臭脓痰或脓血痰；恢复期，脓疡溃后，邪毒渐尽，病情趋向好转，但因肺体损伤，故可见邪去正虚，阴伤气耗的病理过程。随着正气的逐渐恢复，病灶趋向愈合。溃后如脓毒不净，邪恋正虚，每致迁延反复，日久不愈，病势时轻时重，而转为慢性。

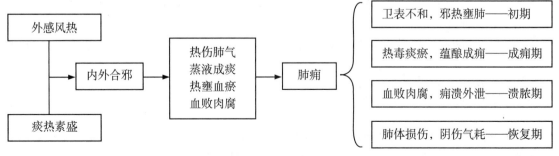

图 4-5　肺痈病因病机演变

【诊断与鉴别诊断】

（一）诊断

1.发病急骤，常突然寒战高热，咳嗽胸痛，呼吸气粗，咳吐黏浊痰，经旬日左右，咳吐大量腥臭脓痰，气味腥臭，或脓血相兼，身热遂降，症情好转，经数周逐渐恢复。如脓毒不净，持续咳嗽，咳吐脓血臭痰，低烧，消瘦，则转成慢性。

2.有感受外邪的病史，多有原肺系其他痼疾。

3.传统验痰法诊断法

验痰法：脓血浊痰吐入水中，沉者是痈脓，浮者是痰。

验口味：口嚼生黄豆或含生豆汁不觉有腥味者。

验爪甲：可见"爪甲紫而带弯"，指端呈鼓杵样。

血白细胞总数检查、痰的病原体检查、胸部 X 线摄片、肺部 CT 扫描、支气管碘油造影及纤维支气管镜检查有助于诊断。

（二）鉴别诊断

1.风温 风温起病多急，以发热、咳嗽、烦渴或伴气急胸痛为特征，与肺痈初期极为类似，颇难鉴别，但肺痈之振寒、咯吐浊痰明显，喉中有腥味。此外，风温经正确及时治疗后，邪在气分而解，病情向愈，如经一周身热不退，或退而复升，应考虑肺痈的可能。

2.痰热蕴肺证 肺系其他疾患表现痰热蕴肺，热伤血络证候时，亦可见发热、咳嗽、胸痛、咳痰带血等症状，但一般痰热蕴肺证为气分邪热动血伤络，病情较轻；肺痈则为瘀热蕴结成痈，酿脓溃破，病情较重。在病理表现上有血热与血瘀的区别，临床特征亦有不同，前者咳吐黄稠脓痰，量多，夹有血色，肺痈则咳吐大量腥臭脓血浊痰。若痰热蕴肺迁延失治，邪热进一步瘀阻肺络，也可发展形成肺痈。

【辨证论治】

（一）辨证要点

1.辨病期 根据其临床表现，辨病程的不同阶段。初起及成痈阶段，为热毒瘀结在肺，邪盛证实。溃脓期，大量腥臭脓痰排出后，因痰热久蕴，肺之气阴耗伤，表现虚实夹杂之候。恢复期，则以阴伤气耗为主，兼有余毒不净。

2.辨顺逆 溃脓期是病情顺和逆的转折点。顺证见溃后声音清朗，脓血稀而渐少，臭味转淡，饮食知味，胸胁少痛，身体不热，脉象缓滑。逆证见溃后音哑无力，脓血如败卤，腥味异常，气喘鼻扇，胸痛，食少，身热不退，颧红，指甲青紫，脉弦涩或弦急。此为肺叶腐败之恶候。

（二）治则治法

治疗以祛邪为原则，采用清热解毒、化瘀排脓之法。脓未成应着重清肺消痈，脓已成需排脓解毒。按照有脓必排的要求，尤以排脓为首要措施。具体处理可根据病程，分阶段施治。初期风热侵犯肺卫，宜清肺散邪；成痈期热壅血瘀，宜清热解毒，化瘀消痈；溃脓期血败肉腐，宜排脓解毒；恢复期阴伤气耗，宜养阴益气；若久病邪恋正虚者，则应扶正祛邪。

（三）证治分类

1. 初期

临床表现：恶寒发热，咳嗽，胸痛，咳时尤甚，咳吐白色黏痰，痰量由少渐多，呼吸不利，口干鼻燥，舌尖红，苔薄黄或薄白少津，脉浮数而滑。

证机概要：风热外袭，卫表不和，邪热壅肺，肺失清肃。

治法：疏散风热，清肺化痰。

代表方：银翘散。

常用药：银花、连翘、芦根、竹叶疏风清热解毒；桔梗、贝母、牛蒡子、前胡、甘草利肺化痰。

若内热转甚，身热较重，咳痰黄，口渴者，加生石膏、鱼腥草、炒黄芩；咳甚痰多，加杏仁、贝母、前胡、桑白皮、冬瓜子、枇杷叶；胸痛，呼吸不利，加瓜蒌皮、广郁金；头痛者，加菊花、桑叶。

2. 成痈期

临床表现：身热转甚，汗出身热不解，胸满作痛，转侧不利，咳吐黄稠痰，或黄绿色痰，自觉喉间有腥味，咳嗽气急，口干咽燥，烦躁不安，舌质红，苔黄腻，脉滑数有力。

证机概要：热毒蕴肺，蒸液成痰，热壅血瘀，蕴酿成痈。

治法：清热解毒，化瘀消痈。

代表方：千金苇茎汤合如金解毒散加减。前方重在化痰泄热，通瘀散结消痈，后方则以降火解毒、清肺消痈为长。

常用药：薏苡仁、冬瓜仁、桃仁、桔梗化痰行瘀散结；黄芩、银花、鱼腥草、红藤、蒲公英、紫花地丁、甘草、芦根清肺解毒消痈。

若热毒内盛者，加金银花、连翘、鱼腥草、金荞麦、蒲公英等；痰热郁肺，咳痰黄稠，加桑白皮、瓜蒌、射干、海蛤壳；胸闷喘满、咳唾浊痰量多者，加瓜蒌、桑白皮、葶苈子；便秘者，加大黄、枳实；胸痛甚者，加枳壳、丹参、延胡索、郁金。

3. 溃脓期

临床表现：咳吐大量脓血痰，或如米粥，腥臭异常，有时咯血，身热，面赤，烦渴喜饮，胸中烦满而痛，甚则气喘不能卧，舌质红，苔黄腻，脉滑数或数实。

证机概要：热壅血瘀，血败肉腐，痈肿内溃，脓液外泄。

治法：排脓解毒。

代表方：加味桔梗汤。

常用药：桔梗、薏苡仁、冬瓜子排脓散结化痰；鱼腥草、金荞麦根、败酱草清热解毒排脓；银花、黄芩、芦根清解肺热。

若痰热内盛，烦渴，痰黄稠，加石膏、知母、天花粉；脓出不畅者，加皂角；气虚无力托脓者，加生黄芪；咯血者，加白茅根、藕节、丹参、侧柏叶，或另服三七粉、白及粉；形证俱实，咳吐腥臭脓痰，胸部满胀，喘不能卧，大便秘结，脉滑数有力，予桔梗白散，峻驱其脓。桔梗白散药性猛烈，峻下逐脓的作用甚强，一般不轻易应用，体弱者禁用。

4. 恢复期

临床表现：身热渐退，咳嗽减轻，咯吐脓血渐少，臭味亦减，痰液转为清稀，精神渐振，食欲改善，或见胸胁隐痛，难以久卧，气短乏力，自汗，盗汗，低热，午后潮热，心烦，口干咽燥，面色不华，形瘦神疲，舌质红或淡红，苔薄，脉细或细数无力。

证机概要：邪毒渐去，肺体损伤，阴伤气耗。

治法：益气养阴清肺。

代表方：沙参清肺汤合竹叶石膏汤加减。前方益气养阴，清肺化痰，后方清热生津，益气和胃。

常用药：沙参、麦冬、百合、玉竹滋阴润肺；党参、太子参、黄芪益气生肌；当归养血和营；贝母、冬瓜仁清肺化痰。

若溃处不敛者，加阿胶、白蔹；脾虚食少便溏者，配白术、山药、茯苓；低热者，可酌配功劳叶、青蒿、白薇、地骨皮；邪恋正虚，咳痰腥臭脓浊，反复迁延，日久不净，当扶正祛邪，治以益气养阴，配合排脓解毒法，加鱼腥草、败酱草、金荞麦等；咳嗽，咳吐脓血痰日久不净，或痰液一度清稀而复转臭浊，病情时轻时重，迁延不愈者，为邪恋正虚，用桔梗杏仁煎加减，益气养阴，排脓解毒。

【临证备要】

1.脓液能否排出是治疗成败的关键。在痈脓溃破时，蓄结之脓毒尚盛，邪气仍实，治当以排脓为主。桔梗常用为排脓的主药，可与薏苡仁、冬瓜仁、浙贝母、瓜蒌皮、桃仁等合用，且用量宜大。排脓不畅者，加皂角刺、金荞麦等。溃脓期气虚而无力排脓者，加生黄芪。脓毒去则正自易复，不可早予补敛，以免留邪，延长病程。恢复期虽属邪衰正虚，阴气内伤，应以清养补肺为主，扶正以托邪，但仍需防其余毒不净，适当佐以排脓之品。若溃后脓痰一度清稀而复转臭浊，或腥臭脓血迁延日久不尽，时轻时重，为邪恋正虚，脓毒未净，虚实错杂，提示邪毒复燃或转为慢性，仍须重视解毒排脓之法。

2.防止发生大咯血。本病在成痈溃脓时，若病灶部位有较大的肺络损伤，可以发生大量咳血，应警惕出现血块阻塞气道，或气随血脱的危象，当按照"血证"治疗，采取相应的急救措施。

3.慎温补，宜通腑。本病不可滥用温补保肺药，尤忌发汗损伤肺气。还应注意保持大便通畅，因肺与大肠相表里，大便通可不致腑热上攻，以利肺气宣降，且热毒之邪亦得从大便而解。

【预防调护】

素体肺虚或原有其他慢性疾患者，大多肺卫不固，易感外邪，当注意寒温适度，起居有节，谨避风寒，预防外感。在饮食上要忌辛辣、烟酒及肥甘厚腻，宜食清淡之品，多食蔬菜。

肺痈患者应安静卧床休息，保持适当的活动，有利于痰的排出，促进康复。多吃水果，如橘子、梨、枇杷等，有润肺生津化痰的作用。可用薏米煨粥食之，可用鲜芦根煎汤代茶。高热者可予半流质饮食。每天观察记录体温、脉象的变化，咳嗽情况，咳痰的色、质、量、味。在溃脓后可根据病位，配合体位引流。咳血者应慎防血块阻塞气道或气随血脱危象。

【小结】

肺痈以咳嗽、胸痛、发热、咳吐腥臭浊痰甚则脓血相兼为主要临床表现，属内痈之一。病位在肺，多在肺经痰热素盛或原有肺系疾病的基础上，外感风热毒邪，内外合邪所致。主要病机为邪热郁肺，热壅血瘀而成痈，血败肉腐而成脓。根据病情的发展，其病理演变分为初期、成痈期、溃脓期、恢复期四个阶段，治疗主要以清热解毒、化瘀排脓为法。未成脓前应予大剂量清热消痈之品，力求消散；已成脓者，按照有脓必排原则，解毒排脓；脓毒清除后，再予补虚养肺。溃脓期是病情顺和逆的转折点。本病早期及时治疗，在未成脓前得到消散，多可治愈。正气虚弱，或肺有郁热者，治疗后仍见邪恋正虚，则可转成慢性。

【名医验案】

冯某，男，59岁。

初诊：患者两月前咳嗽，胸际不畅，初未在意，近日咳嗽加剧，且有微喘，痰浊而多，味臭，有时带血，胸胁震痛，稍有寒热，眠食不佳，小便深黄，大便干燥，舌苔黄厚，脉滑数。辨证为外感风寒，未得发越，蕴热成痈。治予排脓解毒、涤痰清热为主。处方：鲜苇根、茅根各24g，生苡仁、冬瓜子、仙鹤草各18g，赭石12g，北沙参10g，桑白皮、地骨皮、旋覆花、桃仁、桔梗、杏仁各6g，陈橘红、橘络、粉甘草各5g。5剂。

二诊：寒热渐退，喘平嗽轻，痰减仍臭，已不带血，眠食略佳，二便正常，尚觉气短、胸闷，仍遵原法。原方去桑白皮、地骨皮、仙鹤草，加炙紫菀、炙白前、百部各5g，炙枇杷叶6g，半夏曲、薤白、瓜蒌各10g，冬瓜子改为24g。6剂。

三诊：诸症均减，唯觉气短、身倦，脉现虚弱，乃病邪乍退，正气未复。处方：北沙参12g，枇杷叶6g，云茯苓、南沙参、半夏曲、云茯神各10g，苦桔梗6g，炒枳壳5g，化橘红5g，白及粉3g（分二次冲服），冬虫夏草10g，粉甘草5g，炒白术10g，三七粉3g（分冲）。

按：本案先以千金苇茎汤、桔梗汤和泻白散加减，以排解脓毒，涤痰清热，益气止血，逐去有形之秽浊。继用六君子汤加味，养肺补虚。（祝谌予，等.施今墨临床经验集.人民卫生出版社.2005）

【古籍摘要】

《辨证录·肺痈门》："盖肺之所以生痈者，因肺火不散也，然肺火之来，因肺气虚也，肺虚而火留于肺，火盛而后结为痈。"

《医门法律·肺痈肺痿门》："肺痈由五脏蕴崇之火，与胃中停蓄之热，上乘乎肺，肺受火热熏灼，即血为之凝，血凝即痰为之裹，遂成小痈。所结之形日长，则肺日胀而胁骨日昂，乃至咳声频并，浊痰如胶，发热畏寒，日晡尤甚，面红鼻燥，胸生甲错。"

《柳选四家医案·环溪草堂医案》："肺痈之病，皆因邪瘀阻于肺络，久蕴生热，蒸化成脓。……初用疏瘀散邪泻热，可冀其不成脓也。继用通络托脓，是不得散而托之，使速溃也。再用排脓泄热解毒，是既溃而用清泄，使毒热速化而外出也。终用清养补肺，是清化余热，而使其生肌收口也。"

【文献推介】

1. 葛师言.五味瘀热汤治疗肺痈的经验[J].中医杂志，1999，40（10）：596-597.

2. 洪波，鲍翊君，王邦才.钟一棠治疗肺脓肿经验[J].中华中医药杂志，2016，31（11）：4550-4552.

3. 袁思成，芮庆林.古代医籍肺痈方剂用药规律的数据挖掘技术分析[J].中国中医急症，2020，29（11）：1912-1915.

第六节 肺 痨

肺痨是以咳嗽、咯血、潮热、盗汗及身体逐渐消瘦等为主症的传染性疾病。西医学中的肺结核病以及某些肺外结核出现肺痨表现者属于本病范畴，可参照本节辨证论治。

古代文献中有关本病的相关病名很多，大致有两大类：一类以其具有传染性而定名，如尸注、虫疰、传尸、鬼疰等；一类以其症状特点而定名，如痨瘵、骨蒸、劳嗽、肺痿疾、伏连、急痨等。

《黄帝内经》有对本病类似的慢性虚损性疾病临床特点的描述，如《素问·玉机真脏论》说："大骨枯槁，大肉陷下，胸中气满，喘息不便，内痛引肩项，身热，脱肉破……肩髓内消。"《灵枢·玉版》云："咳，脱形，身热，脉小以疾。"

东汉·张仲景《金匮要略·血痹虚劳病脉证并治》曰："若肠鸣、马刀、侠瘿者，皆为劳得之。"华佗《中藏经·传尸论》详述传尸、鬼疰、尸注等，认识到本病具有传染性。

隋·巢元方《诸病源候论·尸注候》有"死后复易旁人，乃至灭门"的记载，说明本病当时流行猖獗。唐·王焘《外台秘要·虚劳骨蒸方》提出"生肺虫，在肺为病"。孙思邈《备急千金要方》把尸注、鬼疰、飞尸等列入肺脏方篇，有"肺劳热生虫，在肺"的描述。

宋·许叔微《普济本事方·诸虫飞尸鬼疰》言："肺虫居肺叶之内，蚀人肺系，故成瘵疾，咯血声嘶。"指出本病的病因、病位及症状。陈无择《三因极一病证方论》首次出现了"劳瘵"的病名。元·朱丹溪强调"劳瘵主乎阴虚"，确立了滋阴降火的治疗大法。葛可久《十药神书》是现存第一部治疗肺痨的中医专著，收载了治痨十方。

明·李梴《医学入门·痨瘵》指出："潮，汗（或见血，或遗精），咳，泄，分轻重。轻者六症间作，重者六症兼作。"归纳了肺痨常见主症。虞抟《医学正传·痨瘵》提出"杀虫"与"补虚"为两大治疗原则。龚居中《痰火点雪》对痨瘵的病因病机阐发系统而精辟，审证论治周详，预防调护亦多卓识，为虚损痨瘵的重要专著之一。

【病因病机】

本病是由于正气不足，感染痨虫，侵蚀肺脏，耗损肺阴，可致阴虚火旺，或导致气阴两虚，甚则阴损及阳。

（一）病因

1.外因为感染痨虫 痨虫（又称"瘵虫"）是本病的直接致病因素。肺痨患者具有传染性，与肺痨患者直接接触，痨虫可侵入人体而成病，如饮食、问病、看护、家人相处等，都是导致感染的重要途径。宋·陈无择《三因极一病证方论·痨瘵诸证》云："诸证虽不同，其根多有虫。"

2.内因为正气不足 先天禀赋不足，或情志不遂，忧思过度，或劳倦伤脾，或病后失养，均可导致气血不足，正气虚弱，成为痨虫入侵引起发病的主要内因。清·沈金鳌《杂病源流犀烛·虚损痨瘵源流》云："有思虑过度，心气不舒，郁热熏蒸胸中，因生内热，而成痨者。"明·汪绮石《理虚元鉴·虚证有六因》云："或贫贱而窘迫难堪，此皆能乱人情志，伤人气血。"

痨虫和正气虚弱两种病因，可以互为因果。痨虫是发病的原因，正虚是发病的基础，正虚而感染痨虫，"两虚相得"为发病的关键。

（二）病机

肺痨的基本病机为痨虫蚀肺，肺阴耗损，阴虚火旺，阴损及阳。一般初则致肺失清肃，出现咳嗽、咳痰、胸痛等症，进而阴虚火旺，可见潮热、盗汗等症，或肺中络损血溢，发生咯血等症。病理性质主要以阴虚火旺为主，可致气阴两虚，甚则阴损及阳。肺喜润而恶燥，痨虫犯肺，侵蚀肺叶，肺体受病，阴分先伤，故见阴虚肺燥之候。

病位主要在肺，久则可传脾肾，也可涉及心肝。由于肺主呼吸，受气于天，吸清呼浊，若肺脏本体虚弱，卫外功能不强，或因其他脏腑病变耗伤肺气，导致肺虚，则痨虫极易犯肺，侵蚀肺体，而致发病。痨虫致病有"其邪辗转，乘于五脏"等特点。肺肾相生，肾为肺之子，肺虚肾失滋生之源，或肾虚相火灼金，上耗母气，致肺肾两虚，伴骨蒸、潮热、遗精、月经不调等症。若肺虚不能制肝，肾虚不能养肝，肝火偏旺，上逆侮肺，可见性急善怒、胸胁掣痛等症。如肺虚心火乘之，肾虚水不济火，心火偏亢，可伴见虚烦不寐、盗汗等症。脾为肺之母，肺虚子盗母气，则脾亦虚，脾虚不能输化水谷精微，上输以养肺，则肺亦虚，终致肺脾同病，土不生金，肺阴虚与脾气虚两候同时出现，伴见疲乏、食少、便溏等脾虚症状。肺痨久延而病重者，因精血亏损，可以发展到肺、脾、肾三脏交亏。或因肺病及肾，肾虚不能助肺纳气，或因脾病及肾，脾不能化精以资肾，由后天而损及先天；甚则肺虚不能佐心，不能治节血脉之运行，而致气虚血瘀，出现气短、喘息、心慌、唇紫、浮肿、肢冷等重症。由于病情有轻重之分，病变发展阶段不同，病机也随之演变转化。

一般而言，初起肺体受损，肺阴耗伤，肺失滋润，故见肺阴亏损之候；继则阴虚生内热，而致阴虚火旺，或因阴伤气耗，阴虚不能化气，导致气阴两虚，甚则阴损及阳，而见阴阳两虚之候。

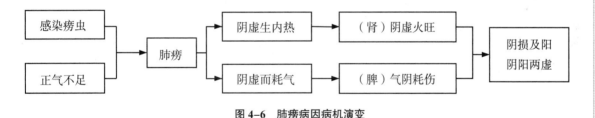

图 4-6　肺痨病因病机演变

【诊断与鉴别诊断】

（一）诊断

1.典型表现为咳嗽、咯血、潮热、盗汗、身体明显消瘦。不典型者可仅感乏力无力，微咳，食欲不振，身体逐渐消瘦。

2.常有与肺痨患者的长期接触史。

痰涂片检查、血沉检查、结核菌素试验、结核分枝杆菌核酸检测、X线摄片、支气管镜等检查可明确诊断。

（二）鉴别诊断

1.虚劳　虚劳与肺痨都是慢性虚损性疾病。虚劳是由于脏腑亏损导致多种慢性虚损性疾病的总称，病理性质为五脏虚损，可出现五脏气、血、阴、阳亏虚表现，一般无传染性。肺痨是一个独立性疾病，由于体质虚弱，痨虫侵肺所致，病位主要在肺，病理性质以阴虚为主，主要以咳嗽、咯血、潮热、盗汗及身体逐渐消瘦等为其特征，具有传染性。

2. 肺痿　肺痨与肺痿的病位均在肺，肺痿是以咳吐浊唾涎沫为主症，而肺痨是以咳嗽、咳血、潮热、盗汗为特征。肺痿是肺部多种慢性疾患后期的病理转归，以肺叶痿弱不用为特点。肺痨晚期，如出现干咳、咳吐涎沫等症，则属肺痿。

【辨证论治】

（一）辨证要点

1. 辨病变部位　依据肺痨咳嗽、咯血、潮热、盗汗等四大主症的主次轻重及其他伴随症状，可辨别病位病性。病变初期在肺，阴虚火旺者常肺肾两虚，气阴耗伤者多肺脾同病。久延病重，由气及阳，阴阳两虚者，属肺、脾、肾三脏皆损，并涉及心、肝。

2. 辨病情轻重　如元气未衰，胃气未伤，无大热，低热轻，无咯血，无短气不续者，病情较轻，多易治；如胃气大伤，大热或低热不退，大量咯血，反复发作，大骨枯槁，大肉陷下，骨枯发焦，喘促，短气不续，动则大汗，声音低微，唇色紫，脉浮大无根，或细而数疾等，病情较重，多难治。

（二）治则治法

治疗当以补虚培元和抗痨杀虫为原则。补虚重在肺、脾、肾，根据"主乎阴虚"的病理特点，以滋阴为主，火旺者兼以降火，如合并气虚、阳虚者，则当同时兼顾。杀虫主要是针对病因治疗。《医学正传·劳极》云："一则杀其虫，以绝其根本，一则补其虚，以复其真元。"

（三）证治分类

1. 肺阴亏损
临床表现：干咳，咳声短促，少痰，或痰中有时带血，如丝如点，色鲜红，兼午后手足心热，皮肤干灼，或少量盗汗，口干咽燥，胸闷隐痛，舌质红，苔薄少津，脉细或兼数。
证机概要：肺阴耗伤，津不上承，肺失滋润，肺损络伤。
治法：滋阴润肺。
代表方：月华丸。
常用药：沙参、麦冬、天冬、生地黄、熟地黄滋阴润肺；百部、川贝母润肺止嗽，兼能杀虫；阿胶、三七止血和营；茯苓、山药甘淡健脾补气。
若痰中带血，加白及、白茅根、藕节、仙鹤草和络止血；低热不退，加银柴胡、功劳叶、地骨皮清虚热，兼以杀虫；口干咽燥，加玉竹、百合滋补肺阴；神疲食少，加太子参甘平养胃。

2. 虚火灼肺
临床表现：咳呛气急，痰少质黏，或咳痰黄稠量多，或时时咯血，血色鲜红，午后潮热，或骨蒸，盗汗量多，或五心烦热，颧红，口渴，心烦失眠，急躁易怒，胸胁掣痛，或男子梦遗，女子月经不调，形体日渐消瘦，舌质红绛而干，苔薄黄或剥，脉细数。
证机概要：肺肾阴伤，水亏火旺，虚火灼津，灼伤肺络，阴精耗损。
治法：补益肺肾，滋阴降火。

代表方：百合固金汤合秦艽鳖甲散加减。前方滋养肺肾，后方滋阴清热除蒸。

常用药：生地黄、熟地黄、百合、麦冬、玄参滋阴润肺生津；鳖甲、知母、秦艽、银柴胡、地骨皮、青蒿滋阴清热除蒸；川贝母、甘草、桔梗化痰补肺止咳；当归、白芍养血柔肝；白及、百部补肺止血杀虫。

若咳痰量多黄稠，加桑白皮、海蛤壳、鱼腥草清化痰热；咳血不止，加紫珠草、牡丹皮、大黄炭或十灰散凉血止血；盗汗多，加煅牡蛎、煅龙骨、浮小麦敛营止汗；胸胁掣痛，加川楝子、延胡索、郁金和络止痛；心烦失眠，加酸枣仁、夜交藤、珍珠母宁心安神。

3. 气阴耗伤

临床表现：咳嗽无力，气短声低，痰中偶夹有血，血色淡红，午后潮热，热势不高，面色㿠白，颧红，少量盗汗或自汗，神疲倦怠，食欲不振，舌质嫩红，边有齿印，苔薄，脉细弱而数。

证机概要：阴伤气耗，清肃失司，肺虚络损，气阴亏损。

治法：养阴润肺，益气健脾。

代表方：保真汤。

常用药：人参、白术、黄芪、茯苓、炙甘草补益肺脾之气；麦冬、天冬、生地黄、五味子滋阴润肺；当归、白芍、熟地黄滋补阴血；地骨皮、黄柏、知母滋阴退热；白及、百部补肺杀虫，止咳止血。

若咳嗽痰稀，加紫菀、款冬花温润止嗽；咯血，加阿胶、仙鹤草、三七配合补气药益气摄血；便溏，腹胀，食少，去知母、黄柏苦寒伤中及生地黄、熟地黄、当归滋补碍脾之品，加白扁豆、山药、薏苡仁、莲子甘淡健脾。

4. 阴阳两虚

临床表现：咳逆喘息少气，痰中或见夹血，血色暗淡，形体羸弱，劳热骨蒸，面浮肢肿，兼潮热，形寒，自汗，盗汗，声嘶失音，心慌，唇紫肢冷，五更泻，口舌生糜，男子滑精、阳痿，女子经少、经闭，舌光质红少津，或舌质淡体胖，边有齿痕，脉细而数，或虚大无力。

证机概要：阴伤及阳，肺脾肾俱虚，肺虚气逆，精气虚竭。

治法：滋阴补阳，培元固本。

代表方：补天大造丸。

常用药：人参、黄芪、白术、山药补益肺脾之气；麦冬、生地黄、五味子滋养肺肾之阴；阿胶、当归、枸杞、山萸肉、龟甲培补阴精；鹿角胶、紫河车助真阳而填精髓。

若肾虚气逆喘息者，加冬虫夏草、诃子、紫石英；心慌者，加柏子仁、丹参、五味子；五更泄泻者，合四神丸补肾固肠；阳痿遗精者，加煅龙骨、煅牡蛎、金樱子、芡实、莲须固肾涩精；月经不调或经闭者，加芍药、丹参、牡丹皮、益母草活血调经。

【临证备要】

1. 病证结合，在辨证基础上加用抗结核杀虫药物。除临床西医采用的抗结核药物，具有"杀虫"作用外，现代药理学研究和临床验证也发现，不少中草药有不同程度的抗结核杀菌作用，如百部、白及、黄连、大蒜、冬虫夏草、功劳叶等，可在辨证的基础上结合辨病，适当选用。并要求按照西医规范抗结核方案完成全部疗程。中医扶正祛邪方药对于耐药性肺痨的治疗和减轻抗结核药的毒副作用等有一定疗效优势。

2. 重视培土生金，补脾助肺。因脾为生化之源，为肺之母，脾上输水谷精微以养肺，由肺再布散全身，痨虫蚀肺，除直接耗伤肺阴外，肺虚耗夺母气以自养易致脾虚，而伴见疲乏食少、便溏等脾虚症状；脾虚不能化水谷为精微上输以养肺，则肺更虚，互为因果，终致肺脾同病。故治疗上除养阴润肺外，当重视补脾助肺，培土生金，以畅化源，药以山药、黄精、茯苓、白术、扁豆、莲肉、薏苡仁、谷芽、橘白等甘淡甘平之品为宜。

3. 注意虚中夹实，标本同治。本病虽属慢性虚损性疾病，但因感染痨虫致病，要根据补虚不忘治实的原则，同时杀虫抗结核。如阴虚火旺者，当在滋阴基础上参以降火；痰热内郁，咳嗽痰稠，色黄量多，舌苔黄腻，口苦，脉弦滑者，当重视清化痰热，配合黄芩、知母、花粉、海蛤壳、鱼腥草等；肺痨日久或病情较重，每致肺络损伤，络热血溢，咳血反复难止者，当凉血祛瘀止血，药用三七、血余炭、花蕊石、广郁金、大黄炭等。

4. 用药忌苦寒太过，以防伤阴败胃。本病有时虽具火旺之象，但本质在于阴虚，故当以甘寒养阴为主，适当佐以清火，不宜单独使用。即使肺火标象明显，亦只宜暂予清降，中病即减，不可徒持苦寒逆折，过量或久用，以免苦燥伤阴，寒凉败胃伤脾。

【预防调护】

本病应注意防重于治。接触患者时，应戴口罩，避免传染。饮食适宜，不可饥饿。若体虚者，可服补药。

肺痨患者要安心接受治疗，勿随地吐痰，病室应经常通风。应重视摄生，禁烟酒，慎房事，怡情志，适当进行体育锻炼，加强食养，忌食一切辛辣刺激、动火燥液之物。如见咯血，应卧床休息和积极治疗。

【小结】

肺痨是由正气不足、痨虫侵蚀肺脏所致的具有传染性的慢性虚损性疾患。临床以咳嗽、咯血、潮热、盗汗及身体逐渐消瘦为主症。痨虫感染是发病的唯一外因，正气虚弱是发病的主要内因。基本病机为痨虫蚀肺，肺阴耗损，阴虚火旺，阴损及阳。病位主要在肺，与脾肾两脏的关系最为密切，可涉及心肝。本病应以西医抗结核治疗为主，中医以补虚培元和抗痨杀虫为治疗原则。本病病程长短不一，轻者及时治疗，大都得以痊愈，重者失治误治，或年老体弱，正气大虚者，病程长，容易变生他证。

【名医验案】

章某，女，36岁。

初诊（1968年9月13日）：患者于1965年因慢性干咳、低热兼有咯血，经检查发现右上肺浸润型肺结核，且有空洞存在，服抗结核药近6个月而终止服药。1968年9月2日又突然咯血，急诊时咯血量500～600mL，血色鲜红，当即住院，入院后仍反复咯血，最多一天量亦有数百毫升，痰菌阴性。会诊所见，患者咯血不止，色鲜红量多，低热盗汗，咳嗽气促，午后两颧鲜红如涂胭脂，口舌干燥，便秘尿赤，面色㿠白，舌质淡暗而嫩，脉细弦数，左关弦象突显。证属木火刑金，肺络损伤，气阴两虚，谨防气随血脱。急宜柔肝镇逆、泻火宁络、益气养阴为治。处方：生地黄30g，白芍15g，旋覆花10g（包煎），代赭石30g（先煎），制大黄10g，炒栀子10g，茜草炭20g，炒蒲黄15g，侧柏炭20g，旱莲草30g，西洋参10g（另煎），麦门冬30g，五味子10g，三七末6g（分冲）。7剂。每日1剂，水煎服。

药后咯血渐少，7天后消失，大便通畅，余症亦见明显改善，仍宗上方合百合固金汤加减调理。住院月余，病情稳定出院。

按：本案以干咳、潮热、咯血为主症，在西药抗结核的基础上，始终以化瘀止血法为主，辨病与辨证相结合，达到快速止血和减少反复的效果。[洪广祥.肺痨辨治与用药经验.中医药通报，2008，（03）：6-8，18]

【古籍摘要】

《古今医鉴》："治之之法，滋阴降火是澄其源也，消痰和血，取积追虫是洁其流也……医者可不以补虚为主，而兼祛邪矣乎？"

《十药神书》："万病莫若痨证，最为难治……医者不穷其本，或投之大寒之剂，或疗之大热之药。殊不知大寒则愈虚其中，大热则愈竭其内……如呕吐咯嗽血者，先以十灰散劫住，如甚者再以花蕊石散主之。大抵血热则行，血冷则凝，见黑则止，此其理也。"

《明医杂著·痨瘵》："此名痨瘵，最重难治，轻者必用药数十服，重者期以岁年。然必须病人爱命，坚心定志，绝房室，息妄想，戒恼怒，节饮食，以自培其根，否则虽服良药，亦无用也。此病治之于早则易，若到肌肉消灼，沉困着床，脉沉伏细数，则难为矣。"

【文献推介】

1. 姜德友，高欣元.肺痨病源流考[J].河南中医，2018，38（08）：1141-1146.
2. 施利，裴异.中医药治疗初治肺结核临床用药规律研究[J].湖南中医药大学学报，2020，40（8）：1018-1021.

第七节　肺　胀

肺胀是以喘息气促，咳嗽咳痰，胸部膨满，憋闷如塞，或唇甲发绀，心悸，肢体浮肿，经久难愈，严重者可出现喘脱、昏迷等为主症的疾病。西医学中的慢性阻塞性肺疾病、慢性肺源性心脏病等归属本病范畴，慢性支气管炎、支气管哮喘、支气管扩张、硅肺、肺结核等疾病出现本病主要临床表现时，均可参照本节辨证论治。

肺胀的病名首见于《黄帝内经》。《灵枢·胀论》曰："肺胀者，虚满而喘咳。"《灵枢·经脉》曰："肺手太阴之脉……是动则病肺胀满，膨膨而喘咳。"指出本病的病因病机及临床表现。

东汉·张仲景《金匮要略·肺痿肺痈咳嗽上气病脉证治》谓："咳而上气，此为肺胀，其人喘，目如脱状。"载有治疗肺胀之越婢加半夏汤、小青龙加石膏汤等方剂，这些方剂至今仍被临床应用。此外，《金匮要略·痰饮咳嗽病脉证并治》所述之支饮，症见"咳逆倚息，短气不得卧，其形如肿"，亦属肺胀范畴。

隋·巢元方《诸病源候论·咳逆短气候》云："肺虚为微寒所伤，则咳嗽，嗽则气还于肺间，则肺胀，肺胀则气逆。而肺本虚，气为不足，复为邪所乘，壅痞不能宣畅，故咳逆短气也。"可见隋代对本病病机的认识已经较为深刻。

后世医籍多将本病附载于肺痿、肺痈之后，亦散见于痰饮、喘促、咳嗽等门，对本病的认识不断深入。元·朱丹溪《丹溪心法·咳嗽》谓："肺胀而咳，或左或右，不得眠，此痰夹瘀血，碍气而病，宜养血以流动乎气，降火疏肝以清痰，四物汤加桃仁、诃子、青皮、竹沥、姜汁之类。"提出肺胀与痰瘀互结、阻碍肺气有关，可用四物汤加桃仁等药物治疗，开活血化瘀治疗肺胀之先河。

清·张璐《张氏医通·肺痿肺胀》云："盖肺胀实证居多。"李用粹《证治汇补·咳嗽》曰：

"又有气散而胀者，宜补肺，气逆而胀者，宜降气，当参虚实而施治。"提出分虚实两端辨治肺胀。

【病因病机】

肺胀的发生，多因久病肺虚，痰瘀潴留，而致肺不敛降，气还肺间，肺气胀满，每因复感外邪诱使病情发作或加剧。

（一）病因

1.肺病迁延　内伤久咳、久喘、久哮、肺痨等肺系慢性疾患，迁延失治，痰浊潴留，壅阻肺气，气之出纳失常，还于肺间，日久导致肺虚，成为发病的基础。

2.六淫乘袭　六淫既可导致久咳、久喘、久哮、支饮等病证的发生，又可诱发加重这些病证，反复乘袭，使之迁延难愈，最终导致病机转化，逐渐演化成肺胀。

3.年老体虚　肺胀病虽可见于中青年，但终归少数，而以高龄者居多。年老体虚，肺肾俱亏，体虚不能卫外是六淫反复乘袭的基础，感邪后正不胜邪而病益重，反复罹病则正更虚，如是循环往复，终致肺胀形成。

（二）病机

肺胀的基本病机为久病正虚，痰浊、水饮、血瘀互结于肺，气道壅塞，肺气胀满，不能敛降，发为肺胀。病位在肺，继则影响脾肾，后期病及于心。因肺主气，开窍于鼻，外合皮毛，职司卫外，为人身之藩篱，外邪从口鼻、皮毛入侵，每多首先犯肺，以致肺之宣降不利，气逆于上而为咳，升降失常则为喘。久则肺虚，肺不主气，清气难入，浊气难出，气机壅滞，还于肺间，导致肺气胀满，张缩无力，不能敛降。若肺病及脾，子盗母气，脾失健运，则可导致肺脾两虚。肺为气之主，肾为气之根，若久病肺虚及肾，金不生水，致肾气衰惫，摄纳无权，则气喘日益加重，呼吸短促难续，吸气尤为困难，动则更甚。心脉上通于肺，肺气辅佐心脏治理、调节心血的运行，心阳根于命门真火，故肺虚治节失职，或肾虚命门火衰，均可病及于心，使心气、心阳衰竭，甚则可以出现喘脱等危候。

病理性质多属标实本虚，肺、肾、心、脾脏气亏虚为本，痰浊、水饮、血瘀互结为标，标本彼此影响，互为因果。外感诱发时则偏于邪实，平时偏于本虚。早期由肺而及脾、肾，多属气虚、气阴两虚；晚期以肺、肾、心为主，气虚及阳，或阴阳两虚，正虚与邪实每多互为因果。如阳虚卫外不固，则易感外邪，痰饮难蠲；若痰饮壅盛，复感风寒，则易伤阳气，阳虚更甚。再如阴虚则邪易从热化，反之，痰热蕴蒸则更伤阴津，故虚实诸候常夹杂出现，每致愈发愈频，甚则持续不已。

病理因素主要为痰浊、水饮与血瘀，三者互为影响，兼见同病。痰的产生，病初由肺气郁滞，脾失健运，津液不归正化而成，渐因肺虚不能化津，脾虚不能转输，肾虚不能蒸化，痰浊愈益潴留，喘咳持续难已。久延阳虚阴盛，气不化津，痰从阴化为饮为水，饮留上焦，迫肺则咳逆上气，凌心则心悸气短；痰湿困于中焦，则纳减呕恶，脘腹胀满，便溏；饮溢肌肤则为水肿尿少；饮停胸胁、腹部而为悬饮、水臌之类。痰浊潴肺，病久势深，肺虚不能治理、调节心血的运行，"心主"营运过劳，心气、心阳虚衰，无力推动血脉，则血行涩滞，可见心动悸，脉结代，唇舌、甲床等处发绀，颈脉动甚。肺脾气虚，气不摄血，可致咳血、吐血、便血等。心主血而肝藏血，肝主疏泄，为调血之脏，心脉不利，肝脏疏调失职，血郁于肝，瘀结胁下则致积。痰浊、水饮、血瘀三者之间又互相影响和转化。如痰从寒化则成饮；饮溢肌表则为水；痰浊久留，肺气郁滞，心脉失畅则血郁为瘀；瘀阻血脉，"血不利则为水"，水饮内停。

一般早期以痰浊为主，渐而痰瘀并见，终至痰浊、血瘀、水饮错杂为患。病程中由于肺虚卫外不固，尤易感受外邪而使病情诱发或加重。若复感风寒，则可成为外寒内饮之证；感受风热或痰郁化热，可表现为痰热证；如痰浊壅盛，或痰热内扰，闭阻气道，蒙蔽神窍，则可发生烦躁、嗜睡、昏迷等变证；若痰热内郁，热动肝风，可见震颤，甚则抽搐，或因动血而致出血。

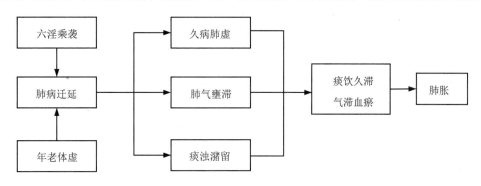

图 4-7　肺胀病因病机演变

【诊断与鉴别诊断】

（一）诊断

1.以咳、喘、痰、胀、瘀为主症，表现为咳逆上气，痰多，胸中憋闷如塞，胸部膨满，喘息，动则加剧，甚则鼻扇气促，张口抬肩，目胀如脱，烦躁不安等。

2.日久可见心慌动悸，面唇发绀，脘腹胀满，肢体浮肿，严重者可出现喘脱，或并发悬饮、鼓胀、癥积、神昏、谵语、痉厥、出血等证。

3.有慢性肺系疾患病史，反复发作，时轻时重，经久难愈。多见于老年人。

4.常因外感而诱发。其他如劳倦过度、情志刺激等也可诱发。

肺功能检查、肺部 CT 检查有助于本病的诊断。

（二）鉴别诊断

哮病、喘证　哮病、喘证与本病三者均以咳而上气、喘满为主症，有其类似之处。肺胀是多种慢性肺系疾病日久积渐而成，以喘促、咳嗽、咳痰、胸部膨满、憋闷如塞等为临床特征，可有心悸、唇甲发绀、脘腹胀满、肢体浮肿等症状；哮病是呈反复发作性的一种疾病，以喉中哮鸣有声为特征；喘证是多种急慢性疾病的一个症状，以呼吸气促困难为主要表现。从三者的相互关系来看，肺胀可以隶属于喘证的范畴，哮与喘病久不愈又可发展成为肺胀。此外，肺胀因外感诱发，病情加剧时，还可表现为痰饮病中的"支饮"证。总之，肺胀既是一个独立的疾病，又与哮病、喘证密切相关，凡此俱当联系互参，掌握其异同。

【辨证论治】

（一）辨证要点

1. 辨虚实标本 一般感邪时偏于邪实，平时偏于本虚。偏实者须分清痰浊、水饮、血瘀的偏盛及兼感外邪之属性。早期以痰浊为主，渐而痰瘀并重，并可兼见气滞、水饮错杂为患。后期痰瘀壅盛，正气虚衰，标实与本虚并重。偏虚者当区别气（阳）虚、阴虚的性质及肺、脾、肾、心病变主次。早期以气虚为主，或为气阴两虚，病在肺、脾、肾；后期气虚及阳，甚则可见阴阳两虚，病变以肺、肾、心为主。

2. 辨病情轻重 肺胀若无外邪侵袭于肺，病情稳定，仅见喘咳上气，胸闷胀满，动则加重，证候相对较轻。凡见鼻扇气促，张口抬肩，目胀欲脱，烦躁不安，痰多难咯，提示病情加重。若见心慌动悸，面唇发绀，肢体浮肿，神昏，谵语，痉厥，出血，喘脱等候，属肺胀危证，需急救处理。

（二）治则治法

肺胀的治疗应以扶正祛邪为基本原则。偏以邪实为主者，重在祛邪，根据痰浊、气滞、血瘀、水饮的不同，分别选用祛邪宣肺、降气化痰、调气活血、温阳利水等法，甚或开窍、息风、止血等法。偏于正虚，治以扶正为主，根据气（阳）虚、阴阳两虚的不同，肺、脾、心、肾脏腑虚损的差异，或补养心肺，益肾健脾，或气阴兼调，或阴阳两顾，佐以化痰活血。正气欲脱时则应扶正固脱，救阴回阳。正虚邪实者，治当分清主次，扶正祛邪，标本兼顾。

（三）证治分类

1. 外寒内饮
临床表现：咳逆喘满不得卧，气短气急，咳痰白稀，呈泡沫状，胸部膨满，恶寒，周身酸楚，或口干不欲饮，面色青暗，舌体胖大，舌质暗淡，舌苔白滑，脉浮紧。

证机概要：外感风寒，内停水饮。

治法：温肺散寒，化饮降逆。

代表方：小青龙汤。

常用药：麻黄、桂枝发汗散寒，宣肺平喘，温阳化饮；干姜、细辛温肺化饮，助麻、桂解表祛邪；五味子敛肺止咳，芍药和养营血，半夏燥湿化痰，和胃降逆，炙甘草益气和中。

若咳而上气，喉中如有水鸡声，表寒不著者，用射干麻黄汤；饮郁化热，烦躁而喘，脉浮，用小青龙加石膏汤。

2. 痰浊壅肺
临床表现：胸膺满闷，咳嗽痰多，色白黏腻或呈泡沫，短气喘息，稍劳即著，怕风汗多，脘痞纳少，倦怠乏力，舌暗，苔薄腻或浊腻，脉滑。

证机概要：痰浊内蕴，肺失宣降，肺虚脾弱。

治法：化痰降气，健脾益肺。

代表方：三子养亲汤合苏子降气汤加减。前方降气快膈，祛痰消食，后方降气平喘，祛痰止咳。

常用药：苏子、前胡、白芥子化痰降逆平喘；半夏、厚朴、陈皮燥湿化痰，行气降逆；白术、茯苓、甘草运脾和中。

若痰多胸满，气喘难平，加葶苈子、莱菔子；痰壅气喘减轻，倦怠乏力，纳差，便溏，加党参、黄芪、砂仁、木香等；怕风易汗，加玉屏风散。

3. 痰热郁肺

临床表现：咳逆喘息气粗，痰黄或白，黏稠难咳，胸满烦躁，目胀睛突，或发热汗出，或微恶寒，溲黄便干，口渴欲饮，舌质暗红，苔黄或黄腻，脉滑数。

证机概要：痰热壅肺，清肃失司，肺气上逆。

治法：清肺泄热，降逆平喘。

代表方：越婢加半夏汤或桑白皮汤加减。前方宣肺泄热，后方清肺化痰。

常用药：麻黄宣肺平喘；黄芩、石膏、桑白皮清泄肺中郁热；杏仁、半夏、苏子化痰降气平喘。

若痰热内盛，痰胶黏不易咳出者，加鱼腥草、金荞麦、瓜蒌皮、贝母、海蛤粉；痰热壅结，便秘腹满者，加大黄、玄明粉；痰鸣喘息，不能平卧者，加射干、葶苈子；痰热伤津，口干舌燥者，加天花粉、知母、麦冬；痰热阻气，兼夹瘀血者，加桃仁、赤芍、丹参、地龙。

4. 痰蒙神窍

临床表现：咳逆喘促日重，咳痰不爽，表情淡漠，嗜睡，甚或意识蒙眬，谵妄，烦躁不安，入夜尤甚，昏迷，撮空理线，或肢体瞤动，抽搐，舌质暗红或淡紫，或紫绛，苔白腻或黄腻，脉细滑数。

证机概要：痰蒙神窍，引动肝风。

治法：涤痰，开窍，息风。

代表方：涤痰汤。

常用药：半夏、茯苓、橘红、胆南星涤痰息风；竹茹、枳实清热化痰利膈；菖蒲、远志、郁金开窍化痰降浊。另可服至宝丹或安宫牛黄丸以清心开窍。

若痰热内盛，身热、烦躁、谵语、神昏、苔黄舌红者，加葶苈子、天竺黄、竹沥；肝风内动，抽搐者，加钩藤、全蝎，另服羚羊角粉；皮肤黏膜出血，咳血、便血色鲜者，配清热凉血止血药，如水牛角、生地黄、丹皮、紫珠草等。

5. 痰瘀阻肺

临床表现：咳嗽痰多，色白或呈泡沫，喉间痰鸣，喘息不能平卧，胸部膨满，憋闷如塞，面色灰白而暗，唇甲发绀，舌质暗或紫，舌下青筋增粗，苔腻或浊腻，脉弦滑。

证机概要：肺气壅滞，痰瘀互结。

治法：涤痰祛瘀，泻肺平喘。

代表方：葶苈大枣泻肺汤合桂枝茯苓丸加减。前方泻肺祛痰，利水平喘，后方活血化瘀，温阳化痰。

常用药：葶苈子涤痰除壅；桂枝通阳化气，温化寒痰；茯苓除湿化痰；丹皮、赤芍助桂枝通血脉，化瘀滞；大枣甘温安中。

若痰多者，加三子养亲汤；腑气不利，大便不畅者，加大黄、厚朴。

6. 阳虚水泛

临床表现：面浮肢肿，甚或一身悉肿，脘痞腹胀，或腹满有水，尿少，心悸，喘咳不能平卧，咯痰清稀，怕冷，面唇青紫，舌胖质暗，苔白滑，脉沉虚数或结代。

证机概要：心肾阳虚，水饮内停。

治法：温肾健脾，化饮利水。

代表方：真武汤合五苓散加减。前方温阳利水，后方通阳化气利水。

常用药：附子、桂枝温肾通阳；茯苓、白术、猪苓、泽泻、生姜健脾利水；赤芍活血化瘀。

若水肿势剧，上渍心肺，心悸喘满，倚息不得卧，咳吐白色泡沫痰涎者，加沉香、牵牛子、椒目、葶苈子；血瘀甚，发绀明显者，加泽兰、红花、丹参、益母草、北五加皮。

7. 肺肾气虚

临床表现：呼吸浅短难续，咳声低怯，胸满短气，甚则张口抬肩，倚息不能平卧，咳嗽，痰如白沫，咳吐不利，心慌，形寒汗出，面色晦暗，舌淡或暗紫，苔白润，脉沉细无力。

证机概要：肺肾两虚，气失摄纳。

治法：补肺纳肾，降气平喘。

代表方：平喘固本汤合补肺汤加减。前方补肺纳肾，降气化痰，后方补肺益气。

常用药：党参（人参）、黄芪、炙甘草补肺；冬虫夏草、熟地黄、胡桃肉、脐带益肾；五味子收敛肺气；灵磁石、沉香纳气归原；紫菀、款冬、苏子、半夏、橘红化痰降气。

若肺虚有寒，怕冷，舌质淡，加肉桂、干姜、细辛；阴伤，低热，舌红苔少，加麦冬、玉竹、知母、生地黄；气虚瘀阻，面唇发绀明显，加当归、丹参、苏木；出现面色苍白、冷汗淋漓、四肢厥冷、血压下降、脉微欲绝等喘脱危象者，急加参附汤送服蛤蚧粉或黑锡丹补气纳肾，回阳固脱。病情稳定后，可常服皱肺丸。

【临证备要】

1. 掌握证候的相互联系。临床常见外寒内饮、痰浊壅肺、痰热郁肺、痰蒙神窍、痰瘀阻肺、阳虚水泛、肺肾气虚等证候，各证常可互相兼夹转化，夹杂出现。临证既需掌握其辨证常规，又要根据其错杂表现灵活施治，其中以痰蒙神窍、肺肾气虚、阳虚水泛尤为危重，如不及时控制则预后不良。

2. 老年、病久防止感邪恶化，变证丛生。老年、久病体虚的后期患者，每因感邪使病情恶化，若不及时控制，极易发生变端，出现神昏、痉厥、出血、喘脱等危重证候。因正气衰竭，无力抗邪，正邪交争之象可不显著，故凡近期内咳喘突然加剧，痰色变黄，舌质变红，虽无发热恶寒表证，亦要考虑有外邪的存在，应注意痰的色、质、量等变化，结合全身情况，综合判断。

3. 整体调治，因势利导。由于肺以清肃为顺，以壅阻为逆，肺经受病而咳喘痰壅，治宜宣肺祛痰，此即顺其肺之生机，反之为逆。若直接止咳，反致咳嗽迁延不愈，成为肺胀之渐。因此，注重因势利导，透邪则咳自止，豁痰则喘自平。此外，慢性咳喘，冬受风寒湿之邪，痰涎壅盛，而夏令暑燥火使气道干燥，故肺胀多为冬季发作，夏令缓解，采用冬病夏治法常可达到预防性治疗效果。

【预防调护】

预防本病，重在先期防治原发病，避免迁延不愈，发展为本病。加强体育锻炼，平时常服扶正固本方药，有助提高抗病能力，防止病情发展。

肺胀重症易生变端，宜认真观察病情变化，防止突变。同时宜适寒温，预防感冒，避免接触烟尘，以免诱发加重本病。如因外感诱发，立即治疗，以免加重。可根据体质情况调饮食，保持乐观开朗的情绪，避免忧思恼怒对人体的不利影响。

【小结】

肺胀是多种慢性肺系疾病后期转归而成，以喘咳上气、胸闷胀满、心慌等为主症，病久可见面唇发绀，身肿，甚或昏迷、抽搐以至喘脱等危重证候。久病正虚，痰浊、水饮、血瘀互结于肺，气道壅塞，肺气胀满，不能敛降，发为肺胀。病位首先在肺，继则影响脾肾，后期病及于心。病理性质多属标实本虚，虚实互为因果。治疗应祛邪扶正，标本兼顾。感邪时偏于邪实，急者祛邪治标为主，平时偏于正虚，缓者以扶正治本为主，常用祛邪宣肺、降气化痰、活血化瘀、补益肺气、健脾化痰、温阳行水、补肾纳气诸法灵活施治。本病由久病咳喘引起，预后较差。

【名医验案】

刘某，男，65岁，工人。

初诊：患肺心病十余年，平时咳嗽气喘，心悸胸闷，吐白痰，时有下肢水肿，能胜任一般体力劳动。近3天来因感冒致病情加重，咳吐黄痰，量多，胸闷气喘，不能平卧，双下肢水肿，恶寒头痛，口渴，无发热，舌红苔黄，脉数。心率110次/分，律整。双肺满布哮鸣音，双肺底有湿啰音。诊断为慢性肺源性心脏病、心力衰竭、慢性支气管炎急性发作。辨证为素有痰湿，外感风热。治以宣肺清热平喘为先。处方：麻黄6g，炒杏仁9g，生石膏30g（先煎），甘草6g，金银花30g，重楼30g，黄芩12g，地龙10g，葶苈30g，荆芥10g。6剂。

二诊：喘减轻，咳痰有所减少，恶寒、头痛、口渴愈，听诊哮鸣音明显减轻。原方去荆芥，加葶苈子20g，紫菀10g。6剂。

三诊：药后病情稳定，诸症减轻，能平卧，活动后仍胸闷气喘，咳吐少量白痰，基本恢复到平时状况，舌红苔薄白，脉沉，双肺哮鸣音消失，左肺底有少许细湿啰音。治以健脾祛痰、补肺平喘固本。处方：党参30g，黄芪30g，葶苈子15g，五味子6g，紫菀10g，桑白皮15g，茯苓15g，甘草6g。6剂。

按：本案久病，因感邪而发，治以祛邪为主，以宣肺、清热、祛痰、平喘为基本治法。（高洪春.周次清（中国百年百名中医临床家丛书）.中国中医药出版社.2004）

【古籍摘要】

《金匮要略·肺痿肺痈咳嗽上气病脉证治》："上气喘而躁者，属肺胀，欲作风水，发汗则愈。"

《诸病源候论·上气鸣息候》："肺主于气，邪乘于肺则肺胀，胀则肺管不利，不利则气道涩，故气上喘逆，鸣息不通。"

《证治汇补·咳嗽》："肺胀者，动则喘满，气急息重，或左或右，不得眠者是也。如痰夹瘀血碍气，宜养血以流动乎气，降火以清利其痰，用四物汤加桃仁、枳壳、陈皮、瓜蒌、竹沥。又风寒郁于肺中，不得发越，喘嗽胀闷者，宜发汗以祛邪，利肺以顺气，用麻黄越婢加半夏汤。有停水不化，肺气不得下降者，其症水入即吐，宜四苓散加葶苈、桔梗、桑白皮、石膏。有肾虚水枯，肺金不敢下降而胀者，其症干咳烦冤，宜六味丸加麦冬、五味。"

【文献推介】

1.刘雅洁、孙小涵、王洪海.肺胀病的源流考及治法方药探析[J].中医临床研究，2016，8（10）：37-39.

2. 张朝宁，李金田. 张仲景保胃气学术思想及其在肺胀病中的应用辨析 [J]. 中国中医基础医学杂志，2017，23（03）：303-304.

3. 宋旭明.《金匮要略》中痰饮咳嗽病脉证并治与肺胀联系及发挥 [J]. 辽宁中医药大学学报，2009，11（05）：45-46.

第八节 肺 痿

肺痿是以咳吐浊唾涎沫为主症的疾病。《金匮要略心典·肺痿肺痈咳嗽上气病脉证治》说："痿者萎也，如草木之萎而不荣。"西医学中的间质性肺疾病、慢性阻塞性肺疾病、支气管扩张、肺纤维化等出现本病特征时可归属本病范畴，可参照本节辨证论治。

肺痿的病名最早见于东汉·张仲景《金匮要略·肺痿肺痈咳嗽上气病脉证治》："寸口脉数，其人咳，口中反有浊唾涎沫者何？师曰：为肺痿之病。"其对肺痿的脉因证治均有较为全面的介绍，主要病机有"热在上焦"和"重亡津液""肺中冷"，所载麦门冬汤、甘草干姜汤沿用至今。

隋·巢元方在《诸病源候论·肺萎候》中进一步指出："津液竭绝，肺气壅塞，不能宣通诸脏之气，因成肺萎也。"

自唐代开始，中医认识到久嗽、肺痈、肺痨、哮喘等慢性肺系疾病可转化为肺痿，病性以虚为主。唐·孙思邈《千金要方·肺痿》明确提出该病分为热在上焦和肺中虚冷。王焘《外台秘要·咳嗽门》引许仁则论云："肺气嗽经久将成肺痿。"说明久嗽劳热熏肺，肺阴大伤，进而发展成肺痿。

明·王肯堂《证治准绳·诸血门》云："久嗽咳血成肺痿。"陈实功《外科正宗·肺痈论》云："久嗽劳伤，咳吐痰血……咯吐瘀脓，声哑咽痛，其候传为肺痿。"指出肺痈溃后，热毒不净，伤阴耗气，可以转为肺痿。

清代医家对肺痿的辨治认识较为深刻。清·张璐《张氏医通·诸气门下》将其治疗要点概括为"缓而图之，生胃津，润肺燥，下逆气，开积痰，止浊唾，补真气……散火热"七个方面，旨在"以通肺之小管"，"以复肺之清肃"。沈金鳌《杂病源流犀烛·肺病源流》云："其症之发，必寒热往来，自汗，气急，烦闷多唾，或带红线脓血，宜急治之，切忌升散辛燥温热。大约此症总以养肺、养气、养血、清金、降火为主。"进一步指出了肺痿的用药宜忌。

【病因病机】

肺痿的病因可分久病损肺和误治津伤两个方面，以前者为主，引起津气亏损，肺失濡养。

（一）病因

1. 久病损肺　如痰热久嗽，热灼阴伤，或肺痨久嗽，虚热内灼，耗伤阴津，或肺痈余毒未清，灼伤肺阴，或消渴津液耗伤，或热病之后，邪热伤津，津液大亏，以致热壅上焦，消灼肺津，变生涎沫，肺燥阴竭，肺失濡养，日渐枯萎。若大病久病之后，耗伤阳气，或内伤久咳，冷哮不愈，肺虚久喘等，肺气日耗，渐而伤阳，或虚热肺痿日久，阴损及阳，亦可致肺虚有寒，气不化津，津液失于温摄，反为涎沫，肺失濡养，肺叶渐痿不用。

2. 误治津伤　因医者误治，滥用汗、吐、下等治法，重亡津液，肺津大亏，肺失濡养，发为肺痿。《金匮要略·肺痿肺痈咳嗽上气病脉证治》云："热在上焦者，因咳为肺痿。肺痿之病……或从汗出，或从呕吐，或从消渴，小便利数，或从便难，又被快药下利，重亡津液，故得之。"

（二）病机

肺痿的基本病机为肺脏虚损，津气大伤，失于濡养，以致肺叶枯萎。因肺虚有热，热灼肺津，或肺虚有寒，气不化津，以致津气亏损，肺失濡养，肺叶弱而不用则痿。清·喻嘉言《医门法律·肺痈肺痿门》云："肺痿者，肺气萎而不振也"，"其寒热不止一端，总由胃中津液不输于肺，肺失所养，转枯转燥"，"于是肺火日炽，肺热日深，肺中小管日窒"。其指出肺脏虚损，津液亡失，则肺叶枯萎而不用。

病理性质有肺燥津伤、肺气虚冷之分。清·尤在泾《金匮要略心典·肺痿肺痈咳嗽上气病脉证治》云："盖肺为娇脏，热则气烁，故不用而痿；冷则气沮，故亦不用而痿也。"病理表现有虚热、虚寒两类。①虚热肺痿：一为本脏自病转归，一由失治误治或他脏之病导致。因热壅上焦，消灼津液，肺燥津枯，虚热内生，肺燥且热，清肃之令不行，脾胃上输之津液转从热化，煎熬而成涎沫。或因脾阴胃液耗伤，不能上输于肺，肺失濡养，遂致肺叶枯萎。火逆上气，肺失宣降，则喘咳气促；虚火灼津炼液而成浊唾涎沫。②虚寒肺痿：肺气虚冷，不能温化、固摄津液，由气虚导致津亏，或阴伤及阳，气不化津，以致肺失濡养，渐致肺叶痿弱不用。肺气虚冷，不能温化、布散脾胃上输之津液，反而聚为涎沫；肺气失于治节，"上虚不能制下"，膀胱失于约束，则小便频数，或遗尿失禁。此外，肺痿无论虚寒、虚热或寒热错杂，病久由气及血，而有血瘀，为虚中夹实。

病位在肺，与脾、胃、肾等脏腑密切相关。脾虚气弱，无以生化、布散津液，或胃阴耗伤，胃津不能上输养肺，土不生金，均可致肺燥津枯，肺失濡养；久病及肾，肾气不足，气不化津，或因肾阴亏耗，肺失濡养，亦可发为肺痿。

肺痿虚寒、虚热之间可互相转化。如虚热肺痿日久不愈，阴损及阳，进一步发展，可转化为虚寒之候；虚寒肺痿，亦可由寒郁化热，或阳损及阴，从而转化为虚热之证。肺痿日久，迁延不愈，可以转化为虚劳。清·江涵暾《笔花医镜·虚劳论治》曰："肺金痿者，其受病不同，及其成劳一也。"

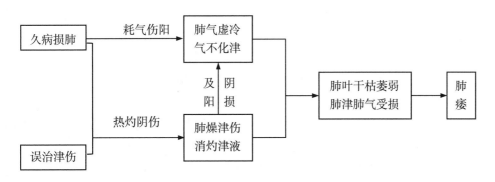

图 4-8　肺痿病因病机演变

【诊断与鉴别诊断】

（一）诊断

1. 以咳吐浊唾涎沫为主要症状。唾呈细沫稠黏，或白如雪，或带白丝，咳嗽，或不咳，气息短，或动则气喘。

2.常伴有面色㿠白，或青苍，形体瘦削，神疲，头晕，或时有寒热等。

3.有多种慢性肺系疾病史，久病体虚。

肺部高分辨率 CT、血气分析等检查有助于本病的诊断。

（二）鉴别诊断

肺痈　肺痿多因久病肺虚、误治津气亏损致虚热肺燥或虚寒肺燥而成，以咳吐浊唾涎沫为主症，病性本虚标实而以本虚为主；肺痈多因外感风热、痰热内盛致热壅血瘀，蕴酿成痈，血败肉腐化脓而成，以咳则胸痛，吐痰腥臭，甚则咳吐脓血为主症，病性以实为主。若肺痈久延不愈，误治失治，痰热蕴结上焦，熏灼肺阴，可转成肺痿。

【辨证论治】

（一）辨证要点

辨虚热、虚寒。症见咳吐涎沫，质地黏稠，咳声不爽，气逆喘息，口渴咽干，午后潮热，舌红而干，脉象虚数者，为虚热；症见咳吐涎沫，其质清稀量多，短气乏力，形寒食少，舌质淡，脉虚弱，日久病甚上不制下时，见小便频数或遗尿者，为虚寒。

（二）治则治法

本病以补肺生津为原则。虚热证，治当清热生津，以润其枯；虚寒证，治当温肺益气，而摄涎沫。应时刻注意保护津液，要重视调理脾肾，培土有助于生金，温肾可以助肺纳气。

（三）证治分类

1.虚热

临床表现：咳吐浊唾，或咳痰带血，咳声不扬，甚则音嘎，气急喘促，口渴咽燥，可伴潮热盗汗，形体消瘦，皮毛干枯，舌红而干，脉虚数。

证机概要：肺阴亏耗，虚火内炽，灼津为痰。

治法：滋阴清热，生津润肺。

代表方：麦门冬汤合清燥救肺汤加减。前方润肺生津、降逆下气，后方养阴润燥、清金降火。

常用药：太子参、甘草、大枣、粳米益气生津，甘缓补中；桑叶、石膏清泄肺经燥热；阿胶、麦冬、胡麻仁滋肺养阴；杏仁、枇杷叶、半夏化痰止咳，下气降逆。

若肺胃火盛，虚烦呛咳者，加芦根、竹茹、竹叶；咳唾浊痰，口干欲饮者，加天花粉、知母、川贝母等；津伤较著者，加北沙参、天冬、玉竹等；潮热较著者，加胡黄连、银柴胡、地骨皮、白薇等。

2.虚寒

临床表现：咳吐涎沫，质清稀量多，不渴，短气不足以息，头眩，神疲乏力，食少，形寒，小便数，或遗尿，舌质淡，脉虚弱。

证机概要：肺气虚寒，气不化津，津反为涎。

治法：温肺益气，生津润肺。

代表方：甘草干姜汤或生姜甘草汤加减。前方辛甘化阳、温养肺胃，后方补脾助肺、益气生津。

常用药：甘草、干姜温肺脾；人参、大枣、白术、茯苓甘温补脾，益气生津。

若肺虚失约，唾沫多而尿频者，加益智仁、白果等；肾虚不能纳气，喘息，短气者，加钟乳石、五味子，另吞服蛤蚧粉。

【临证备要】

1. 重视调补脾肾。脾胃为后天之本，肺金之母，培土有助于生金。阴虚者宜补胃津以润燥，使胃津能上输以养肺；气虚者宜补脾气以温养肺体，使脾能转输精气以上承。肾为气之根，司摄纳，补肾可以助肺纳气。

2. 用药忌燥热、苦寒或祛痰峻剂。肺痿病属津枯，故应时刻注意保护其津，无论寒热，皆不宜妄用温燥之药，消灼肺津，即使虚寒肺痿，亦必须掌握辛甘合用的原则。肺痿属虚，故一般忌用峻剂攻逐痰涎，犯虚虚实实之戒，宜缓图取效。

3. 注意病机演变，法随证转。肺痿有虚热、虚寒之分，二者不仅可以相互转化，甚则可相兼为病，既可见气阴两虚、阴阳互损，也可见虚实寒热错杂之证。病久者也可见血瘀，或兼见痰饮等。因此，在辨治过程中，应时刻注意病机演变，分清主次，抓住主证，兼顾次证，施治方可中的。

【预防调护】

预防的重点在于积极治疗咳喘等肺部疾患，防止其向肺痿转变，同时根据个人情况，加强体育锻炼。慎起居，生活规律，视气候随时增减衣服。时邪流行时，尽量减少外出，避免接触患者。

肺痿为慢性虚损性疾病，应避免急躁情绪，坚持长期调治。注意耐寒锻炼，适应气候变化，增强肺卫功能。戒烟，减少对呼吸道刺激，以利肺气恢复。饮食宜清淡，忌寒凉油腻。居处要清洁，避免烟尘刺激。

【小结】

肺痿是指肺叶痿弱不用的慢性虚损性疾患，以咳吐浊唾涎沫为主症，系多种慢性肺系疾病后期发展而成。病机主要为热在上焦，肺燥津伤，或肺气虚冷，气不化津，以致津气亏损，肺失濡养，肺叶枯萎。病位在肺，但与脾、肾等脏密切相关。有虚热和虚寒两大类，以虚热证较为多见。治疗总以补肺生津为原则。虚热证，滋阴清热，生津润肺；虚寒证，温肺益气，生津润肺。肺痿属内伤虚证，病情较重而迁延难愈，如及时治疗，调理适宜，可使病情稳定，或带病延年。如治疗不当，或调摄失宜，使病情恶化，预后多不良。

【名医验案】

范某，女，57岁。

初诊（1981年2月3日）：近年来咳嗽，气喘不续，午后面部潮热，口干咽燥，喜饮水，夜睡时脊背正中有冷束感，盗汗，纳减，日趋消瘦。勉强支持，拖延未治，以致咳嗽频作，咳唾涎沫，稀而量多，日咳盈碗，有时痰中夹带血丝。面色苍白，两目下陷，精神疲惫，语声低弱，头晕心慌，畏寒，舌质淡少苔，脉细弱结代。诊断为"肺结核伴肺不张"。辨证为气血被夺，阴损及阳。急宜补气养血，救阴扶阳，投以炙甘草汤加味。处方：炙甘草15g，阿胶珠15g，党参 15g，生地黄 20g，桂枝 12g，火麻仁 12g，生姜 12g，大枣 6 枚，藕节 5 个（打碎），血余炭 10g。5 剂。

二诊：咳血渐止，余症仍在。原方加沙参 12g。5 剂。

三诊：头晕、心慌好转，精神较前振作，咳唾涎沫减少，舌质淡，脉沉细结代。宗前方减藕节、血余炭。再进 5 剂。

其后诸症大减，在配合抗结核之西药治疗 4 个月期间多次来诊，总以炙甘草汤为主方，随症加减，复查 X 线检查肺不张已愈，肺结核亦逐步好转。

按：本案肺痨失治，劳热伤津，肺失濡养，肺叶萎缩不用。虚热日久，阴损及阳，阳虚则寒，气不化津，津反为涎，故见口唾大量涎沫。阴阳气血俱损，炙甘草汤有补阴阳气血之功，适合于虚劳肺痿者。（河南省卫生厅编著．河南省老中医经验集锦．河南科学技术出版社．1983）

【古籍摘要】

《医门法律·肺痈肺痿门》："肺痿者，其积渐已非一日，其寒热不止一端，总由胃中津液不输于肺，肺失所养，转枯转燥，然后成之。""凡治肺痿病，奄奄不振……故行峻法，大驱涎沫，图速效，反速毙，医之罪。"

《证治汇补·胸膈门》："久嗽肺虚，寒热往来，皮毛枯燥，声音不清，或嗽血线，口中有浊唾涎沫，脉数而虚，为肺痿之病。因津液重亡，火炎金燥，如草木亢旱而枝叶萎落也。治宜养血润燥，养气清金，初用二地二冬汤以滋阴，后用门冬清肺饮以收功。"

《临证指南医案·肺痿门》："肺痿一症，概述津枯液燥，多由汗下伤正所致。夫痿者，萎也，如草木之萎而不荣，为津亡气竭也。"

【文献推介】

1. 李戎，肖小花，刘春涛，等．古代医家论肺痿之病名、病机及证候 [J]. 上海中医药杂志，2011，45（11）：29-3.

2. 姜德友，姜培培．肺痿源流考 [J]. 浙江中医药大学学报，2015，39（01）：15-18，21.

3. 张纾难．试论瘀血肺痿 [J]. 上海中医药杂志，1994，（01）：7-9.

扫一扫，查阅本章数字资源，含PPT、音视频、图片等

心为君主之官，位于胸中，两肺之间，膈膜之上。心是人体生命活动的主宰，在五脏六腑中居于首要地位，可统摄、协调其他脏腑的生理活动。

心主血脉，主神志，其华在面，开窍于舌，与小肠相表里。心之阴阳气血是心进行生理活动的基础。心气心阳主要推动和温煦血液运行（主血脉），心阴心血则可濡养心神（主神志）。

心的病理表现主要是血脉运行的障碍和情志思维活动的异常。心系病证的病因主要有情志失调、饮食劳倦、年老体虚、外邪侵袭等，病机主要有虚、实两方面，虚证为气血阴阳的亏损，实证为瘀、痰、饮、火、寒等。正虚邪扰，血脉不畅，心神不宁，则为心悸；寒、痰、瘀等邪痹阻心脉，胸阳不展，则为胸痹；气虚至竭，血瘀日甚，瘀血化水，则为心衰；阳盛阴衰，阴阳失调，心肾不交，则为不寐。

心病与其他脏腑疾病关系密切。如心悸、胸痹日久，心之阳气进一步耗伤，阳虚水泛，可致咳嗽、喘证、痰饮、鼓胀、水肿等病证，甚至阴盛格阳，出现心阳虚衰之喘脱。他脏之病日久亦可导致心系病证。如咳嗽、哮病、肺胀日久伤及正气，心肺气虚而致心悸；眩晕、头痛等病久则肝肾阴精损伤，心肾不交而成不寐；消渴日久，阴虚燥热，痰瘀阻络而致胸痹。临床应将心系病证与他系病证互参，审证求机，详辨主次，灵活运用。

心系病证的辨治当分清虚实、标本、缓急。治疗心之虚证有益气、养血、滋阴、温阳诸法，治疗心之实证有理气、化瘀、祛痰、利水、清热、散寒诸法。本虚标实者又当虚实并治。

第一节　心　悸

心悸是以心中悸动、惊惕不安甚则不能自主为主症的疾病。临床多呈发作性，每因体虚劳倦、七情所伤、感受外邪等发作，常伴胸闷、气短、失眠、健忘、眩晕、耳鸣等症。病情较轻者为惊悸，多为阵发性；病情较重者为怔忡，可呈持续性。西医学中各种原因引起的心律失常，或心功能不全、心肌炎、神经官能症等以心悸为主症者属于本病范畴，可参照本节辨证论治。

《黄帝内经》虽无心悸或惊悸、怔忡之病名，但已认识到宗气外泄、心脉不通、突受惊恐、复感外邪等原因可致本病相关表现。《素问·平人气象论》云："乳之下，其动应衣，宗气泄也。"《素问·举痛论》云："惊则心无所倚，神无所归，虑无所定，故气乱矣。"《素问·痹论》亦云："脉痹不已，复感于邪，内舍于心"，"心痹者，脉不通，烦则心下鼓"。对心悸脉象的变化有深刻认识，记载脉律不齐是本病的表现。《素问·平人气象论》曰："脉绝不至曰死，乍疏乍数曰死。"这是认识到严重脉律失常与疾病预后关系的最早记载。

心悸的病名，首见于东汉·张仲景《金匮要略·惊悸吐衄下血胸满瘀血病脉证治》和《伤寒

论·辨太阳病脉证并治》，称为"心动悸""心中悸"及"惊悸"等，认为其主要病因有惊扰、水饮、虚劳及汗后受邪等，并以炙甘草汤为主治疗心悸。

元·朱丹溪认为心悸的发病应责之虚与痰，《丹溪心法·惊悸怔忡》云："惊悸者血虚，惊悸有时，以朱砂安神丸。""怔忡者血虚，怔忡无时，血少者多，有思虑便动，属虚；时作时止者，痰因火动。"

明·虞抟《医学正传·惊悸怔忡健忘证》云："怔忡者，心中惕惕然动摇而不得安静，无时而作者是也；惊悸者，蓦然而跳跃惊动，而有欲厥之状，有时而作者是也。"对惊悸、怔忡的区别与联系有详尽的描述。张景岳《景岳全书·怔忡惊恐》谓："此证唯阴虚劳损之人乃有之，盖阴虚于下，则宗气无根，而气不归原，所以在上则浮撼于胸臆，在下则振动于脐旁，虚微者动亦微，虚甚者动亦甚。"认为怔忡由阴虚劳损所致。清·李用粹《证治汇补·胸膈门·惊悸怔忡》将心悸分为肝胆心虚、郁痰、停饮、气虚、血虚、痰结、气郁、阴火八个方面。王清任《医林改错·血府逐瘀汤所治症目》列有"心跳心忙"病证，用血府逐瘀汤治疗心悸。唐容川《血证论》分设"惊悸""怔忡"专篇，将本病病因病机归于虚、痰、瘀、火四者，所列方药已较为完备。

【病因病机】

心悸的发生多因体虚劳倦、七情所伤、感受外邪及药食不当等，以致气血阴阳亏损，心神失养，心主不安，或痰、饮、火、瘀阻滞心脉，扰乱心神。

（一）病因

1.体虚劳倦　禀赋不足，素体虚弱，或久病伤正，耗损心之气阴，或劳倦太过伤脾，生化之源不足，气血阴阳亏损，脏腑功能失调，致心神失养，发为心悸。《丹溪心法·惊悸怔忡》言："人之所主者心，心之所养者血，心血一虚，神气不守，此惊悸之所肇端也。"

2.七情所伤　平素心虚胆怯，突遇惊恐，忤犯心神，心神动摇，不能自主而发心悸。《济生方·惊悸论治》云："惊悸者，心虚胆怯之所致也。"长期忧思不解，心气郁结，阴血暗耗，不能养心而心悸，或化火生痰，痰火扰心，心神失宁而心悸。此外，大怒伤肝，大恐伤肾，怒则气逆，恐则精却，阴虚于下，火逆于上，扰乱心神，亦可发为惊悸。

3.感受外邪　风、寒、湿三气杂至，合而为痹。痹证日久，复感外邪，内舍于心，痹阻心脉，心血运行受阻，发为心悸。或风、寒、湿热之邪，由血脉内侵于心，耗伤心气心阴，亦可引起心悸。温病、疫毒均可耗伤营阴，心失所养，或邪毒内扰心神，如春温、风温、暑温等病，往往伴见心悸。

4.药食不当　嗜食醇酒厚味、煎炸炙煿，蕴热化火生痰，痰火上扰心神则为悸。清·吴澄《不居集·怔忡惊悸健忘善怒善恐不眠》云："心者，身之主，神之舍也。心血不足，多为痰火扰动。"或因药物过量或毒性较剧，耗伤心气，损伤心阴，引起心悸。中药如附子、乌头、雄黄、麻黄等，西药如洋地黄、奎尼丁、阿托品、肾上腺素等过量或使用不当，或补液过快或过多等，均可引起心悸。

（二）病机

心悸的病位在心，与肝、脾、肾、肺等密切相关，基本病机不外乎气血阴阳亏虚，心失所养，或邪扰心神，心神不宁。如心之气血不足，心失滋养，血脉鼓动无力或紊乱，或心阳虚衰，血脉瘀滞，心神失于温养，或肾阴不足，不能上制心火，水火失济，不能上制心火，或肾阳亏虚，心阳失于温煦，阴寒凝滞心脉，或肝失疏泄，气滞血瘀，心血失畅，或脾胃虚弱，气血乏源，宗气不行，血脉凝滞，或脾失健运，痰湿内生，扰动心神，或热毒犯肺，内舍于心，血运失常，或肺气亏虚，失于治节，心脉不畅，均可引发心悸。

心悸的病理性质主要有虚实两方面。虚者为气、血、阴、阳亏损，心失滋养，而致心悸；实者多由痰火扰心、水饮凌心或心血瘀阻，气血运行不畅，而发心悸。虚实之间可以相互夹杂或转化。实证日久，病邪伤正，可分别兼见气、血、阴、阳之亏损，而虚证也可因虚致实，兼见实证表现。临床上阴虚者常兼火盛或痰热；阳虚者易夹水饮、痰湿；气血不足者，易兼气血瘀滞。

心悸初起以心气虚为常见，表现为心气不足、心血不足、心脾两虚、心虚胆怯和气阴两虚等证。病久阳虚者则表现为心阳不振、脾肾阳虚甚或水饮凌心之证，阴虚血亏者多表现为肝肾阴虚、心肾不交等证。若阴损及阳，或阳损及阴，可出现阴阳俱损之候。若病情恶化，心阳暴脱，可出现厥脱等危候。

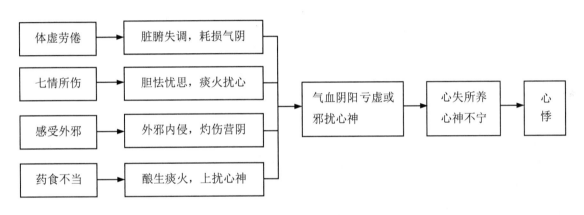

图 5-1　心悸病因病机演变

【诊断与鉴别诊断】

（一）诊断

1. 自觉心中悸动不安，心搏异常，或快速，或缓慢，或跳动过重，或忽跳忽止，呈阵发性或持续不解，甚则不能自主。可见数、促、结、代、涩、缓、沉、迟等脉象。

2. 常伴有胸闷不舒，易激动，心烦寐差，颤抖乏力，头晕等症。中老年患者，可伴有心胸疼痛，甚则喘促，汗出肢冷，甚则晕厥。

3. 发病常与情志刺激（如惊恐、紧张）及劳倦、饮酒、饱食、服用特殊药物等有关。

心电图、动态心电图、X线胸部摄片、心脏超声等检查有助于明确诊断。

（二）鉴别诊断

1. 惊悸与怔忡　心悸可分为惊悸与怔忡。惊悸发病，多与情绪因素有关，可由骤遇惊恐、忧思恼怒、悲哀过极或过度紧张而诱发，多为阵发性，病来虽速，病情较轻，实证居多，可自行缓解，不发时如常人。怔忡多由久病体虚，心脏受损所致，无明显诱因亦可发生，常呈持续性，心中惕惕，不能自控，活动后加重，多属虚证，或虚中夹实，病来虽渐，病情较重，不发时亦可兼见脏腑虚损症状。惊悸日久不愈，亦可渐成怔忡。

2. 奔豚　心悸为心中剧烈跳动，发自心；奔豚发作之时，亦觉心胸躁动不安，乃冲气上逆，发自少腹。《难经·五十六难》云："发于少腹，上至心下，若豚状，或上或下无时。"并称之为肾积。

【辨证论治】

（一）辨证要点

心悸应辨虚实，虚者为脏腑气血阴阳亏虚，实者多为水饮、瘀血、痰火上扰。临床也常见虚实夹杂者，宜分清虚实主次。

心悸的病位在心，心脏病变可以导致其他脏腑功能失调或亏损，其他脏腑病变亦可以直接或间接影响心。故临床亦应分清心脏与他脏的病变情况，有利于决定治疗的先后缓急。

（二）治则治法

心悸应分虚实论治。虚证分别予以补气、养血、滋阴、温阳；实证则应祛痰、化饮、清火、行瘀。但本病以虚实错杂为多见，且虚实的主次、缓急各有不同，故治当虚实兼顾。同时，由于心悸均有心神不宁的病理特点，故应酌情配合安神宁心或镇心之法。

（三）证治分类

1. 心虚胆怯

临床表现：心悸不宁，善惊易恐，坐卧不安，不寐多梦而易惊醒，恶闻声响，食少纳呆，苔薄白，脉细数或细弦。

证机概要：气血亏损，心虚胆怯，心神失养。

治法：镇惊定志，养心安神。

代表方：安神定志丸。

常用药：龙齿、琥珀镇惊安神；酸枣仁、远志、茯神养心安神；人参、茯苓、山药益气宁心；天冬、生地黄、熟地黄滋养心血；配伍少许肉桂，有鼓舞气血生长之效；五味子收敛心气。

若气短乏力，头晕目眩，动则为甚，静则悸缓，为心气虚损明显，重用人参，加黄芪；心阳不振，加炮附子；心血不足，加阿胶、制何首乌、龙眼肉；心气郁结，心悸烦闷，精神抑郁，加柴胡、郁金、合欢皮、绿萼梅；气虚夹湿，加泽泻，重用白术、茯苓；气虚夹瘀，加丹参、川芎、红花、郁金。

2. 心血不足

临床表现：心悸气短，头晕目眩，失眠健忘，面色无华，倦怠乏力，纳呆食少，舌淡红，脉细弱。

证机概要：心血亏耗，心失所养，心神不宁。

治法：补血养心，益气安神。

代表方：归脾汤。

常用药：黄芪、人参、白术、炙甘草益气健脾，以资气血生化之源；熟地黄、当归、龙眼肉补养心血；茯神、远志、酸枣仁宁心安神；木香理气醒脾，使补而不滞。

若五心烦热，自汗盗汗，胸闷心烦，舌淡红少津，苔少或无，脉细数或结代，为气阴两虚，用炙甘草汤加减；阳虚而汗出肢冷，加炮附子、煅龙骨、煅牡蛎；阴虚，重用地黄、阿胶，加北沙参、玉竹、石斛；纳呆腹胀，加陈皮、谷芽、麦芽、神曲、山楂、鸡内金、枳壳；失眠多梦，加合欢皮、夜交藤、五味子、柏子仁、莲子心。热病后期损及心阴而心悸者，生脉散加减。

3. 阴虚火旺

临床表现：心悸易惊，心烦失眠，五心烦热，口干，盗汗，思虑劳心则症状加重，伴耳鸣腰酸，头晕目眩，急躁易怒，舌红少津，苔少或无，脉细数。

证机概要：肝肾阴虚，水不济火，心火内动，扰动心神。

治法：滋阴清火，养心安神。

代表方：天王补心丹合朱砂安神丸加减。前方滋阴养血，补心安神，后方清心降火，重镇安神。

常用药：生地黄、玄参、麦冬、天冬滋阴清热；当归、丹参补血养心；人参、炙甘草补益心气；黄连清热泻火；朱砂、茯苓、远志、酸枣仁、柏子仁安养心神；五味子收敛耗散之心气；桔梗引药上行，以通心气。

若肾阴亏虚，虚火妄动，遗精腰酸者，加龟甲、熟地黄、知母、黄柏，或加服知柏地黄丸；阴虚而火热不明显者，单用天王补心丹；阴虚兼有瘀热者，加赤芍、牡丹皮、桃仁、红花、郁金等。

4. 心阳不振

临床表现：心悸不安，胸闷气短，动则尤甚，面色苍白，形寒肢冷，舌淡苔白，脉虚弱或沉细无力。

证机概要：心阳虚衰，无以温养心神。

治法：温补心阳，安神定悸。

代表方：桂枝甘草龙骨牡蛎汤合参附汤加减。前方温补心阳，安神定悸，后方益心气，温心阳。

常用药：桂枝、附子温振心阳；人参、黄芪益气助阳；麦冬、枸杞子滋养心阴，取"阳得阴助而生化无穷"之意；炙甘草益气养心；龙骨、牡蛎重镇安神定悸。

若形寒肢冷者，重用人参、黄芪、炮附子、肉桂温阳散寒；大汗出者，重用人参、黄芪、煅龙骨、煅牡蛎、山萸肉益气敛汗，或用独参汤煎服，以急救心阳；水饮内停者，加葶苈子、五加皮、车前子、泽泻等；夹瘀血者，加丹参、赤芍、川芎、桃仁、红花；阴伤者，重用麦冬、枸杞子，加玉竹、五味子；心阳不振，以致心动过缓者，加蜜麻黄、补骨脂，重用桂枝。

5. 水饮凌心

临床表现：心悸眩晕，胸闷痞满，渴不欲饮，小便短少，或下肢浮肿，形寒肢冷，伴恶心，欲吐，流涎，舌淡胖，苔白滑，脉弦滑或沉细而滑。

证机概要：脾肾阳虚，水饮内停，上凌于心，扰乱心神。

治法：振奋心阳，化气行水，宁心安神。

代表方：苓桂术甘汤。

常用药：泽泻、猪苓、车前子、茯苓淡渗利水；桂枝、炙甘草通阳化气；人参、白术、黄芪健脾益气助阳；远志、茯神、酸枣仁宁心安神。

若恶心呕吐，加半夏、陈皮、生姜；肺气不宣，肺有水湿，咳喘，胸闷者，加杏仁、前胡、桔梗、葶苈子、五加皮、防己；瘀血者，加当归、川芎、泽兰、益母草；因心衰病而致浮肿、尿少、夜间咳喘或坐起呼吸者，重用温阳利水之品，用真武汤加减。

6. 瘀阻心脉

临床表现：心悸不安，胸闷不舒，心痛时作，痛如针刺，唇甲青紫，舌质紫暗或有瘀斑，脉涩或结或代。

证机概要：血瘀气滞，心脉瘀阻，心阳被遏，心失所养。

治法：活血化瘀，理气通络。

代表方：桃仁红花煎。

常用药：桃仁、红花、丹参、赤芍、川芎活血化瘀；延胡索、香附、青皮理气通脉止痛；生地黄、当归养血活血。

若气滞，加柴胡、枳壳；气虚，加黄芪、党参、黄精；血虚，加制何首乌、枸杞子、熟地黄；阴虚，加麦冬、玉竹、女贞子；阳虚，加炮附子、肉桂、淫羊藿；络脉痹阻，胸部窒闷，加沉香、檀香、降香；胸满闷痛，苔浊腻，加瓜蒌、薤白、半夏、陈皮；胸痛甚，加乳香、没药、五灵脂、蒲黄、三七粉。

7. 痰火扰心

临床表现：心悸时发时止，受惊易作，胸闷烦躁，失眠多梦，口干苦，大便秘结，小便短赤，舌红，苔黄腻，脉弦滑。

证机概要：痰浊停聚，郁久化火，痰火扰心，心神不安。

治法：清热化痰，宁心安神。

代表方：黄连温胆汤。

常用药：黄连、栀子苦寒泻火，清心除烦；竹茹、半夏、胆南星、瓜蒌、陈皮清化痰热，和胃降逆；生姜、枳实下气行痰；远志、菖蒲、酸枣仁、生龙骨、生牡蛎宁心安神。

若痰热互结，大便秘结者，加生大黄；心悸重者，加珍珠母、石决明、磁石；火郁伤阴，加麦冬、玉竹、天冬、生地黄；脾虚者，加党参、白术、谷芽、麦芽、砂仁。

【临证备要】

1. 心悸应辨病与辨证相结合。功能性心律失常多由自主神经功能失常所致，临床以快速型多见。辨证多为气阴两虚、心神不安、肝气郁结，治疗以益气养阴、重镇安神、疏肝解郁为法。器质性心律失常，临床以风湿性心脏病、冠心病、病毒性心肌炎为多见。冠心病伴心律失常者以气虚血瘀为主，常用益气活血之法；风心病伴心律失常者，以"通"为主要治则，常用活血化瘀通络之品；病毒性心肌炎伴心律失常者，在益气养阴、活血通阳基础上可酌加清热解毒之剂。缓慢型心律失常病机主要为心气虚弱，推动气血运行无力；肾阳不足，不能助心阳搏动。治疗应以补心气、温肾阳为法。具体用药，快速型心律失常可加益母草、苦参、莲子心、延胡索等，缓慢型心律失常可加麻黄、细辛、桂枝等。

2. 根据"久病必虚""久病入络"的理论，心悸日久，络虚不荣，当以补益与通络并用。

3. 心律失常的急危重症及处理。临床上心律失常变化往往比较迅速。一般地说室性早搏较房性早搏病情严重，室性早搏中多源性室早、频发室早、两个室早联发以及早搏的 R 波落在前一个心动周期的 T 波上，均被认为是危险征象，必须严密观察，及时处理。室性心动过速及室性扑动是严重的心律失常，必须立即处理以防室颤。室颤是快速型心律失常中最为严重的情况，必须争分夺秒给予除颤。

【预防调护】

注意保持心情愉快，精神乐观，情绪稳定，避免情志刺激以及思虑过度。居住环境宜安静，避免噪声、突然性声响等不良刺激。室内空气宜清新，温度适宜，避免外邪侵袭。

心悸轻者可适当参加锻炼，调畅气机，怡神养心。久病或心阳虚弱者以休息为主，避免过劳耗伤心气。虚证患者饮食方面需注意加强营养，补益气血。实证患者则需根据病情当有所忌食。如痰浊盛者，忌食肥甘、辛辣、酒醴等；伴有水肿者当限制水量和低盐等。病势缠绵者应坚持长期治疗，增强抗病能力。

【小结】

心悸多因体虚劳倦、情志内伤、外邪侵袭等，导致心神失宁而发病。病位在心，涉及肝、脾、肺、肾。病机有虚实之分，虚为气、血、阴、阳亏损，心神失养，实为痰、饮、瘀、火扰动心神。虚实常相互夹杂。治疗上，虚证者，或补气血之不足，或调阴阳之盛衰，以求气血调和，阴平阳秘，心神得养；实证者，或行气祛瘀，或清心泻火，或化痰逐饮，使邪去正安，心神得宁。各证都可配合应用安神之品。虚者常配以养血安神之品，实者则配用重镇安神药物。心悸的预后与病情轻重、治疗得当与否有关。反复发作或长时间持续发作，病程较长，预后较差。若出现喘促、水肿、胸痹心痛、厥证、脱证等变证、坏病，不及时抢救，预后极差，严重者可发生猝死。

【名医验案】

柴某，男，46 岁。

初诊（1966 年 11 月 10 日）：心脏早跳，常感心慌不适，心电图检查为窦性心律不齐。头晕，有痰，偶有恶心，厌油腻，睡眠尚可。肝区压痛，肝功检查无异常。脉滑，舌红苔中心黄腻。证属痰湿，治宜温化。处方：茯苓三钱，半夏二钱，化橘红二钱，炙甘草五分，竹茹一钱，枳实一钱，菖蒲一钱半，炙远志一钱半，炒白芥子一钱半，生姜三片。五剂。一剂两煎，分两次温服。

二诊（11 月 21 日）：药后心慌等症状减轻，食纳尚可，脉滑苔减。继服原方。

三诊（12 月 8 日）：药后心慌再减，口苦，夜间舌干，大便不成形，日行一次，余均正常，脉舌同前。治宜调脾胃。资生丸 15 丸，每晚 1 丸，温开水下。

四诊（12 月 27 日）：药后病情基本稳定，脉舌如前。原方七剂，煎服法同前，隔日一剂。资生丸 15 丸，隔日早晚各服 1 丸，温开水下。

按：本例患者心悸，头晕，恶心，有痰，苔中心黄腻，脉滑，为痰湿夹胆火，上扰心主。先宜温胆汤加味，化痰湿，兼清胆热。消化力弱，大便溏，为脾弱之象，脾为生痰之源，兼调脾胃，加用资生丸，标本同治。[蒲志兰.蒲辅周（中国百年百名中医临床家丛书）.中国中医药出版社.2004]

【古籍摘要】

《素问·三部九候论》："参伍不调者病"，"中部乍疏乍数者死，其脉代而钩者，病在络脉"。

《伤寒论·辨太阳病脉证并治》："伤寒，脉结代，心动悸，炙甘草汤主之。"

《金匮要略·惊悸吐衄下血胸满瘀血病脉证治》："寸口脉动而弱，动则为惊，弱者为悸"；"心下悸，半夏麻黄丸主之"。

《证治准绳·惊悸恐》："人之所主者心，心之所养者血，心血一虚，神气失守矣，失守则舍空，舍空而痰入客之，此惊悸之所由发也。""心悸之由，不越二种，一者虚也，二者饮也。气虚者由阳气内虚，心下空虚，火气内动，而为悸也；血虚者安然。其停饮者，由水停心下，心为火而恶水，水既内停，心不自安，故为悸也。"

《景岳全书·怔忡惊悸》："怔忡之病，心胸筑筑振动，惶惶惕惕，无时得宁者是也。……此证唯阴虚劳损之人乃有之，盖阴虚于下，则宗气无根，而气不归原，所以在上则浮撼于胸臆，在下则振动于脐旁，虚微动亦微，虚甚动亦甚。凡患此者，速宜节欲、节劳，切戒酒色。"

《医学衷中参西录·论心病治法》："有其惊悸恒发于夜间，每当交睫于甫睡之时，其心中即惊悸而醒，此多因心下停有痰饮。心脏属火，痰饮属水，火畏水迫，故作惊悸也。宜清痰之药与养心之药并用。方用二陈汤加当归、菖蒲、远志煎汤，送服朱砂细末三分，有热者加玄参数钱，自能安枕熟睡而无惊悸矣。"

【文献推介】

1. 马妍，江丰，崔远武，等.张伯礼治疗心悸经验[J].中医杂志，2014，55（12）：1003-1006.
2. 钱旻.《伤寒论》心悸证治浅析[J].中国中医急症，2018，27（07）：1283-1285.
3. 魏聪，贾振华，袁国强，等.整合调节——心律失常药物干预新策略：从"抗律"到"调律"的思维转变[J].中华心律失常学杂志，2014，18（01）：76-78.

第二节 胸 痹

胸痹是以胸部闷痛甚则胸痛彻背、喘息不得卧为主症的疾病。轻者仅感胸闷如窒，呼吸欠畅，重者则有胸痛，严重者心痛彻背，背痛彻心。真心痛，是胸痹进一步发展的严重病证，其特点为剧烈而持久的胸骨后疼痛，伴心悸、喘促、肢冷、汗出、面色苍白等症状，甚至可危及生命。西医学中冠状动脉粥样硬化性心脏病之心绞痛、急性心肌梗死属本病范畴，他如心包炎、心肌病、病毒性心肌炎、心脏神经症、胸膜炎、慢性阻塞性肺疾病、肺动脉栓塞、胃食管疾病等，以胸痹为主要表现者，可参照本节辨证论治。

胸痹之名，首见于《灵枢·本脏》，其云："肺大则多饮，善病胸痹，喉痹，逆气。"《黄帝内经》对心痛的临床表现、病因病机和预后等都有论述。《灵枢·五邪》曰："邪在心，则病心痛。"《素问·脏气法时论》曰："心病者，胸中痛，胁支满，胁下痛，膺背肩胛间痛，两臂内痛。"《素问·缪刺论》另有"卒心痛""厥心痛"之称。《素问·调经论》曰："厥气上逆，寒气积于胸中而不泻，不泻则温气去，寒独留，则血凝泣，凝则脉不通，其脉盛大以涩。"《灵枢·厥病》曰："真心痛，手足清至节，心痛甚，旦发夕死，夕发旦死。"

东汉·张仲景《金匮要略》正式提出"胸痹"病名，并作专篇论述。《金匮要略·胸痹心痛短气病脉证治》曰："胸痹之病，喘息咳唾，胸背痛，短气，寸口脉沉而迟，关上小紧数，栝蒌薤白白酒汤主之。""胸痹不得卧，心痛彻背者，栝蒌薤白半夏汤主之。"把胸痹的病因病机归纳为"阳微阴弦"，即胸阳不振，阴寒凝结，乃本虚标实之证。

宋代《太平圣惠方》将心痛、胸痹并列，在"治卒心痛诸方""治久心痛诸方""治胸痹诸方"中收载多首方剂，方中包括芳香、温通、辛散之品，每与益气、养血、滋阴、温阳之药合用，标本兼顾，丰富了胸痹的治法方药。

明清时期，对胸痹的认识有了进一步提高，提倡使用活血化瘀法治疗胸痹心痛。明·徐彦纯《玉机微义·心痛》对心痛与胃脘痛有了明确的鉴别。王肯堂《证治准绳·诸痛门》用失笑散及大剂桃仁、红花、降香等治疗死血心痛。清·陈修园《时方歌括》以丹参饮治心腹诸痛。王清任《医林改错》以血府逐瘀汤治胸痹心痛，至今仍被沿用。

【病因病机】

胸痹的发生多与寒邪内侵、饮食失调、情志失节、劳倦内伤、年迈体虚等因素有关。或因寒凝、血瘀、气滞、痰浊、热蕴，痹阻胸阳，阻滞心脉，或为气虚、阴伤、阳衰，肺、脾、肝、肾亏虚，心脉失养。病机既有因实致虚者，亦有因虚致实者。

（一）病因

1. 寒邪内侵　寒主收引，暴寒折阳，既可抑遏阳气，又可使血行瘀滞，发为胸痹。《医学正传·胃脘痛》云："有真心痛者，大寒触犯心君。"素体阳衰，胸阳不足，阴寒之邪乘虚侵袭，寒凝气滞，痹阻胸阳，而成胸痹。《类证治裁·胸痹》云："胸痹，胸中阳微不运，久则阴乘阳位，而为痹结也。"

2. 饮食不节　过食肥甘厚味，或嗜烟酒成癖，脾胃损伤，运化失健，聚湿生痰，上犯心胸清旷之区，阻遏心阳，胸阳失展，气机不畅，心脉闭阻，而成胸痹。

3. 情志失调　忧思伤脾，脾运失健，津液不布，遂聚为痰。郁怒伤肝，肝失疏泄，肝郁气滞，甚则气郁化火，灼津成痰。气滞或痰阻可使血行失畅，脉络不利，气血瘀滞，或痰瘀交阻，胸阳不运，心脉痹阻，不通则痛，而发胸痹。七情失调可致气血耗逆，心脉失畅，痹阻不通，而发心痛。

4. 劳倦内伤　劳倦伤脾，脾虚转输失能，气血生化乏源，无以濡养心脉，拘急而痛。积劳伤阳，心肾阳微，鼓动无力，胸阳失展，阴寒内侵，血行涩滞，而发胸痹。

5. 年迈体虚　年过半百，脏气渐亏，精血渐衰。如肾阳虚衰，可致心气不足或心阳不振，血脉失于温运，痹阻不畅，发为胸痹；心肾阳虚，阴寒痰饮乘于阳位，亦可阻滞心脉。肾阴亏虚，水不涵木，不能上济于心，因而心肝火旺，心阴耗伤，心脉失于濡养，而致胸痹；心阴不足，心火燔炽，下及肾水，又可进一步耗伤肾阴。凡此导致寒凝、血瘀、气滞、痰浊，而致胸阳失运，心脉阻滞，发生胸痹。

（二）病机

胸痹的主要病机为心脉痹阻，病位在心，涉及肝、肺、脾、肾等脏。心主血脉，肺主治节，两者相互协调，气血运行自畅。心脉不畅，肺失治节，则血行瘀滞；肝失疏泄，气郁血滞；脾失健运，聚生痰浊，气血乏源；肾阴亏损，心血失荣，肾阳虚衰，君火失用。凡此均可引致心脉痹阻，胸阳失旷，而发胸痹。

病理性质为本虚标实，虚实夹杂。本虚有气虚、气阴两虚及阳气虚衰；标实有寒凝、血瘀、痰浊、气滞、热蕴。标本二者常可相兼为病，如气虚血瘀、气滞血瘀、寒凝气滞、痰瘀交阻等。胸痹之轻者，多为胸阳不振，阴寒之邪上乘，阻滞气机，表现为胸中气塞、短气；重者则为痰瘀交阻，壅塞胸中，气机痹阻，表现为不得卧，心痛彻背。同时，胸痹亦有缓作与急发之异。缓作者，渐进而为，日积月累，始则偶感心胸不舒，继而心痹痛作，发作日频，甚则掣及后背；急作者，素无不舒之感，或许久不发，因感寒、劳倦、七情所伤等诱因而猝然心痛。

胸痹的病机转化可因实致虚，亦可因虚致实。痰踞心胸，胸阳痹阻，病延日久，每可耗气伤阳，向心气不足或阴阳并损转化；阴寒凝结，气失温煦，日久寒邪伤及阳气，亦可向心阳虚衰转化；瘀阻脉络，血行滞涩，瘀血不去，新血不生，留瘀日久，心气痹阻，心阳不振。此三者皆因实致虚。心气不足，鼓动不力，易致气滞血瘀；心肾阴虚，水亏火炎，炼液为痰；心阳虚衰，阳虚外寒，寒痰凝络。此三者皆由虚而致实。胸痹反复发作，病情如若骤变，可见心胸猝然大痛，出现真心痛，甚则"旦发夕死，夕发旦死"。

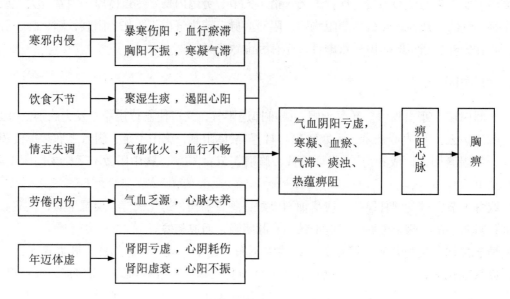

图 5-2 胸痹病因病机演变

【诊断与鉴别诊断】

（一）诊断

1.胸部憋闷疼痛，甚则痛彻左肩背、咽喉、胃脘部、左上臂内侧等部位，一般持续几秒到几十分钟，休息或用药后可缓解。呈反复性发作，常伴有心悸、气短、汗出，甚则喘息不得卧。

2.突然发病，时作时止，反复发作。严重者可见胸痛剧烈，持续不解，汗出肢冷，面色苍白，唇甲青紫，脉散乱或微细欲绝等危候，可发生猝死。

3.多见于中年以上，常因操劳过度、抑郁恼怒、多饮暴食或气候变化而诱发，亦有无明显诱因或安静时发病者。

心电图、心肌标志物、动态心电图、心脏彩色多普勒、冠状动脉 CTA、冠状动脉造影检查和平板运动试验等有助于本病的诊断，可明确病变部位与严重程度。

（二）鉴别诊断

1.悬饮 胸胁胀痛，持续不解，多伴有咳唾、转侧、呼吸时疼痛加重，肋间饱满，并有咳嗽、咳痰等肺系证候。

2.胃脘痛 与饮食相关，以胀痛为主，局部有压痛，持续时间较长，常伴有泛酸、嘈杂、嗳气、呃逆等胃部症状。

【辨证论治】

（一）辨证要点

1.辨标本虚实 胸痹总属本虚标实之证，本虚常见气虚、气阴两虚及阳气虚衰，标实则有寒凝、血瘀、气滞、痰浊、热蕴等不同。心胸隐痛而闷，多因劳累而发，伴气短，乏力，神疲懒言，舌暗淡或胖大，边有齿痕者，多属气虚；隐痛时作时止，缠绵不休，伴口干，手足心热，盗汗，舌红少苔，脉沉细而数者，多属气阴两虚；心胸绞痛，兼见气短乏力，畏寒肢冷，舌胖大或有齿痕，脉沉迟者，多属阳气虚衰；刺痛固定不移，痛有定处，夜间多发，舌紫暗或有瘀点、瘀斑，脉结代或涩者，多属血瘀；胸痛如绞，遇寒则发，或得冷加剧，伴畏寒肢冷，舌淡苔白，脉细者，多属寒凝；闷重而痛轻，兼见胸胁胀满，善太息，多因情志不遂而加重，苔薄白，脉弦者，多属气滞；胸部窒闷而痛，头身困重，形体肥胖，苔腻，脉滑者，多属痰浊；口干口苦，小便短黄，大便燥结，舌红苔黄，脉数者，多属热蕴。

2. 辨病情轻重 疼痛持续时间短暂，瞬息即逝者，病情较轻；持续时间长，反复发作者，病情较重；持续数小时甚至数日不休者，常为重症或危候。疼痛遇劳发作，休息或服药后可缓解者，多为顺证；服药后难以缓解者，常为危候。一般疼痛发作次数多少与病情轻重程度成正比，但亦有发作次数不多而病情较重的不典型情况，尤其在安静或睡眠时发作疼痛者多病情较重。

（二）治则治法

治疗原则一般为先治其标，后治其本，先从祛邪入手，然后再予扶正，必要时可根据虚实标本的主次，兼顾同治。标实当泻，根据病邪偏盛情况，分别予以散寒、活血、豁痰、理气、清热之法，尤重活血通脉；本虚宜补，权衡心之阴阳气血之不足，有无兼见肺、肝、脾、肾等脏之亏虚，补气温阳，滋阴益肾，纠正脏腑阴阳气血之偏衰，尤其重视补益心气之不足。注重辨清证候之重危顺逆，一旦发现脱证之先兆，必须尽早投用益气固脱之品。

（三）证治分类

1. 心血瘀阻
临床表现：心胸疼痛，如刺如绞，痛有定处，入夜为甚，甚则心痛彻背，背痛彻心，或痛引肩背，舌质紫暗或有瘀点、瘀斑，苔薄，脉弦涩。

证机概要：血行瘀滞，胸阳痹阻，心脉不畅。

治法：活血化瘀，通脉止痛。

代表方：血府逐瘀汤。

常用药：川芎、桃仁、红花、赤芍活血化瘀，和营通脉；柴胡、桔梗、枳壳、牛膝调畅气机，行气活血；当归、生地黄补养阴血；降香、郁金理气止痛；甘草调和诸药。

若胸痛剧烈，瘀血痹阻较重者，加乳香、没药、丹参等；畏寒肢冷，兼有寒凝或阳虚者，加桂枝或肉桂、细辛、高良姜、薤白或人参、炮附子等。气短、乏力、自汗，兼有气虚者，可选人参养荣汤合桃红四物汤加减，重用人参、黄芪。猝然心痛发作，可含化复方丹参滴丸、速效救心丸。

2. 气滞心胸
临床表现：心胸满闷，隐痛阵发，时欲太息，遇情志不遂时容易诱发或加重，或兼有胸胁胀满，得嗳气或矢气则舒，苔薄或薄腻，脉细弦。

证机概要：肝失疏泄，气机郁滞，心脉不和。

治法：疏肝理气，活血通络。

代表方：柴胡疏肝散。

常用药：柴胡、枳壳疏肝理气；香附、陈皮理气解郁；川芎、赤芍活血通脉。

若胸闷心痛明显，兼有血瘀者，合用失笑散，加丹参、薤白、苏木。心烦易怒，口干便秘，舌红苔黄，脉弦数者，为气郁化火，选丹栀逍遥散加减。便秘严重者加当归龙荟丸。

3. 痰浊闭阻

临床表现：胸闷重而心痛微，痰多气短，头身困重，形体肥胖，遇阴雨天易发作或加重，伴有倦怠乏力，纳呆便溏，咳吐痰涎，舌体胖大且边有齿痕，苔浊腻或白滑，脉滑。

证机概要：痰浊盘踞，痹阻胸阳，脉络阻滞。

治法：通阳泄浊，豁痰宣痹。

代表方：栝蒌薤白半夏汤合涤痰汤加减。前方偏于通阳行气，后方偏于健脾益气，豁痰开窍。

常用药：瓜蒌、薤白化痰通阳，行气止痛；半夏、胆南星燥湿化痰；竹茹清化痰热；人参、茯苓、甘草健脾益气；石菖蒲、陈皮、枳实理气宽胸。

痰热者，加海浮石、海蛤壳、栀子、天竺黄、竹沥；大便干结，加桃仁、番泻叶、大黄。若口干口苦，为痰浊郁而化热，可选黄连温胆汤加郁金。

4. 寒凝心脉

临床表现：猝然心痛如绞，心痛彻背，喘不得卧，多因气候骤冷或外感风寒而诱发或加重，伴形寒，甚则手足不温，冷汗自出，胸闷气短，心悸，面色苍白，苔薄白，脉沉紧或沉细。

证机概要：阴寒凝滞，气血痹阻，心阳不振。

治法：辛温散寒，宣通心阳。

代表方：枳实薤白桂枝汤合当归四逆汤加减。前方偏重理气通阳，后方重在温经散寒。

常用药：桂枝、细辛温散寒邪，通阳止痛；薤白、瓜蒌化痰通阳，行气止痛；当归、芍药养血活血；枳实、厚朴理气通脉；大枣养脾和营。

若痛无休止，身寒肢冷，气短喘息，脉沉紧或沉微者，属阴寒极盛之胸痹重症，用乌头赤石脂丸加荜茇、高良姜、细辛等。痛剧而四肢不温，冷汗自出，即刻舌下含服苏合香丸或麝香保心丸。

5. 气阴两虚

临床表现：心胸隐痛，时作时休，心悸气短，动则尤甚，伴神疲懒言，易汗，舌质淡红，舌体胖，边有齿痕，苔薄白，脉虚细缓或结代。

证治概要：心气不足，阴血亏耗，血行瘀滞。

治法：益气养阴，活血通脉。

代表方：生脉散合人参养荣汤加减。前方长于益气敛阴，后方重在补气养血，宁心安神。

常用药：人参、黄芪、炙甘草大补元气；肉桂温通心阳；麦冬、玉竹滋养心阴；五味子收敛心气；丹参、当归养血活血。

若气滞血瘀，加川芎、郁金；痰浊明显，加茯苓、白术、白蔻仁；心脾两虚，见纳呆、失眠，加茯苓、茯神、远志、半夏曲、柏子仁、酸枣仁。

6. 心肾阴虚

临床表现：心痛憋闷，心悸盗汗，虚烦不寐，腰酸膝软，头晕耳鸣，口干便秘，舌红少津，苔薄或剥，脉细数或促代。

证机概要：水不济火，虚热内灼，血脉不畅，心失所养。

治法：滋阴清火，养心和络。

代表方：天王补心丹合炙甘草汤加减。前方偏重养心安神，后方重在养阴复脉。

常用药：生地黄、玄参、天冬、麦冬滋水养阴，以降虚火；人参、炙甘草、茯苓益助心气；柏子仁、酸枣仁、五味子、远志交通心肾，养心安神；丹参、当归、芍药、阿胶滋养心血而通心脉。

若心肾阴虚较甚，头晕目眩，腰酸膝软，遗精盗汗，心悸不宁，口燥咽干者，用左归饮；虚烦不寐，舌尖红少津者，为阴不敛阳，虚火内扰心神，用酸枣仁汤加减；风阳上扰，加珍珠母、灵磁石、石决明、琥珀等，合黄连阿胶汤。

7. 心肾阳虚

临床表现：心悸而痛，胸闷气短，动则尤甚，自汗，面色㿠白，神倦怯寒，四肢欠温或肿胀，舌质淡胖，边有齿痕，苔白或腻，脉沉细迟。

证机概要：阳气虚衰，胸阳不振，气机痹阻，血行瘀滞。

治法：温补阳气，振奋心阳。

代表方：参附汤合右归饮加减。前方重在温补心阳，大补元气，后方重在温肾助阳，补益精气。

常用药：人参大补元气；附子温补真阳；肉桂振奋心阳；炙甘草益气复脉；熟地黄、山萸肉、淫羊藿、补骨脂温养肾气。

若兼见水肿，喘促，心悸者，为肾阳虚衰，水饮凌心，用真武汤加黄芪、汉防己、猪苓、车前子；阳虚欲脱厥逆者，为危急重症，在中西医结合抢救的同时，用四逆加人参汤，或参附注射液静脉点滴。

【临证备要】

1. 治疗应以通为补，通补结合。胸痹病机为本虚标实。临床治疗应以通为补，其通法包括：芳香温通法，如苏合香丸、冠心苏合丸、速效救心丸、麝香保心丸、复方丹参滴丸等；宣痹通阳法，如枳实薤白桂枝汤、乌头赤石脂丸等；活血化瘀法，如血府逐瘀汤、失笑散、复方丹参滴丸、冠心Ⅱ号等，临证可加养血活血药，如鸡血藤、益母草、当归等，活血而不伤正；祛痰开郁法，如栝蒌薤白半夏汤、温胆汤加胆南星、石菖蒲、郁金等。补法包括补气血，选用八珍汤、当归补血汤等；温肾阳选加淫羊藿、仙茅、补骨脂；补肾阴选加首乌延寿丹、左归丸等。通法与补法是治疗胸痹不可分割的两大原则，应通补结合，交替应用。

2. 活血化瘀法的配伍应用。胸痹瘀血多表现为气虚血瘀、痰瘀交阻、气滞血瘀等夹杂证，临床治疗应注意在活血化瘀中伍以益气、养阴、养血、理气之品，辨证用药，加强祛瘀疗效。临床主要选用养血活血之品，如丹参、鸡血藤、当归、赤芍、郁金、川芎、红花、泽兰、牛膝、三七、益母草等。破血攻伐之品，虽有止痛作用，但易伤及正气，应慎用，若必用，切不可久用、多用，痛止后须扶正养营，方可巩固疗效。如有出血倾向或征象，应立即停用，并予相应处理。

3. 芳香温通法的应用。寒邪内闭是导致胸痹发作的重要病机之一，临床以芳香走窜、温通行气类中药治疗胸痹源远流长，如桂心、干姜、吴茱萸、麝香、细辛、蜀椒、丁香、木香、安息香、苏合香油等芳香温通之品。实验研究证实，芳香温通类药大多含有挥发油，可解除冠脉痉挛，增加冠脉流量，减少心肌耗氧量，改善心肌供血，同时对血液流变性、心肌收缩力均有良好的影响。

4. 真心痛急症的治疗。真心痛是胸痹进一步发展的严重病证，特点为剧烈而持久的胸骨后疼痛，伴心悸、水肿、肢冷、喘促、汗出、面色苍白等症状，可危及生命。常因寒凝气滞、血瘀痰浊痹阻心脉，心脉不通，出现心胸疼痛（心绞痛），甚至真心痛（心肌梗死）。若心气不足，运血无力，心脉瘀阻，心血亏虚，气血运行不利，可见心动悸，脉结代（心律失常）；若心肾阳虚，水邪泛滥，水饮凌心射肺，可出现心悸、水肿、喘促（心力衰竭）；进一步发展，或亡阳厥脱，或亡阴厥脱（心源性休克），或阴阳俱厥，最后导致阴阳离决。真心痛的病位在心，其本在肾，为本虚标实之证，急性期则尤以标实为主。在发作期须使用具有速效止痛作用的药物，可选宽胸气雾剂口腔喷雾给药，或舌下含化复方丹参滴丸、速效救心丸或麝香保心丸等。合理护理，卧床休息，低流量给氧，保持情绪稳定，必要时中西医结合抢救治疗。蝮蛇抗栓酶、蚓激酶、丹参注射液、毛冬青甲素、丹红注射液、川芎嗪等，具有一定程度的抗凝和溶栓作用，可扩张冠状动脉。疼痛缓解后予以辨证施治，常以补气活血、温阳通脉为法，可与胸痹辨证互参。

【预防调护】

注意调摄精神，避免情绪波动。防治本病必须高度重视精神调摄，避免过于激动或喜怒忧思无度，保持心情平静、愉快。注意生活起居，要避免寒冷，居处除保持安静、通风外，还要注意寒温适宜。

胸痹患者应注意饮食调节，宜清淡低盐，食勿过饱，多吃水果及富含纤维素食物，保持大便通畅。戒烟戒酒。注意劳逸结合，坚持适当活动。发作期患者应立即卧床休息，缓解期要注意适当休息，保证充足的睡眠，坚持力所能及的活动，做到动中有静。

【小结】

胸痹的临床特征为胸部闷痛，甚则胸痛彻背，短气，喘息，不得安卧。病因与寒邪内侵、饮食不节、情志失调、劳倦内伤、年迈体虚等有关。病位在心，与肝、肺、脾、肾有关。病机总属于本虚标实，发作期以标实为主，缓解期以本虚为主，本虚为气血阴阳的亏虚，标实为寒凝、瘀血、气滞、痰浊、热蕴交互为患。辨证当分清标本虚实，补其不足，泻其有余，实证宜用活血化瘀、辛温散寒、泄浊豁痰、宣通心阳、清热化痰等法，虚证宜以补养扶正为主，用益气通脉、滋阴益肾、益气温阳等法。临证多虚实夹杂，应按虚实主次缓急而兼顾同治，并配合运用中成药。胸痹的预后，由于病程较长，反复发作，如治疗及时，坚持用药，轻者可以治愈，或带病延年；若失治或误治，病情发展可成为真心痛，危及生命。

【名医验案】

肖某，女，76岁。

初诊：胸闷胸痛反复5年余，加重7天。患者5年前受寒后自觉胸痛，持续1～3分钟，含服硝酸甘油后可迅速缓解，至当地医院检查心电图示心肌缺血，诊断为"冠心病"。此后时有反复，7天前劳累后再发。患者既往高血压病史十余年，高脂血症病史7年余，十二指肠溃疡病史二十余年。现症：胸痛隐作，胸闷，气短乏力，喜温饮，自汗，腰膝酸痛，头晕健忘，纳少，艰寐梦扰，噩梦纷纭，二便调，舌紫暗，有裂纹，苔白腻，脉沉缓。辨证为气阴两虚，痰瘀互结。治予补气养阴，化湿辟秽，活血止痛。处方：藿香15g，佩兰15g，豆蔻12g，砂仁12g，降香15g，五灵脂15g，延胡索15g，丹参30g，郁金15g，女贞子15g，墨旱莲15g，浮小麦30g，五味子6g，酸枣仁30g，夜交藤30g，龙齿30g。

二诊：前方服用10剂后，腻苔大减，胸痛已无，偶感胸闷，气短，口干，夜寐欠安。上方去藿香、佩兰，加太子参15g，麦冬15g，继服10剂。

按：患者年高，阴虚则血行滞涩，气虚则运血无力，久则络虚不荣；气虚水湿分解失利，聚生痰浊，久则痰瘀互结阻络；心血不足，心神失养，阳亢不潜，故见艰寐梦扰。先予化痰、祛瘀、养阴、安神之剂，病邪渐退。再方加太子参、麦冬以益气养阴扶正，标本兼治。[谢伟，等.张伯礼治疗冠心病经验.中医杂志，2011，52（18）：1539-1541]

【古籍摘要】

《金匮要略·胸痹心痛短气病脉证治》："胸痹，心中痞气，气结在胸，胸满，胁下逆抢心，枳实薤白桂枝汤主之，人参汤亦主之。""心痛彻背，背痛彻心，乌头赤石脂丸主之。"

《诸病源候论·久心痛候》："心为诸脏主，其正经不可伤，伤之而痛者，则朝发夕死，夕发朝死，不暇展治。其久心痛者，是心之支别络脉，为风邪冷热所乘痛也，故成疹，不死，发作有时，经久不瘥也。"

《太平圣惠方·治心痹诸方》："夫思虑烦多则损心，心虚故邪乘之，邪积而不去，则时害饮食，心中愊愊如满，蕴蕴而痛，是谓心痛。"

《玉机微义·心痛》："然亦有病久气血虚损及素劳作羸弱之人患心痛者，皆虚痛也。"

《类证治裁·胸痹论治》："胸痹，胸中阳微不运，久则阴乘阳位，而为痹结也，其症胸满喘息，短气不利，痛引心背。由胸中阳气不舒，浊阴得以上逆，而阻其升降，甚则气结咳唾，胸痛彻背。夫诸阳受气于胸中，必胸次空旷，而后清气转运，布息展舒。胸痹之脉，阳微阴弦，阳微知在上焦，阴弦则为心痛，此《金匮》《千金》均以通阳主治也。"

【文献推介】

1. 毛静远，牛子长，张伯礼.近40年冠心病中医证候特征研究文献分析 [J].中医杂志，2011，52（11）：958-961.

2. 蒋希成，段芳芳，姜德友.胸痹心痛治法源流撮要 [J].中国中医急症，2020，29（01）：150-153.

3. 邱敏，孙科，陶劲，等.《金匮要略》胸痹"阳微阴弦"病机探微 [J].中国中医基础医学杂志，2017，23（02）：151-152.

第三节　心　衰

心衰是以乏力、心悸、喘息、肢体水肿为主症的疾病，为多种慢性心系疾病反复发作，迁延不愈，日渐加重的终末期阶段。轻者可仅表现为气短、不耐劳累，重者可见喘息心悸，不能平卧，或伴咳吐痰涎，尿少肢肿，或口唇发绀，甚至出现喘悸不休，汗出肢冷，表情淡漠或烦躁不安等厥脱危象。西医学中的冠状动脉粥样硬化性心脏病、病毒性心肌炎、心肌病、心脏瓣膜病、肺心病等导致的急慢性心力衰竭，可参照本节辨证论治。

《黄帝内经》有对"心胀""心痹"等心衰相关症状和病机的描述。《灵枢·胀论》云："夫心胀者，烦心短气，卧不安。"《素问·痹论》云："心痹者，脉不通，烦则心下鼓，暴上气而喘。"《素问·水热穴论》云："故水病，下为胕肿大腹，上为喘呼不得卧者，标本俱病，故肺为喘呼，肾为水肿。"

东汉·张仲景《金匮要略·水气病脉证并治》云："心水者，其身重而少气，不得卧，烦而躁，其人阴肿。"《金匮要略·痰饮咳嗽病脉证并治》云："水在心，心下坚筑，短气，恶水不欲饮……水停心下，甚者则悸，微者短气。"这些描述与心衰的临床特征颇为相似，并载有真武汤、茯苓甘草汤、桂枝甘草汤、葶苈大枣泻肺汤等方剂，至今沿用。

西晋·王叔和《脉经·脾胃部》曰："心衰则伏，肝微则沉，故令脉伏而沉。"首先提出"心衰"一词，但仅指心气衰微的脉象而言。南北朝·陈延之《小品方》云："先从脚肿，名曰清水，其根在心。"隋·巢元方《诸病源候论·心病候》曰："心气不足，则胸腹大，胁下与腰背相引痛，惊悸恍惚……是为心气之虚也。"强调心水以心气虚为本。

宋代《圣济总录》谓："虚劳惊悸者，心气不足，心下有停水也。"金·刘完素《素问病机气宜保命集》云："其肿，有短气，不得卧，为心水。""心水"被作为一个特定的疾病病名而沿用。元·朱丹溪《丹溪心法·惊悸怔忡》云："心虚而停水，则胸中渗漉，虚气流动，水既上乘，心火恶之，心不自安，使人有快快之状，是则为悸。……悸者与之逐水消饮之剂。"提出以逐水消饮法治疗心衰。

清·王清任、唐容川等倡导"瘀血"理论，认为"血管无气，必停留而瘀"，"血积既久，亦能化为痰水"，"瘀血化水，亦发水肿"，补充和完善了心衰病机。

【病因病机】

心衰的发生，多因各种心系疾患，日渐加重，心气亏耗，又因复感外邪、情志刺激或劳倦过度，内外相因，心体受戕，心气、心阳渐次虚衰，行血无力，血脉瘀滞，痰浊内阻，水饮停聚而致。

（一）病因

1. 久病耗伤　心系疾病反复发作，迁延日久不愈，损及心之体用，或血脉瘀阻，心体失荣，或外邪留伏，中伤心体，或劳倦内伤，心气耗散，诸内外因均可致心之体用俱损，心气、心阴、心阳虚耗，心血瘀阻，水饮内停。

2. 感受外邪　外邪侵袭，肺失宣降，治节失司，通调失职，不能助心行血，血脉瘀滞，水饮内停；痹证日久，内舍于心，心脉痹阻，久则心衰。疫病之邪犯心，心体受损，心气耗伤，而致本病。叶天士《温热论》云："温邪上受，首先犯肺，逆传心包。"

3. 情志失调　暴怒伤肝，疏泄失职，气机郁滞，心血瘀阻。忧思气结，伤脾碍胃，一则化源不足，心气亏虚，二则痰浊内生，心阳受蒙。气血运行受遏，心脉痹阻，心体失养，瘀血、水饮内生，日渐加重。

4. 劳倦内伤　劳倦内伤是心衰加重的关键诱因。劳力过度伤脾或房劳伤肾，进而心体失养，心气内耗，阴阳虚衰，导致瘀血、痰浊、水饮等停聚，发为心衰。《素问·举痛论》云："劳则喘息汗出，外内皆越，故气耗矣。"

（二）病机

心衰的基本病机为心之气血阴阳亏损，血脉瘀阻，痰浊、水饮停聚。病位在心，涉及肺、脾、肾、肝。盖心主血脉，正常人体血液运行，如环无端，有赖心气、心阳的鼓动。如心气不足，鼓动无力，则血行瘀滞。或心阳不足，温煦失司，虚寒内生，血脉凝滞，痰饮内停。肺朝百脉，主治节，与心共同调节人体气血运行，心气虚弱，肺失治节，血行不畅，肺脉瘀阻，痰饮内停。脾失健运，气血生化乏源，或痰浊瘀阻心脉，久则心气耗损。肝失疏泄，气血失畅，心血瘀阻，或肾阴亏虚，不能濡养心脉，心体失荣，或肾阳衰弱，不能温煦心脉，君火失用，皆可导致虚、瘀、痰、水等并见，发为心衰。

病理性质为本虚标实，虚实夹杂，以虚为主。本虚有气虚、气阴两虚及阳气亏虚；标实主要为瘀血、痰浊、水饮。本虚是心衰的基本病机，决定了心衰的发展趋势；标实是心衰的变动因素，影响着心衰的病情变化。本虚和标实的消长决定了心衰的发展演变。

总之，心衰的病机关键可用虚、瘀、痰、水四者概括，虚实之间可相互转化。早期主要为心肺气虚，行血无力，瘀血阻滞；中期因气虚难复，痰瘀积久，化赤生新不足，脏腑失荣，而呈气阴两虚之势，或气损及阳，心阳亏虚，瘀血加甚；后期阴损及阳，阳损及阴，阴阳互损，瘀血、痰浊、水饮内聚，虚实夹杂。心气虚衰是基础，逐渐发展为气阴两虚或心阳亏虚，进而致阴阳两虚，甚至阴阳离决。血瘀作为中心病理环节贯穿始终，痰浊和水饮是主要病理产物，整个病情随着心之气血阴阳的日渐虚衰而进展，随瘀血、痰浊、水饮的内聚而日渐加重。

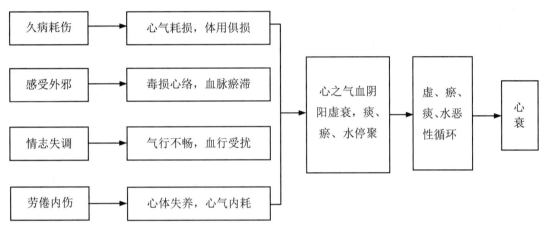

图 5-3　心衰病因病机演变

【诊断与鉴别诊断】

（一）诊断

1. 以乏力、心悸、气喘、肢体水肿等为主症。轻者可仅表现为气短、乏力，重者可见喘促，心悸，不能平卧，或伴咳痰，尿少肢肿，或口唇发绀，胁下癥块，颈脉显露，甚至出现喘悸不休，汗出肢冷，表情淡漠或烦躁不安等厥脱危象。

2. 有心系疾患病史多年，时轻时重，经久难愈。

3. 多见于中老年人。常因外感、劳倦、情志刺激等诱发或加重。

超声心动图、血清 B 型尿钠肽（BNP）或其前体 NT-proBNP 浓度测定有助于心衰的明确诊断。

（二）鉴别诊断

1. 喘证　心衰常见喘促短气之症，多因久患心系疾病而致，发作时除喘促外，尚可伴见心悸、浮肿、尿少等表现；喘证多是由外感诱发或加重的肺系疾病，实者起病急，多兼表证，虚者常反复发作，遇劳尤甚，平素亦可见气怯声低、脉弱等肺肾气虚之证，多伴不同程度的呼吸困难。

2. 鼓胀　心衰后期可出现胁下癥块坚硬，或颈脉显露等瘀血阻滞之证。鼓胀是气、血、水结于腹中，以腹大、肢细、腹壁脉络显露为主，病在肝脾，晚期伴肢体浮肿和尿少等症。《金匮要略》谓："肝水者，其腹大，不能自转侧……小便续通。"

3. 水肿 心衰后期出现阳虚水泛时可见浮肿、尿少等水饮内停之证。水肿是因肺、脾、肾功能失调，全身气化功能障碍，而致水湿泛溢。"肺水""脾水""肾水"可兼见，以身肿、腹大、小便难为主要见症，其肿多从眼睑或下肢开始，继及全身，皮肤光亮或按之如泥，病轻者无喘促、心悸表现，后期水凌心肺才并见喘、悸之症。

【辨证论治】

（一）辨证要点

1. 辨轻重缓急 轻者仅表现为气短、乏力，重者则可见喘息心悸、不能平卧、尿少肢肿、口唇发绀，甚至喘悸不休、汗出肢冷、表情淡漠或烦躁不安等厥脱危象。

2. 辨标本虚实 心衰的病位在心，属本虚标实之证，总以心之阳气虚衰为本，痰、瘀、水停聚为标，病理演变可从心、肺渐及脾、肾，并逐步损阴伤阳，但终以心虚为主。本虚需辨气、血、阴、阳及脏腑之异，标实需明瘀血、痰浊的程度和饮邪的有无。随病情进展可渐次出现"瘀久成积"和"瘀血化水"的标实重症。

（二）治则治法

心衰的治疗原则为补虚泻实，常以益气养阴温阳、活血化痰利水为基本治法。根据邪正关系，权衡缓急，或补或攻，或攻补兼施。临床可结合病期随证治之，急性加重期多表现为本虚不支，标实邪盛，甚至阴竭阳脱，既要积极固护气、血、阴、阳以治本，更需加强活血、化痰、利水、解表、清热以治标，必要时需急救回阳固脱；稳定期多表现为本虚明显，标实不甚，应予益气、养阴或温阳，酌情兼以活血化瘀、化痰利水以治标。

（三）证治分类

1. 气虚血瘀

临床表现：胸闷气短，喘息，心悸，活动后诱发或加剧，神疲乏力，倦怠懒言，自汗，口唇发绀，或胸部闷痛，或肢肿时作，喘息不得卧，舌淡胖或淡暗有瘀斑，脉沉细或涩、结、代。

证机概要：心气不足，血行瘀滞。

治法：益气温阳，活血祛瘀。

代表方：保元汤合血府逐瘀汤加减。前方补气温阳为主，后方重在活血行气。

常用药：人参、黄芪、白术补益心脾；桂枝、甘草温通心阳；丹参、川芎、赤芍、当归、生地黄、桃仁、红花、牛膝等活血化瘀，和营通脉。

若气虚甚者，重用黄芪；血瘀阻络者，加三七、地龙等；痰浊者，加瓜蒌、薤白、半夏、茯苓、陈皮等；痰热者，合用小陷胸汤、黄连温胆汤加减；水饮者，加葶苈子、茯苓皮、泽泻、车前子、大腹皮、五加皮等；胸痛较著者，加檀香、降香、郁金、蒲黄等；心悸频作，发无定时，加生龙骨、生牡蛎等。中成药可用黄芪注射液、芪参益气滴丸等。

2. 气阴两虚

临床表现：胸闷气短，喘息，心悸，动则加剧，神疲乏力，口干，五心烦热，两颧潮红，或胸痛，入夜尤甚，或伴腰膝酸软，头晕耳鸣，易汗，舌暗红少苔或少津，脉细数无力或结、代。

证机概要：气阴虚损，血行瘀滞。

治法：益气养阴，活血通脉。

代表方：生脉散。

常用药：人参、黄芪、麦冬、五味子益气养阴；丹参、生地黄、红花、川芎、赤芍、当归等活血通脉；炙甘草调和诸药。

若偏于阴虚者，加二至丸、黄精、石斛、玉竹等；内热明显或由外感诱发者，加连翘、白花蛇舌草、重楼等；肺热壅盛，咳吐黄痰者，加清金化痰汤或越婢加半夏汤加减。中成药如生脉胶囊、补益强心片或参麦注射液。

3. 阳虚水泛

临床表现：心悸，喘息不得卧，面浮肢肿，尿少，神疲乏力，畏寒肢冷，腹胀，便溏，口唇发绀，胸部刺痛，或胁下痞块坚硬，颈脉显露，舌淡胖有齿痕，或有瘀点、瘀斑，脉沉细或结、代、促。

证机概要：阳气衰弱，水饮上泛，凌心射肺。

治法：益气温阳，活血利水。

代表方：真武汤合葶苈大枣泻肺汤加减。前方偏重温阳利水，后方偏重泻肺行水。

常用药：附子、生姜、桂枝温阳通脉；人参、黄芪、白术、茯苓益气健脾，渗湿利水；葶苈子泻肺行水；猪苓、泽泻利水消肿；丹参、川芎、芍药、泽兰活血利水。

若饮邪暴盛，泛溢肌肤，加椒目、防己、香加皮、大腹皮等；畏寒肢冷、腰膝酸软等明显者，加仙茅、淫羊藿、鹿角霜等；胁下痞块坚硬，乃血瘀日久，积块已成，加鳖甲煎丸。中成药可用芪苈强心胶囊、参附强心丸等。心衰急性加重可选用参附注射液输注。

4. 喘脱危证

临床表现：喘悸不休，不能平卧，面色晦暗，表情淡漠，或烦躁不安，大汗淋漓，或额汗如油，四肢厥冷，尿少肢肿，舌淡苔白，脉微细欲绝或疾数无力。

证机概要：心肾阳衰，肺气欲绝，痰瘀交阻。

治法：益气回阳固脱。

代表方：四逆加人参汤。

常用药：人参大补元气；附子回阳救逆；炙甘草、干姜鼓舞心阳。

若大汗不止，加山茱萸、五味子；肢冷如冰，为阳虚暴脱危象，急用参附注射液输注。

【临证备要】

1. 益气活血法贯穿始终。心之气血阴阳亏虚为心衰之本，血瘀、痰浊、水饮等标实证多得之于本虚。《医林改错·论小儿抽风不是风》云："元气既虚，必不能达于血管，血管无气，必停留而瘀。"水之行止，亦听命于气，血脉瘀滞，水津外泄，发为水肿。血瘀和气虚均会影响水液运行而致水停留饮，导致疾病进展。水饮、瘀血日久又进一步损伤心阳，而使虚者更虚，实者更实，形成恶性循环。因此，气虚血瘀往往贯穿疾病始终，防治本病应以益气活血法为主，随证变通。

2. 扶正养阴需要重视。心衰多发于中老年人，《素问·阴阳应象大论》云"年四十而阴气自半也"，阴虚是该年龄段患者的常态；心生血，心气亏虚，无以奉心化赤，则新血难生，脏腑失荣；加之治疗过程每以利水大剂，加剧伤阴耗液。阴血为物质基础，"善补阳者，必于阴中求阳，则阳得阴助而生化无穷"，可见兼顾阴津是心阳得复的前提。

3.遣方用药可病证结合。不同疾病导致的心衰有其不同的演变规律和用药特点。胸痹之心衰常因心脉痹阻而出现胸痛时作，在辨证用药基础上，可酌加桂枝、降香、檀香、细辛等芳香温通之品；喘证、肺胀之心衰常因感受外邪诱发或加重，在辨证时要注重祛邪；由痹证发展为心痹，进而发生心衰，多有风寒湿邪留伏，常酌加威灵仙、豨莶草、桑寄生等以祛风除湿。

4.早期识别心衰，既病防变。既往认为喘、悸、肿是心衰的三大共性特征，但部分患者起病隐匿，仅表现为活动后气短、心悸、纳差、乏力、疲惫等症，早期准确识别，积极控制，才能既病防变，阻遏进展。

【预防调护】

心衰每因外感、情志或过劳等因素诱发或加重，故应调摄精神，避免情绪过激，保持心情平和；冬春季节交替，气候骤变时注意增减衣服，佩戴口罩，预防感冒；同时需劳逸适度，避免过度劳累造成心气骤然耗散。

平素饮食清淡，不过食咸味及膏粱之品，戒烟限酒，并可适度运动，如选择散步、太极拳、五禽戏等方式，以提高身体素质。做到勤监护（呼吸、尿量）、慢调理、长维持，促进病情长期稳定。

【小结】

心衰是多种慢性心系疾病的终末阶段。病因以久病耗伤、感受外邪、情志失调、劳倦内伤等为主，病机概括为虚、瘀、痰、水，病位在心，涉及肺、肝、脾、肾诸脏。轻证起病隐匿，可仅表现为劳累后气短、心悸等心肺气虚或气阴两虚证候，易与其他心系疾患混淆而造成漏诊；重证往往喘、悸、肿三者并见，呈典型的心肾阳虚、水湿泛溢表现，以慢性进行性加重为发展态势，甚者可出现喘悸不休、汗出肢冷、脉微欲绝等厥脱危象。治疗原则为补虚泻实。根据邪正关系，权衡缓急，或补或攻，或攻补兼施。需结合病期、病因，综合把握疾病的总体发展演变规律，治疗以益气养阴温阳、活血化痰利水为主，治疗过程应具有连续性，加重期和缓解期需分治、并治，以达到防、治、康、养兼顾，减少疾病复发的目的。

【名医验案】

患者韩某，男，51岁。

初诊：患者坐轮椅被推入诊室。2003年于哈尔滨医科大学诊断为扩张性心肌病，心功能Ⅳ级，因心率过缓曾安装起搏器。时有胸闷，夜间憋醒，腹胀，下肢肿，肢冷，乏力，消瘦，纳少，面色青黄，尿黄赤，舌淡胖，苔淡黄厚，脉弱。治以温阳强心、补脾利水、痰瘀同治、清化郁热为法。处方：红参10g，麦冬15g，川连10g，清半夏15g，瓜蒌15g，薤白15g，厚朴15g，枳实15g，桂枝10g，茯苓15g，泽泻30g，葶苈子20g，赤芍15g，甘草10g，生姜6g。20剂，水煎服，早晚温服。

二诊：家属搀扶入诊室。诉夜间憋醒次数减少，下肢肿减，仍腹胀满，舌淡紫胖，苔淡黄厚，脉沉滑偶结。处方：白参15g，麦冬15g，黄芪30g，川连10g，清半夏15g，瓜蒌10g，薤白15g，桂枝10g，葶苈子20g，泽泻20g，大腹皮15g，车前草20g，炒白术15g，茯苓15g，甘草10g，生姜6g。20剂，水煎服，早晚温服。

继续按此服药治疗1年后病情好转，能独自由哈尔滨来京诊病，并停服全部西药。后曾复发，仍投以温阳强心利水中药治疗百余剂，病情再次稳定。

按：本案久病，总属本虚标实证，心阳衰惫，水气泛滥，痰浊瘀血入里化热，阻碍气机，进一步加重了水肿和阳虚。治以温阳益气、强心利水、祛除实邪为法。［李同达，曹洪欣.曹洪欣治疗慢性心力衰竭经验撷萃.中国中医基础医学杂志，2019，25（06）：841-842］

【古籍摘要】

《金匮要略·水气病脉证并治》："心水者，其身重而少气，不得卧，烦而躁，其人阴肿。""肝水者，其腹大，不能自转侧，胁下腹痛，时时津液微生，小便续通。""肺水者，其身肿，小便难，时时鸭溏。""脾水者，其腹大，四肢苦重，津液不生，但苦少气，小便难。""肾水者，其腹大，脐肿腰痛，不得溺，阴下湿如牛鼻上汗，其足逆冷，面反瘦。"

《诸病源候论·心病候》："心气不足，则胸腹大，胁下与腰背相引痛，惊悸，恍惚，少颜色，舌本强，善忧悲，是为心气之虚也，则宜补之。"

《医碥·肿胀》："气、血、水三者，病常相因，有先病气滞而后血结者，有先病血结而后气滞者，有先病水肿而血随败者，有先病血结而水随蓄者。"

【文献推介】

1. 王科军，张秀荣，苏德成.古代医家对慢性心衰病因病机的认识[J].吉林中医药，2011，31（08）：711-712.

2. 金鑫瑶，张俊华，张立双，等.张伯礼分期诊治慢性心力衰竭经验[J].中医杂志，2018，59（19）：1633-1636.

3. 吴以岭.脉络学说构建及其指导血管病变防治研究[J].中国中西医结合杂志,2017,37(02)：147-148.

第四节　不寐

不寐是以经常不能获得正常睡眠为主症的疾病，主要表现为睡眠时间、深度的不足。轻者入睡困难，或寐而不酣，时寐时醒，或醒后不能再寐，重者彻夜不寐。西医学中的神经官能症、更年期综合征、慢性消化不良、贫血、动脉粥样硬化症等疾病过程中以不寐为主要临床表现时均属本病范畴，可参照本节辨证论治。

《黄帝内经》称不寐为"不得卧""目不瞑"等，认为是由邪气客于脏腑，卫气行于阳，不能入阴所致。《素问·逆调论》提出"胃不和则卧不安"，对后世影响较大。《灵枢·邪客》云："补其不足，泻其有余，调其虚实，以通其道，而去其邪，饮以半夏汤一剂，阴阳已通，其卧立至。"《难经·四十六难》最早提出不寐这一病名，论述了老人不寐的病机："老人血气衰，肌肉不滑，荣卫之道涩，故昼日不能精，夜不得寐也。故知老人不得寐也。"东汉·张仲景《伤寒论·辨少阴病脉证并治》云："少阴病，得之二三日以上，心中烦，不得卧，黄连阿胶汤主之。"指出少阴病热化伤阴后阴虚火旺之不寐证。《金匮要略·血痹虚劳病脉证并治》云："虚劳虚烦，不得眠，酸枣仁汤主之。"指出肝血不足虚热烦躁的不寐证，开创辨证论治不寐的先河。

宋·许叔微《普济本事方》提出肝经血虚，魂不守舍，心神不安而出现不寐。

明·张景岳《景岳全书·不寐》谓："不寐证虽病有不一，然唯知邪正二字则尽之矣。盖寐本乎阴，神其主也，神安则寐，神不安则不寐，其所以不安者，一由邪气之扰，一由营气之不足耳。有邪者多实证，无邪者皆虚证。"将不寐病机概括为有邪、无邪两种类型。李中梓《医宗必读》指出不寐的病因有气虚、阴虚、痰滞、水停、胃不和五种。戴思恭《证治要诀》提出"年高人阳衰不寐"之论，提示不寐病因与阳虚有关。秦景明《症因脉治》详述了心血虚与心气虚所致不得卧的辨证论治。清·冯兆张《冯氏锦囊秘录》提出老年不寐的病因与肾阴盛衰有关。沈金鳌《杂病源流犀烛》认为："不寐，心血虚而有热病也。然主病之经，虽专属心，其实五脏皆兼及也。"王清任《医林改错·血府逐瘀汤所治之症目》提出瘀血可致不寐，以血府逐瘀汤辨治。唐容川《血证论·卧寐证》谓："不寐之证有二，一是心病，一是肝病。"

【病因病机】

人体脏腑调和，气血充足，心神安定，卫阳能入于阴，"阴平阳秘"，则夜寐安。如饮食不节，情志失常，劳倦、思虑过度，及病后、年迈体虚等因素，导致心神不安，神不守舍，不能由动转静，而导致不寐病证。

（一）病因

1.饮食不节 暴饮暴食，宿食停滞，脾胃受损，酿生痰热，壅遏于中，痰热上扰，胃气失和，而不得安寐。此外，浓茶、咖啡、酒类等刺激性饮品亦可造成不寐。《张氏医通·不得卧》云："脉滑数有力不眠者，中有宿滞痰火，此为胃不和则卧不安也。"

2.情志失常 情志不遂，郁怒伤肝，肝气郁结，气郁化火，邪火扰动心神，神不安而不寐，或由五志过极，心火内炽，扰动心神而不寐，或由喜笑无度，心气涣散而不寐，或由心虚胆怯，暴受惊恐，神魂不安，夜不能寐。《沈氏尊生书·不寐》云："心胆俱怯，触事易惊，梦多不祥，虚烦不眠。"

3.劳逸失调 劳倦太过则伤脾，过逸少动亦致脾虚气弱，运化不健，气血生化乏源，以致心神失养而不寐。或因思虑过度，伤及心脾，心伤则阴血暗耗，神不守舍；脾伤则食少纳呆，生化之源不足，营血亏虚，不能上奉于心，致心神不安。《景岳全书·不寐》云："劳倦、思虑太过者，必致血液耗亡，神魂无主，所以不寐。"

4.病后体虚 久病血虚，年迈血少，心血不足，心失所养，心神不安而不寐。亦可因年迈体虚，阴阳亏虚而致不寐。或由素体阴虚，兼因房劳过度，肾阴耗伤，阴衰于下，不能上奉于心，水火不济，心火独亢，火盛神动，心肾失交而不寐。正如《景岳全书·不寐》所说："总属其阴精血之不足，阴阳不交，而神有不安其室耳。"

（二）病机

不寐的病因虽多，但其基本病机总属阳盛阴衰，阴阳失交。一为阴虚不能纳阳，一为阳盛不得入阴。病位主要在心，与肝、脾、肾关系密切。因心主神明，神安则寐，神不安则不寐。血之来源，由水谷精微所化，上奉于心，则心得所养；受藏于肝，则肝体柔和；统摄于脾，则生化不息；调节有度，化而为精，内藏于肾，肾精上承于心，心气下交于肾，阴精内守，卫阳外护，阴阳协调，则神志安宁。饮食不节、思虑劳倦等伤及诸脏，精血内耗，心神失养，神不内守，阳不入阴，每致不寐。

病理性质有虚实之分。肝郁化火，或痰热内扰，邪扰心神，多属实证。心脾两虚，气血不足，或由心胆气虚，或由心肾不交，水火不济，心神失养，神不安宁，多属虚证。病久可致虚实兼夹，或兼血瘀。

不寐的病机转化多端，如肝郁化火证者，易伤阴耗气，则由实转虚；心脾两虚者，遇饮食不当，脾胃受戕，气血愈虚，食积内停，而见虚实夹杂；如温燥太过，易致阴虚火旺；属心肾不交者，可进一步发展为心火独亢，肾水更虚之证。

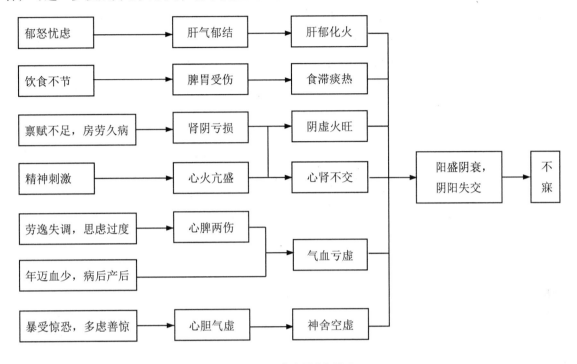

图 5-4　不寐病因病机演变

【诊断与鉴别诊断】

（一）诊断

1. 轻者入寐困难或寐而易醒，醒后不寐，连续 3 周以上，重者彻夜难眠。
2. 常伴有头痛、头昏、心悸、健忘、神疲乏力、心神不宁、多梦等症。
3. 本病证常有饮食不节、情志失常、劳倦思虑过度、病后体虚等病史。

可行多导睡眠图、脑电图等检查。如测定其平均睡眠潜伏期时间延长超过 30 分钟；测定实际睡眠时间减少，短于 6.5 小时 / 夜；测定觉醒时间增多，超过 30 分钟 / 夜等。

（二）鉴别诊断

1. 一过性失眠　在日常生活中常见，可因一时性情志不舒、居住环境改变，或因饮用浓茶、咖啡和服用药物等引起。一般有明显诱因，且病程不长。一过性失眠不属病态，一般不需任何治疗，可通过身体自然调节而复常。

2. 生理性少寐　多见于老年人，虽少寐早醒，但无明显痛苦或不适，属生理现象。

【辨证论治】

（一）辨证要点

1. 辨虚实　不寐首先应辨虚实。本病轻者仅有少眠或不眠，病程短，以实证为主。重者则彻夜不眠，病程长，易反复发作，多以虚证或虚实夹杂为主。实证多为邪热扰心，心神不安。如心烦易怒，不寐多梦，兼见口苦咽干，便秘溲赤，为肝火扰心；如不寐头重，痰多胸闷，为痰热扰心。虚证多为阴血不足，心失所养。虽能入睡，但睡间易醒，醒后不易再睡，兼见体质瘦弱，面色无华，神疲懒言，心悸健忘，多属心脾两虚；如心烦失眠，不易入睡，兼见心悸，五心烦热，潮热，多属心肾不交；如入睡后容易惊醒，平时善惊，多为心胆气虚。

2. 辨受病脏腑　不寐的主要病位在心，与肝、胆、脾、胃、肾等脏腑功能失调有关。若兼急躁易怒，多为肝火内扰；若有不思饮食、腹胀、便溏、面色少华，多为脾虚不运；若有腰酸、心烦、心悸、头晕、健忘，多为肾阴虚，心肾不交；若有嗳腐吞酸，多为胃气不和；若有心烦不寐，触事易惊，多属心胆气虚。

（二）治则治法

治疗当以补虚泻实，调整脏腑阴阳为原则。实证泻其有余，如疏肝泻热、清化痰热、消导和中；虚证补其不足，如益气养血、健脾、补肝、益肾。在此基础上安神定志，如养血安神、镇惊安神、清心安神。

（三）证治分类

1. 肝火扰心

临床表现：不寐多梦，甚则彻夜不眠，急躁易怒，伴头晕头胀，目赤耳鸣，口干而苦，不思饮食，便秘溲赤，舌红苔黄，脉弦而数。

证机概要：肝郁化火，上扰心神。

治法：疏肝泻热，镇心安神。

代表方：龙胆泻肝汤。

常用药：龙胆草、黄芩、栀子清肝泻火；泽泻、车前子清利湿热；当归、生地黄滋阴养血；柴胡疏畅肝胆之气；甘草和中；生龙骨、生牡蛎、磁石镇心安神。

若胸闷胁胀，善叹息者，加香附、郁金、佛手；肝胆之火亢盛而彻夜不寐，头晕目眩、大便秘结，可服当归龙荟丸。

2. 痰热扰心

临床表现：心烦不寐，胸闷脘痞，泛恶嗳气，伴头重，目眩，舌偏红，苔黄腻，脉滑数。

证机概要：湿食生痰，郁痰化热，扰动心神。

治法：清化痰热，和中安神。

代表方：黄连温胆汤。

常用药：半夏、陈皮、茯苓、枳实健脾化痰，理气和胃；黄连、竹茹清心降火化痰；龙齿、珍珠母镇惊安神。

若心悸动，惊惕不安，加琥珀粉；胸闷嗳气，脘腹胀满，大便不爽，苔腻脉滑，加重用半夏，加秫米，以和胃健脾，交通阴阳；饮食停滞，嗳腐吞酸，脘腹胀痛，加神曲、焦山楂、莱菔子，或用保和丸消导和中；痰热盛，痰火上扰心神，彻夜不寐，大便秘结者，加大黄或用礞石滚痰丸以泻火逐痰。

3. 心脾两虚

临床表现：不易入睡，多梦易醒，心悸健忘，神疲食少，伴头晕目眩，面色少华，四肢倦怠，腹胀便溏，舌淡苔薄，脉细无力。

证机概要：脾虚血亏，心神失养，神不安舍。

治法：补益心脾，养血安神。

代表方：归脾汤。

常用药：人参、白术、甘草益气健脾；当归、黄芪补气生血；远志、酸枣仁、茯神、龙眼肉补心益脾安神；木香行气舒脾。

若心血不足较甚者，加熟地黄、白芍、阿胶；不寐较重者，加柏子仁、五味子、夜交藤、合欢皮；脘闷纳呆，苔腻者，重用白术，加苍术、半夏、陈皮、茯苓、厚朴以健脾燥湿，理气化痰。

4. 心肾不交

临床表现：心烦不寐，入睡困难，心悸多梦，伴头晕耳鸣，腰膝酸软，潮热盗汗，五心烦热，咽干少津，男子遗精，女子月经不调，舌红少苔，脉细数。

证机概要：肾水亏虚，不能上济于心，心火炽盛，不能下交于肾。

治法：滋阴降火，交通心肾。

代表方：六味地黄丸合交泰丸加减。六味地黄丸以滋补肾阴为主，交泰丸以清心降火，引火归原。

常用药：熟地黄、山萸肉、山药滋补肝肾，填精益髓；泽泻、茯苓、丹皮健脾渗湿，清泄相火；黄连清心降火；肉桂引火归原。

心烦不寐，彻夜不眠者，加朱砂、磁石、龙骨、龙齿重镇安神。若心阴不足为主者，用天王补心丹；阴血不足，心火亢盛者，用朱砂安神丸。

5. 心胆气虚

临床表现：虚烦不寐，胆怯心悸，触事易惊，终日惕惕，伴气短自汗，倦怠乏力，舌淡，脉弦细。

证机概要：心胆虚怯，心神失养，神魂不安。

治法：益气镇惊，安神定志。

代表方：安神定志丸合酸枣仁汤加减。安神定志丸重于镇惊安神，酸枣仁汤偏于养血清热除烦。

常用药：人参、茯苓、甘草益心胆之气；茯神、远志、龙齿、石菖蒲化痰宁心，镇惊安神；酸枣仁、川芎调血养心；知母清热除烦。

若心肝血虚，惊悸汗出者，重用人参，加白芍、当归、黄芪；木不疏土，胸闷，善太息，纳呆腹胀者，加柴胡、陈皮、山药、白术；心悸甚惊惕不安者，加生龙骨、生牡蛎、朱砂。

【临证备要】

1. 辨治不寐的三个原则：①注意调整脏腑气血阴阳的平衡。如补益心脾，应佐以少量醒脾运脾药，以妨碍脾；交通心肾，其引火归原的肉桂用量宜轻；益气镇惊，常须健脾，慎用滋阴之剂；疏肝泻火，注意养血柔肝，以体现"体阴用阳"之意；"补其不足，泻其有余，调其虚实"，使气血调和，阴平阳秘。②强调在辨证论治基础上施以安神镇静。安神的方法，有养血安神、清心安神、育阴安神、益气安神、镇惊安神、安神定志等不同，可随证选用。③注意精神治疗的作用。消除顾虑及紧张情绪，保持精神舒畅。

2. 活血化瘀法的应用。长期顽固性不寐，临床多方治疗效果不佳，或伴有心烦、焦虑、舌质偏暗或有瘀点者，依据古训"顽疾多瘀血"，临床可从气血不和论治，方选血府逐瘀汤加减。

【预防调护】

不寐属心神病变，重视精神调摄和讲究睡眠卫生具有实际的预防意义。积极进行心理情志调整，克服过度的紧张、兴奋、焦虑、抑郁、惊恐、愤怒等不良情绪，做到喜怒有节，保持精神舒畅，有助于良好的睡眠。

帮助患者建立有规律的作息制度，进行适当的体力活动或体育锻炼，增强体质，持之以恒，促进身心健康。养成良好的睡眠习惯，如晚餐要清淡，不宜过饱，更忌饮浓茶、咖啡及吸烟。睡前避免从事紧张和兴奋的活动，定时就寝。注意睡眠环境的安宁，床铺要舒适，卧室光线要柔和，努力减少噪音，去除各种可能影响睡眠的外在因素。

【小结】

不寐多为情志所伤，饮食不节，劳倦、思虑过度，久病、年迈体虚等因素，导致脏腑功能紊乱，气血失和，阴阳失调，阳不入阴而发病。病位主要在心，涉及肝、脾、肾等，病理性质有虚有实，且虚多实少。其实证者，多因肝郁化火、痰热内扰引起邪扰心神所致，治当疏肝泻热、清化痰热，佐以宁心安神；其虚证者，多由心脾两虚、阴虚火旺、心肾不交、心胆气虚引起心神失养所致，治当补益心脾、滋阴降火、交通心肾、益气镇惊，佐以养心安神。同时不寐的治疗应重视精神调摄和讲究睡眠卫生。不寐的预后大多良好。如病因不除或治疗不当，易产生情志病变，使病情复杂，少部分不寐可转成郁证或癫证甚至狂证。

【名医验案】

张某，女，65岁。

初诊（1965年12月13日）：多年失眠，久治无效。现症：常失眠，轻时能得暂寐，但梦扰不已，重时则连续一两天整夜不眠，常头晕，口干，心悸，心烦，自汗，舌苔白，舌质红而干，脉细数无力，右手为甚。证属阴血虚损，阳不得入于阴，治以敛阳入阴，予酸枣仁汤加生龙牡。处方：生枣仁一两，知母四钱，茯苓五钱，川芎三钱，炙甘草二钱，生龙骨四钱，生牡蛎八钱。

二诊（12月17日）：上药服三剂，睡眠已稍安，但仍心烦、心悸、自汗出、头晕，口干不欲饮明显。上方去生龙骨，加当归三钱，白芍四钱，桂枝三钱，白术三钱。

三诊（12月22日）：上方服三剂，一切症状均除，为巩固疗效，继服上方三剂。

按：本案用酸枣仁为主药，取其补虚敛神以安眠，复以川芎、甘草和血缓急，知母、茯苓解烦安悸，更加生龙骨，不仅敛汗固精，更能敛神定志。全方益阴和血，敛神定志，使阳入于阴，故为安神常用方药。（单书健.重订古今名医临证金鉴·不寐癫狂癫痫卷.中国医药科技出版社.2017）

【古籍摘要】

《灵枢·邪客》："夫邪气之客人也，或令人目不瞑，不卧出者，何气使然？……今厥气客于五脏六腑，则卫气独卫其外，行于阳，不得入于阴。行于阳则阳气盛，阳气盛则阳跷满；不得入于阴，阴虚故目不瞑。黄帝曰：善。治之奈何？伯高曰：补其不足，泻其有余，调其虚实，以通其道而去其邪，饮以半夏汤一剂，阴阳已通，其卧立至。"

《古今医统大全·不寐候》："痰火扰乱，心神不宁，思虑过伤，火炽痰郁，而致不眠者多矣。有因肾水不足，真阴不升而心阳独亢，亦不得眠。有脾倦火郁，夜卧遂不疏散，每至五更，随气上升而发躁，便不成寐，此宜快脾发郁，清痰抑火之法也。"

《医效秘传·不得眠》："夜以阴为主，阴气盛则目闭而安卧，若阴虚为阳所胜，则终夜烦扰而不眠也。心藏神，大汗后则阳气虚，故不眠。心主血，大下后则阴气弱，故不眠。热病邪热盛，神不清，故不眠。新瘥后，阴气未复，故不眠。若汗出鼻干而不得眠者，又为邪入表也。"

《医学心悟·不得卧》："有胃不和卧不安者，胃中胀闷疼痛，此食积也，保和汤主之；有心血空虚卧不安者，皆由思虑太过，神不藏也，归脾汤主之；有风寒邪热传心，或暑热乘心，以致躁扰不安者，清之神自定；有寒气在内而神不安者，温之而神自藏；有惊恐不安卧者，其人梦中惊跳怵惕是也，安神定志丸主之；有湿痰壅遏神不安者，其症呕恶气闷，胸膈不利，用二陈汤导去其痰，其卧立安。"

【文献推介】

1. 孙鑫蕾，孙西庆. 不寐病因病机源流探析 [J]. 亚太传统医药，2017，13（16）：59-60.
2. 卢世秀，苏凤哲. 路志正从脾胃论治失眠 [J]. 北京中医药，2011，30（01）：15-16.
3. 陈英群，陈忆，李桃桃，等. 国医大师颜德馨从气血论治失眠症学术思想撷英 [J]. 上海中医药杂志，2019，53（05）：1-4.

附　多寐

多寐是以不分昼夜，时时欲睡，呼之即醒，醒后复睡为主要表现的疾病，亦称嗜睡、多卧、嗜眠、多眠等。西医学中的发作性嗜睡病、神经官能症、某些精神病，其临床症状与以多寐为主，可参照本节辨证论治。多寐病位在心、脾，与肾关系密切，多属本虚标实。本虚主要为心、脾、肾阳气虚弱，心窍失荣；标实则为湿邪、痰浊、瘀血等阻滞脉络，蒙塞心窍。金·李东垣《脾胃论·肺之脾胃虚论》谓："脾胃之虚，怠惰嗜卧。"元·朱丹溪《丹溪心法·中湿》曰："脾胃受湿，沉困无力，怠惰好卧。"指出脾胃亏虚和湿困脾胃均可导致多寐。

多寐的辨证，主要是区分虚实。治疗上以补虚泻实为原则。湿困者当宜祛湿，瘀阻者当宜活血；气虚者当从健脾入手，阳虚者当以温肾为法。常见证候分类如下。

1. 湿盛困脾

临床表现：头蒙如裹，昏昏嗜睡，肢体沉重，偶伴浮肿，胸脘痞满，纳少，泛恶，舌淡苔腻，脉濡。

证机概要：湿困脾土，运化失司，清阳不升。

治法：燥湿健脾，醒神开窍。

代表方：平胃散。

常用药：苍术除湿运脾；厚朴、生姜行气宽中，化湿除满；陈皮理气燥湿；甘草、大枣调和诸药。

若湿邪久蕴而化热者，加黄芩、通草、薏苡仁。

2. 瘀血阻滞

临床表现：神倦嗜睡，头痛头晕，病程较久，或有外伤史，舌质紫暗或有瘀斑，脉涩。

证机概要：瘀血阻络，阳气痹阻。

治法：活血通络。

代表方：通窍活血汤。

常用药：麝香开窍醒神；赤芍清热活血；川芎、桃仁、红花养血活血行血，祛瘀生新。

若兼气滞者，加青皮、陈皮、枳壳、香附；有热象者，加黄芩、山栀；阴虚者，加生地黄、丹皮；气虚者，加黄芪、党参；阳虚者，加肉桂、附子；有痰浊者，加半夏、陈皮、白芥子。

3. 脾气虚弱

临床表现：嗜睡多卧，倦怠乏力，食后尤甚，伴纳少便溏，面色萎黄，苔薄白，脉虚弱。

证机概要：脾虚气弱，运化无权，清阳不升。

治法：健脾益气。

代表方：香砂六君子汤。

常用药：人参、白术、茯苓、甘草益气健脾；半夏、陈皮、砂仁、木香理气化痰。

若脾虚下陷者，加黄芪、升麻、柴胡或合补中益气汤益气升阳。

4. 阳气虚衰

临床表现：心神昏浊，倦怠嗜卧，精神疲乏，懒言，畏寒肢冷，面色㿠白，健忘，舌淡苔薄，脉沉细无力。

证机概要：阳气虚衰，温煦失职，浊邪困遏。

治法：益气温阳。

代表方：附子理中丸。

常用药：附子、干姜辛热温阳，附子重在温肾，干姜重在温脾；人参、黄芪益气健脾，振奋元气；白术健脾燥湿；升麻升阳，升提下陷之中气；五味子收敛肺气；甘草调和诸药。

脑的生理主要是藏髓、主元神、司知觉运动。头为诸阳之会，手足三阳经上会于头，足阳明经、足太阳经、督脉和跷脉等经络通过眼系、颠顶部、风府穴和腮部等部位出入于脑。眼、耳、口、鼻、舌等外窍皆位于头面，与脑相通。五脏之精、六腑之气皆上注于头。其中，"脑为髓之海"，具有藏而不泻的功能特点，属奇恒之腑；"脑为元神之府"，主管人的精神、意识、思维活动；"脑为清阳之府"，主司人的视、听、言、嗅、动等感觉运动。

若髓海不足，元神失养，或痰瘀火扰，脑气不通，神明不清，则发痴呆；气血逆乱，横窜经脉，脑脉痹阻或血溢脉外，则发中风；重阴重阳，神明逆乱，则为癫狂；积痰内伏，经风火触动，痰瘀互结，上蒙清窍，则为痫证；经气壅遏或经脉失养，则为头痛、眩晕。《灵枢·海论》云："髓海有余，则轻劲多力，自过其度；髓海不足，则脑转耳鸣，胫酸眩冒，目无所见，懈怠安卧。"脑系病证大致可分为脑体病（髓减、络阻、窍闭）和脑用病（智能、知觉、运动、情志失常）两类。脑病多以动风、麻木、思维呆滞、神机失用、拘挛、疼痛等为主症。

脑与五脏之间通过经络联系密切，生理上相互协调，病理上互相影响，脑病的病机多与五脏六腑之阴阳气血功能失调有关。因此，本章虽将头痛、眩晕、中风、痴呆、癫狂和痫证等归属脑病，但辨治脑系病证应从五脏之阴阳气血及其升降出入失调等着手，并与其他各章互参。

脑系病证的辨治当分虚实，虚证当以补虚为主，实证当以泻实为主。补虚有补肾、健脾、益气、养血诸法，泻实有息风、化痰、清热、开窍、活血、化瘀、通络诸法，临床上可针对不同病证，辨证施用。

第一节　头　痛

头痛，亦称头风，是以自觉头部疼痛为主症的疾病。头痛既可单独出现，亦可伴见于多种疾病的过程中。西医学中的偏头痛、紧张性头痛、丛集性头痛及外伤性头痛等，可参照本节辨证论治。

有关头痛病名、病因病机的论述首载于《黄帝内经》，又称本病为"脑风""首风""真头痛""厥头痛"等，病因有外感与内伤两端。《素问·风论》云："风气循风府而上，则为脑风。""新沐中风，则为首风。"《素问·五脏生成》曰："头痛颠疾，下虚上实，过在足少阴、巨阳，甚则入肾。"《素问·奇病论》曰："人有病头痛以数岁不已，此安得之？名为何病？岐伯曰：当有所犯大寒，内至骨髓，髓者以脑为主，脑逆故令头痛，齿亦痛，病名曰厥逆。"这些论述奠定了头痛证治的理论基础。

东汉·张仲景《伤寒论》中论述了太阳、阳明、少阳、厥阴头痛的证候及治疗，如《伤寒论·辨厥阴病脉证并治》曰："干呕，吐涎沫，头痛者，吴茱萸汤主之。"

金·李东垣《兰室秘藏·头痛门》将头痛分为外感和内伤两类，并补充了太阴、少阴头痛，主张分经用药，如"太阳头痛，恶风，脉浮紧，川芎、羌活、独活、麻黄之类为主"。元·朱丹溪《丹溪心法·头痛》云："头痛多主于痰，痛甚者火多，有可吐者，可下者。"强调了痰与火在头痛发病中的地位，并提出头痛"如不愈，各加引经药。太阳川芎，阳明白芷，少阳柴胡，太阴苍术，少阴细辛，厥阴吴茱萸。"这些认识至今仍对临床具有指导意义。

明·王肯堂对头痛、头风各自临床特点进行了区别，《证治准绳·头痛》云："浅而近者名头痛，其痛猝然而至，易于解散速安也；深而远者为头风，其痛作止不常，愈后遇触复发也。"张景岳《景岳全书·头痛》云："凡诊头痛者，当先审久暂，次辨表里。""所以暂病者当重邪气，久病者当重元气，此固其大纲也。"提出了头痛的辨治要点。清·王清任《医林改错·血府逐瘀汤所治之症目》云："查患头痛者，无表证，无里证，无气虚、痰饮等证，忽犯忽好，百方不效，用此方一剂而愈。"首创血府逐瘀汤治疗头痛顽疾，颇具新意。

【病因病机】

头痛的病因有外感内伤两端，六淫之邪外袭，上犯颠顶，阻遏清阳，或内伤痰浊、瘀血痹阻经络，壅遏经气，或肝郁化火，阴虚阳亢，上扰清窍，或气虚清阳不升，或血虚脑窍失养，或肾精不足，髓海失养，皆可导致头痛的发生。

（一）病因

1. 感受外邪　因起居不慎，坐卧当风，感受风、寒、湿、热等外邪，上犯于脑，清阳之气受阻，气血不畅，发为头痛。其中以风邪为主，《素问·太阴阳明论》云："伤于风者，上先受之。"风为百病之长，易兼夹时气而致病。若风寒袭表，寒凝血涩，则头痛且见恶寒战栗；若风热上炎，侵扰清空，则头痛且身热心烦；若风湿袭表，湿蒙清窍，则头痛且沉重胀闷。

2. 情志失调　忧郁恼怒，情志不遂，肝失条达，郁而化火，上扰清窍，可发为头痛。若肝郁化火，日久伤阴，肝肾亏虚，阴虚阳亢，亦可引发头痛。

3. 饮食劳伤　饮食不节，或劳逸过度，或久病脾虚，气血生化不足，营血亏虚，或清阳不升，脑失所养，发为头痛。若饮食不节，恣食辛辣肥甘厚味，脾失健运，痰浊内生，阻遏清阳，上蒙清窍，发为痰浊头痛。

4. 先天不足或房事不节　禀赋不足，或房劳过度，使肾精久亏。肾主骨生髓，髓上通于脑，脑髓有赖于肾精的不断化生。若肾精久亏，脑髓空虚，则会发生头痛。若阴损及阳，肾阳虚弱，清阳不展，亦可发为头痛。

5. 头部外伤或久病入络　跌仆损伤，或脑部外伤，或久病入络，瘀血痹阻于脑，不通则痛，发为瘀血头痛。

（二）病机

头痛可分为外感和内伤两大类。

外感头痛多为外邪上扰清空，壅滞经络，络脉不通。头为诸阳之会，手足三阳经皆上循头面。所谓"伤于风者，上先受之"，"高颠之上，唯风可到"，外感头痛以风邪为主，并与他邪合而为病。若风邪夹寒，凝滞血脉，络道不通，不通则痛；风邪夹热，风热炎上，清空被扰，而发头痛；风邪夹湿，阻遏阳气，蒙蔽清窍，可致头痛。

　　内伤头痛多与肝、脾、肾三脏功能失调有关。脑为髓海，依赖于肝肾精血和脾胃精微物质的充养。头痛因于肝者，或因肝失疏泄，气郁化火，阳亢火升，上扰头窍而致，或因肝肾阴虚，肝阳偏亢而致。肾主骨生髓，脑为髓海。头痛因于肾者，多因房劳过度，或禀赋不足，使肾精久亏，无以生髓，髓海空虚，发为头痛。脾为后天之本，气血生化之源，头窍有赖于精微物质的滋养。头痛因于脾者，或因脾虚化源不足，气血亏虚，清阳不升，头窍失养而致头痛，或因脾失健运，痰浊内生，阻塞气机，浊阴不降，清窍被蒙而致头痛。若因头部外伤，或久病入络，气血凝滞，脉络不通，亦可发为瘀血头痛。

　　病理性质有虚实之分。外感头痛多责之于风、寒、湿、热，属表实证；内伤头痛多关乎气、血、痰、瘀、虚，其中气血亏虚、肾精不足属虚证，肝阳、痰浊、瘀血所致之头痛多属实证。

　　病机演变常可由实转虚或见本虚标实、虚实夹杂。如痰浊中阻日久，脾胃受损，气血生化不足，营血亏虚，脑窍失养，可转为气血亏虚之头痛；肝阳、肝火日久，阳热伤阴，肾虚精亏，可转为肾精亏虚之头痛，或阴虚阳亢，虚实夹杂之头痛。各种头痛迁延不愈，病久入络，又可转变为瘀血头痛。

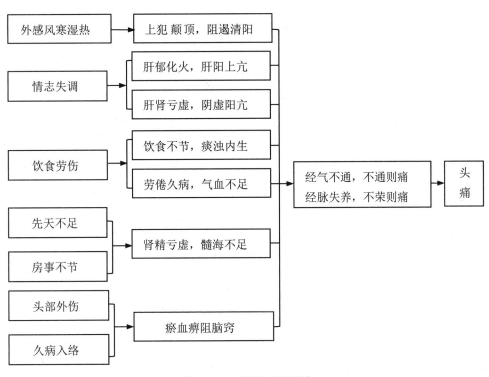

图 6-1　头痛病因病机演变

【诊断与鉴别诊断】

（一）诊断

　　1. 以头部疼痛为主症。疼痛的部位可发生在前额、两颞、颠顶、枕项或全头等。疼痛的性质可为跳痛、刺痛、胀痛、灼痛、重痛、空痛、昏痛、隐痛等。

　　2. 头痛较甚者，可伴见恶心呕吐、畏光畏声、烦躁等症。头痛发作形式可为突然发作，或缓慢起病，或反复发作，时痛时止。疼痛的持续时间可长可短，可数分钟、数小时或数天、数周，甚则长期疼痛不已。

3. 外感头痛者多有起居不慎, 感受外邪的病史; 内伤头痛者常有饮食、劳倦、房事不节、病后体虚等病史。

测量血压, 血常规和头颅 CT 或 MRI 检查、脑电图以及腰椎穿刺脑脊液等检查有助于头痛的诊断, 必要时行精神、心理检查, 或做五官科相应检查。

（二）鉴别诊断

真头痛 真头痛为头痛一种特殊重症, 其特点为起病急骤, 多表现为突发的剧烈头痛, 持续不解, 阵发加重, 手足逆冷至肘膝, 甚至呕吐如喷、肢厥、抽搐, 本病凶险, 应与一般头痛区别。《灵枢·厥病》曰: "真头痛, 头痛甚, 脑尽痛, 手足寒至节, 死不治。"《难经·六十难》亦云: "手三阳之脉受风寒, 伏留而不去者, 则名厥头痛; 入连在脑者, 名真头痛。"

【辨证论治】

（一）辨证要点

应详问病史, 注意辨察头痛之久暂, 疼痛的特点、部位、影响因素等, 以利于准确辨证。

1. 辨外感与内伤 外感头痛多因外邪致病, 起病较急, 一般疼痛较剧, 病程较短, 多表现为掣痛、跳痛、灼痛、重痛, 痛无休止, 多伴有外感表证, 以实证为多。内伤头痛多起病缓慢, 反复发作, 病程较长, 多表现为胀痛、刺痛、隐痛、空痛、昏痛, 痛势绵绵, 遇劳加重, 时作时止, 以虚证为多。如因肝阳、痰浊、瘀血等以邪实为主的内伤头痛, 多表现为胀痛、重痛或刺痛, 且常伴有相应脏腑症状表现。临床亦见本虚标实, 虚实夹杂者。

2. 辨头痛部位 太阳头痛, 痛在脑后, 下连于项; 阳明头痛, 痛在前额部及眉棱骨处; 少阳头痛, 痛在头之两侧, 并连及于耳; 厥阴头痛, 多在颠顶部位, 或连目系; 太阴、少阴头痛多以全头疼痛为主。偏头痛, 也称 "偏头风", 常以一侧头痛暴作为特点, 痛势剧烈, 可连及眼、齿, 痛止则如常人, 反复发作, 经久不愈, 多系肝经风火上扰所致。

3. 辨头痛性质 因于风寒者, 头痛剧烈且连项背; 因于风热者, 头胀而痛; 因于风湿者, 头痛如裹; 因于痰湿, 头痛而重; 因于肝阳, 头痛而胀; 因于肝火, 头部跳痛、灼痛; 因于瘀血, 头部刺痛, 痛处固定不移; 因于虚者, 多呈隐痛、空痛或昏痛。

（二）治则治法

外感头痛多属实证, 以风邪为主, 治疗当以祛风为主, 兼以散寒、清热、祛湿。内伤头痛多属虚证或虚实夹杂证, 虚证以补养气血或益肾填精为主; 实证以平肝、化痰、行瘀为主; 虚实夹杂者, 宜标本兼顾, 补虚泻实。此外, 治疗头痛可在辨证论治的基础上加引经药有助于提高疗效。一般太阳头痛选用羌活、蔓荆子、川芎; 阳明头痛选用葛根、白芷、知母; 少阳头痛选用柴胡、黄芩、川芎; 厥阴头痛选用吴茱萸、藁本; 少阴头痛选用细辛; 太阴头痛选用苍术。

（三）证治分类

1. 外感头痛

（1）风寒头痛

临床表现: 头痛连及项背, 呈掣痛样, 时有拘急收紧感, 常伴恶风畏寒, 遇风尤剧, 头痛喜裹, 口不渴, 舌质淡红, 苔薄白, 脉浮或浮紧。

证机概要：风寒外袭，上犯头部，凝滞经脉。

治法：疏风散寒止痛。

代表方：川芎茶调散。

常用药：川芎善行头目，活血通窍，祛风止痛，为治疗外感内伤头痛之要药；荆芥、羌活、细辛、白芷、防风疏风解表，散寒之痛；薄荷清利头目；清茶上清头目。

若头痛，恶寒明显者，加麻黄、桂枝、制川乌等温经散寒。颠顶头痛，干呕，吐涎沫，甚则四肢厥冷者，用吴茱萸汤去人参，加藁本、川芎、细辛、半夏以温散寒邪，降逆止痛；见头痛，足寒，气逆，背冷，脉沉细，方用麻黄附子细辛汤加白芷、川芎以温经散寒止痛。

（2）风热头痛

临床表现：头痛而胀，甚则头胀如裂，发热或恶风，面红目赤，口渴喜饮，便秘尿赤，舌质尖红，苔薄黄，脉浮数。

证机概要：风热外袭，上扰清窍，窍络失和。

治法：疏风清热和络。

代表方：芎芷石膏汤。

常用药：菊花、桑叶、薄荷、蔓荆子辛凉微寒，轻清上浮，疏散风热，通窍止痛；川芎活血通窍，祛风止痛；白芷、羌活散风通窍而止头痛；生石膏清热和络。

若烦热口渴，舌红少津，重用石膏，配知母、天花粉、芦根等清热生津，甚者加黄芩、栀子清热泻火；大便秘结，口舌生疮，合用黄连上清丸以通腑泄热；鼻流浊涕如脓，鼻根及鼻旁疼痛，加苍耳子、辛夷、鱼腥草、藿香等清热散风除湿，通利鼻窍。

（3）风湿头痛

临床表现：头痛如裹，肢体困重，胸闷纳呆，小便不利，大便或溏，舌质淡，苔白腻，脉濡。

证机概要：风湿外侵，上蒙头窍，困遏清阳。

治法：祛风胜湿通窍。

代表方：羌活胜湿汤。

常用药：羌活、独活、防风、藁本、蔓荆子祛风除湿，散寒止痛；川芎辛温通窍，活血止痛。

若胸闷脘痞、腹胀便溏，加苍术、陈皮、砂仁以燥湿宽中，理气消胀；恶心、呕吐，加半夏、生姜、竹茹以降逆止呕；纳呆食少，加麦芽、神曲、焦山楂以健脾助运；小便短少者，加茯苓、薏苡仁、淡竹叶以淡渗利湿；发于夏季，感受暑湿，见身热汗少或汗出不畅，心烦口渴，胸闷欲呕者，加藿香、佩兰、荷叶。

2. 内伤头痛

（1）肝阳头痛

临床表现：头胀痛而眩，以两侧为主，心烦易怒，口苦面红，或兼胁痛，舌质红，苔薄黄，脉弦数。

证机概要：肝失条达，气郁化火，阳亢风动。

治法：平肝潜阳息风。

代表方：天麻钩藤饮。

常用药：天麻、钩藤、生石决明平肝潜阳息风；栀子、黄芩清泻肝火；桑寄生、杜仲补肾柔肝；牛膝、益母草活血调经，引血下行；夜交藤、茯神养心安神。

若头痛剧烈，目赤口苦，急躁易怒，便秘尿黄者，加龙胆草、夏枯草、大黄以清肝泻火；头晕目涩，腰膝酸软者，加生地黄、何首乌、枸杞子等以滋肾养肝。

（2）血虚头痛

临床表现：头痛而晕，心悸怔忡，神疲乏力，面色少华，舌质淡，苔薄白，脉细弱。

证机概要：营血不足，不能上荣，窍络失养。

治法：滋阴养血，和络止痛。

代表方：加味四物汤。

常用药：当归、生地黄、白芍养血滋阴；川芎、菊花、蔓荆子清利头目；五味子、远志、炒枣仁养心安神。

若见神疲乏力，遇劳加重，气短懒言，汗出恶风等，加黄芪、党参、白术以益气健脾；阴血亏虚，阴不敛阳，肝阳上扰者，加天麻、白蒺藜、枸杞子、菊花、石决明等。

（3）气虚头痛

临床表现：头痛隐隐，时发时止，遇劳则加重，纳食减少，倦怠乏力，气短自汗，舌质淡，苔薄白，脉细弱。

证机概要：脾胃虚弱，中气不足，清阳不升，脑失所养。

治法：健脾益气升清。

代表方：益气聪明汤。

常用药：黄芪、炙甘草、人参健脾益气；升麻、葛根引清气上升；蔓荆子、芍药养血祛风止痛。

若头痛绵绵不休，心悸，失眠者，加当归、熟地黄、何首乌以补血；畏寒怕冷，手足欠温，加附子、肉桂、葱白等温阳通络。

（4）痰浊头痛

临床表现：头痛昏蒙沉重，胸脘痞闷，纳呆呕恶，舌质淡，苔白腻，脉滑或弦滑。

证机概要：脾失健运，痰浊中阻，上蒙清窍。

治法：健脾燥湿，化痰降逆。

代表方：半夏白术天麻汤。

常用药：半夏、陈皮、甘草和中化痰；白术、茯苓健脾化湿；天麻、白蒺藜、蔓荆子平肝息风止痛。

若痰湿中阻，胸脘满闷甚者，加厚朴、枳壳、砂仁；口苦，大便不畅，舌苔黄腻，脉滑数，去白术，加黄连、枳实、竹茹，或选用黄连温胆汤以清化热痰。

（5）肾虚头痛

临床表现：头痛且空，眩晕耳鸣，腰膝酸软，神疲乏力，少寐健忘，遗精带下，舌质红，苔少，脉细无力。

证机概要：肾精亏虚，髓海不足，脑窍失充。

治法：养阴补肾，填精生髓。

代表方：大补元煎。

常用药：熟地黄、枸杞、女贞子滋肾填精；杜仲、续断补益肝肾；龟甲滋阴益肾潜阳；山萸肉养肝涩精；山药、人参、当归、白芍补益气血。

若头痛而晕，面颊红赤，潮热汗出，去人参，加墨旱莲、知母、黄柏以滋阴泻火，或用知柏地黄丸；畏寒怕冷，四肢不温，腰膝酸软，舌淡苔白，脉沉细者，加鹿角、附子以温肾助阳，或用右归丸或金匮肾气丸加减。

（6）瘀血头痛

临床表现：头痛经久不愈，痛处固定不移，痛如锥刺，或有头部外伤史，舌质紫暗，可见瘀斑、瘀点，苔薄白，脉细或细涩。

证机概要：瘀血阻窍，络脉滞涩，不通则痛。

治法：活血化瘀，通窍止痛。

代表方：通窍活血汤。

常用药：川芎、赤芍、桃仁、益母草、凌霄花活血化瘀止痛；当归活血养血；白芷、细辛、葱白辛散通窍止痛。

若头痛较剧，加全蝎、蜈蚣、土鳖虫等虫类药以搜风通络，祛瘀止痛；久痛不已，神疲乏力，少气懒言，脉细弱无力，加黄芪、党参、当归以补气以助血运；畏寒明显，加桂枝、细辛、附子等温经散寒。

【临证备要】

1. 临证应注意甄别真头痛。真头痛为头痛的一种特殊类型，多呈突发性剧烈头痛，持续不解，阵发加重，常伴有喷射性呕吐，或颈项强直，或偏瘫偏盲，或抽搐。如王肯堂认识到："天门真痛，上引泥丸，夕发旦死，旦发夕死。盖脑为髓海，真气之所聚，卒不受邪，受邪则死不可治。"常见于西医学中高血压危象、蛛网膜下腔出血、硬膜下出血等危重病证。一旦出现上述表现，应行头颅 CT 或 MRI 检查或脑脊液检查，以免延误诊断治疗。

2. 注意配伍风药。头痛时作时止，犹如风之善行数变，又"高颠之上，唯风可到"，临证配伍风药，其性轻扬，易达病所，可直折痛势。故临床治疗头痛，无论外感内伤，均可酌情使用风药以提升疗效。常用风药有防风、白芷、蔓荆子等。但风药辛散，不宜久服。

3. 重视虫类药的应用。若头痛反复发作，经年难愈者，所谓"久病入络"，表现为头部刺痛，部位固定，面色暗滞，舌暗脉涩等症。治疗时可在辨证论治的基础上，选配全蝎、蜈蚣、僵蚕、地龙、地鳖虫等虫类药，以祛瘀通络，解痉定痛，平肝息风，可获良效。虫类药可入汤剂煎服，亦可研细末冲服，因其多有小毒，故应合理掌握用量，不可过用。

4. 雷头风诊治。以头痛如雷鸣，头面起核为特点，多为湿热夹痰上冲，可用清震汤加味治疗。如头面起核，肿痛红赤，可合普济消毒饮以清热解毒。《张氏医通·卷五》："头痛而起核块者，雷头风也。或头中如雷之鸣，为风客所致。"

【预防调护】

起居有常，适避寒温，强健体魄，避免外邪侵袭，所谓"虚邪贼风，避之有时"。宜调畅情志，避免精神刺激，注意休息。应戒烟戒酒。适当的头部保健按摩可预防头痛。

头痛剧烈者宜卧床休息，保持环境安静，光线不宜过强。伴有焦虑和抑郁者，宜佐以心理疏导及音乐疗法；风寒头痛者，应注意避邪保暖。肝阳上亢者，禁食肥甘厚腻，以免生热动风；肝火头痛者，可用冷毛巾敷头部；痰浊头痛者，宜清淡饮食，避免助湿生痰；精血亏虚者，应多进食血肉有情之品。

【小结】

头痛是以患者自觉头部疼痛为临床特征的常见病证。多以感受外邪，或脏腑功能失调为主因，导致经气不通，不通则痛，或经脉失养，不荣则痛。临床辨证关键在于分清外感与内伤，明辨头痛性质、部位及顺逆。外感头痛起病较急，病程较短，多与风、寒、湿、热相关，以实证为主，经治疗后可邪去痛除；内伤头痛多起病较缓，病程较长，多与气、血、痰、瘀、虚相关，多属虚证或本虚标实、虚实夹杂之证，经治疗多数可逐渐好转，乃至痊愈。头痛病位在脑，与肝、脾、肾三脏密切相关。外感头痛治以祛风为主，兼以散寒、清热、祛湿。内伤头痛之属虚者以补养气血或益肾填精为主，属实者当以平肝潜阳、化痰除湿、活血化瘀为法。若本虚标实、虚实夹杂者，宜攻补兼施，标本兼治。此外，临床辨治头痛时还可使用引经药。外感头痛预后大多良好，内伤头痛一般病程较长，反复发作。若头痛伴眩晕，肢体麻痹者，当预防中风的发生。

【名医验案】

王某，男，38岁。

初诊：经常性头痛、目眩、心烦已数年之久，性情急躁，记忆力显著减退，小便微黄，大便如常，食纳尚佳，舌质红，边缘不齐，苔黄微腻，脉浮取微浮，沉取弦细有力。辨证为肝胆火旺兼外感风邪。治予清热降火，养阴祛风。处方：桑叶6g，菊花6g，僵蚕6g，蒺藜9g，川芎4.5g，藁本4.5g，丹皮4.5g，炒栀子6g，龙胆草4.5g，玄参6g，甘草3g，荷叶9g，决明子15g，木通4.5g。

二诊：前方服用3剂后，头痛消失，但时有头晕，舌苔减少，脉转弦细缓，已不浮，余症同前。拟滋阴养血，兼调肠胃，以丸药缓图之。处方：当归尾9g，川芎9g，白芍12g，生地黄18g，丹参9g，炒栀子9g，玄参12g，菊花15g，地骨皮15g，蒺藜15g，决明子15g，石斛15g，肉苁蓉15g，胡麻仁15g，黑芝麻15g，建曲30g，香附30g，共研为细末，炼蜜为丸，每丸9g，每日早晚各服1丸。

连服2料后，诸症悉平。

按：本案患者头痛日久，复感风热之邪，上犯颠顶，肝胆火旺，又兼风邪，风火相扇，而见头痛。治当以解表为先，兼以育阴、降火、潜阳，达表调里兼治。用药先以汤剂折其既燃之势，继用补肾滋水、补血濡养之法，更用丸剂，以缓图。表里、虚实、缓急，各有次第。（张小萍，陈明人.中医内科医案精选·蒲辅周医案.上海中医药大学出版社.2001）

【古籍摘要】

《兰室秘藏·头痛门》："故太阳头痛，恶风，脉浮紧，川芎、羌活、独活、麻黄之类为主；少阳经头痛，脉弦细，往来寒热，柴胡为主；阳明头痛，自汗，发热，恶寒，脉浮缓长实者，升麻、葛根、石膏、白芷为主；太阴头痛，必有痰，体重，或腹痛，为痰癖，其脉沉缓，苍术、半夏、南星为主；少阴经头痛，三阴三阳经不流行，而足寒气逆，为寒厥，其脉沉细，麻黄、附子、细辛为主；厥阴头顶痛，或吐痰沫厥冷，其脉浮缓，吴茱萸汤主之。"

《医宗必读·头痛》："头为天象，六腑清阳之气，五脏精华之血，皆会于此，故天气六淫之邪，人气五贼之变，皆能相害。或蔽覆其清明，或瘀塞其经络，与气相薄，郁而成热，脉满而痛。若邪气羁留，脉满而气血乱，则痛乃甚，此实痛也。寒湿所侵，真气虚弱，虽不相薄成热，然邪客于脉外，则血泣脉寒，卷缩紧急，外引小络而痛，得温则痛止，此虚痛也。"

《景岳全书·头痛》："凡诊头痛者，当先审久暂，次辨表里。盖暂痛者，必因邪气，久病者，必兼元气。以暂病言之，则有表邪者，此风寒外袭于经也，治宜疏散，最忌清降；有里邪者，此三阳之火炽于内也，治宜清降，最忌升散。此治邪之法也。其有久病者，则或发或愈，或以表虚者，微感则发，或以阳胜者，微热则发。所以暂者当重邪气，久病者当重元气，此因其大纲也。然亦有暂病而虚者，久病而实者，又当因脉因证而详辨之，不可执也。"

【文献推介】

1. 张春兰，吕光耀，刘秋燕 . 治疗头痛引经药的源流及临床应用 [J]. 中医杂志，2013，54（16）：1374-1376.

2. 姚欣艳，李点，刘朝圣，等 . 熊继柏教授辨治头痛经验 [J]. 中华中医药杂志，2015，30（07）：2419-2421.

3. 闫军堂，刘晓倩，马小娜，等 . 刘渡舟教授治疗头痛十二法 [J]. 辽宁中医药大学学报，2013，15（08）：68-71.

第二节　眩　晕

眩晕是以头晕、目眩为主症的疾病。头晕是指感觉自身或外界景物旋转，目眩是指眼花或眼前发黑，二者常同时并见，故统称为眩晕。轻者闭目即止，重者如坐车船，旋转不定，不能站立，或伴有恶心、呕吐、汗出，甚则仆倒等症状。西医学中的良性位置性眩晕、脑缺血、梅尼埃病等可归属本病范畴，高血压病等以眩晕为主要表现者，可参照本节辨证论治。

《黄帝内经》称眩晕为"眩冒""眩"，对其病因病机有较多的论述。《素问·至真要大论》曰："诸风掉眩，皆属于肝。"认为眩晕属肝之所主，与髓海不足、血虚、邪中等多种因素有关。《灵枢·卫气》认为："上虚则眩。"《灵枢·口问》曰："上气不足，脑为之不满，耳为之苦鸣，头为之苦倾，目为之眩。"《灵枢·海论》云："髓海不足，则脑转耳鸣，胫酸眩冒。"《灵枢·大惑论》云："故邪中于项，因逢其身之虚……入于脑则脑转，脑转则引目系急，目系急则目眩以转矣。"《素问·六元正纪大论》云："木郁之发……甚则耳鸣眩转。"

东汉·张仲景《金匮要略·痰饮咳嗽病脉证并治》云："心下有支饮，其人苦冒眩，泽泻汤主之。"认为痰饮是眩晕重要的致病因素之一，为后世医家"无痰不作眩"的观点提供了理论基础。

宋金元时期，对眩晕的病因病机认识进一步深化。宋·严用和《济生方·眩晕门》曰："所谓眩晕者，眼花屋转，起则眩倒是也。由此观之，六淫外感，七情内伤，皆能所致。"提出六淫、七情可致眩晕。杨士瀛《仁斋直指方论·眩运》曰："淤滞不行，皆能眩运。"金·刘完素《素问玄机原病式·五运主病》言："风火皆属阳，多为兼化，阳主乎动，两动相搏，则为之旋转。"主张眩晕应从风火立论。元·朱丹溪《丹溪心法·头眩》强调"无痰则不作眩"，有兼气虚、痰湿、痰火之别，又与感邪、七情及宿病诱发有关。

明清时期，对于眩晕的发病又有了新的认识。明·张景岳《景岳全书·眩运》提出："眩运一证，虚者居其八九，而兼火兼痰者，不过十中一二耳。"强调"无虚不能作眩"，对下虚而眩做了详细论述。虞抟《医学正传·眩运》言："外有因呕血而眩冒者，胸中有死血迷闭心窍而然。"认为瘀血可致眩晕。该书又谓"眩运者，中风之渐也"，已明确认识到眩晕与中风之间存在内在联系。汪机《医读》云："瘀血停蓄，上冲为逆，亦作眩运，桃红四物。"

【病因病机】

眩晕的发生主要与情志不遂、年老体弱、饮食不节、久病劳倦、跌仆坠损以及感受外邪等因素有关，内生风、痰、瘀、虚，以致风眩内动、清窍不宁或清阳不升、脑窍失养而突发眩晕。

（一）病因

1.情志不遂　长期忧恚恼怒，肝气郁结，气郁化火，肝阴暗耗，风阳扰动，上扰清窍，发为眩晕。《临证指南医案·眩晕》华岫云按："经云：诸风掉眩，皆属于肝。头为六阳之首，耳目口鼻皆系清空之窍。所患眩晕者，非外来之邪，乃肝胆之风阳上冒耳，甚则有昏厥跌仆之虞。"

2.年老体虚　若年高肾精亏虚，不能生髓，无以充养于脑，或房事不节，阴精亏耗过甚，或体虚多病，损伤肾精肾气，均可致肾精亏耗，髓海不足，而发眩晕。

3.饮食不节　若平素嗜酒无度，暴饮暴食，或过食肥甘厚味，损伤脾胃，以致健运失司，水谷不化，聚湿生痰，痰湿中阻，则清阳不升，浊阴不降，致清窍失养，而引发眩晕。

4.久病劳倦　久病不愈，耗伤气血，或失血之后，气随血耗，或忧思劳倦，损伤脾胃，暗耗气血。气虚则清阳不升，血虚则清窍失养，皆可发生眩晕。

5.跌仆坠损　素有跌仆坠损而致头部外伤，或久病入络，瘀血停留，阻滞经脉，而使气血不能上荣于头目，清窍失养，而发眩晕。

此外，外感六淫之中，因"高颠之上，唯风可到"，风邪与寒、热、湿、燥等诸邪，皆可导致经脉运行失度，挛急异常，使清窍失养而发眩晕。

（二）病机

眩晕的基本病机包括虚实两端。本虚为肝肾亏虚，气血亏虚，或髓海不足，清窍失养；标实为风、火、痰、瘀，扰乱清窍。病位在脑窍，与肝、脾、肾三脏关系密切。肝乃风木之脏，其性主动主升，若肝肾阴亏，水不涵木，阴不维阳，阳亢于上，或气火暴升，上扰头目，则发为眩晕。脾为后天之本，气血生化之源，若脾胃虚弱，气血亏虚，清窍失养，或脾失健运，痰浊中阻，或风阳夹痰，上扰清空，均可发为眩晕。肾主骨生髓，脑为髓海，肾精亏虚，髓海失充，或肝肾阴亏，水不涵木，阴不维阳，阳亢于上，亦可发为眩晕。

眩晕的病理因素主要有风、火、痰、瘀、虚。病理性质为本虚标实，在临床上以虚证居多。如气血两虚，肝肾阴虚，肾精亏虚，髓海不足，清窍失养。实证多由肝阳上亢，风阳升动，或痰浊阻遏，升降失常，或痰火气逆，或瘀血阻窍，气血运行不畅所致。

眩晕的病因病机较为复杂，多彼此影响，互相转化，兼夹复合为患，临证往往难以截然分开。如脾胃虚弱，气血亏虚而生眩晕，而脾虚又可聚湿生痰，二者相互影响，临床上可以表现为气血亏虚兼有痰湿中阻的证候。如痰湿中阻，郁久化热，形成痰火为患，甚至火盛伤阴，形成阴亏于下，痰火上蒙的复杂局面。肾精亏虚本属阴虚，若因阴损及阳，或精不化气，可转为肾阳不足或阴阳俱虚之证，或失血过多，每致气随血脱，可出现气血俱亏之眩晕。此外，风阳每夹有痰火，肾虚可以导致肝旺，久病入络致瘀，使临床常形成虚实夹杂之证候。《类证治裁·眩晕》言："肝胆乃风木之脏，相火内寄，其性主动主升。或由身心过动，或由情志郁勃，或由地气上腾，或由冬藏不密，或由高年肾液已衰，水不涵木，以至目昏耳鸣，震眩不定。"因此，眩晕频作的中老年患者多有罹患中风的可能，常称之为"中风先兆"，应慎防其病机传变。

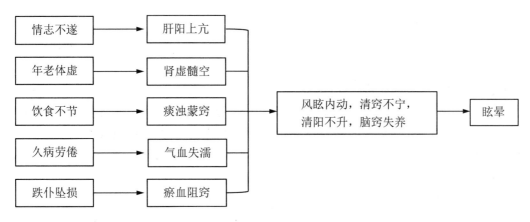

图 6-2 眩晕病因病机演变

【诊断与鉴别诊断】

（一）诊断

1. 以头晕目眩、视物旋转为主症，轻者闭目即止，重者如坐车船，甚则仆倒。
2. 可伴有恶心、呕吐、汗出、耳鸣、耳聋、心悸以及面色苍白、眼球震颤等表现。
3. 多有情志不遂、年高体虚、饮食不节或跌仆损伤等病史。

颈椎 X 线摄片、经颅多普勒检查、颅脑 CT 检查、MRI 扫描检查、血常规检查及血液系统检查等有助于对本病病因的诊断。

（二）鉴别诊断

1. 厥证 厥证以突然昏仆，不省人事，或伴见四肢厥冷为特征，一般可在短时间内苏醒，严重者亦可一厥不复甚至死亡。眩晕发作严重者也有头眩欲仆或晕旋仆倒的表现，虽与厥证相似，但无昏迷、不省人事等症，也无四肢厥冷表现。

2. 中风 中风以猝然昏仆、不省人事，伴口舌歪斜、半身不遂、失语，或不经昏仆，仅以喎僻不遂为特征。眩晕仅以头晕目眩为主症，虽眩晕之甚者亦可见仆倒，与中风昏仆相似，但患者神志清楚或瞬间即清，且无半身不遂、口舌歪斜、言语謇涩等症。部分中风患者以眩晕、头痛为先兆表现，应注意二者的区别及联系。

【辨证论治】

（一）辨证要点

1. 辨相关脏腑 眩晕病在脑窍，但与肝、脾、肾三脏功能失调密切相关。肝阳上亢之眩晕兼见头胀痛、面色潮红、急躁易怒、口苦脉弦等症状。脾胃虚弱，气血不足之眩晕，兼有纳呆、乏力、面色苍白等症状。脾失健运，痰湿中阻之眩晕，兼见纳呆呕恶、头痛、苔腻诸症。肾精不足之眩晕，多兼有腰酸腿软、耳鸣如蝉等症。

2. 辨虚实标本 凡眩晕反复发作，症状较轻，遇劳即发，伴两目干涩、腰膝酸软，或面色㿠白、神疲乏力、形羸体弱、脉偏细弱者，多属虚证，由肾精不足或气血亏虚所致。实证眩晕，有偏痰湿、瘀血及肝阳、肝风、肝火之别。若眩晕较重，或突然发作，视物旋转，伴呕恶痰涎、头沉头痛、形体壮实、苔腻脉滑者，多属痰湿所致；眩晕日久，或头部外伤之后，伴头痛固定不移、唇舌紫暗、舌有瘀斑、脉涩者，多属瘀血所致；肝阳风火所致者，见眩晕、面赤、口苦、烦躁易怒、肢麻震颤，甚则昏仆，脉多弦数有力。

3. 辨缓急轻重 眩晕的病势缓急不一。因虚而发者，病势绵绵，症状较轻，多见于久病、老人及体虚之人；因实而发者，病势急骤，症状较重，多见于初病及壮年、肥人。若眩晕久稽不愈，亦可因实致虚或因虚致实，而成虚实夹杂状态，症状时轻时重，缠绵难愈，或有变生中风、厥证之虞。

（二）治则治法

眩晕的治疗原则为补虚泻实，调整阴阳。虚者当补益气血、滋养肝肾、填精益髓；实者当潜阳息风、清肝泻火、化痰祛瘀；虚实夹杂者，宜标本兼顾。

（三）证治分类

1. 肝阳上亢

临床表现：眩晕，耳鸣，头目胀痛，急躁易怒，口苦，失眠多梦，遇烦劳郁怒而加重，甚则仆倒，颜面潮红，肢麻震颤，舌质红，苔黄，脉弦或数。

证机概要：肝阳风火，上扰清窍。

治法：平肝潜阳，清火息风。

代表方：天麻钩藤饮。

常用药：天麻、石决明、钩藤平肝潜阳息风；黄芩、山栀清肝泻火；益母草活血利水；牛膝、杜仲、桑寄生补肾养肝；茯神、夜交藤养血安神定志。

若口苦目赤，烦躁易怒者，加龙胆草、川楝子、夏枯草以清肝泻火；目涩耳鸣，腰酸膝软者，加枸杞子、生地黄、玄参以滋补肝肾；目赤便秘者，加大黄、芒硝或佐用当归龙荟丸以通腑泄热；眩晕剧烈，手足麻木或震颤者，加磁石、珍珠母、羚羊角粉等镇肝息风。

2. 痰湿中阻

临床表现：眩晕，头重如蒙，或伴视物旋转，胸闷恶心，呕吐痰涎，食少多寐，舌苔白腻，脉濡滑。

证机概要：痰浊中阻，上蒙清窍，清阳不升。

治法：化痰祛湿，健脾和胃。

代表方：半夏白术天麻汤。

常用药：半夏、陈皮健脾燥湿化痰；茯苓利水渗湿；白术燥湿健脾；天麻息风止眩；甘草、生姜、大枣健脾和胃。

若呕吐频作者，加胆南星、天竺黄、竹茹、旋覆花化痰降逆止呕；脘闷纳呆，加砂仁、白豆蔻、佩兰化湿行气健脾；耳鸣重听，加葱白、郁金、石菖蒲以通阳开窍；头痛头胀，心烦口苦，渴不欲饮者，用黄连温胆汤清化痰热。

3. 瘀血阻窍

临床表现：眩晕，头痛，且痛有定处，兼见健忘，失眠，心悸，精神不振，耳鸣耳聋，面唇紫暗，舌质暗有瘀斑，多伴见舌下脉络迂曲增粗，脉涩或细涩。

证机概要：瘀血阻络，气血不畅，脑失所养。

治法：祛瘀生新，活血通窍。

代表方：通窍活血汤。

常用药：川芎、赤芍、桃仁、红花活血化瘀，通络止痛；麝香开窍通闭；生姜、老葱、黄酒通阳行血；大枣健脾益气。

若神疲乏力，少气自汗等症，加入黄芪、党参补气固表，益气行血；心烦面赤，舌红苔黄者，加栀子、连翘、薄荷、菊花以泻火除烦；畏寒肢冷，感寒加重，加附子、桂枝以温经活血；头颈部不能转动者，加威灵仙、葛根、豨莶草等解肌通络；瘀血重者，加地龙、全蝎等虫类药物以化瘀通络。

4. 气血亏虚

临床表现：眩晕动则加剧，劳累即发，面色㿠白，神疲自汗，倦怠懒言，唇甲不华，发色不泽，心悸少寐，纳少腹胀，舌质淡，苔薄白，脉细弱。

证机概要：气血亏虚，清阳不展，脑失所养。

治法：补益气血，调养心脾。

代表方：归脾汤。

常用药：党参、白术、黄芪、当归健脾益气养血；龙眼肉、茯神、远志、酸枣仁养心安神；木香理气醒脾。

若气短乏力，神疲便溏者，用补中益气汤以补气升清；自汗时出，易于感冒，当重用黄芪，加防风、浮小麦以益气固表；脾虚湿盛，腹胀纳呆者，加薏苡仁、扁豆、泽泻等健脾渗湿；形寒肢冷，腹中隐痛，加肉桂、干姜以温中散寒；血虚较甚，面色㿠白，唇舌色淡者，加熟地黄、阿胶以补血养血；心悸怔忡，少寐健忘者，加柏子仁、首乌藤、龙骨、牡蛎养心镇心安神。

5. 肾精不足

临床表现：眩晕日久不愈，精神萎靡，腰酸膝软，少寐多梦，健忘，两目干涩，视力减退，或遗精滑泄，耳鸣齿摇，或颧红咽干，五心烦热，舌红少苔，脉细数，或面色㿠白，形寒肢冷，舌质淡嫩，苔白，脉沉细无力，尺脉尤甚。

证机概要：肾精不足，髓海空虚，脑失所养。

治法：滋养肝肾，填精益髓。

代表方：左归丸。

常用药：熟地黄、山茱萸、山药滋阴补肾；枸杞、菟丝子、鹿角胶滋肾助阳，益精填髓；牛膝强肾益精；龟甲胶滋阴降火，补肾壮骨。

若五心烦热，潮热颧红者，加鳖甲、知母、黄柏、丹皮等滋阴泻火；肾失封藏固摄，遗精滑泄者，加芡实、莲须、桑螵蛸、紫石英等；失眠，多梦，健忘者，加阿胶、鸡子黄、酸枣仁、柏子仁等；阴损及阳，见四肢不温，形寒怕冷，精神萎靡者，加巴戟天、淫羊藿、肉桂，或予右归丸；下肢浮肿，尿少等症，加桂枝、茯苓、泽泻等；便溏，腹胀少食，加白术、茯苓、薏苡仁等。

【临证备要】

1. "诸风掉眩，皆属于肝"。肝木旺，风气甚，则头目眩晕，故眩晕之病，病位虽主要在脑窍，但五脏之中与肝关系最为密切。由于患者体质因素及病机演变不同，可表现肝阳上亢、内风上旋，水不涵木、虚阳上扰，阴血不足、血虚生风，肝郁化火、火性炎上等不同的证候，临证之时当根据病机的异同择用平肝、柔肝、养肝、疏肝、清肝诸法。此外，肝风又每多兼痰、兼瘀，又当虚实并治。王旭高《西溪书屋夜话录》谓："肝气、肝火、肝风三者同出异名，其中侮脾、乘胃、冲心、犯肺、夹寒、夹痰，本虚标实，种种不同，故肝病最杂，治法最广。"详述治肝之法，可供参考。

2.警惕"眩晕乃中风之渐"。临床上，肝肾阴亏，肝阳上亢导致的眩晕较为常见，若治不及时，可导致肝阳暴亢，阳亢化风，夹痰化火，窜走经络，病患常见眩晕头胀，面赤头痛，肢麻震颤，甚则昏倒等症状，甚者可以引发中风之变。必须严密监测血压、神志、肢体肌力、感觉等方面的变化，以防病情突变。

【预防调护】

保持心情舒畅，注意劳逸结合，避免过度劳累。饮食上宜清淡有节，戒烟戒酒。良好的生活作息习惯能有效降低该病的发生风险。

眩晕发病后要及时治疗，注意休息，严重者当卧床休息。注意饮食清淡，保持情绪稳定，避免突然、剧烈的体位改变和头颈部运动，以防眩晕症状加重，或发生昏仆。有眩晕史的患者，当避免剧烈体力活动，避免高空作业。

【小结】

眩晕常以头晕眼花甚至视物旋转为主症，既可单独出现，亦可伴见于其他疾病。病因多以情志、饮食、体质、外伤等所致肝阳上亢、痰浊内阻、气血不足、肾精亏虚以及瘀血内阻为主。病机不外虚实两端：虚者多为气、血、精不足，脑髓不充，清窍失养；实者多为风、火、痰、瘀导致风阳内动、清窍不宁或清阳不升、脑窍失养而突发眩晕。临证亦常见本虚标实、虚实夹杂之证。眩晕病位在脑，病变涉及肝、脾、肾诸脏。治疗可根据标本缓急，分别采取平肝、息风、潜阳、清火、化痰、化瘀等法以治其标，补益气血、滋补肝肾等法以治其本。本病预后，每易反复发作，少数患者治疗不当或不及时，有发为中风之忧。

【名医验案】

李某，女，33岁。

初诊：反复眩晕，视物旋转，不能站立，伴见恶心、呕吐，3～4日发作一次，3～4小时后逐渐好转。当地医院诊断为"梅尼埃综合征"，症见眩晕，耳鸣如蝉，心烦易怒，时口苦，少寐多梦，腰膝酸软，舌质红，苔薄黄，脉弦细。辨证为肝肾阴虚，阳亢风动。治予育阴潜阳，平肝息风。处方：蒸首乌21g，川牛膝15g，白芍15g，枸杞12g，泽泻12g，云苓13g，胆草6g，蝉蜕9g，菖蒲9g，菊花12g，磁石30g，钩藤15g，甘草3g。

二诊：前方服用9剂后，眩晕已祛，耳鸣减轻，口苦得除，夜能安寐，但时有心烦，舌质稍红，苔薄黄，脉较和缓。原方去胆草9g，加炒栀子9g，以巩固治疗。

后期随访，再未发作。

按：本病眩晕者，耳鸣如蝉，腰膝酸软，属肝肾阴虚；心烦易怒，少寐多梦，乃阴虚不能敛阳，虚阳内扰；舌质红，苔薄黄，脉弦细，为阴虚有热。用药集滋阴、平肝、清肝、潜阳、息风、化痰于一方。（董建华.中国现代名中医医案精华·李振华医案.北京出版社.1990）

【古籍摘要】

《灵枢·海论》："脑为髓之海，其输上在于其盖，下在风府。……髓海有余，则轻劲多力，自过其度；髓海不足，则脑转耳鸣，胫酸眩冒，目无所见，懈怠安卧。"

《丹溪心法·头眩》:"头眩,痰夹气虚并火,治痰为主,加补药及降火药。无痰则不作眩,痰因火动。又有湿痰者,有火痰者。湿痰者,多宜二陈汤。火者,加酒芩。夹气虚者,相火也,治痰为先,加气药降火,如东垣半夏白术天麻汤之类。"

《寿世保元·眩晕》:"风寒暑湿,气郁生涎,下虚上实,皆晕而眩。风浮寒紧,湿细暑虚,涎弦而滑,虚脉则无。治眩晕发,尤当审谛,先理痰气,次随症治。"

《金匮翼·眩晕》:"眩晕虽为风病,而有内外之分。鸡峰所谓痰热相感而动风者,风自内生者也。血气虚,风邪入脑者,风从外入者也。内风多从热化,引之则弥盛。外风多从虚入,清之则转加。二者不可不辨也。"

【文献推介】

1. 吴艳华. 仲景治眩晕八法 [J]. 新中医,2008,40(09):9-10.

2. 李明哲,王连志. 眩晕病(证)学术源流探讨 [J]. 中国中医药现代远程教育,2019,17(12):24-26.

3. 许国敏. 眩晕证候分类与风、痰、虚、瘀相关性的临床研究 [J]. 南京中医药大学学报,2006,(04):221-224.

第三节　中　风

中风是以半身不遂、肌肤不仁、口舌歪斜、言语不利,甚则突然昏仆、不省人事为主症的疾病。因其发病骤然,变化迅速,与"风性善行而数变"特点相似,故名中风,又称卒中。西医学中急性缺血性卒中和急性出血性卒中等属本病范畴,可参照本节辨证论治。

有关中风的记载始见于《黄帝内经》,书中称卒中昏迷为"仆击""大厥""薄厥",称半身不遂为"偏枯""偏风""身偏不用""风痱"等。其认为感受外邪、烦劳暴怒可诱发本病,与体质、饮食有关。《灵枢·刺节真邪》云:"虚邪偏客于身半,其入深,内居营卫,营卫稍衰,则真气去,邪气独留,发为偏枯。"《素问·通评虚实论》云:"仆击、偏枯……肥贵人则膏粱之疾也。"《素问·生气通天论》云:"大怒则形气绝,而血菀于上,使人薄厥。"关于其病机的论述,《素问·调经论》云:"血之与气,并走于上,则为大厥,厥则暴死。气复反则生,不反则死。"东汉·张仲景《金匮要略·中风历节病脉证并治》始有"中风"病名及专篇,认为"脉络空虚,贼邪不泻"为其主要病因病机,按病情分为中络、中经、中腑、中脏,对中风证治也有较为详细的论述。一般认为在唐宋以前,主要以"外风"学说为主,多从"内虚邪中"立论,治疗主要以疏风散邪、扶助正气为法。

唐宋以后,对中风的病因认识有了较大的突破,突出以"内风"立论。如金·刘完素《素问玄机原病式·六气为病》力主"心火暴甚",李东垣《医学发明·中风有三》认为"正气自虚","凡人年逾四旬,气衰之际,或因忧喜愤怒伤其气者,多有此疾。"元·朱丹溪《丹溪心法·论中风》云:"湿土生痰,痰生热,热生风也。"王履《医经溯洄集·中风辨》提出"真中风""类中风"的病名。

明·张景岳《景岳全书·非风》提出"中风非风"说,认为中风乃"内伤积损"。李中梓《医宗必读·卷六》首次将中风重证分为闭证和脱证。清·叶天士始明确以"内风"立论,认为:"精血衰耗,水不涵木……肝阳偏亢,内风时起。"提出滋阴息风、滋阴潜阳以及开闭、固脱等法。王清任以气虚血瘀立论,创立补阳还五汤治疗偏瘫,至今仍为临床常用的方剂。

近代医家张伯龙、张山雷、张锡纯认识到本病的发生主要是因肝阳化风、气血上逆、直冲犯脑所致。

【病因病机】

中风的发生主要因内伤积损、情志过极、饮食不节、劳欲过度等，以致肝阳暴张，或痰热内生，或气虚痰湿，引起内风旋动，气血逆乱，横窜经脉，直冲犯脑，导致血瘀脑脉或血溢脉外。

（一）病因

1. 内伤积损　年老体弱，正气自虚，或久病迁延，或恣情纵欲，劳逸失度，损伤五脏之气阴，气虚则无力运血，脑脉瘀滞；阴虚则不能制阳，内风动越，而致本病发生。张景岳《景岳全书·非风》指出："此证多见猝倒，猝倒多由昏愦。本皆内伤积损颓败而然，原非外感风寒所致。"

2. 情志过极　七情所伤，肝气郁结，气郁化火，或暴怒伤肝，肝阳暴张，内风动越，或心火暴甚，风火相扇，血随气逆，引起气血逆乱，上冲犯脑，血溢脉外或血瘀脑脉，而发为中风，以暴怒引发本病者为多见。

3. 饮食不节　嗜食肥甘厚味，辛辣刺激，或饮酒过度，伤及脾胃，酿生痰热，痰瘀互阻，积热生风，导致脑脉瘀滞而发中风。张山雷《中风斠诠·论昏瞀猝仆之中风无一非内因之风》谓："肥甘太过，酿痰蕴湿，积热生风，致为暴仆偏枯，猝然而发，如有物击使之仆者，故仆击而特著其病源，名以膏粱之疾。"

4. 劳欲过度　烦劳过度，恣情纵欲，耗气伤阴，致使阳气暴张，气血上逆，壅阻清窍，而致血瘀脑脉或血溢脉外，发为中风。或房劳伤肾，肾水不济，引动心火，阳亢风动而致中风。《素问·生气通天论》云："阳气者，烦劳则张。"

（二）病机

中风的基本病机为阴阳失调，气血逆乱。病位于脑，与心、肝、脾、肾关系密切。气血不足或肝肾阴虚是致病之本，风、火、痰、瘀是发病之标，如遇到烦劳、恼怒、房事不节或醉酒饱食等诱因，阴阳严重失调，气血发生逆乱而致卒中。

按中风的病位浅深、病情轻重的不同，分为中经络和中脏腑两类。中经络之证，病位较浅，每因风痰瘀阻滞经脉，或肝风夹痰，横窜经络，气血不能濡养机体，则见半身不遂，口舌歪斜，言语不利，或仅见口舌歪斜，或伴见半身不遂等症状。若风阳痰火蒙蔽清窍，气血逆乱，上冲于脑，则见中脏腑之证，病位较深。或因络损血溢，瘀阻脑络，而致卒然昏厥仆倒，不省人事。中脏腑因邪正虚实的不同，又有闭、脱之分，又可出现由闭转脱的演变。若风阳痰火蒙蔽清窍，则见昏仆、不省人事、面赤、息粗、肢体拘急等闭证。如风阳痰火炽盛，进一步耗灼阴精，阴虚及阳，阴竭阳亡，阴阳离决，则出现脱证。此时精气去而神气脱，表现为口开目合、手撒、汗出肢冷、气息微弱等虚脱之危重证候。

恢复期，中经络之证因风、火、痰、瘀之邪留滞经络，气血运行不畅，而仍留有半身不遂、口歪或不语等后遗症，一般恢复较慢。而中脏腑病情危重，如经积极抢救治疗，往往可使病情脱离危险，神志渐趋清醒，转危为安，然恢复期往往因气血失调，血脉不畅而后遗经络病证。

综上所述，中风之发生，病机虽较复杂，但归纳起来不外虚（阴虚、气虚）、火（肝火、心火）、风（肝风、外风）、痰（风痰、湿痰）、气（气逆）、血（血瘀）六端，其中以肝肾阴虚或气血亏虚为其根本。此六端在一定条件下，相互影响，相互作用，而突然发病。有外邪侵袭而引发者称为外风，又称真中风或真中；无外邪侵袭而发病者称为内风，又称类中风或类中。从临床看来，本病以内因引发者居多。

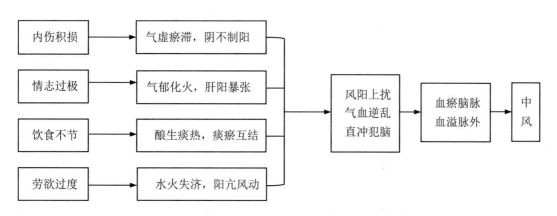

图 6-3　中风病因病机演变

【诊断与鉴别诊断】

（一）诊断

1.以猝然昏仆、不省人事、半身不遂、口舌歪斜为主症，病轻者可无昏仆而仅见口舌歪斜及半身不遂等症。

2.一般急性起病，渐进加重。发病前多有情志失调、饮食不节或劳累等诱因。

3.发病前常有先兆症状，如眩晕、头痛、耳鸣，或一过性言语不利或肢体麻木、视物昏花，一日内发作数次，或几日内多次发作。

4.发病年龄多在 40 岁以上。

头部 CT、MRI 可明确本病诊断。

根据病情程度，可分为中经络和中脏腑；根据病程时间，可分为急性期（发病后 2 周以内，中脏腑可至 1 个月）、恢复期（2 周到 6 个月）和后遗症期（6 个月以上）。

（二）鉴别诊断

1.口僻　俗称吊线风。以口眼歪斜、口角流涎、言语不清为主症，常伴外感表证或耳背疼痛，并无半身不遂、口舌歪斜、神志不清等症。不同年龄均可罹患。

2.痉证　以四肢抽搐、颈项强直甚至角弓反张为特征，甚或神昏，但神昏多出现在抽搐之后，并无半身不遂、口舌歪斜、言语不利等症状。

3.痿证　一般起病缓慢，多表现为双下肢痿躄不用，或四肢肌肉萎缩，痿软无力，与中风之半身不遂不同。

【辨证论治】

（一）辨证要点

1. 辨中经络与中脏腑

表 6-1　中经络与中脏腑辨别表

	中经络	中脏腑
症状特征	半身不遂，肌肤不仁，口舌歪斜	
神志表现	不伴神志昏蒙或神志恍惚	伴有神志昏蒙或神志恍惚
病变部位	病位较浅	病位较深
病情程度	病情较轻	病情较重

2. 辨闭证与脱证

表 6-2　闭证与脱证辨别表

	闭证	脱证
病性	邪闭于内，多为实证	阳脱于外，多为虚证
症状、舌、脉	神志昏蒙，牙关紧闭，肢体强痉 阳闭：兼面赤身热，口臭气粗，躁扰不宁，舌红苔黄腻，脉弦滑数 阴闭：兼面白唇暗，四肢不温，静卧不烦，痰涎壅盛，舌淡苔腻，脉沉滑或缓	昏愦不语，目合口张，肢体松懈，手撒遗尿，鼻鼾息微，汗多肢冷，舌痿，脉微欲绝

3. 辨顺势与逆势　中风急性期中脏腑者有顺势和逆势。若中经络渐进加重，出现神志障碍，可发展为中脏腑，属病势逆转，预后较差；起病即中脏腑，或突然神昏、四肢抽搐不已，或背腹骤然灼热而四肢发凉，甚至手足厥逆，或见戴阳及呕血，均属逆象，病情危重，预后不良。若神志转清，病情由中脏腑向中经络转化，病势为顺，预后多好。

（二）治则治法

中风急性期，当急则治其标，以祛邪为主，常用平肝息风、化痰通腑、活血通络等治法。如为中脏腑者，当以醒神开窍为主，闭证宜清热开窍或化痰开窍，脱证则回阳固脱，如内闭外脱并存，则醒神开窍与扶正固本兼用。中风恢复期和后遗症期，多为虚实兼夹，当扶正祛邪，标本兼顾，常平肝息风、化痰祛瘀与滋养肝肾、益气养血并用。

（三）证治分类

1. 中经络

（1）风痰入络

临床表现：肌肤不仁，甚则半身不遂，口舌歪斜，言语不利，或謇涩或不语。平素头晕、目眩。舌质暗淡，苔白腻，脉弦滑。

证机概要：脉络空虚，风痰乘虚入中，气血闭阻。

治法：息风化痰，活血通络。

代表方：半夏白术天麻汤合桃仁红花煎加减。前方化痰息风，补脾燥湿，后方活血化瘀，行气散结。

常用药：半夏、茯苓、陈皮、甘草补脾益气；白术燥湿化痰；桃仁、红花逐瘀行血；香附、青皮、延胡索理气行血；天麻平息内风；生姜、大枣调和营卫。

便秘，加大黄、黄芩、栀子清热通便，或合星蒌承气汤加减。烦躁不安，失眠，口干，加生地黄、沙参、夜交藤养阴安神。若痰涎壅盛，口喝不语，半身不遂，用真方白丸子以化痰通络。

（2）风阳上扰

临床表现：半身不遂，肌肤不仁，口舌歪斜，言语謇涩，或舌强不语。平素急躁易怒，头痛，眩晕耳鸣，面红目赤，口苦咽干，尿赤，便干。舌质红或红绛，苔薄黄，脉弦有力。

证机概要：肝阳化风，风阳上扰，横窜经络。

治法：清肝泻火，息风潜阳。

代表方：天麻钩藤饮。

常用药：天麻、钩藤平肝息风；珍珠母、石决明镇肝潜阳；桑叶、菊花、夏枯草清肝泻热；黄芩、山栀清肝泻火；牛膝活血化瘀，引气血下行。

若头痛较重，加羚羊角、夏枯草以清肝息风；急躁易怒明显，加牡丹皮、生白芍清泻肝火；便秘不通，加生大黄、玄参清热通便；下肢重滞，加杜仲、寄生补益肝肾；夹有痰浊，胸闷，恶心，苔腻，加加胆南星、郁金。

（3）阴虚风动

临床表现：半身不遂，一侧手足沉重麻木，口舌歪斜，舌强语謇。平素头晕头痛，耳鸣目眩，双目干涩，腰酸腿软，急躁易怒，少眠多梦。舌质红绛或暗红，苔少或无，脉细弦或细弦数。

证机概要：肝肾亏虚，风阳内动，上扰清窍。

治法：滋养肝肾，潜阳息风。

代表方：镇肝息风汤。

常用药：天麻、钩藤平肝息风；白芍、天冬、玄参、枸杞子滋阴柔肝息风；龙骨、牡蛎、龟甲、代赭石镇肝潜阳；牛膝、当归活血化瘀，且引血下行。

若痰盛者，去龟甲，加胆南星、竹沥以清热化痰；心烦失眠者，加黄连、莲子心、栀子、首乌藤清热除烦；头痛重者，加生石决明、珍珠母、夏枯草、川芎镇肝止痛，或加地龙、全蝎以通窍活络。

2. 中脏腑

（1）闭证

1）痰热腑实

临床表现：平素头痛眩晕，心烦易怒。突然发病，半身不遂，口舌歪斜，舌强语謇或不语，神志欠清或昏糊，肢体强急，痰多而黏，伴腹胀，便秘，舌质暗红，或有瘀点瘀斑，苔黄腻，脉弦滑或弦涩。

证机概要：痰热阻滞，风痰上扰，腑气不通。

治法：通腑泄热，息风化痰。

代表方：桃仁承气汤。

常用药：桃仁、大黄、芒硝、枳实通腑泄热，凉血化瘀；陈胆星、黄芩、全瓜蒌清热化痰；

桃仁、红花、丹皮凉血化瘀；牛膝引气血下行。

若头痛，眩晕严重者，加钩藤、菊花、珍珠母平肝降逆；烦躁不安，彻夜不眠，口干，舌红，加生地黄、沙参、夜交藤养阴安神。

2）痰火瘀闭

临床表现：突然昏仆，不省人事，牙关紧闭，口噤不开，两手握固，大小便闭，肢体强痉，面赤身热，气粗口臭，躁扰不宁，苔黄腻，脉弦滑而数。

证机概要：肝阳暴张，阳亢风动，痰火壅盛，气血上逆，神窍闭阻。

治法：息风清火，豁痰开窍。

代表方：羚角钩藤汤，另服至宝丹或安宫牛黄丸以清心开窍。

常用药：羚羊角（或山羊角）、钩藤、珍珠母、石决明平肝息风；胆星、竹沥半夏、天竺黄、黄连清热化痰；石菖蒲、郁金化痰开窍。

若痰热阻于气道，喉间痰鸣辘辘，服竹沥水、猴枣散以豁痰镇惊；肝火旺盛，面红目赤，脉弦劲有力，加龙胆草、山栀、夏枯草、代赭石、磁石等清肝镇摄之品；腑实热结，腹胀便秘，苔黄厚，加生大黄、桃仁、赤芍、元明粉、枳实；痰热伤津，舌质干红，苔黄糙者，加沙参、麦冬、石斛、生地黄。

3）痰浊瘀闭

临床表现：突然昏仆，不省人事，牙关紧闭，口噤不开，两手握固，肢体强痉，大小便闭，面白唇暗，静卧不烦，四肢不温，痰涎壅盛，苔白腻，脉沉滑缓。

证机概要：痰浊偏盛，上壅清窍，内蒙心神，神机闭塞。

治法：化痰息风，宣郁开窍。

代表方：涤痰汤，另用苏合香丸宣郁开窍。

常用药：半夏、茯苓、橘红、竹茹化痰；郁金、丹参、石菖蒲、胆南星活血豁痰开窍；僵蚕息风化痰。

若动风者，加天麻、钩藤以平息内风；有化热之象者，加黄芩、黄连、丹参。见戴阳证者，属病情恶化，急进参附汤、白通加猪胆汁汤救治。

（2）脱证

临床表现：突然昏仆，不省人事，目合口张，肢体软瘫，鼻鼾息微，肢冷汗多，大小便自遗，舌质痿，脉细弱或脉微欲绝。

证机概要：正不胜邪，元气衰微，阴阳欲绝。

治法：回阳救逆，益气固脱。

代表方：参附汤合生脉散加减。前方回阳益气救脱，后方益气养阴。

常用药：人参、附子、干姜补气回阳；五味子、山萸肉滋阴敛阳。

若汗出不止者，加炙黄芪、生龙骨、煅牡蛎益气收敛固涩；舌干，脉微者，加玉竹、黄精以救阴护津。面赤足冷，虚烦不安，脉极弱或突然脉大无根，是由于真阴亏损，阳无所附，而出现虚阳上浮欲脱之证，用地黄饮子，或参附注射液或生脉注射液静脉滴注。

3. 恢复期和后遗症期

中风病急性阶段经积极治疗，神志渐清，痰火渐平，风退瘀除，饮食稍进，渐入恢复期。恢复期和后遗症期有半身不遂、口歪、语言謇涩或失音等症状，也有郁病、痴呆等并发症，仍须积极进行康复治疗和训练。针灸与药物治疗并进可以提高疗效。药物治疗根据病情可采用标本兼顾或先标后本之法。

（1）风痰瘀阻

临床表现：舌强语謇或失语，口舌歪斜，半身不遂，肢体麻木，舌质紫暗或有瘀斑，苔滑腻，脉弦滑或涩。

证机概要：风痰阻络，气血运行不利。

治法：搜风化痰，行瘀通络。

代表方：解语丹。

常用药：天麻、胆星、天竺黄、半夏、陈皮息风化痰；地龙、僵蚕、全蝎搜风通络；远志、菖蒲化痰宣窍；豨莶草、桑枝、鸡血藤、丹参、红花祛风活血通络。

若痰热偏盛者，加全瓜蒌、竹茹、川贝母清化热痰；肝阳上亢，头晕头痛，面赤，舌质红，苔黄，脉弦劲有力，加钩藤、石决明、夏枯草平肝息风潜阳；咽干口燥，加天花粉、天冬养阴润燥。

（2）气虚络瘀

临床表现：偏枯不用，肢软无力，面色萎黄，舌质淡紫或有瘀斑，苔薄白，脉细涩或细弱。

证机概要：气虚血滞，脉络瘀阻。

治法：益气养血，化瘀通络。

代表方：补阳还五汤。

常用药：黄芪以补气养血；桃仁、红花、赤芍、当归养血活血，化瘀通经；地龙、牛膝引血下行兼以通络。

若血虚甚者，加枸杞、首乌藤以补血；肢冷，阳失温煦，加桂枝温经通脉；腰膝酸软，加续断、桑寄生、杜仲以壮筋骨，强腰膝。

（3）肝肾亏虚

临床表现：半身不遂，患肢僵硬拘挛变形，舌强不语，或偏瘫，肢体肌肉萎缩，舌质红，脉细，或舌质淡红，脉沉细。

证机概要：肝肾亏虚，阴血不足，筋脉失养。

治法：滋养肝肾。

代表方：左归丸合地黄饮子加减。前方功专填补肝肾真阴，后方滋肾阴，补肾阳，开窍化痰。

常用药：干地黄、首乌、枸杞、山萸肉补肾益精；麦冬、石斛养阴生津；当归、鸡血藤养血和络。

若腰酸腿软较甚，加杜仲、桑寄生、牛膝补肾壮腰；肾阳虚，加巴戟天、肉苁蓉补肾益精，加附子、肉桂引火归原；夹有痰浊，加菖蒲、远志、茯苓化痰开窍。

【临证备要】

1. 详辨中风之缺血与出血。中风急性期应及时借助头颅 MRI 或 CT 等检查，明确是缺血性还是出血性中风，合理制订急性期的辨治方案。出血性中风急性期，大多数表现为中脏的风阳痰火闭证或中腑之腑实瘀热证，有的可表现为脱象，一般超早期应慎用活血化瘀法。缺血性中风急性期多见中经络的重症，多为脑梗死、脑血管痉挛，早期即可采用活血化瘀法治疗。对于风阳痰火证，虽然神志清楚，仍应防其病情恶化，临证时须严密观察。

2. 正确使用通下之法。中腑因瘀热内阻，腑气不通，邪热上扰，神机失用，应及时使用通腑泄热之法，有助于邪从下泄。中脏阳闭证，风阳痰火炽盛，内闭神机，因邪热搏结，亦可出现腹满，便秘，小溲不通，苔黄腻，脉弦实有力，亦应配用通下之法，使大便畅通，痰热下泄，则神志可清。但正虚明显，元气欲脱者忌用。

3. 出血性中风可配凉血化瘀法。脑出血或蛛网膜下腔出血，除痰热阻窍外，尚因气血逆乱，络热血溢，而致瘀热阻窍，临床可见面唇青紫，舌绛或紫暗或暗红，可配合凉血化瘀止血法，以犀角地黄汤与桃仁承气汤为基础方治疗，以行瘀热，也有助于止血。

4. 预防中风并发症及复发。中风经过救治后，部分患者可逐渐出现近事遗忘，反应迟钝者，应注意防治中风后痴呆，以滋补肝肾、化痰开窍、活血通络等法治疗。并发中风后抑郁者，按郁证治疗。若患者在中风病恢复期再次出现眩晕、头痛、肢体麻木等，应积极采取措施，可选用息风化痰、活血通络法治疗，防止中风复作。

【预防调护】

避免内伤积损，避免情志过极，改变不良饮食习惯，少食肥甘厚腻、辛辣刺激之食物，坚持体育运动等，以减少中风发生的风险。重视中风先兆症状，如中老年人，经常出现一过性头晕、肢麻肉瞤者，乃中风先兆，应及早治疗，以防中风的发生。

中风急重症患者宜采取针对性调护措施，密切观察病情变化，重点观察神志、瞳神、气息、脉象等变化，采取相应的救治措施。加强护理，防治褥疮、肺部感染等并发症。适当体育锻炼，饮食宜清淡，保持大便通畅，戒烟酒，避免精神刺激，保持心情舒畅和情绪稳定。尽早进行康复训练。

【小结】

中风是以发病突然，昏倒不省人事，口眼歪斜，半身不遂，或仅有口歪，半身不遂，或语言不利为临床特征。中风的形成原因有情志不调、久病体虚、饮食不节、素体阳亢等。烦劳、恼怒、醉饱无常、气候变化等常为诱发因素。病位在脑，涉及心、肝、脾、肾。病理基础为肝肾阴虚或气血不足，病理因素为火、风、痰、气、血、虚。病机主要为阴阳失调，气血逆乱，上冲于脑。轻者中经络，重者中脏中腑。中脏又有闭脱之分。闭证邪势盛，多见痰火内闭；脱证正气虚，可致阴竭阳亡。治疗中经络，宜平肝息风，化痰通络。治疗中腑宜通腑泄热。中脏之闭证治宜息风清火，豁痰开窍；脱证治宜救阴回阳固脱。恢复阶段以经络病变为主。少数为络脉空虚，风邪侵袭所致，或原系阴虚阳亢，痰湿内盛之体，复加外感风邪而发病，治以祛风通络，佐以扶正。本病急性期及时救治，恢复期应积极治疗，可以减少复发率，降低病死率和病残率。

【名医验案】

患者，女，78 岁。

初诊（2007 年 4 月 22 日）：因"突发右侧肢体麻木无力，言语不能 5 小时"就诊。症见躁扰不宁，手足心热，腹胀满，大便 3 日未解，面色暗红，右侧半身不遂，右侧肌力 1 级，口舌歪斜，舌暗红，苔黄厚腻，脉弦滑细数。既往高血压病史 30 年，血压 200/120mmHg。颅脑 CT 示：左侧额颞叶模糊低密度影。颅脑 MRI（平扫＋弥散）示：左额颞叶新发长信号梗死灶。西医诊断：脑梗死（急性期）、高血压病。时患者意识渐昏，并有循衣摸床之征。中医诊断：中风，中脏腑，辨证为瘀热阻窍。处方：熟大黄 6g，生大黄 6g，水牛角片 30g，赤芍 15g，生地黄 20g，丹皮 10g，地龙 10g，三七 5g，石菖蒲 10g，水煎服，每日 1 剂，分早晚两次鼻饲。并予降压药常规服用。

半月后患者意识清楚，能含糊言语，瘫痪肢体肌力明显提高（3级），二便通调，舌质红，苔微黄，脉弦。继续服用原方20天，患者言语转清，搀扶下能行走，复查头颅MRI见病灶稳定。

按：本案患者致病之病理因素有风、热、瘀、痰几种，抓主瘀热阻窍的病机核心，而其他病理因素可不治渐消。（杨宁，过伟峰.周仲瑛从瘀热论治缺血性中风急性期的学术思想.北京中医.2007）

【古籍摘要】

《素问·调经论》："寒独留，则血凝泣，凝则脉不通。"

《金匮要略·中风历节病脉证并治》："夫风之为病，当半身不遂，或但臂不遂者，此为痹。脉微而数，中风使然。寸口脉浮而紧，紧则为寒，浮则为虚，寒虚相搏，邪在皮肤。浮者血虚，络脉空虚，贼邪不泻，或左或右，邪气反缓，正气即急，正气引邪，㖞僻不遂。邪在于络，肌肤不仁；邪在于经，即重不胜；邪入于腑，即不识人；邪入于脏，舌即难言，口吐涎。"

《医经溯洄集·中风辨》："中风者，非外来风邪，乃本气自病也。凡人年逾四旬，气衰之际，或因忧喜忿怒，伤其气者，多有此疾。壮岁之时无有也，若肥盛则间有之，亦是形盛气衰而如此。""殊不知因于风者，真中风也。因于火、因于气、因于湿者，类中风，而非中风也。辨之为风，则从昔人以治。辨之为火、气、湿，则从三子以治，如此庶乎析理明而用法当矣。"

《景岳全书·非风》："凡非风口开眼闭，手撒遗尿，吐沫直视，声如鼾睡，昏沉不醒，肉脱筋痛之极，发直摇头上窜，面赤如妆，或头重面鼻山根青黑，汗缀如珠，痰声辘辘者，皆不治。非风之脉，迟缓可生，急救弦大者死。"

《临证指南医案·中风》华岫云按："今叶氏发明内风，乃身中阳气之变动。肝为风脏，因精血衰耗，水不涵木，木少滋养，故肝阳偏亢，内风时起，治以滋液息风，濡养营络，补阴潜阳。……或风阳上僭，痰火阻窍，神志不清，则有至宝丹芳香宣窍，或辛凉清上痰火。"

【文献推介】

1. 盖明辉，杨丽.中风源流探究[J].浙江中医药大学学报，2017，41（04）：282-284.

2. 胡菱，赵冬琰.中风后痉挛性偏瘫中西医研究进展[J].中西医结合心脑血管病杂志，2016，14（07）：729-733.

3. 刘亚琼，朱陵群，王硕仁，等.中风病"毒损脑络"病机假说研究进展[J].北京中医药大学学报，2009，32（02）：98-100.

第四节　痴　呆

痴呆是以获得性智能缺损为特征，以善忘、失语、失认、失用、执行不能或生活能力下降等为主症的疾病，又称呆病。西医学中的阿尔茨海默病、血管性痴呆以及路易体痴呆、额颞叶痴呆、帕金森病痴呆、麻痹性痴呆、中毒性脑病等具有痴呆特征者，可参照本节辨证论治。

关于脑与精神、意识、思维、智力的关系，历代医家都有认识。《素问·脉要精微论》谓："头者，精明之府，头倾视深，精神将夺矣。"《灵枢·天年》云："六十岁，心气始衰，苦忧悲，血气懈惰，故好卧……八十岁，肺气衰，魄离，故言善误。"认识到老年人思维障碍与五脏气血盛衰有关。晋·王叔和《脉经·卷二》称为"健忘"。隋·巢元方《诸病源候论·多忘候》称为

"多忘"。唐·孙思邈《备急千金要方·卷十二》称为"好忘"等。

明·张景岳《景岳全书》中提出了"痴呆"病名，设"癫狂痴呆"专论，该书谓："痴呆证，凡平素无痰，而或以郁结，或以不遂，或以思虑，或以疑贰，或以惊恐，而渐致痴呆。"指出痴呆的预后在于"胃气之强弱"，创立了七福饮和大补元煎等方剂。清·陈士铎《辨证录·呆病门》谓："大约其始也，起于肝气之郁；其终也，由于胃气之衰。肝郁则木克土，而痰不能化，胃衰则土制水，而痰不能消，于是痰积于胸中，盘踞于心外，使神明不清，而成呆病矣。"强调因郁、因痰致呆，治宜"开郁逐痰，健胃通气"，创制洗心汤、转呆丹等方。叶天士《临证指南医案·中风》谓："初起神呆遗溺，老人厥中显然。"对中风神呆有了一定认识。沈金鳌《杂病源流犀烛·中风源流》"中风后善忘"等，是中医学较早关于血管性痴呆的记载。王清任《医林改错·脑髓说》谓："灵机记性，不在心在脑。""高年无记性者，脑髓渐空。"强调年老肝肾亏损、脑髓失充是本病的主要原因。

【病因病机】

本病的发病多因先天不足，或后天失养，或年迈体虚，或久病不复，肾虚精少，髓海不足，元神失养，而渐致痴呆；或因久郁不解，或中风外伤，或外感热毒等，导致损伤脑络，脑气不通，神明不清，而突发痴呆。

（一）病因

1. 禀赋不足 先天禀赋不足，髓海不充，延至成年，以致髓海渐空，元神失养，发为痴呆。

2. 后天失养 起居失宜，或饮食失节，或劳逸失度等，脾虚胃弱，痰湿内生，上蒙清窍。清·陈士铎《辨证录·呆病门》云："人有一时而成呆病者，全不起于忧郁……谁知是起居失节，胃气伤而痰迷之乎。"

3. 年老肾虚 年老肾衰，肾精日亏，不能生髓，髓海空虚，髓减脑消，则神机失用而成痴呆。年高气血运行迟缓，血脉瘀滞，脑络瘀阻，亦可使神机失用而发生痴呆。

4. 情志所伤 郁怒伤肝，肝气郁结，肝气乘脾，脾失健运，聚湿生痰，蒙蔽清窍，使神明被扰，神机失用；肝郁日久化火，上扰神明，则性情烦乱，哭笑无常；思虑伤脾，脾虚气血生化无源，气血不足，脑失所养，神明失用，或脾虚失运，痰湿内生，清窍受蒙而致痴呆；或惊恐伤肾，肾虚精亏，髓海失充，脑失所养，皆致神机失用，神情失常，发为痴呆。

5. 久病耗损 患中风、眩晕等病日久，或失治误治，耗伤正气，肝肾亏损，气血亏虚，致脑髓失养或脑窍不荣；久病入络，血行不畅，致脑脉痹阻，清窍失养，神机失用，而发为痴呆。清·吴鞠通《吴鞠通医案·中风》云："中风神呆不语，前能语时，自云头晕，左肢麻，口大歪。"

此外，颅脑外伤或外感热毒，损伤脑络，均可发为痴呆。

（二）病机

痴呆的基本病机为髓减脑消，神机失用。髓减脑消可由肾精不足或气血亏虚而致，髓海失充，脑失所养。亦可由痰瘀实邪痹阻脑络，或火热扰及清窍，清窍失养所致。病位在脑，与心、肝、脾、肾功能失调相关，尤其与肾虚关系密切。病理因素主要为痰、瘀、火。痰多由先天肾虚，肾不主液，津液上泛为痰，加之后天失养，脾胃失于运化，津液聚而化痰，或由情志久郁，肝失疏泄，液滞成痰；瘀，多由久病所致，尤其是中风瘀血痹阻脑络；火多由痰瘀蕴久所生，或由情志所伤，气机郁而化火，心肝火旺。

病理性质属本虚标实。本虚为肾精不足、气血亏虚。肾精不足则髓海空虚，气血亏虚则脑脉失养。标实为痰浊、瘀血痹阻脑络。其中，痰、瘀、火等实邪之间相互影响，相互转化，如痰浊、瘀血相兼致痰瘀互结，使病情缠绵难愈。而肝郁、痰浊、血瘀可以化热，而形成肝火、痰热、瘀热，上扰清窍。若进一步发展，火邪可耗伤肝肾之阴，致水不涵木，阴不制阳，肝阳上亢，阳亢风动，上扰清窍，而使痴呆加重。此外，虚实之间也可相互转化。实证的痰浊、瘀血日久，若损及心脾，则气血不足，或耗伤心阴，神明失养，或伤及肝肾，则阴精不足，脑髓失养，可转化为痴呆的虚证。而虚证病久，气血亏乏，脏腑功能受累，气血运行失畅，或积湿为痰，或留滞为瘀，又可因虚致实，虚实兼夹，而成难治之证。

一般初期多虚，表现为髓海不足、脾肾亏虚、气血不足，以智能缺损为主，少见情志异常，病情相对稳定，属平台期；中期虚实夹杂，表现为痰浊蒙窍、瘀血阻络、心肝火旺，智能缺损症状较重，常伴情志异常，病情明显波动，即波动期；后期因痰浊、瘀血、火热久蕴而生浊毒所致，正衰邪盛，多以正气虚极和热毒内盛为主，病情明显恶化，智能丧失殆尽，兼神愦如寐，或知动失司，或形神失控，或虚极风动，为下滑期。

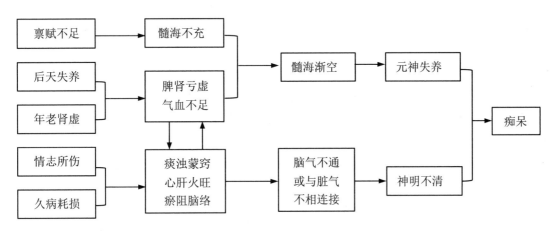

图 6-4　痴呆病因病机演变

【诊断与鉴别诊断】

（一）诊断

1. 善忘，包括短期记忆减退与长期记忆减退。

2. 智能缺损，包括失语（如找词困难、语言不连贯、错语）、失认（如不能辨认熟人或物体）、失用（如动作笨拙、系错纽扣）、执行不能（如反应迟钝或完成任务困难等）等 1 项或 1 项以上损害。

3. 生活能力下降，即生活或工作能力部分或完全丧失。

4. 除外引起智能缺损的其他原因，如郁证、癫狂、谵妄等。

神经心理学检查、日常生活能力量表测试有助于本病的临床诊断和鉴别，而详问病史及MRI 扫描或 PET-CT 或脑脊液检查等有助于痴呆的病因鉴别。

（二）鉴别诊断

1. 郁证 郁证以抑郁症状为主，如心境不佳、表情淡漠、少言寡语，也常主诉记忆减退、注意力不集中等类似痴呆的症状，但无智能缺损和生活失能情况，抗抑郁治疗有明显效果。痴呆以智能症状为主，如善忘、智能缺损、生活失能，抑郁情绪或有或无，抗抑郁治疗无明显效果。

2. 癫狂 癫狂早期即以沉闷寡言、情感淡漠、语无伦次，或喃喃自语，静而少动等情志失常为主，或以喧扰不宁、烦躁不安、妄见妄闻、妄思妄行甚至狂越等形神失控症状为主，迁延至后期，也会发生智能缺损。但痴呆早期即以善忘、智能缺失、生活失能等症状为主，中后期会有烦躁不安、急躁易怒、妄见妄闻、妄思离奇等形神失常症状，少见喧扰不宁、妄行狂越等严重形神失控症状。

3. 健忘 健忘既是一种独立疾病，又是痴呆的早期表现或首发症状，需要鉴别。健忘是遇事善忘、不能回忆的一种病证，一般无渐进性加重，也无智能缺失，生活能力始终正常。痴呆也有健忘症状，通常有渐进性加重，且智能缺失，生活能力同时受损。跟踪随访，有助于鉴别。

【辨证论治】

（一）辨证要点

1. 识病期 平台期以智能缺损为主，多无行为症状，日常生活尚可自理，可有善忘、迷路、找词或命名困难或言语不清、反应迟钝等。波动期智能缺损较重，常见行为症状，但躯体性日常生活能力相对保留，除见有平台期症状外，还可见急躁易怒、烦躁不安、攻击行为、行为异常、妄闻妄见、妄思离奇等。下滑期为智能丧失殆尽，且具神惫如寐、知动失司、行为失控、虚极生风等症，但躯体性日常生活能力相对保留。多见迷蒙昏睡、无欲无语、不识人物，或神呆遗尿、二便失禁、不从指令，或躁扰不宁甚至狂越、谵语妄言，或体僵硬或蜷缩，或颤动或痫痉等。

2. 辨虚实 本病乃本虚标实之证，因而辨证时需辨明标本虚实。本虚者，应辨明精、气、血之别；标实者，应辨明痰、瘀、火之异。本虚主要以神气不足、面色失荣、形体消瘦、言行迟弱为特征，标实常有因邪蒙神窍而引起的情志、性格方面或亢奋或抑制的明显改变，以及痰浊、瘀血、风火等诸实邪引起的相应证候。临床上本病以虚实夹杂者多见，或以正虚为主，兼有实邪，或以邪实为主，兼有正虚，此时尚应分清虚实，辨明主次。

3. 辨脏腑 本病病位在脑，但与肾、心、肝、脾相关。若年老体衰、头晕目眩、记忆认知能力减退、神情呆滞、齿枯发焦、腰膝酸软、步履艰难，为病在脑与肾；若兼见双目无神、筋惕肉瞤、毛甲无华，为病在脑与肝肾；若兼见食少纳呆、气短懒言、口涎外溢、四肢不温、五更泻泄，为病在脑与脾肾；若兼见失眠多梦、五心烦热，为病在脑与心肾。

（二）治则治法

痴呆的治疗原则是补虚泻实。补虚常用补肾填精益髓、健脾补益气血等法以治其本，泻实常用开郁逐痰、活血通窍、平肝泻火等法以治其标。

一般平台期以肾虚为主，重在补肾；波动期以痰浊为主，重在治痰；下滑期以热毒为主，解毒为急。如各期相互交叉或重叠，治法方药应随机调整。如波动期常因脾虚而痰盛，化痰时须兼补脾；下滑期常因虚极而毒盛，重剂清热解毒时，勿忘大补元气。此外，移情易性、智力训练与功能锻炼亦有助于本病的康复。

（三）证治分类

1. 髓海不足

临床表现：忘失前后，兴趣缺失，起居怠惰，或倦怠嗜卧，行走缓慢，动作笨拙，甚则振掉，腰胫酸软，齿枯发焦，脑转耳鸣，目无所见，舌质瘦色淡，脉沉细。

证机概要：肾精亏虚，髓海失养，神机失用。

治法：滋补肝肾，填精补髓。

代表方：七福饮。

常用药：熟地黄、枸杞子、山茱萸、杜仲滋补肝肾，填精益髓；人参、山药、白术、炙甘草益气健脾；石菖蒲化痰宣窍；当归养血补肝；远志安神益智。

若病情较重者，加肉苁蓉、知母、鹿角胶、龟甲胶、阿胶等加强滋补肝肾、生精养髓；头晕，耳鸣，目眩或视物不清，加天麻、钩藤、珍珠母、煅牡蛎、菊花、生地黄、枸杞平肝潜阳。心烦溲赤，舌红少苔，脉细而弦数，用知柏地黄丸加丹参、莲子心等；舌质红苔黄腻者，加清心滚痰丸，俟痰热化净，再投滋补之品。

2. 脾肾亏虚

临床表现：迷惑善忘，兴趣缺失，反应迟钝，易惊善恐，食少纳呆，或呃逆不食，口涎外溢，四肢不温，小便混浊，夜尿频多，或二便失禁，舌质淡，舌体胖大，有齿痕，苔白或腻，脉沉细弱，两尺尤甚。

证机概要：脾肾两虚，髓海失养，神机失用。

治法：温补脾肾，养元安神。

代表方：还少丹。

常用药：熟地黄、枸杞子、山茱萸补肾填精；肉苁蓉、巴戟天、小茴香助命火，补肾气；杜仲、牛膝补益肝肾；人参、白术、茯苓、山药益气健脾；石菖蒲开窍；远志安神益智。

若呃逆不食，口涎外溢，加炒白术、生黄芪、清半夏、炒麦芽健脾和胃；夜尿频多，加菟丝子、蛇床子温阳缩尿。

3. 气血不足

临床表现：善忘茫然，找词困难，不识人物，言语颠倒，多梦易惊，少言寡语，倦怠少动，面唇无华，爪甲苍白，纳呆食少，大便溏薄，舌质淡，苔白，脉细弱。

证机概要：气血不足，髓海失养，神机失用。

治法：益气健脾，养血安神。

代表方：归脾汤。

常用药：人参、黄芪、白术、炙甘草益气健脾；龙眼肉、当归养血；炒枣仁、茯神、远志安神益智。

若脾虚日重，加茯苓、山药；入睡困难或夜间行为异常，加柏子仁、首乌藤、珍珠粉、煅牡蛎、莲子心以养心安神。

以上三证多见于平台期。

4. 痰浊蒙窍

临床表现：多忘不慧，表情呆滞，迷路误事，不言不语，忽歌忽笑，洁秽不分，亲疏不辨，口吐痰涎，纳呆呕恶，体肥懒动，舌苔黏腻浊，脉弦而滑。

证机概要：痰浊上蒙，清窍被阻，神机失用。

治法：化痰开窍，健脾醒神。

代表方：洗心汤。

常用药：石菖蒲、郁金、远志化痰开窍；人参、白术、甘草健脾益气；半夏、陈皮、枳实、竹茹、生姜理气化痰泄浊；茯神、酸枣仁宁心安神；神曲、麦芽消食和胃。

若脾虚明显者，加黄芪、山药、砂仁等；头重如裹，哭笑无常，喃喃自语，口多涎沫者，重用陈皮、半夏，加胆南星、佩兰、白豆蔻、全瓜蒌等；言语颠倒，歌笑不休，甚至反喜污秽者，改用转呆丹。

5. 瘀阻脑络

临床表现：喜忘，神呆不慧或不语，反应迟钝，动作笨拙，或妄思离奇，头痛难愈，面色晦暗，常伴半身不遂，口眼歪斜，偏身麻木，言语不利，舌质紫瘀斑，脉细弦或沉迟。

证机概要：瘀血内结，脑络痹阻，神机失用。

治法：活血化瘀，通窍醒神。

代表方：通窍活血汤。

常用药：桃仁、红花、赤芍、川芎、丹参活血化瘀；地龙、水蛭通络逐瘀；石菖蒲、郁金芳香开窍；老葱、生姜通阳宣窍；珍珠母、柏子仁安神定惊；白芍、大枣敛阴，以防辛散太过。

如气血不足，加当归、生地黄、党参、黄芪；久病血瘀化热，加丹皮、生地黄、夏枯草、栀子等；瘀血阻窍动风者，加全蝎、蜈蚣、天麻、三七。

6. 心肝火旺

临床表现：急躁易怒，烦躁不安，妄闻妄见，妄思妄行，或举止异常，噩梦纷纭，或梦幻游离，或梦魇喊叫，头晕目眩，头痛，耳鸣如潮，口臭口疮，尿赤便干，舌质红或绛，苔黄或黄腻，脉弦滑或弦数。

证机概要：心肝火旺，上扰清窍，神机失用。

治法：清心平肝，安神定志。

代表方：天麻钩藤饮。

常用药：栀子、黄芩、黄连、丹皮苦寒直折心肝之火；天麻、钩藤、石决明平肝潜阳；牛膝、益母草、白芍活血调血，引火下行；夜交藤、茯神养心安神。

若妄闻妄见、妄思妄行者，加生地黄、山茱萸、牡丹皮、珍珠粉滋阴清热平肝；苔黄黏腻，加天竺黄、郁金、胆南星清热化痰；便秘，加酒大黄、枳实、厚朴通腑泄热；烦躁不安，为热毒炽盛，用安宫牛黄丸。

以上三证多见于波动期。

7. 热毒内盛

临床表现：无欲无语，迷蒙昏睡，不识人物，神呆遗尿，或二便失禁，身体蜷缩不动，或躁扰不宁，甚则狂越，或谵语妄言，肢体僵硬，或颤动，或痫痓，舌质红绛，苔少，或苔黏腻浊，或腐秽厚积，脉数。

证机概要：火热久蕴，内生浊毒，神机失用。

治法：清热解毒，通络达邪。

代表方：黄连解毒汤。

常用药：黄连清泻心火，黄芩清上焦之火，黄柏泻下焦之火，栀子清泻三焦之火，导热下行，引邪热从小便而出。

若痰迷热闭，神愦如寐，加石菖蒲、郁金、天竺黄，或合用至宝丹；阴虚内热，虚极生风，加生地黄、天麻、地龙、全蝎、蜈蚣等，或合紫雪丹。

本证多见于下滑期。

【临证备要】

1. 首重补肾以治本。肾藏精，精充髓，髓荣脑，"脑为髓之海"。《医学心悟》谓："肾主智，肾虚则智不足。"年老肾衰，肾虚不能化精，髓海失充，造成髓少不能养脑，脑失滋养枯萎，萎则神机不用而发为痴呆。故肾虚是痴呆的核心病机，治疗首应补肾。临证时应注意阴阳双补，可根据肾阴阳之偏衰有所侧重，并酌用血肉有情之品。补肾温阳药常用仙茅、淫羊藿、巴戟天、补骨脂、骨碎补、续断、狗脊、益智仁、鹿茸、冬虫夏草等，滋肾填精药常用熟地黄、山茱萸、枸杞子、沙苑子、菟丝子、女贞子、黄精、鹿角胶、龟甲胶、五味子等。临床应注意缓补而非峻补，或补中寓通，补而不腻，以免滋生痰浊。

2. 化痰活血以治标。痴呆病程长且病情缠绵难解，难以治愈，"怪病多痰，久病多瘀"，痰瘀在本病的发病机制中具有重要的作用。痰瘀不除，本病难愈。化痰活血是临床治疗本病的常用方法。临床化痰药常用浙贝母、胆南星、天竺黄、陈皮、茯苓、半夏、竹沥等，活血药常用赤芍、丹参、红花、大黄、桃仁、川芎、三七、葛根、土鳖虫、地龙等。常根据标本虚实轻重将化痰活血法与补虚法联合应用。

3. 活用开窍醒神法及祛风药。痴呆多由痰瘀蒙窍而致神机失灵，故治疗常以芳香之品开窍醒神，以增强临床疗效，常用冰片、石菖蒲、远志、郁金等。另外，应注意祛风药的运用，一则脑居颠顶，为诸阳之会，唯风药辛宣，方可疏通经脉，升发清阳之气贯注于脑，以壮髓海；二则阳升气旺，有助于化痰逐瘀。常用祛风药有羌活、防风、藁本、白芷、苍耳子、柴胡、升麻、蝉衣等。

【预防调护】

年老体弱或久病之后，饮食宜清淡，少食肥甘厚味，戒烟酒，多食具有补肾益精作用的食物。常喝绿茶、快步行走等具有延缓或预防痴呆的作用。

精神调理、智能训练、饮食调节、身体运动等对痴呆患者治疗与康复非常重要。帮助患者维持或恢复有规律的生活习惯，饮食宜清淡。指导患者正确认识和对待疾病，解除情志因素刺激，进行耐心细致的智能训练。对重症患者，应进行生活照料，防止因大小便自遗及长期卧床引发褥疮、感染等。要防止患者自伤或他伤，防止跌倒而发生骨折，或外出走失等。

【小结】

本病多因先天不足，或后天失养，或年老肾虚，导致肾精不足或气血亏虚，髓海失充，脑失所养，或久郁，或卒中，或外伤，或外感等，导致痰瘀实邪痹阻脑络，或火热扰及清窍，清窍失养。临床表现以善忘、智能缺损、生活失能为核心特征。临床上采取分期论治：平台期，呆症初现，肾虚为主，重在补肾健脾益气，如七福饮、还少丹、归脾汤等；波动期，痰气愈盛，呆气愈深，重在治痰化瘀，如洗心汤、通窍活血汤，心肝炎旺者，治以天麻钩藤饮等；下滑期，正虚毒盛，重在解毒，如黄连解毒汤加味等。本病属慢性病，宜坚持长期治疗，治不及时或治不得法的患者，日久易向重症痴呆发展，完全丧失生活自理能力，预后差。

【名医验案】

张某，男，54 岁，教师。

初诊：记忆力减退，头晕眼花，乏力，精神疲倦，嗜睡，性情急躁，行动逐渐缓慢，表情呆板，寡言少语，齿落发脱。半年来，时而傻笑，或胡言乱语，喃喃不休，吐字不清，不欲食而不知饥，二便不能自理。某医院诊断为"早老性痴呆"。舌质暗，脉细弱。辨证为脾肾亏虚，髓海不足。治予健脾补肾，填精益髓，佐以活血通窍。处方：熟地黄 15g，枸杞子 12g，菟丝子 10g，鹿角霜 10g，巴戟天 10g，黄芪 15g，当归 10g，丹参 10g，白术 10g，川芎 7g，山茱萸 10g，五味子 10g。

二诊：前方服用 15 剂后，病情略有好转，唯不欲食而不知饥，二便失禁尤为突出。上方去川芎、五味子，加谷草芽 30g，益智仁 12g。

后再加人参、云苓等健脾之品，守方加减百余剂，诸症基本消失。1 年后复访，已能授课。

按：本案治疗脾肾兼顾，佐以活血通络之品。五味子性温味酸，入肺、肾经，现代研究表明五味子对中枢神经系统具有兴奋作用，能改善智能，提高工作效率。（张小萍，陈明人.中医内科医案精选.上海中医药大学出版社.2001）

【古籍摘要】

《素问·五常政大论》："根于中者，命曰神机，神去则机息。"

《千金翼方·卷第十二》："人年五十以上，阳气日衰，损与日至，心力渐退，忘前失后，兴居怠惰，计授皆不称心。"

《寿世保元·健忘》："夫健忘者……盖主于心脾二经。心之官则思，脾之官亦主思，此由思虑过度，伤心则血耗散，神不守舍，伤脾则胃气衰惫，而疾愈深。"

《景岳全书·癫狂痴呆》："痴呆证，凡平素无痰，而或以郁结，或以不遂，或以思虑，或以疑贰，或以惊恐，而渐致痴呆，言辞颠倒，举动不经，或多汗，或善愁，其证则千奇万怪，无所不至，脉必或弦或数，或大或小，变易不常，此其逆气在心或肝胆二经，气有不清而然。"

《石室秘录·呆病》："呆病如痴，而默默不言也，如饥而悠悠如失也……实亦胸腹之中，无非痰气。故治呆无奇法，治痰即治呆也。"

【文献推介】

1. 李辉，刘健民.痴呆源流考 [J].中医药研究，2001，（02）：4-5.

2. 王四平，王文智，李士懋.试论痰瘀是血管性痴呆的基本病机 [J].中国中医基础医学杂志，2004，（10）：1-2.

3. 谢颖桢，邹忆怀，张云岭，等.血管性痴呆病因病机探讨 [J].北京中医药大学学报，2000，（06）：1-3.

第五节　癫　狂

癫狂是以精神失常为主症的疾病。分为癫证和狂证。癫证以精神抑郁、表情淡漠、沉默呆钝、语无伦次、静而少动为特征；狂证以精神亢奋、狂躁刚暴、喧扰不宁、毁物打骂、动而多怒为特征。二者在临床上症状并存，相互转化，不能截然分开，故以癫狂并称。西医学精神分裂症、躁狂抑郁症、情感障碍中的抑郁症及某些精神性疾病等以癫狂为主要表现者，可参照本节辨证论治。

癫狂病名首见于《黄帝内经》。《灵枢·癫狂》曰："癫疾始生，先不乐，头重痛，视举目赤，甚作极，已而烦心。""狂始发，少卧，不饥，自高贤也，自辩智也，自尊贵也，善骂詈，日夜不休。"并言其"得之忧饥""得之大恐""得之有所大喜"等，指出本病的症状及情志致病因素。《素问·至真要大论》云："诸躁狂越，皆属于火。"指出火邪扰心可致发病。《素问·脉解》云："阳尽在上而阴气从下，下虚上实，故狂癫疾也。"指出阴阳失调致病。《素问·奇病论》云："人生而有病癫疾者……此得之在母腹中时。"指出有先天遗传因素致病者。在治疗方面，《素问·病能论》云："使之服以生铁落为饮。"

东汉·张仲景《金匮要略·五脏风寒积聚病脉证并治》云："阴气衰者为癫，阳气衰者为狂。"提出心气虚而血气少，阴气病则为癫，阳气病则为狂。

金元时期对癫狂病因病机的认识更为深刻。金·刘完素《素问玄机原病式·六气主病》指出五志可以化火，尤以心肝为甚。元·朱丹溪《丹溪心法·癫狂》云："癫多喜而狂多怒，脉虚者可治，实则死。大率多因痰结于心胸间"，"治当镇心神，开痰结"，"狂病宜大吐下则除之"。他不仅提出癫狂发病与"痰"有关，还用吐下法治疗狂病，这对临床有重要的指导意义。

明清时期对癫狂的认识又有了新的发展。明·王肯堂《证治准绳·癫狂痫总论》云："癫者，或狂或愚，或歌或笑，或悲或泣，如醉如痴，言语有头无尾，秽洁不知，积年累月不愈……狂者，病之发时猖狂刚暴……骂詈不避亲疏，甚则登高而歌，弃衣而走……痫病，发则昏不知人，眩仆倒地……或口作六畜之声。"将癫、狂、痫进行了详细分辨。清·王清任《医林改错·癫狂梦醒汤》认为："癫狂一症，哭笑不休，詈骂歌唱，不避亲疏，许多恶态，乃气血凝滞，脑气与脏腑气不接。"认识到癫狂与脑有密切联系，开创了以活血化瘀法治疗癫狂的先河。

【病因病机】

癫狂的发生与七情内伤、饮食失节、禀赋异常相关，这些因素损及脏腑功能，导致阴阳失衡，"重阳者狂，重阴者癫"。火热扰窍，神明错乱而发狂；痰气郁结，蒙蔽脑窍，或心肝脾虚，神明失养而发癫。

（一）病因

1. 禀赋不足　禀赋异常，或胎儿在母腹中有所大惊，胎气被扰，升降失调，阴阳失衡，致使元神虚损，生后一有所触，则气机逆乱，而发为本病。本病有一定的家族性，故患者的家族中往往有类似发病史。

2. 情志所伤　恼怒郁愤，肝郁不解，气郁痰结，或血行凝滞，气血不能上荣脑髓，神机失用，或肝郁化火，火窜逆乱，心神被扰，或情志过激，勃然大怒，引动肝胆木火，冲心犯脑，神明失其主宰，或猝受惊恐，触动心火，上扰清窍，神明无由自主，神志逆乱，发为本病。

3. 饮食不节　过食肥甘膏粱之品，损伤脾胃，酿成痰浊，复因心火暴张，痰随火升，蒙蔽心窍，或贪杯好饮，素有内湿，郁而化热，充斥胃肠，腑热上冲，扰动元神而发病。明·张景岳《景岳全书·癫狂痴呆》云："癫病多由痰气，凡气有所逆，痰有所滞，皆能壅闭经络，格塞心窍。"

（二）病机

癫狂的基本病机为脏腑功能失调或阴阳失于平衡，产生气滞、痰结、火郁、血瘀等病理因素，蒙蔽心窍，心神被扰，神明逆乱，而引起精神异常。《难经·二十难》谓"重阳者狂，重阴者癫"，重阳者乃火热亢盛及其所致狂证，重阴者乃痰气郁结或心肝脾虚及其所致癫证。病理因素主要是气、痰、火、瘀，而以气郁为先，继而化火或生痰，日久致瘀，终致心窍蒙蔽或神明被扰，引发神志异常之癫狂。

癫狂的病位在脑，累及肝、心、胆、脾，久而伤肾。癫证属阴，狂证属阳，二者有所不同。癫证起病多缓，发病多有痰气作祟，病位在脑，涉及肝、心、脾；狂证起病多急，发病多伴痰火之邪，病位在脑，与心、肝、胆、胃有关。

癫狂发病初期均多为实证。癫证痰气郁结，日久心脾耗伤，气血不足。狂证痰火壅盛，火盛伤阴，阴液耗损，或炼液成痰，日久痰瘀互结，可出现由实转虚，虚实夹杂证候。癫狂二者常相互转化，癫证痰气郁而化火，可转化为狂证，狂证日久，郁火宣泄，或痰热伤阴而致气阴两伤，又往往转化为癫证。

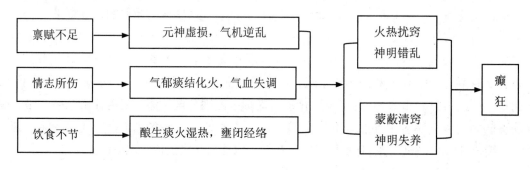

图 6-5　癫狂病因病机演变

【诊断与鉴别诊断】

（一）诊断

1. 癫证以神情抑郁、表情淡漠、沉默呆钝、语无伦次或喃喃自语、静而少动或静而多喜为常见症状；狂证以神情亢奋、狂躁刚暴、喧扰不宁、毁物打骂、动而多怒为常见症状。

2. 不同年龄和性别均可发病，但青壮年女性多见。

3. 有癫狂家族史，或脑外伤史，或久郁、久思、易怒病史。

4. 近期可有暴受惊恐或突遭变故等诱因。

5. 排除药物、中毒、外感原因所致。

（二）鉴别诊断

1. 痫证　痫证是以突然仆倒、昏不知人、两目上视、口吐涎沫、四肢抽搐为特征的发作性病证，与本病不难鉴别。

2. 谵语、郑声　谵语是以神志不清、胡言乱语为特征的急性重症，郑声是疾病晚期出现的神志不清、不能自主、语声低怯、断续重复而语不成句的垂危征象，与癫狂之神志错乱、喃喃自语、出言无序或躁狂骂詈自有不同。

【辨证论治】

（一）辨证要点

1. 辨癫与狂 癫证以精神抑郁、表情淡漠、沉默呆钝、语无伦次或喃喃自语、静而少动为主要症状。狂证以精神亢奋、狂躁刚暴、喧扰不宁、毁物打骂、动而多怒为主要症状。

2. 辨虚实 癫证初发，多为痰气郁结，属实。病久痰气结甚，正气渐耗，以虚实夹杂为主。狂证初起，由痰火实邪扰乱神明而成，属实。病久则火灼阴液，渐成阴虚火旺之证，属虚。一般而言，亢奋症状突出、舌苔黄腻、脉弦滑数者，以痰火实邪为主，而焦虑、不眠、精神疲惫、舌红少苔或无苔、脉细数者，以正虚为主。

3. 辨轻重 癫证初发，起病较缓，病情较轻。若病情迁延日久，正气渐耗，痰气郁结日深，则愈发愈频，正气愈衰，痰气郁结日重，虚实互为因果，病深难复。狂证初起，病情相对较急，精神亢奋、狂躁、喧扰不宁、毁物大骂等症，病情尚轻；若病情未及时控制，可发展为登高而歌、弃衣而走、不避亲疏、不避水火等。癫狂至晚期，正气大亏，邪气犹存，极为难治。

（二）治则治法

癫证与狂证治疗总以调整阴阳为主要原则，以平为期。初期多以实邪为主，治当理气解郁，泻火豁痰，化瘀通窍；后期以正虚为主，治当补益心脾，滋阴养血，调整阴阳。明·吴昆《医方考·癫狂》云："初病者，宜泻其实；久病者，宜安其神。"同时，移情易性，加强护理，既是治病的需要，也是防止发生意外的必要措施。

（三）证治分类

1. 癫证

（1）痰气郁结

临床表现：精神抑郁，表情淡漠，沉默痴呆，时时太息，言语无序，或喃喃自语，多疑多虑，喜怒无常，秽洁不分，不思饮食，舌质红，苔腻而白，脉弦滑。

证机概要：肝气郁结，脾失健运，气郁痰结，蒙蔽神窍。

治法：疏肝解郁，化痰醒神。

代表方：逍遥散合涤痰汤加减。前方重在疏肝解郁，后方重在化痰开窍。

常用药：柴胡、白芍、当归疏肝养血柔肝；茯苓、白术健脾益气；枳实、香附、木香理气解郁；半夏、陈皮、竹茹、胆南星理气化痰；菖蒲、郁金解郁醒神。

若痰浊甚者，加控涎丹，临卧姜汤送下；痰浊壅盛，胸膈督闷，口多痰涎，脉滑大有力，形体壮实者，暂用三圣散取吐，劫夺痰涎，因药性猛悍，自当慎用；神思迷惘，表情呆钝，言语错乱，目瞪不瞬，舌苔白腻，为痰迷心窍，用苏合香丸；不寐易惊，烦躁不安，舌红苔黄，脉滑数者，为痰郁化热，痰热互结，干扰心神所致，加黄连、黄芩、栀子；病程日久，舌质紫暗或有瘀点、瘀斑，脉弦涩，加丹参、郁金、红花、川芎等。

（2）心脾两虚

临床表现：神思恍惚，魂梦颠倒，心悸易惊，善悲欲哭，肢体困乏，言语无序，面色苍白，舌质淡，苔薄白，脉细弱无力。

证机概要：脾失健运，生化乏源，心神失养。

治法：健脾养心，解郁安神。

代表方：养心汤合越鞠丸加减。前方健脾养心安神，后方行气解郁，调畅气机。

常用药：人参、黄芪、甘草补脾益气；香附、神曲、苍术、茯苓醒脾化湿；当归、川芎养心血；茯苓、远志、柏子仁、酸枣仁、五味子宁心神。

若畏寒蜷缩，卧姿如弓，小便清长，下利清谷者，属肾阳不足，加补骨脂、巴戟天、肉苁蓉等；心气耗伤，营血内亏，悲伤欲哭者，仿甘麦大枣汤之意加小麦、大枣清心润燥安神。

2. 狂证

（1）痰火扰神

临床表现：性情急躁，头痛失眠，两目怒视，面红目赤，突然狂暴无知，逾垣上屋，骂詈叫号，不避亲疏，或毁物伤人，或哭笑无常，登高而歌，弃衣而走，不食不眠，舌质红绛，苔多黄腻，脉弦滑数。

证机概要：五志化火，炼液为痰，上扰清窍，扰乱心神。

治法：镇心涤痰，清肝泻火。

代表方：生铁落饮。

常用药：生铁落、钩藤平肝重镇，降逆泻火；胆星、贝母、橘红祛痰化浊；菖蒲、远志、茯神、辰砂宣窍宁心安神；天冬、麦冬、玄参养阴清热。

若痰火壅盛而舌苔黄腻垢者，加礞石、黄芩、大黄逐痰泻火，再用安宫牛黄丸清心开窍；脉弦实，肝胆火盛者，用当归龙荟丸清肝泻火。

（2）痰热瘀结

临床表现：癫狂日久不愈，面色晦滞而秽，情绪躁扰不安，多言无序，恼怒不休，甚至登高而歌，弃衣而走，妄见妄闻，妄思离奇，头痛，心悸而烦，舌质紫暗或有瘀斑，苔少或薄黄而干，脉弦细或细涩。

证机概要：气郁痰结，血气凝滞，瘀热互结，神窍被扰。

治法：豁痰化瘀，调畅气血。

代表方：癫狂梦醒汤。

常用药：半夏、胆南星、陈皮理气豁痰；柴胡、香附、青皮疏肝理气；桃仁、赤芍、丹参活血化瘀。

若蕴热重者，加黄连、黄芩清热燥湿；蓄血内结者，加服大黄䗪虫丸祛瘀生新，攻逐蓄血；不饥不食者，加白金丸以化顽痰、祛恶血。

（3）火盛伤阴

临床表现：狂证日久，病势较缓，时作时止，精神疲惫，情绪焦虑，烦躁不眠，形瘦面红，五心烦热，舌质红，苔少或无，脉细数。

证机概要：久病阴伤，气阴两伤，虚火旺盛，扰乱心神。

治法：滋阴降火，安神定志。

代表方：二阴煎合琥珀养心丹加减。前方重在滋阴降火，安神宁心，后方偏于滋养肾阴，镇惊安神。

常用药：黄连、黄芩清心泻火，生地黄、麦冬、玄参、阿胶、白芍滋阴养血，共奏泻南补北之用；人参、茯神、酸枣仁、柏子仁、远志、石菖蒲交通心肾，安神定志；生龙齿、琥珀、朱砂镇心安神。

若痰火未平，舌苔黄腻，质红，加胆南星、天竺黄；心火亢盛者，加朱砂安神丸；睡不安稳者，加孔圣枕中丹补肾宁心，益智安神。

【临证备要】

1. 注意癫狂的先兆症状。癫狂患者在发病前，往往有精神异常的先兆出现。如患者平素性格内向，心情抑郁，遇有志意不遂或猝受惊恐，而出现神情淡漠，沉默不语，或喜怒无常，坐立不安，睡眠障碍，夜梦多，饮食变化等症状者，均应考虑癫狂的可能，应及时就诊，力争早诊断、早治疗，可避免病情发展或复发。

2. 掌握吐下逐痰法的应用。癫狂的基本病理因素为痰，或痰凝气滞，或痰郁化火。故初病体实，饮食不衰者，可予吐下劫夺，荡涤痰浊，如大黄、礞石、芒硝、芫花之类。若痰浊壅盛，胸膈督闷，口多痰涎，脉滑大有力，形体壮实者，可先用三圣散取吐，劫夺痰涎，以吐为度，不必尽剂，以免中毒。倘吐后形神俱乏，宜及时饮食调养，亦可用人参扶正。必要时可用验方龙虎丸（牛黄、巴豆霜、辰砂、白矾、米粉），使痰涎吐下而出，临床有经吐下而神清志定者。无论涌吐或攻下，皆应中病即止，以免伤正。此法现虽罕用，但不可不知。

3. 活血化瘀法在癫狂病中的应用。癫狂日久，气滞痰凝，影响血行，形成痰瘀胶结，痰为瘀之基，瘀亦能变生痰浊，痰夹瘀血，形成宿疾，潜伏脏腑经络之中，每因触动而发，遂成灵机逆乱，神志失常。为此学者将癫狂责之痰浊血瘀为主而加以辨证论治，选用活血化瘀法治疗，常用破血下瘀的桃核承气汤，理气活血的血府逐瘀汤、癫狂梦醒汤、通窍活血汤等，并常配合化痰宣窍的涤痰汤等。

4. 注意开窍法的应用。本病总由痰闭心窍，蒙蔽神志所致，故开窍法的应用十分重要。癫属痰气为主，可予温开，药用苏合香丸；狂属痰火上扰，可予凉开，药用安宫牛黄丸、至宝丹等。

【预防调护】

癫狂之病多由内伤七情引起，故注意精神调摄最为关键，重视精神呵护，避免精神刺激。对明显有阳性家族史者应当劝其不再生子女。同时注意幼儿的发育成长，一旦发现有精神异常表现，应尽早找专科医生诊治，早期治疗。

鼓励患者参加社会活动，保持愉悦心情。对于有适应环境能力的患者，其合理要求尽量满足，其不合理要求应耐心解释，注意采用七情相胜法调节。如若患者拒食，先找出原因并解决，如若反复劝导、督促、喂食等，患者仍拒绝，可采取鼻饲饮食，以保证营养。对重症患者应严密观察和看护，及早采取防护措施，防止意外发生。

【小结】

癫狂是一种精神失常疾病，系由七情内伤，饮食失节，禀赋不足，致痰气郁结，气滞血瘀，痰气上扰，使脏气不平，阴阳失调，神机逆乱。其病位在脑，与心、肝、胆、脾、胃、肾关系密切。癫证以精神抑郁，表情淡漠，沉默呆钝，喃喃自语，语无伦次，静而多喜少动为特征，治以理气化痰解郁，畅达气血为其大法；狂证以精神亢奋，狂躁刚暴，喧扰不宁，骂詈毁物，动而多怒少静为特征，镇心降（泻）火豁痰以治其标，滋阴调畅气血治其本。同时，移情易性不但是防病治病的需要，也是防止病情反复或发生意外的措施。本病的预后及转归，关键在于早期诊断，及时治疗，重视精神呵护，避免精神刺激。若失治、误治，或多次复发，则病情往往加重，形神俱坏，难以逆转。

【名医验案】

龚某，女，44岁，工人。

初诊：去年8月因受惊恐，情绪过度，以致神志失常。时而抑郁寡言，神情淡漠，时而喋喋不休，无故打骂子女，有时觉耳内有人言语，心慌胆怯，恐惧多疑，有时悲哭流泪，扬言要寻短见，兼有夜寐不宁，盗汗，两目直视，大便干燥等症，舌质淡紫，苔腻，脉弦细。辨证为惊恐之后，心胆俱虚，痰浊留恋，肝气郁滞。治予养心安神，镇惊豁痰。处方：炙甘草9g，怀山药30g，大枣5枚，丹参9g，陈胆星9g，生铁落60g（先煎），菖蒲9g，炙远志5g，郁金9g。7剂。

二诊：前方服用7剂后，多思善虑，大便干燥，口臭，面目虚浮，走路不稳，舌质淡紫，苔腻，根起刺，脉弦细。再宗原意。处方：炙甘草9g，淮小麦30g，大枣5枚，丹参9g，合欢花12g，郁金9g，陈胆星9g，菖蒲9g，生铁落60g（先煎），制大黄5g。7剂。

前方续服四月有余，嘱停止服药。

按：惊恐而致心胆虚，气郁痰留，治以养心安神，镇惊解郁豁痰，药证相符，症自平。（上海中医学院附属龙华医院.黄文东医案.上海科学技术出版社.2008）

【古籍摘要】

《素问·阳明脉解》："病甚则弃衣而走，登高而歌，或至不食数日，逾垣上屋，所上之处，皆非其素所能也，病反能者何也？岐伯曰：四肢者，诸阳之本也，阳盛则四肢实，实则能登高也。"

《证治汇补·癫狂》："二症之因，或大怒而动肝火，或大惊而动心火，或痰为火升，升而不降，壅塞心窍，神明不得出入，主宰失其号令，心反为痰火所役。一时发越，逾垣上屋，持刀杀人，裸体骂詈，不避亲疏，飞奔疾走，涉水如陆，此肝气太旺，木来乘心，名之曰狂，又谓之大癫。法当抑肝镇心，降龙丹主之。若抚掌大笑，言出不伦，左顾右盼，如见神灵，片时正性复明，深为赧悔，少顷态状如故者，此膈上顽痰，泛滥洋溢，塞其道路，心为之碍。痰少降则正性复明，痰复升则又举发，名之曰癫。法当利肺安心，安神滚痰丸主之。"

《杂病源流犀烛·癫狂源流》："癫狂，心与肝胃病也，而必夹痰夹火。癫由心气虚，有热；狂由心家邪热。此癫狂之由。癫属腑，痰在包络，故时发时止；狂属脏，痰聚心主，故发而不止。此癫狂之属。癫之患虽本于心，大约肝病居多；狂之患固根于心，而亦因乎胃与肾。此癫狂兼致之故。"

《景岳全书·癫狂痴呆》："凡狂病多因于火……故治此者，当以治火为先，而或痰或气，察其甚而兼治之……若水不制火而兼心肾微虚者，宜朱砂安神丸，或服蛮煎、二阴煎主之……若因火致痰者，宜清膈饮、抱龙丸、生铁落饮主之，甚者宜滚痰丸。若痰饮壅闭，气道不通者，必须先用吐法，并当清其饮食，此治狂之要也。"

【文献推介】

1. 梁素萍，张启明.癫狂的中医病因病机研究概况[J].湖南中医杂志，2019，35（05）：160-162.

2. 赵永厚，赵玉萍，于明，等.从"痰迷心窍"到"痰滞脑神"的癫狂病机嬗变[J].辽宁中医杂志，2013，40（5）：885-888.

3. 潘琳琳，王淞，孙君艺，等.国医大师张志远治疗癫狂经验拾萃[J].辽宁中医杂志，2019，

46（06）：1150-1153.

第六节 痫 证

痫证，又称"癫痫"，是以发作性神情恍惚，甚则突然仆倒，昏不知人，口吐涎沫，两目上视，肢体抽搐，或口中怪叫，移时苏醒，醒后一如常人为主症的疾病。发作前可伴眩晕、胸闷等先兆，发作后常有疲倦、乏力等症状。西医学的癫痫属于本病范畴，可参照本节辨证论治。

痫证之病名，古代医家有"痫""颠疾""癫疾""癫痫"等不同表述。"痫"首见于马王堆汉墓帛书《五十二病方》，该书列有"婴儿病痫方"专条，指出"痫者，身热而数惊，颈脊强而腹大"，并用雷丸药浴治疗，是医学史上有关痫证名、症、治的最早记载。《黄帝内经》称本病为"颠疾"，属"胎病"。《素问·奇病论》曰："人生而有病颠疾者，病名曰何？安所得之？岐伯曰：病名为胎病，此得之在母腹中时，其母有所大惊，气上而不下，精气并居，故令子发为颠疾也。"认为发病与先天因素有关。《灵枢·癫狂》云："癫疾始作，先反僵，因而脊痛。"指出痫证发作前的临床表现。

隋唐时期，文献中始有"癫痫"或"痫"的病名，对痫证发病特点的认识逐渐深入。隋·巢元方《诸病源候论·痫候》曰："其发之状，或口眼相引而目睛上摇，或手足瘈疭，或背脊强直，或颈项反折。"按病因分为风痫、惊痫、食痫等，认识到本病有反复发作的特点。唐·孙思邈《备急千金要方》有"癫痫"或"痫"病名，归纳为"五脏痫""六畜痫"等类型，并对癫痫发作前的临床表现也有介绍，列举的方剂对后世治疗痫证有启示作用。

宋·陈无择《三因极一病证方论·癫痫叙论》指出，惊恐、痰涎、外感、饮食不节等多种因素可导致脏气不平，阴阳失调，神乱而病。金·张子和《儒门事亲·卷十一》谓："大凡风痫病发，项强直视，不省人事，此乃肝经有热也。"提出肝热致痫。元·朱丹溪《丹溪心法·痫》指出"无非痰涎壅塞，迷闷孔窍"引发本病，主张"大率行痰为主"，对后世影响较大。

明清时期，逐渐完善本病的理法方药。明·龚信《古今医鉴·五痫》曰："治之不须分五，俱宜豁痰顺气，清火平肝。"提出可予黄连温胆汤治疗。王肯堂《证治准绳·癫狂痫总论》将癫、狂、痫三者加以区别。清·程钟龄《医学心悟·癫狂痫》创制定痫丸，至今仍为痫证治疗的常用方剂。李用粹在《证治汇补·痫病》提出阳痫、阴痫的分证方法及治则治法。叶天士《临证指南医案·癫痫》云："痫之实者，用五痫丸以攻风，控涎丸以劫痰，龙荟丸以泻火；虚者当补助气血，调摄阴阳，养营汤、河车丸之类主之。"主张从虚实论治本病。王清任《医林改错·痹症有瘀血说》则认为，痫证的发生与"元气虚"和"脑髓瘀血"有关，创龙马自来丹、黄芪赤风汤治疗本病，至今仍具有参考价值。

【病因病机】

痫证的发生，大多由于情志失调，禀赋异常，饮食不节，脑部外伤或患他病之后脑窍损伤，造成脏腑失调，痰浊阻滞，气机逆乱，风阳内动所致，尤以痰邪作祟最为重要。

（一）病因

1.禀赋异常 痫证之始于幼年者多见，与先天因素有密切关系，所谓"羊痫风，系先天之元阴不足"。胎儿在母腹时，母亲突受惊恐而致气机逆乱，精伤肾亏，或妊娠期间母体多病、过度劳累、服药不当等原因损及胎儿，使胎气受损，胎儿出生后发育异常，发为本病。另外，父母体质虚弱致胎儿先天禀赋不足，或父母本患痫证而脏气不平，胎儿先天禀赋异常，后天亦容易发生痫证。

2. 情志失调　七情中主要责之于惊恐，如《证治汇补·痫病》："或因卒然闻惊而得，惊则神出舍空，痰涎乘间而归之。"由于突受惊恐，致气机逆乱，痰浊随气上逆，蒙蔽清窍，或五志过极化火生风，或肝郁日久化火生风，风火夹痰上犯清窍，元神失控，发为本病。小儿脏腑娇嫩，元气未充，神气怯弱，更易因惊恐而发生本病。

3. 饮食不节　过食肥甘厚味，损伤脾胃，脾失健运，聚湿生痰，痰浊内蕴，或气郁化火，火邪炼津成痰，积痰内伏，一遇诱因，痰浊蒙蔽元神清窍，发为本病。

4. 脑窍损伤　跌仆撞击，或出生时难产，或患他病，如温疫（颅内感染）、中风、中毒等导致脑脉瘀阻或脑窍损伤，而致经脉不畅，脑神失养，猝遇诱因而致神志逆乱，昏不知人，发为本病。

（二）病机

痫证的病位在脑，与心、肝、脾、肾等脏腑密切相关。本病主要为先天或后天因素造成脏腑功能失调，脏气不平，阴阳失衡，而致气机逆乱，风、火、痰、瘀等邪闭塞清窍而发病，基本病机为气机逆乱，元神失控。病理因素涉及风、火、痰、瘀等，其中尤以痰邪作祟最为重要，《医学纲目·癫痫》所云"癫痫者，痰邪逆上也"即是此意。积痰内伏，每由风火触动，痰瘀互结，上蒙清窍而发病。痫证之痰，具有随风气而聚散和胶固难化两大特点，痰聚气逆，闭阻清窍，则痫证发作；痰降气顺，则发作休止；若风阳痰火逆而不降，则见痫证大发作。至于发作时间的久暂，间歇期的长短，则与气机顺逆和痰浊内聚程度有密切关系。因痰胶固难化，故痫证久发难愈，反复不止。

病理性质为虚实夹杂。早期以实为主，主要表现为风痰闭阻，或痰火阻窍，或痰瘀互结。后期因病情迁延，正气损伤，多为虚实夹杂。幼年即发病者多为先天禀赋不足，病性多属虚或虚中夹实。痫证发作期多实或实中夹虚，休止期多虚或虚中夹实。休止期仅是风、火、痰、瘀等邪气暂时安静，但由于病因未除，宿痰未净，脏腑功能未能恢复，随时可能再次发作。

本病的病机转化取决于正气的盛衰及痰邪的深浅。发病初期，痰瘀阻窍，肝郁化火生风，风痰闭阻或痰火炽盛等，因正气尚足，痰邪尚浅，瘀血尚轻，易于康复；若日久不愈，痰瘀凝结胶固，损伤正气，可转为虚实夹杂之证，痰邪深伏难去，治愈较难。因本病常时发时止，且时有反复，若久治不愈，必致脏腑愈虚，痰浊愈深，而成顽痰。顽痰难除，则痫证反复发作，乃成痼疾。

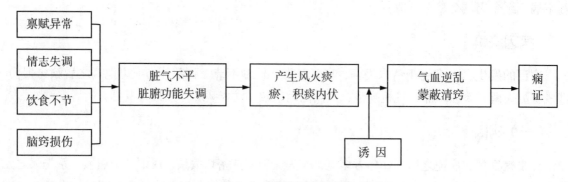

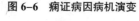

图 6-6　痫证病因病机演变

【诊断与鉴别诊断】

（一）诊断

1. 慢性、反复发作性、短暂性神情恍惚，甚则突然仆倒，昏不知人，口吐涎沫，两目上视，肢体抽搐，或口中怪叫，移时苏醒，一如常人，且苏醒后对发作时情况全然不知。

2. 发作前可有眩晕、胸闷、叹息等先兆症状，发作后常伴疲乏无力。

3. 多有家族史或产伤史或脑部外伤史，老年人可有中风史，每因惊恐、劳累、情志过极等诱发。

4. 任何年龄、性别均可发病，但多在儿童期、青春期或青年期发病。

脑电图、颅脑 CT、MRI 等检查有助于本病的诊断与鉴别。

（二）鉴别诊断

1. 中风　痫证典型大发作与中风均有突然仆倒、昏不知人等症状，但痫证有慢性、反复发作史，发时口吐涎沫，两目上视，四肢抽搐，口中怪叫，可自行苏醒，醒后无半身不遂、口舌歪斜等症状，而中风无口吐涎沫、两目上视、四肢抽搐、口中怪叫等症状，醒后常有半身不遂等后遗症。

2. 厥证　厥证除见突然仆倒、昏不知人等症状外，还有面色苍白、四肢厥冷，而无痫证之口吐涎沫、两目上视、四肢抽搐和口中怪叫等症状，临床上不难区别。

【辨证论治】

（一）辨证要点

1. 辨病情轻重　判断本病之轻重要注意两个方面：一是病发持续时间之长短，一般持续时间长则病重，短则病轻；二是发作间隔时间之久暂，即间隔时间短暂则病重，间隔时间长久则病轻。其临床表现的轻重与痰浊之浅深和正气之盛衰密切相关。

2. 辨病性虚实　痫证发病初期多属实证，反复发作日久则多虚实夹杂。发作期多实或实中夹虚，休止期多虚或虚中夹实。阳痫发作多实，阴痫发作多虚。实者当辨风、痰、火、瘀之别，如来势急骤，神昏猝倒，不省人事，口噤牙紧，颈项强直，四肢抽搐者，属风；发作时口吐涎沫，气粗痰鸣，呆木无知，发作后或有情志错乱，幻听错觉，或有梦游者，属痰；如猝倒啼叫，面赤身热，口流血沫，平素或发作后有大便秘结，口臭苔黄者，属火；发作时面色潮红、紫红，继则青紫，口唇发绀，或有颅脑外伤、产伤等病变者，属瘀。虚者则当区分脾虚不运、心脾两虚、心肾两虚、肝肾阴虚等不同。

3. 辨阳痫阴痫　痫证发作时有阳痫、阴痫之分。发作时牙关紧闭，伴面红、痰鸣声粗、舌红、脉数有力者多为阳痫；面色晦暗或萎黄、肢冷、口无怪叫或叫声低微者多为阴痫。阳痫发作多实，阴痫发作多虚。

（二）治则治法

痫证的治疗首当分清标本虚实，轻重缓急。发作期病急，开窍醒神定痫以治其标，治宜清泻肝火，豁痰息风，开窍定痫；休止期病缓，祛邪补虚以治其本，治宜健脾化痰，滋补肝肾，养心安神等。

（三）证治分类

1. 发作期

（1）阳痫

临床表现：突然昏仆，不省人事，面色潮红、紫红，继之转为青紫或苍白，口唇青紫，牙关紧闭，两目上视，项背强直，四肢抽搐，口吐涎沫，或喉中痰鸣，或发怪叫，甚则二便自遗，移时苏醒。病发前多有眩晕，头痛而胀，胸闷乏力，喜欠伸等先兆症状；平素多有情绪急躁，心烦失眠，口苦咽干，便秘尿黄。舌质红，苔白腻或黄腻，脉弦数或弦滑。

证机概要：肝风夹痰，蒙蔽清窍，气血逆乱。

治法：急以开窍醒神，继以泻热涤痰息风。

代表方：黄连解毒汤合定痫丸加减。前方清上、中、下三焦之火，后方化痰开窍，息风定痫。发作时急以针刺人中、十宣、合谷等穴以醒神开窍，继之灌服汤药。

常用药：黄芩、黄连、黄柏、栀子清泻肝火；贝母、胆南星清化热痰；半夏、茯苓、陈皮健脾燥湿化痰；天麻、全蝎、僵蚕息风止痉；石菖蒲辛温芳香，与远志相合，能增强化痰开窍之功；琥珀、石决明、牡蛎重潜安神。

若热甚，用安宫牛黄丸清热化痰、开窍醒神，或紫雪丹清热息风止痉；大便秘结，加生大黄、芒硝、枳实、厚朴等泻下通便。

（2）阴痫

临床表现：突然昏仆，不省人事，面色晦暗青灰而黄，手足清冷，双眼半开半合，肢体拘急，或抽搐时作，口吐涎沫，一般口不啼叫，或声音微小，醒后周身疲乏，或如常人，或仅表现为一过性呆木无知，不闻不见，不动不语，数秒至数分钟即可恢复，恢复后对上述症状全然不知，多则一日数次或十数次发作。平素神疲乏力，恶心泛呕，胸闷咳痰，纳差便溏。舌质淡，苔白腻，脉多沉细或沉迟。

证机概要：寒痰湿浊，上蒙清窍，元神失控。

治法：急以开窍醒神，继以温化痰涎，顺气定痫。

代表方：五生饮、二陈汤加减。五生饮温阳散寒化痰，二陈汤理气化痰。昏仆者急以针刺人中、十宣穴开窍醒神，继而灌服汤药。

常用药：白附子、川乌辛温散寒，祛痰除湿；茯苓、白术健脾化痰；陈皮、半夏、白豆蔻、砂仁燥湿理气化痰；石菖蒲、远志化痰开窍；全蝎、僵蚕搜风止痉；生黑豆补肾利湿。

若恶心欲呕，加生姜、苏梗、竹茹降逆止呕；胸闷痰多，加瓜蒌、枳实、胆南星以化痰宽胸；纳差便溏，加党参、炮姜、诃子健脾止泻。

痫证重症，持续不省人事，频频抽搐者，属病情危重，应予以中西医结合抢救治疗，注意及时防治其急性并发症。偏阳衰者，见面色苍白，汗出肢冷，鼻鼾息微，脉微欲绝等表现，可辅以参附注射液静脉滴注；偏阴虚者，见面红身热，躁动不安，息粗痰鸣，呕吐频频等表现，辅以参麦注射液静脉滴注；抽搐甚者，予紫雪丹，或配合针灸疗法，促其苏醒。

2. 休止期

（1）肝火痰热

临床表现：平时急躁易怒，面红目赤，心烦失眠，咳痰不爽，口苦咽干，便秘溲黄；发作时昏仆抽搐，吐涎，或有吼叫。舌质红，苔黄腻，脉弦滑而数。

证机概要：肝郁化火，痰火内盛，上扰元神。

治法：清肝泻火，化痰宁心。

代表方：龙胆泻肝汤合涤痰汤加减。前方以清泻肝火为主，后方涤痰开窍见长。

常用药：龙胆草、黄芩、栀子直入肝经而泻肝火；贝母、瓜蒌、竹茹、胆南星清热化痰；茯苓、橘红、枳实健脾理气化痰；石菖蒲、远志化痰开窍；石决明、牡蛎重镇安神。

若肝火动风，加天麻、钩藤、地龙、全蝎以平肝息风；大便秘结，加大黄、芒硝以泻下通便；彻夜难寐，加酸枣仁、柏子仁、五味子以养心安神。

（2）脾虚痰盛

临床表现：平素神疲乏力，少气懒言，胸脘痞闷，纳差便溏；发作时面色晦滞或㿠白，四肢不温，蜷卧拘急，呕吐涎沫，叫声低怯。舌质淡，苔白腻，脉濡滑或弦细滑。

证机概要：脾虚不运，痰湿内盛。

治法：健脾化痰。

代表方：六君子汤。

常用药：党参、茯苓、白术、炙甘草健脾益气助运；陈皮、半夏、竹茹理气化痰降逆；白豆蔻、砂仁醒脾化湿；石菖蒲、远志、琥珀化痰开窍，宁心安神。

若恶心呕吐痰涎，加胆南星、瓜蒌、旋覆花化痰降浊；便溏，加薏苡仁、炒扁豆、炮姜等；脘腹饱胀，饮食难下，加神曲、谷芽、麦芽。心脾气血两虚，归脾汤加减；精神不振，久而不复，当大补精血，益气养神，宜服河车大造丸。

（3）肝肾阴虚

临床表现：痫证频发，神思恍惚，面色晦暗，头晕目眩，伴两目干涩，耳轮焦枯不泽，健忘失眠，腰膝酸软，大便干燥，舌质红，苔薄白或薄黄少津，脉沉细数。

证机概要：痫证日久，肝肾阴虚，髓海不足，脑失所养。

治法：滋养肝肾，填精益髓。

代表方：大补元煎。

常用药：熟地黄、枸杞子、山茱萸、杜仲补益肝肾，滋阴养血；人参、炙甘草、山药、大枣补气健脾；鹿角胶、龟甲胶填精益髓；牡蛎、鳖甲滋阴潜阳安神；石菖蒲、远志宣窍安神。

若神思恍惚，持续时间长，合酸枣仁汤加阿胶、龙眼肉养心安神；恐惧、焦虑、忧郁，合甘麦大枣汤以缓急安神；水不制火，心肾不交，合交泰丸加减以清心除烦；大便干燥，加玄参、肉苁蓉、火麻仁养阴润肠通便。

（4）瘀阻脑络

临床表现：平素头晕头痛，痛有定处，常伴单侧肢体抽搐，或一侧面部抽动，颜面口唇青紫，舌质暗红或有瘀斑，苔薄白，脉涩或弦。多继发于中风、颅脑外伤、产伤、颅内感染性疾患后。

证机概要：瘀血阻窍，脑络闭塞，脑神失养。

治法：活血化瘀，息风通络。

代表方：通窍活血汤。

常用药：石菖蒲、远志芳香开窍；老葱通阳开窍；赤芍、川芎、桃仁、红花、地龙活血通络；天麻、僵蚕、全蝎息风止痉；龙骨、牡蛎镇心安神。

若肝阳上亢，加钩藤、石决明、白芍；痰涎偏盛，加半夏、胆南星、竹茹；纳差乏力，少气懒言，肢体瘫软，加黄芪、党参、白术以补中益气。

【临证备要】

1.遵循"间者并行，甚者独行"原则。发作时应"急则治其标"，"甚者独行"，采用豁痰顺气法，顽痰胶固需辛温开导，痰热胶着需清化降火，治疗着重在风、痰、火、虚四个字上。当控制病情后，一般不应随意更改方药，否则易致大发作。在痫证发作缓解后应"缓则治其本"，"间者并行"，坚持标本并治，守法守方，坚持服药，服药3～5年后再逐步减量，方能避免或减少发作。

2.巧用辛热开破法。痰浊闭阻，气机逆乱是本病的主要病机，故治疗多以涤痰、行痰、豁痰为大法。然痫证之痰，异于一般痰邪，具有深遏潜伏、胶固难化、随风气而聚散之特征，非一般祛痰与化痰药物所能涤除。辛热开破法是针对痫证顽痰难化这一特点而确定的治法，采用大辛大热的川乌、半夏、南星、白附子等具有振奋阳气、推动气化作用的药物，以开气机之闭塞，破痰邪之积聚，捣沉痼之胶结，从而促进顽痰消散，痫证缓解。

3.注重虫类药及芳香开窍药的应用。虫类药多能入络搜风，有祛风化痰止痉之功，其力非草本药所能代替，具有良好减轻和控制痫证发作的效果。可在辨证的基础上酌情加虫类药，如全蝎、蜈蚣、地龙、僵蚕、蝉衣等，并可配合应用平肝镇潜药物，如钩藤、石决明等。如另取研粉吞服效果尤佳，每服1～1.5g，每日2次，小儿剂量酌减。芳香开窍类药物性多辛散走窜，能通善开，是醒神开窍佳品，芳香药物气味芳香，且有解内生痰毒之功，临证时应酌情选用，尤其是在发作期需紧急缓解病情时，常用药有人工麝香、冰片、人工牛黄、菖蒲、远志、郁金等。

【预防调护】

保持精神愉快，避免精神刺激，怡养性情，劳逸适度。妇女在怀孕前应积极治疗原发病，避免胎儿头颅外伤、颅内感染等发生。休止期患者应避免近水、近火、近电、高空作业及驾驶车辆，以免突然发病时发生危险。调理饮食、情志和起居，饮食宜清淡，多吃素菜，少食肥甘之品，切忌过冷过热、辛温刺激的食物。

患病之后，针对正虚可适当参以调补，调脾胃，和气血，健脑髓，顺气涤痰，活血化瘀等，切忌不加辨证，一概投人参、鹿茸大补之品或其他温燥补品。对昏仆抽搐的病人，注意保持呼吸道通畅，凡有义齿均应取出，放置牙垫，以防窒息和咬伤，加用床栏以免翻坠下床。

【小结】

痫证是一种短暂性反复发作性脑系疾病，多因骤受惊恐、先天禀赋不足、脑部外伤及外邪、饮食所伤等，致使脏腑功能失调，风痰闭阻，痰火内盛，心脾两亏，心肾亏虚，造成清窍被蒙，神机受累，元神失控，而引发痫病。与心、肝、脾、肾相关，主要责之于心肝。治疗时当急则开窍醒神以治其标，控制其发作，缓则祛邪补虚以治其本，多以调气豁痰、平肝息风、清泻肝火、补益心脾、滋养肝肾、通络镇惊、宁心安神等法治之。突然发作以针刺及外治法开窍醒神以促苏醒，再投以煎剂。平日当按疾病症状辨证论治，调其脏腑气血阴阳。加强生活调理及发作时护理，以免发生意外，至关重要。本病的预后与转归取决于患者的体质强弱、正气盛衰与邪气轻重、邪伏深浅。由于反复发作，病程较长，多数患者终生难愈。少数年幼患者反复发作可影响智力发育，甚至成为痴呆。

【名医验案】

患者，女，20 岁。

初诊（1979 年 3 月 4 日）：十余年来反复发作昏厥抽搐，发时突然昏仆，伴有肢体抽搐，口吐白沫，发后昏睡，醒如常人。多家医院诊断为癫痫，但服苯妥英钠等抗癫痫药不能控制。平素头角昏痛，口干喜饮，纳可，二便正常，舌质红，苔薄，脉细弦兼数。诊断为痫证，证属风痰内闭，心肝火盛，肝肾阴伤。治以化痰息风，清心平肝，滋养肝肾。处方：钩藤 15g，紫贝齿 30g（先煎），蝉蜕 5g，僵蚕 10g，胆南星 5g，生地黄 15g，白芍 12g，炒黄芩 10g，阿胶 10g（烊冲），丹参 12g。7 剂，常法煎服。另：定痫丸，每次 5g，每日 2 次，口服。

二诊（3 月 16 日）：药后昏厥抽搐发作减少，仅于 3 月 10 日卧时发作一次，自觉心慌，内热，舌质偏红，苔薄，脉细滑。药已中的，原意再进，佐清虚火。原方加白薇 12g，7 剂。继续口服定痫丸，每次 5g，每日 2 次。

其后患者未再来复诊。2000 年 11 月 2 日，因介绍其他患癫痫病亲友前来求诊，转诉服上药后至今二十余年癫痫未作。

按：本案治予息风化痰、清心平肝、养阴活血之法，配伍息风化痰、宁心安神之定痫丸，汤丸并进，相得益彰，协同奏功。二诊又加入清热凉血的白薇，陶弘景云："白薇疗惊邪、风狂、疰病。"药服 14 剂，十年顽疾竟能蠲除，历二十多年亦不复发。（周仲瑛 . 周仲瑛临床经验辑要 [M]. 中国医药科技出版社 .1998.）

【古籍摘要】

《古今医鉴·五痫》："夫痫者有五等，而类五畜，以应五脏，发则猝然倒仆，口眼相引，手足搐搦，背脊强直，口吐涎沫，声类畜叫，食顷乃苏。原其所由，或因七情之气郁结，或为六淫之邪所干，或因受大惊恐，神气不守，或自幼受惊，感触而成，皆由痰迷心窍，如痴如愚。治之不需分五，俱宜豁痰顺气，清火平肝。"

《寿世保元·痫症》："盖痫疾之原，得之惊，或在母腹之时，或在有生之后，必因惊恐而致疾。盖恐则气下，惊则气乱，恐气归肾，惊气归心，并于心肾，则肝脾独虚，肝虚则生风，脾虚则生痰。蓄极而通，其发也暴，故令风痰上涌而痫作矣。"

《证治准绳·痫》："痫病与卒中、痉病相同，但痫病仆时口中作声，将醒时吐涎沫，醒后又复发，有连日发者，有一日三五发者。中风、中寒、中暑之类则仆时无声，醒时无涎沫，醒后不复再发。痉病虽亦时发时止，然身强直反张如弓，不如痫之身软，或如猪犬牛羊之鸣也。"

《临证指南医案·癫痫》："痫病或由惊恐，或由饮食不节，或由母腹中受惊，以致脏气不平，经久失调，一触积痰，厥气内气，猝然暴逆，莫能禁止，待其气反然后已。"

【文献推介】

1. 牛志勇 . 从痰论治痫证 [J]. 中医研究，2005，18（09）：6-7.

2. 闫禹竹，程为平 . 程为平教授从虚论治痫证体会 [J]. 中医药信息，2010，27（06）：28-29.

3. 张丽萍，王洪图 . 痫证源流初探 [J]. 中国医药学报，1999，（02）：6-9，79.

脾胃同居中焦，为后天之本，气血生化之源，五脏六腑、四肢百骸皆赖其所养。

脾主运化，主升清，主统血，主肌肉，主四肢；胃主受纳、腐熟水谷，主通降。脾为太阴湿土之脏，喜温燥而恶寒湿，得阳气温煦则运化功能正常；胃为多气多血之腑，有喜润恶燥之特性，需阳气蒸化，津液濡润，方能维持腐熟水谷、通降下行之常。脾胃互为表里，一纳一化，一升一降，燥湿相济，共同完成水谷受纳、精微化生、输布及升降等功能。

脾胃的病理变化主要表现为运化、受纳、升降等功能的异常。若脾运化水谷精微的功能减退，则消化吸收功能失常，出现泄泻、腹胀等病证；运化水湿功能下降，则可产生湿、痰、饮等病理产物，出现痰饮、泄泻等病证。若胃受纳、腐熟水谷及通降功能失常，可致食欲不振，并累及肠道的传导功能，出现胃痛、胃痞、腹痛及便秘等；若胃失和降，胃气上逆，可出现嗳气、恶心、呕吐、呃逆等。

脾胃为病，可影响其他脏腑；他脏异常，亦可影响脾胃功能。肝肾尤与脾胃关系密切。若脾虚化源不足，五脏之精少而肾失所养，肾阳虚衰则脾失温煦，运化失职，可致泄泻、水肿等病证。肝主木，脾主土，肝气的条达疏泄功能直接影响脾胃的受纳、运化与气机升降。若肝郁气滞，乘侮脾胃，可致胃痛、腹痛等。若肝旺脾虚，可出现痛泻。因此，胃痛、吐酸、嘈杂、胃痞、呕吐、噎膈、反胃、呃逆、腹痛、泄泻、痢疾、便秘等虽归属于脾胃，但与肝、肾等脏腑亦密切相关。而脾胃与其他系统疾病也有关系。如脾虚生痰、上犯于肺，可导致咳嗽；脾气虚弱、水湿停聚可导致水肿、鼓胀等。临床应将脾胃病证与他系病证互参，审证求机，详辨主次，灵活施治。

辨治脾胃病，应详辨寒热虚实，在气在血，要处理好寒热错杂、虚实兼夹、气血同病等复杂证候。应注意各脏腑病机间的关联，组方遣药需兼顾脾升胃降的生理特点。

第一节 胃 痛

胃痛，又称胃脘痛，是以胃脘部近心窝处疼痛为主症的疾病。西医学中急性胃炎、慢性胃炎、功能性消化不良、胃及十二指肠溃疡等多可归属本病范围，可参照本节辨证论治。

《黄帝内经》初步阐述了胃痛的病因病机、临床表现及治疗。《灵枢·邪气脏腑病形》谓："胃病者，腹膜胀，胃脘当心而痛。上支两胁，膈咽不通，食饮不下，取之三里也。"首先提出本病与肝、脾有关。《素问·六元正纪大论》云："木郁之发……民病胃脘当心而痛。"《灵枢·经脉》云："脾足太阴之脉……是动则病舌本强，食则呕，胃脘痛，腹胀善噫。"

东汉·张仲景将胃脘部称为"心下"。《伤寒论·辨太阳病脉证并治》云："正在心下，按之则痛，脉浮滑者，小陷胸汤主之。"这里的心下即指胃脘。

至唐代，医家尚把胃脘痛与心痛相混。《备急千金要方·心腹痛》列有"九种心痛"，包括胃痛及心痛。唐·王焘《外台秘要·心痛方》谓："足阳明为胃之经，气虚逆乘心而痛，其状腹胀归于心而痛甚，谓之胃心痛也。"这里的心痛是指胃脘痛。

宋代之后开始有医家对胃痛与心痛混谈提出质疑。宋·陈无择《三因极一病证方论·九痛叙论》曰："夫心痛者，在方论则曰九痛，《内经》即曰举痛，一曰卒痛，种种不同，以其痛在中脘，故总而言曰心痛，其实非心痛也。"金·李东垣《兰室秘藏》首立"胃脘痛"一门，将胃脘痛的证候、病因病机和治法明确区分于心痛，使胃痛成为独立的病证。

明清时期，有关心痛与胃痛的鉴别要点得以明确，对胃痛的治法逐渐完善。明·虞抟《医学正传·胃脘痛》指出："古方九种心痛……详其所有，皆在胃脘，而实不在于心也。"关于胃痛的治疗，其指出："气在上者涌之，清气在下者提之，寒者温之，热者寒之，虚者培之，实者泻之，结者散之，留者行之。"清·高世栻《医学真传·心腹痛》指出，要广义理解和运用"通"法，认为行气、活血、补益等法皆属通法范畴，为后世辨治胃痛拓展了思路。叶天士倡导"初病在经，久痛入络"的病机特点，治疗方面强调"通字须究气血阴阳，便是看诊要旨"，提出辛香理气、辛柔和血、泻肝安胃、甘温补胃、滋阴养胃等治法。

【病因病机】

胃痛的发生，主要由外邪侵袭、饮食不节、情志失调、体虚久病及药物损害等，致使脾胃虚弱，不荣则痛，或胃气郁滞，失于和降，不通则痛。

（一）病因

1. 外邪侵袭　外感寒、热、湿诸邪内客于胃，皆可致胃脘气机阻滞，不通则痛。其中尤以寒邪犯胃为多，因寒性收引，易使气机郁滞，致胃气不和而胃痛暴作。若中阳素虚者，则更易因受寒而发病。《素问·举痛论》指出："寒气客于肠胃之间，膜原之下，血不能散，小络急引，故痛。"

2. 饮食不节　饥饱无常，过食生冷，饮酒无节，嗜食辛辣及肥甘厚味等，或内生寒湿，或内生湿热，均可致气机阻滞，发生胃痛。此外，过服寒凉、温燥中西药物，伤胃体，耗胃气，损胃阴，使脾失健运，胃失和降，不通而痛。《证治汇补·心痛》指出："服寒药过多，致脾胃虚弱，胃脘作痛。"

3. 情志失调　忧思恼怒，伤肝损脾，肝失疏泄，横逆犯胃，脾失健运，胃气阻滞，均致胃失和降，而发胃痛。如《沈氏尊生书·胃痛》指出："胃痛，邪干胃脘病也。……唯肝气相乘为尤甚，以木性暴，且正克也。"气滞日久或久痛入络，可致胃络血瘀。《临证指南医案·胃脘痛》云："胃痛久而屡发，必有凝痰聚瘀。"

4. 久病体虚　脾胃为仓廪之官，主受纳及运化水谷，互为表里，共主升降。若素体脾胃虚弱，运化失职，气机不畅，或中焦虚寒，失其温养，或胃阴亏虚，胃失濡养，或久病正虚，使脾胃虚弱，也可导致胃痛。素体脾胃虚弱，遇有饮食失调、外邪侵袭、情志刺激，更易引起胃痛发作或加重。

（二）病机

胃痛的基本病机是胃气郁滞，失于和降，不通则痛。病变部位在胃，与肝、脾密切相关。肝主疏泄，具有疏土助运化的作用，若忧思恼怒，气郁伤肝，肝气横逆，势必克脾犯胃，致气机郁滞，胃失和降而为痛；肝气久郁，既可出现化火伤阴，又能导致瘀血内结，则胃痛加重，缠绵难愈。脾与胃同居中焦，一脏一腑，互为表里，共主升降，故脾病多涉于胃，胃病亦可及于脾。若禀赋不足，后天失调，或饥饱失常，劳倦过度，或久病正虚不复等，均能引起脾气虚弱，运化失职，气机不畅而为胃痛。若脾阳不足，则寒自内生，胃失温养，致虚寒胃痛。如脾润不及，或胃燥太过，胃失濡养，不能润降，致阴虚胃痛。

病理性质分为虚实两类。病理因素以气滞为主，并见食积、寒凝、热郁、湿阻、血瘀等。病机演变主要是虚实、寒热、气血之间的演变和转化。胃痛初发由外邪、饮食、情志所伤者，常表现为实证；久痛不愈，或反复发作，可由实证转为虚证，多呈虚实夹杂之候。若因寒而痛者，寒邪伤阳，脾阳不足，可成脾胃虚寒证；若因热而痛，邪热伤阴，胃阴不足，则致阴虚胃痛。虚证胃痛又易受邪，如脾胃虚寒者易兼寒邪、食滞或湿浊等，出现虚实夹杂证。从寒热来看，寒痛日久，过用辛热，可以郁而化热；热痛日久，过用苦寒或饮食生冷过度，亦可寒化形成寒证，都可致寒热错杂、寒热互结等。气滞日久，气病及血，必见血瘀；瘀血阻滞，常使气滞加重。

胃痛日久，或病情加重，可有诸多变证。如胃热炽盛，迫血妄行，或瘀血阻滞，血不循经，或脾气虚弱，不能统血，而致便血、吐血。大量出血，可致气随血脱，危及生命。若失治误治，邪热壅盛，水热互结，腑气不通，可致结胸，甚或引发厥脱危证，或日久脾胃衰败，或瘀结成毒，气机壅塞，胃失和降，胃气上逆，可致反胃顽症。

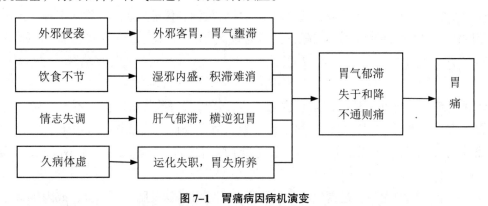

图7-1　胃痛病因病机演变

【诊断与鉴别诊断】

（一）诊断

1.以胃脘部近心窝处疼痛为主症。疼痛可表现为胀痛、刺痛、灼痛、隐痛、剧痛、闷痛等不同性质。

2.常伴食欲不振、恶心呕吐、嘈杂泛酸、嗳气吞腐等症状。

3.以中青年居多，多有反复发作病史，发病前多有明显的诱因，如天气变化、恼怒、劳累、暴饮暴食、饥饿、进食生冷干硬辛辣醇酒，或有不合理用药史等。

胃镜、上消化道造影、幽门螺杆菌检查等有助于本病的诊断。

（二）鉴别诊断

1.真心痛　真心痛是胸痹心痛的严重证候，多见于老年人，常有胸痹病史，典型症状为胸膺部闷痛、刺痛或绞痛，疼痛剧烈，痛引肩背，常伴心悸气短、汗出肢冷、唇甲发绀等症状，病情危急。部分患者也常表现为胃脘疼痛，所以特别容易与胃痛混淆，造成误诊。《灵枢·厥论》曰："真心痛，手足清至节，心痛甚，旦发夕死，夕发旦死。"提示真心痛病情危急，预后险恶。

2. 胁痛　胁痛病位在肝胆，与脾胃有关，临床表现以胁肋部疼痛为主，可兼有胃脘部不适甚至胃脘疼痛，多伴有厌食油腻、胸胁满闷、口苦，或发热恶寒等症。胃痛病位在胃，与肝、脾有关，以胃脘疼痛为主，部分患者可攻冲两胁，甚至伴有胸胁疼痛，常伴有脘腹痞闷胀满、吞酸嘈杂等症。

【辨证论治】

（一）辨证要点

胃痛的辨证应区分寒热、虚实、气滞、血瘀的不同。临床多有虚实兼夹、寒热错杂、气血同病等特点，必须根据临床表现全面进行分析，综合诊断。

1. 辨虚实　虚者多病程长，痛处喜按，饥时痛著，纳后痛减，体弱脉虚。属虚者应进一步辨气虚、阳虚与阴虚。实者多病程短，痛处拒按，饥时痛轻，纳后痛增，体壮脉盛。属实者应进一步辨别不同的病理因素为病。

2. 辨寒热　胃痛遇寒痛甚，得温痛减，泛吐清水者，为寒证；胃脘灼痛，痛势急迫，喜凉恶热，泛吐酸水者，为热证。寒与热均有虚实之分。

3. 辨气血　一般初病在气，久病在血。气滞者，多见胀痛，痛无定处，或攻窜两胁，疼痛与情志因素密切相关；血瘀者，疼痛部位固定不移，持续疼痛，入夜加重，舌质紫暗或有瘀斑，或兼见呕血、便血。

（二）治则治法

胃痛的治疗以理气和胃止痛为大法，疏通气机，"通则不痛"。

运用"通"法，不能局限于狭义的"通"之一法，应根据不同证候，采取相应治法。如实证者，应区别寒凝、食积、气滞、胃热、血瘀，分别给予散寒止痛、消食和胃、疏肝解郁、清泻肝胃、通络化瘀治法；虚证者当辨虚寒与阴虚，分别治予温胃健中或滋阴养胃等法。对于胃脘拘急而痛者，可用缓急止痛法。

（三）证治分类

1. 寒邪客胃

临床表现：胃痛暴作，拘急冷痛，恶寒喜暖，得温痛减，遇寒加重，口不渴，喜热饮，有感寒或食冷病史，舌苔薄白，脉弦紧。

证机概要：寒邪客胃，暴遏阳气，气机郁滞。

治法：温胃散寒，理气止痛。

代表方：良附丸。

常用药：高良姜、砂仁温胃散寒；香附、陈皮、木香行气止痛。

若寒邪较著，加荜茇、川椒、肉桂；恶寒、头痛等风寒表证者，加苏叶、桂枝；寒邪郁久化热，寒热错杂，用半夏泻心汤加减。

2. 饮食伤胃

临床表现：胃脘疼痛，胀满拒按，嗳腐吞酸，或呕吐不消化食物，其味腐臭，吐后痛减，不思饮食，大便不爽，得矢气及便后稍舒，有暴饮暴食病史，舌苔厚腻，脉滑。

证机概要：饮食积滞，壅阻胃气。

治法：消食导滞，和中止痛。

代表方：保和丸。

常用药：神曲、山楂、莱菔子消食导滞；茯苓、半夏、陈皮和胃化湿；连翘散结清热。

若脘腹胀甚者，加枳实、木香、槟榔；食积化热，嗳腐酸臭者，加黄连、栀子；胃脘胀痛而便秘者，合小承气汤；胃痛急剧而拒按，伴见苔黄燥，便秘者，为食积化热成燥，则合大承气汤。

3. 肝气犯胃

临床表现：胃脘胀痛，或攻撑窜动，牵引背胁，情绪波动诱发或导致疼痛加重，嗳气、矢气则痛舒，胸闷叹息，大便不畅，舌苔薄白，脉弦。

证机概要：肝气郁滞，横逆犯胃，胃气阻滞。

治法：疏肝理气，和胃止痛。

代表方：柴胡疏肝散。

常用药：柴胡、川芎、香附、陈皮散郁和中；白芍、甘草缓急止痛；枳壳、佛手、绿萼梅理气解郁而不伤阴。

若肝胃气滞突出，胃痛或伴有胁痛者，加川楝子、延胡索；嗳气较频者，加半夏、旋覆花、代赭石等和胃降逆；泛酸者，加乌贼骨、浙贝母、煅瓦楞子、左金丸。

4. 肝胃郁热

临床表现：胃脘灼痛，烦躁易怒，烦热不安，胁胀不舒，泛酸嘈杂，口干口苦，舌质红，苔黄，脉弦或数。

证机概要：肝郁化火，郁热伤胃。

治法：疏肝泻热，和胃止痛。

代表方：化肝煎。

常用药：丹皮、栀子清泻肝火；白芍、甘草柔肝缓急止痛；青皮、陈皮疏肝和胃；浙贝母、泽泻清泻郁热；黄连、吴茱萸泻肝和胃。

若胸胁胀满，烦躁易怒甚者，加柴胡、香附、川芎等疏肝理气；口苦、口干者，加柴胡、黄芩、玉竹、麦冬等解郁清热，养阴生津；胃热壅盛，胃脘灼痛，痞满，大便不畅者，用大黄黄连泻心汤。

5. 湿热中阻

临床表现：胃脘灼痛，吐酸嘈杂，脘痞腹胀，纳呆恶心，口渴不欲饮水，小便黄，大便不畅，舌质红，苔黄腻，脉滑数。

证机概要：湿热蕴结，胃气壅滞。

治法：清化热湿，理气和胃。

代表方：清中汤。

常用药：黄连、栀子清热燥湿；半夏、茯苓、草豆蔻祛湿健脾；陈皮、甘草理气和中。

若湿偏重者，加苍术、藿香；热偏重者，加蒲公英、黄芩、连翘；伴恶心呕吐者，加竹茹、苏叶和胃降逆；大便秘结不通者，加大黄（后下）通腑；气滞腹胀者，加厚朴、枳实；湿热蕴结成毒，胃脘灼痛，脘腹痞满，舌红苔黄者，用仙方活命饮解毒散结。

6. 瘀血停滞

临床表现：胃脘刺痛，痛有定处，按之痛甚，疼痛延久屡发，食后加剧，入夜尤甚，甚或出现黑便或呕血，舌质紫暗或有瘀斑，脉涩。

证机概要：瘀停胃络，脉络壅滞。

治法：化瘀通络，理气和胃。

代表方：失笑散合丹参饮加减。前方活血行瘀，散结止痛，后方调气化瘀。

常用药：蒲黄、五灵脂、丹参化瘀定痛；檀香、砂仁理气和胃而止痛。

若胃痛甚者，加延胡索、郁金、九香虫、木香、枳壳行气活血止痛；见呕血及黑便等出血现象者，当以止血为先，宜去檀香、砂仁，加大黄、茜草根、三七粉（冲服）。

7. 脾胃虚寒

临床表现：胃脘隐痛，绵绵不休，空腹痛甚，得食则缓，喜温喜按，劳累或受凉后发作或加重，泛吐清水，食少纳呆，大便溏薄，神疲倦怠，四肢不温，舌质淡，苔白，脉虚缓无力。

证机概要：中焦虚寒，胃失温养。

治法：温中健脾，和胃止痛。

代表方：黄芪建中汤。

常用药：黄芪、白术补气健脾；桂枝温胃散寒；白芍、生姜、大枣、甘草缓急止痛。

若泛吐酸水者，加吴茱萸、煅瓦楞子制酸止痛；泛吐清水较多，或胃中有振水音，加干姜、半夏、陈皮、茯苓，或配用苓桂术甘汤通阳化饮；寒胜痛甚，呕吐肢冷，合理中丸，或改用大建中汤。脾胃虚寒，胃痛，食欲不振，恶心呕吐者，用香砂六君子汤。

8. 胃阴不足

临床表现：胃脘隐隐灼痛，有时嘈杂似饥，或饥不欲食，口干咽燥，大便干结，舌质红少津，或光剥无苔，脉弦细无力。

证机概要：胃阴不足，润降失司。

治法：养阴益胃，和中止痛。

代表方：益胃汤。

常用药：北沙参、麦冬、生地黄、玉竹、石斛甘凉以滋养胃阴；佛手、绿萼梅调气止痛。

若胃酸明显减少者，加乌梅、诃子肉、鸡内金等；胃痛甚者，合芍药甘草汤缓急止痛；胃脘胀痛较剧，兼有气滞者，加厚朴花、川楝子、延胡索；热结便秘，加麻仁、瓜蒌仁、蒲公英；气阴两虚，倦怠乏力，不思饮食者，加太子参、山药；胃痛反复发作，缠绵难愈，阴虚毒蕴者，加连翘、浙贝、莪术、薏苡仁、半枝莲、白花蛇舌草。

【临证备要】

1.治肝可以安胃。肝胃失调所致胃痛十分常见，主要有以下情况：一为疏泄太过，木旺克土，治疗以抑肝气、泻肝火为主，并重视酸甘之品以柔肝缓急；二为疏泄不及，木郁土壅，治疗宜用辛散之品，疏肝理气；三为脾胃亏虚，土虚木乘，通过健脾益气、益养胃阴以培土，酌配酸敛以抑肝。治肝诸法在应用时应相互配合，疏敛有度，补泻适宜，方合肝脾疏运之性。另外，辛开苦降以泻肝安胃止痛则在胃痛肝胃失调证候的治疗中有广泛的应用。患者在接受药物治疗的同时，还必须怡情适怀，方能达到预期效果。

2.注意"忌刚用柔"。理气和胃止痛为治疗胃痛的大法，但久用辛香理气之剂易耗阴伤气，尤其肝胃郁热、胃阴不足患者，治疗时辛香热燥、苦寒清热的药物不宜多用，以免损伤胃气，耗伤胃阴，所以应注意"忌刚用柔"。如治疗胃阴不足证，应在养阴清热基础上疏肝调气，如用沙参、麦冬、玉竹、石斛、山药等甘凉濡润之品以养阴清热；配用乌梅、木瓜、白芍、山楂、甘草等酸甘之品以养阴柔肝；加玫瑰花、佛手、绿萼梅、香橼等辛平之品以疏肝调气。

3. 合理运用活血祛瘀药。慢性胃痛多兼有血瘀，即"久病入络"，"胃病久发，必有聚瘀"，治疗应重视活血祛瘀药的运用，常用药如丹参、郁金、延胡索、田七、莪术、红花、赤芍等。同时可根据具体证候配合其他治法方药。如瘀热者，配用赤芍、茜草根等以凉血活血；瘀毒者，配用半枝莲、白花蛇舌草等以解毒祛瘀；气虚者，配用黄芪、党参等以益气行血；阴虚者，配用沙参、麦冬等以养阴畅血。

4. 久痛防变。中年以上患者，胃痛经久不愈，痛无定时，消瘦无力，贫血，当防恶性病变，应注意及时检查调治。

【预防调护】

本病的饮食调摄十分重要。要养成良好的饮食规律和习惯，忌暴饮暴食，饥饱无常；忌长期饮食生冷、醇酒、炙煿等物；忌过用苦寒、燥热伤胃的药物。

患病后饮食以少食多餐、清淡易于消化为宜，避免进食浓茶、咖啡和辛辣食物，必要时进流质或半流质饮食。保持精神愉快，性情开朗，避免忧思恼怒等情志内伤。要劳逸结合，起居有常，避免外邪内侵。

【小结】

胃痛，又称胃脘痛，是以胃脘部近心窝处疼痛为主症的病证。病因包括外邪犯胃、饮食伤胃、情志不畅和体虚久病等，基本病机是胃气郁滞，胃失和降，不通则痛。病位在胃，与肝、脾有关。早期由外邪、饮食、情志所伤者，多为实证，治疗以温胃散寒、消食导滞、疏肝理气、清解郁热、清化热湿、活血化瘀为主；后期脾胃虚寒者宜温阳散寒，胃阴不足者宜滋阴养胃。治疗当补虚泻实，时刻重视调畅中焦气机，顾护胃气。至于预后，急性胃痛治疗调护及时得当多能向愈。久病迁延则多由实转虚，形成虚实夹杂，或寒热互结，或气滞血瘀，病情复杂，易反复发作。若痰瘀互结，可形成癥积、噎膈等，预后较差。

【名医验案】

周某，女，79岁。

初诊：胃脘胀痛，痛连两胁，嗳气稍舒，郁怒痛增，遇冷亦增，反复两年，纳食尚可，大便稍干，舌红苔黄腻，脉弦细。证属肝气犯胃，腑气不畅，治以疏肝和胃，通降腑气。处方：柴胡10g，白芍10g，香附10g，绿萼梅10g，金铃子10g，元胡6g，枳壳10g，槟榔10g，青陈皮各6g，全瓜蒌15g，丹参10g。6剂。

二诊：脘胁疼痛减轻，精神增进，大便畅通，胃脘怕冷，苔黄腻化薄，脉弦细。气滞渐缓，胃阳不足，治以疏肝和胃，温阳散寒。处方：柴胡10g，白芍10g，香附10g，良姜10g，金铃子10g，元胡6g，枳实10g，郁金10g，香橼皮10g，佛手6g，大腹皮10g。6剂。

按：本案初诊病以邪实为主，治以疏肝和胃，通降腑气，疏肝辛香之品，既能理气散郁，又能调理脾胃气机，配伍白芍、绿萼梅散中有收，开中有阖。大便稍干，舌红苔黄腻，加全瓜蒌泻浊通便。年老之人，常有气血之滞，乃伍丹参。（麻仲学编著．董建华老年病医案．世界图书出版

公司.1994）

【古籍摘要】

《脉因证治·心腹痛》："郁而生热，或素有热，虚热相搏，结郁于胃脘而痛，或有食积痰饮，或气与食相郁不散，停结胃口而痛。"

《景岳全书·心腹痛》："胃脘痛证，多有因食、因寒、因气不顺者，然因食因寒，亦无不皆关于气，盖食停则气滞，寒留则气凝，所以治痛之要，但察其果属实邪，皆当以理气为主。"

《临证指南医案·胃脘痛》："初病在经，久痛入络，以经主气，络主血，则可知其治气治血之当然也。凡气既久阻，血亦应病，循行之脉络自痹，而辛香理气、辛柔和血之法，实为对待必然之理。"

《寿世保元·心胃痛》："胃脘痛者，多是纵恣口腹，喜好辛酸，恣饮热酒煎煿，复食寒凉生冷，朝伤暮损，日积月深，自郁成积，自积成痰，痰火煎熬，血亦妄行，痰血相杂，防碍升降，故胃脘疼痛。"

【文献推介】

1. 李军祥. 胃痛中医诊疗专家共识意见 [J]. 中医杂志，2016，57（01）：87-90.

2. 王玉兴，刘树巍，曾又佳. 胃脘痛辨证分型沿革探析 [J]. 天津中医药大学学报，2006，（2）：57-59.

3. 杨晋翔. 董建华诊治胃痛的学术经验探讨 [J]. 北京中医药，1991，（1）：8-9.

附　吐酸

吐酸，又称泛酸，是指胃中酸水上泛为主症的疾病。若随即咽下称为吞酸，若随即吐出者称为吐酸，可单独出现，常与胃痛并见。西医学中的消化性溃疡、食管反流病等，可参照本节辨证论治。

《素问·至真要大论》谓："诸呕吐酸，暴注下迫，皆属于热。"认为本病多属于热。明·龚廷贤《寿世保元·吞酸》谓："夫酸者肝木之味也，由火盛制金，不能平木，则肝木自甚，故为酸也。"清·李用粹《证治汇补·吞酸》谓："大凡积滞中焦，久郁成热，则木从火化，因而作酸者，酸之热也，若客寒犯胃，顷刻成酸，本无郁热，因寒所化者，酸之寒也。"说明吐酸不仅有热证而且有寒证，并与胃有关。

本病的基本病机为肝胃失和，有寒热之分。吐酸属热者，多由肝郁化热，邪热犯胃，胃气上逆所致；因寒者，多因脾胃虚弱，肝气犯胃而成。

1. 热证

临床表现：吞酸时作，嗳腐气秽，胃脘闷胀，两胁胀满，时有呛咳，心烦易怒，口干口苦，咽干口渴，舌质红，苔黄，脉弦数。

证机概要：肝郁化火，横逆犯胃。

治法：清泻肝火，和胃降逆。

代表方：左金丸。

常用药：黄连、吴茱萸、黄芩、栀子清肝泄热；乌贼骨、煅瓦楞子制酸。

若呛咳、痰多者，加瓜蒌、射干、枇杷叶降肺利气。

2. 寒证

临床表现：吐酸时作，嗳气酸腐，胸脘胀闷，喜唾涎沫，饮食喜热，四肢不温，大便溏泄，舌质淡，苔白，脉沉迟。

证机概要：脾胃虚寒，胃失和降。

治法：温中散寒，宽胸下气。

代表方：香砂六君子汤。

常用药：党参、白术、茯苓健脾益气；木香、砂仁行气和胃；半夏、陈皮和胃降逆；干姜、吴茱萸温中散寒；甘草调和诸药。

若脾虚，吐涎多者，加益智仁、炒苍术、乌药。

附 嘈杂

嘈杂是以胃中空虚，似饥非饥，似辣非辣，似痛非痛，莫可名状，时作时止为主症的疾病。可单独出现，又常与胃痛、吐酸兼见。元·朱丹溪《丹溪心法·嘈杂》谓："嘈杂，是痰因火动，治痰为先。"并认为其病机是"食郁有热"。明·张景岳《景岳全书·嘈杂》曰："嘈杂一证，或作或止，其为病也，则腹中空空，若无一物，似饥非饥，似辣非辣，似痛非痛，而胸膈懊侬，莫可名状，或得食而暂止，或食已而复嘈，或兼恶心，而渐见胃脘作痛。"

嘈杂有胃热、胃虚之不同，又与胃痛、胃痞等多种病证兼见，故可参照胃痛、胃痞等进行辨治。

1. 胃热

临床表现：嘈杂而兼恶心吞酸，口渴喜冷，口臭心烦，脘闷痰多，多食易饥，或似饥非饥，舌质红，苔黄干，脉滑数。

证机概要：痰热阻胃，气机壅滞。

治法：清热化痰，降逆和中。

代表方：黄连温胆汤。

常用药：半夏燥湿化痰降逆，陈皮理气燥湿，竹茹清热化痰降逆，枳实行气导滞，生姜和胃降逆，甘草调和诸药，黄连、栀子清泄胃热。

若烧心、反酸明显者，加煅瓦楞、乌贼骨、浙贝制酸；口渴甚者，加麦冬、玉竹养阴生津；口中异味重者，加蒲公英、公丁香、佩兰等清热化湿。

2. 胃虚

临床表现：嘈杂时作时止，口淡无味，食后脘胀，体倦乏力，不思饮食，舌质淡，脉虚。

证机概要：脾胃气虚，气机不畅。

治法：益气健脾，调畅气机。

代表方：四君子汤。

常用药：党参益气补中，白术健脾燥湿，茯苓渗湿健脾，甘草甘缓和中，山药补脾养胃，蔻仁温中行气。

若腹胀明显者，加炒枳壳、木香、砂仁行气消胀；呕吐、嗳气者，加半夏、生姜、石菖蒲和胃降逆，宣通气机。胃阴不足，饥不欲食，大便干结，舌红脉细者，用益胃汤益胃养阴。

3. 血虚

临床表现：嘈杂时作，面白唇淡，头晕心悸，失眠多梦，舌质淡，脉细弱。

证机概要：气血两虚，胃失所养。

治法：益气养血，健脾和胃。

代表方：归脾汤。

常用药：黄芪、党参补气健脾；当归、龙眼肉养血和营；木香健脾理气；茯神、远志、枣仁养心安神；生姜、大枣、甘草和胃健脾，以资化源。

第二节　胃　痞

胃痞是以自觉心下痞塞胀满不舒为主症的疾病，又称痞满。一般以自觉脘腹痞塞胀满，触之无形，按之柔软，压之无痛为特点。西医学急性胃炎、慢性胃炎、功能性消化不良等以心下痞塞为主症时可属本病范畴，可参照本节辨证论治。

痞满的病名首见于《黄帝内经》，《素问·至真要大论》云："太阳之复，厥气上行，水凝雨冰，羽虫乃死。心胃生寒，胸膈不利，心痛痞满。"认为其病因有饮食不节、起居不时和寒气为患等，如《素问·太阴阳明论》指出："食饮不节，起居不时者，阴受之，阴受之则入五脏……入五脏则䐜满闭塞。"《素问·异法方宜论》云："脏寒生满病。"

东汉·张仲景《伤寒论·辨太阳病脉证并治》明确指出："若心下满而硬痛者，此为结胸也，大陷胸汤主之。但满而不痛者，此为痞，柴胡不中与之，宜半夏泻心汤。"在与结胸的鉴别中，明确提出痞满的临床特点，并创诸泻心汤治疗，后世医家一直效法。

隋·巢元方《诸病源候论·诸痞候》则结合病位、病机对病名做出阐释："诸痞者，荣卫不和，阴阳隔绝，脏腑痞塞而不宣通，故谓之痞。""其病之候，但腹内气结胀满，闭塞不通。"

金·李东垣倡脾胃内伤之说，其理法方药多为后世医家所借鉴，如《兰室秘藏·心腹痞闷门》中辛开苦降、消补兼施的枳实消痞丸成为后世治痞名方。

明·张景岳《景岳全书·痞满》指出："凡有邪有滞而痞者，实痞也；无物无滞而痞者，虚痞也。有胀有痛而满者，实满也；无胀无痛而满者，虚满也。实痞实满者，可散可消；虚痞虚满者，非大加温补不可。"这种虚实辨证对后世痞满诊治颇有指导意义。清·林珮琴《类证治裁·痞满》指出："伤寒之痞，从外之内，故宜苦泄。杂病之痞，从内之外，故宜辛散。痞虽虚邪，然表气入里，郁热于心胸之分，必用苦寒为泄，辛甘为散，诸泻心汤所以寒热互用也。"将伤寒之痞和杂病之痞明确区分，对杂病之痞进行了系统论述。

【病因病机】

饮食不节、情志失调、体虚久病、药物所伤等可引起中焦气机阻滞，脾胃升降失常，而发生痞满。

（一）病因

1. 饮食不节　饥饱失常，或恣食生冷，或嗜食辛辣，或过食肥甘，或茶酒无度，损伤脾胃，纳运无力，食滞内停，痰湿中阻，胃气壅塞，升降失司，而成痞满。《伤寒论·辨太阳病脉证并治》云："谷不化，腹中雷鸣，心下痞硬而满。"

2. 情志失调　抑郁恼怒，情志不遂，肝气郁滞，失于疏泄，横逆乘脾犯胃，脾胃升降失常，或忧思伤脾，脾气受损，运化不利，胃腑失和，气机不畅，发为痞满。《景岳全书·痞满》云："怒气暴伤，肝气未平而痞。"《诸病源候论》云："由忧恚气积，或坠堕内损所致。"

3. 体虚久病　久病脾胃虚弱，中焦升降无力，或气虚日久渐至阳虚，寒邪伤中，中焦失于温运，或痰湿之邪、肝气郁滞日久，化火伤阴，阴津伤则胃失运化，受纳腐熟无权，而成虚痞。如《兰室秘藏·中满腹胀》云："或多食寒凉，及脾胃久虚之人，胃中寒则胀满，或脏寒生满病。"

4. 药毒误治　因病长期误用、滥用药物，损伤脾胃。或因感受外邪，复因失治误治，邪气内陷，结于胃脘，阻塞中焦气机，升降失司，遂成痞满。《伤寒论·辨太阳病脉证并治》曰："伤寒大下后，复发汗，心下痞。"《太平圣惠方·治乳石发动心膈痞满腹痛诸方》谓："因服冷药太过，致心膈痞满。"

（二）病机

脾胃同居中焦，脾主运化，胃主受纳，共司饮食水谷的消化、吸收与输布。脾主升清，胃主降浊，清升浊降则气机调畅。肝主疏泄，调节脾胃气机，肝气条达，则脾升胃降气机顺畅。饮食不节、情志失调、体虚久病或药毒误治等病因均可影响到胃，并涉及脾、肝，使中焦气机不利，脾胃升降失职，而发痞满，此为胃痞的基本病机。

胃痞的病理性质有虚实之分。胃痞初期，多为实证。如因饮食、药物等实邪干胃，导致脾胃运纳失职，痰湿内生，中焦气机阻滞，升降失司，出现痞满；如情志失调，肝郁气滞，逆犯脾胃，可致气机郁滞而成痞；如胃热壅盛，或食滞、气郁、痰湿停留日久，均可导致热邪内蕴，困阻脾胃而成痞。实痞日久，可致虚痞。如饮食、药物所伤，日久失治，或痰湿困脾日久，使正气日渐消耗，损伤脾胃，或素体脾胃虚弱者，均可致中焦运化无力而成气虚之痞；湿热之邪或肝胃郁热日久伤阴，导致胃阴亏损，胃失濡养，和降失司，而成阴虚之痞。因实痞常与脾虚不运、升降无力有关，虚痞之脾胃亏虚，也易招致实邪来犯，所以临床上，每见虚实互兼、寒热夹杂之证。

胃痞日久不愈，可因脾胃虚弱，水谷精微失于输布，痰湿浊瘀郁结，化热伤阴，气血津液亏虚，后天失养，转为胃痛、虚劳等。

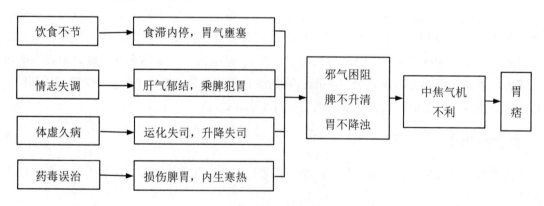

图 7-2　胃痞病因病机演变

【诊断与鉴别诊断】

（一）诊断

1. 以脘腹满闷不舒为主症，并有触之无形、按之柔软、压之无痛的特点。
2. 起病可急可缓，病程可长可短，时轻时重，反复发作。
3. 多由外感、饮食、情志等因素诱发，或继发于体虚久病者。

胃镜检查、X线钡餐检查、腹部CT检查、幽门螺杆菌检查及焦虑抑郁量表测试等有助于本病的诊断与鉴别诊断。

（二）鉴别诊断

1. 胃痛　胃痞与胃痛病位同在脘腹部，常相兼出现。胃痛以胃气阻滞，不通则痛为主要病机，以疼痛为主症，胃痞以脘腹痞满胀闷不适为患。胃痛病势多急，压之可痛，而胃痞起病较缓，压无痛感。

2. 鼓胀　胃痞与鼓胀均可自觉脘腹胀满，胃痞为中焦气机不利，脾胃升降失司所致，以自觉满闷不舒、外无胀形为特征；鼓胀基本病理变化为肝、脾、肾受损，气滞、血瘀、水停腹中，以腹部胀大如鼓、皮色苍黄、脉络暴露为主症。

3. 积聚　胃痞与积聚均可见脘腹满闷，胃痞为中焦气机不利，脾胃升降失司所致，积聚的病机主要为气机阻滞，瘀血内结。胃痞自觉脘腹满闷不适，无腹部包块；积聚的临床特征是腹内结块，或伴有腹痛或腹胀。

【辨证论治】

（一）辨证要点

1. 辨虚实　实痞多见于体壮者，自觉脘腹痞满，按之加重，食后为甚，舌苔厚腻，脉实有力。虚痞多见于体虚者，脘腹痞满，反复发作，喜揉喜按，食少纳呆，舌象可见少苔，脉虚无力。

2. 辨寒热　寒痞遇寒则甚，口淡不渴，或渴不欲饮，舌淡苔白，脉沉迟。热痞可见烦热满闷，常口渴喜饮，舌红苔黄，脉滑数。

（二）治则治法

胃痞的治疗要以调理脾胃升降、行气除痞消满为基本原则。根据其虚实分治，实者泻之，虚者补之，虚实夹杂者补泻并用。补虚重在健脾益气，或养阴益胃。祛邪则视具体证候，分别施以消食导滞、除湿化痰、理气解郁、清热祛湿等法。治疗中应注意无论补泻用药不可过于峻猛，以免重伤脾胃。

（三）证治分类

1. 实痞

（1）饮食内停

临床表现：脘腹满闷而胀，进食尤甚，嗳腐吞酸，厌食呕吐，或大便不调，矢气频作，味臭如败卵，舌苔厚腻，脉滑。

证机概要：饮食停滞，胃腑失和，气机壅塞。

治法：消食和胃，行气消痞。

代表方：保和丸。

常用药：山楂、神曲、莱菔子消食导滞，行气除胀；半夏、陈皮和胃降逆，行气消痞；茯苓健脾渗湿，和中止泻；连翘清热散结。

若食积较重，食欲减退者，加鸡内金、谷芽、麦芽消食开胃；胀满明显者，加枳实、厚朴、大腹皮理气导滞；食积化热，大便秘结者，加大黄、槟榔，或用枳实导滞丸消食导滞；脾虚便溏者，加白术、扁豆，或用枳实消痞丸。

（2）痰湿中阻

临床表现：脘腹痞塞不舒，胸膈满闷，身重困倦，头昏纳呆，嗳气呕恶，口淡不渴，舌苔白厚腻，脉沉滑。

证机概要：痰湿阻滞，脾失健运，气机不和。

治法：除湿化痰，理气和中。

代表方：平胃散合二陈汤加减。前方燥湿运脾，行气和胃，后方燥湿化痰，理气和中。

常用药：苍术、厚朴燥湿除满；半夏、陈皮化痰理气；茯苓健脾利湿；甘草健脾和胃。

若痰湿盛而满闷者，加紫苏梗、桔梗、藿香等；痰阻气逆，心下痞硬，嗳气不止者，加旋覆花、代赭石，或用旋覆代赭汤加减；渴不欲饮，水入即吐，合五苓散；痰湿郁久化热而口苦、舌苔黄者，改用黄连温胆汤；脾胃虚弱者，加党参、白术、砂仁。

（3）湿热阻胃

临床表现：脘腹胀闷不舒，灼热嘈杂，恶心呕吐，口干不欲饮，口苦，纳少，大便干结或黏滞不畅，舌质红，苔黄腻，脉滑数。

证机概要：湿热内蕴，困阻脾胃，气机不利。

治法：清热化湿，和胃消痞。

代表方：泻心汤合连朴饮加减。前方泻热破结，后方清热燥湿，理气化浊。

常用药：大黄泻热散痞，和胃开结；黄连、黄芩苦降泻热和中；厚朴理气燥湿；石菖蒲芳香化湿，醒脾开胃；半夏和胃燥湿；芦根清热和胃，止呕除烦；栀子、豆豉清热除烦。

若胃中灼热、嘈杂明显者，加蒲公英、连翘、瓦楞子清热和胃；恶心呕吐明显者，加竹茹、白蔻仁、生姜和胃降逆；大便黏滞不畅者，加蚕砂、皂角子、泽泻等化湿和胃；津液受伤明显，口干舌燥者，加天花粉、沙参养阴生津。寒热错杂，心下痞，呕利肠鸣者，用半夏泻心汤加减。

（4）肝胃不和

临床表现：脘腹痞闷不舒，胸胁胀满，心烦易怒，善太息，呕恶嗳气，或吐苦水，大便不爽，舌质淡红，苔薄白，脉弦。

证机概要：肝气郁结，乘脾犯胃，气机逆乱。

治法：疏肝解郁，和胃消痞。

代表方：越鞠丸合枳术丸加减。前者长于疏肝解郁，善解气、血、痰、火、湿、食六郁；后者消补兼施，长于健脾消痞。

常用药：香附、川芎疏肝散结，行气活血；苍术、神曲燥湿健脾，消食化滞；栀子泻火解郁；枳实行气消痞；白术健脾益胃；荷叶清香升散，和胃醒脾。

若胀满较甚者，加柴胡、大腹皮、青皮，或用五磨饮子加减；心烦不寐者，加合欢皮、郁金、酸枣仁；郁而化火，嘈杂反酸者，合左金丸；痞满日久不愈，舌暗脉涩，加丹参、莪术、三棱。心下痞，胸胁苦满，心烦喜呕，口苦，咽干者，用小柴胡汤加减。

2. 虚痞

（1）脾胃虚弱

临床表现：脘腹满闷，时轻时重，喜温喜按，纳呆便溏，神疲乏力，少气懒言，语声低微，舌质淡，苔薄白，脉细弱。

证机概要：脾胃虚弱，健运失职，升降失司。

治法：补气健脾，升清降浊。

代表方：补中益气汤。

常用药：黄芪、党参、白术、炙甘草益气健脾，鼓舞脾胃清阳之气；升麻、柴胡协同升举清阳；当归养血和营以助脾；陈皮理气消痞。

若胀闷较重者，加枳壳、木香、厚朴理气消痞；纳呆厌食者，加砂仁、神曲行气消食；心下坚，大如盘者，加大剂量枳实，或合枳术丸散结消痞；阳虚明显，痞满夜甚，遇寒加重，四肢不温者，加制附子、干姜，或合理中丸；舌苔厚腻，湿浊内蕴者，加半夏、茯苓，或改香砂六君子汤加减。

（2）胃阴不足

临床表现：脘腹痞闷，嘈杂不舒，饥不欲食，恶心嗳气，口燥咽干，大便秘结，舌质红，苔少，脉细数。

证机概要：胃阴亏虚，胃失濡养，胃失和降。

治法：养阴益胃，调中消痞。

代表方：益胃汤。

常用药：生地黄、麦冬、沙参、玉竹滋阴养胃；冰糖濡养肺胃，调和诸药；香橼疏肝理气，消除脘腹痞满。

若阴虚较重，火旺嘈杂者，加石斛、花粉、百合；食欲不振者，加山楂、谷芽、麦芽；胀满明显者，加佛手、枸橘、厚朴花；便秘者，加火麻仁、玄参润肠通便；神疲乏力，气短懒言者，加太子参、莲子、黄精等益气养阴。

【临证备要】

1. 行气除痞法应用要点。对于调理脾胃升降，行气除痞消满法，要从两方面理解，一是要重视脾升胃降，二是要使肝气条达。因胃痞虽病在胃，但与脾与肝密切相关。脾胃同居中焦，虽可各自患病，但更易互相影响。胃病日久，可累及脾脏。脾虚失运，清气不升，浊气不降，也易作胃痞；肝主疏泄，对脾胃升降又有调节作用，尤其是因情志不遂，或忧思或恼怒所致肝脾不调，而见脘腹痞满者良多。因此，治疗胃痞之行气包括脾胃升降之气和肝主疏泄之气两端，并各有虚实之别。至于行气之药的选用，一般提倡轻灵为宜。此外，临床胃痞常兼夹其他病证，有"因病致痞"和"因痞致病"之不同，应从整体观思路灵活辨治胃痞，未必见痞治痞。

2. 注重温清并用，补泻同施。一般而言，实痞宜通，虚痞宜补，热痞宜清，寒痞宜温。但胃痞每易缠绵，多为虚实夹杂、寒热并见者，治当温清并用，补泻同施。临床可效法仲景诸泻心汤法，辛开苦降，温清并用，或如李东垣之枳实消痞丸、枳实导滞丸等方药，消补兼施，苦降辛开。此外，部分胃痞病情迁延日久，久病入络，留痰留瘀，瘀结成毒，可产生诸多复杂变证，使病归难治。治疗应重视化痰散结、祛瘀解毒诸法。

【预防调护】

饮食有节，定时进食，避免暴饮暴食，同时注意饮食清淡，避免过食肥甘厚味、辛辣醇酒以及生冷粗硬之品。慎用大热、大寒、有毒等易损伤脾胃的药物。

患者应注意精神调摄，避免忧思恼怒及情绪紧张。慎起居，适寒温，特别是季节交替时应注意腹部保暖。注意劳逸结合，适当参加体育锻炼。

【小结】

胃痞是临床常见病，病因以内伤饮食、情志失调、体虚久病为主，病机为中焦气机不利，脾胃升降失常。表现为胃脘痞塞，满闷不痛，按之柔软无物。病位在胃，与肝、脾等脏腑相关。初病多为实证，久病不愈，耗气伤阴，可为虚证。临床常见虚实兼夹，寒热错杂。治疗以调和脾胃、行气消痞为基本法则。治以理气和中、消食和胃、燥湿健脾、清热化湿、疏肝解郁、健脾益气、养阴和胃等法。虚实兼夹，寒热错杂者，治当寒温并用，辛开苦降。胃痞一般预后良好，只要保持饮食有节，心情舒畅，并坚持治疗，多能治愈。反复发作，经久不愈者，可转化为胃痛、积聚、噎膈、虚劳等病。

【名医验案】

赵某，男，24岁。

初诊（1985年9月24日）：患者1个月来胃脘胀满，食后益甚，烧心，泛酸，嗳气频频，纳物一般，大便尚调，脉弦滑，舌质稍红，苔白腻兼黄。证属饮食不节，中焦失运，治以消导调中。处方：木香10g，枳壳10g，槟榔10g，陈皮10g，生赭石10g（先煎），旋覆花10g（包），焦六曲10g，厚朴10g，马尾连8g，吴茱萸6g，茯苓皮30g，砂仁5g（后下）。4剂。

二诊（9月28日）：烧心、泛酸已平，脘胀嗳气均缓，舌如前。再为消导运中，以前方变通。上方去马尾连、吴茱萸，加白术10g，冬瓜皮30g，太子参15g。4剂。

三诊（10月4日）：诸症续减而未尽除，近因饮食未和，时感恶心，脉仍弦小，舌质略红，苔白腻，稍兼黄。仍本前法，佐清化和中。上方加竹茹20g，生姜8g，法半夏10g，炒鸡内金6g。4剂。

按：患者初诊病以邪实为主，故先治以消导调中，清化痰湿，妙在应用大量茯苓皮渗湿健脾，配合陈皮、旋覆花、厚朴、马尾连、砂仁解散痰湿郁热，4剂显效，继则加重健脾除湿之药以固其本，后加化痰和胃之品。（董建华主编.中国现代名中医医案精华·第三辑.北京出版社.1990）

【古籍摘要】

《伤寒论·辨太阳病脉证并治》："心下痞，按之濡，其脉关上浮者，大黄黄连泻心汤主之。""伤寒发汗，若吐，若下，解后，心下痞硬，噫气不除者，旋覆代赭汤主之。"

《张氏医通·诸气上门》："肥人心下痞闷，内有痰湿也……瘦人心下痞闷，乃郁热在中焦……老人、虚人脾胃虚弱，运转不及。"

《证治汇补·痞满》："大抵心下痞闷，必是脾胃受亏，浊气夹痰，不能运化为患。初宜舒郁化痰降火，二陈、越鞠、芩、连之类；久之固中气，参、术、苓、草之类，佐以他药。有痰治痰，有火清火，郁则兼化。若妄用克伐，祸不旋踵。又痞同湿治，唯宜上下分消其气，如果有内实之证，庶可疏导。"

【文献推介】

1.凌继荣.黄连温胆汤加减治疗脾胃湿热型痞满证疗效观察[J].中医临床研究，2011，（01）：46-47.

2.李军祥.董建华治疗胃痞经验[J].中医杂志，1996，37（03）：155-156.

3. 常东 . 中医古代文献"胃痞"病因证治考 [J]. 辽宁中医学院学报，2005，（04）：334–336.

第三节　呕　吐

呕吐是以胃内容物由口中吐出为主症的疾病。其中，有声有物谓之"呕"，有物无声谓之"吐"，有声无物谓之"干呕"。临床呕与吐常兼见，难以截然分开，故合称为"呕吐"。西医学中的急慢性胃炎、幽门梗阻、肠梗阻、急性胰腺炎、尿毒症、颅脑疾病等，以呕吐为主要临床表现者，可参照本节辨证论治。

《黄帝内经》对呕吐有较详细的论述，认为外邪、火热、食滞及肝胆气逆犯胃等均可导致呕吐。《素问·举痛论》云："寒气客于肠胃，厥逆上出，故痛而呕也。"《素问·至真要大论》云："诸呕吐酸，暴注下迫，皆属于热。""诸逆冲上，皆属于火。"《素问·脉解》云："所谓食则呕者，物盛满而上溢，故呕也。"《灵枢·四时气》云："邪在胆，逆在胃，胆液泄则口苦，胃气逆则呕苦。"

东汉·张仲景《金匮要略》有"呕吐哕下利病脉证治"专篇，根据不同病因、症状而立法遣方，至今仍被临床广泛应用。而且认识到呕吐是人体排出胃中有害物质的保护性反应，提出本病的治疗禁忌。如《金匮要略·黄疸病脉证并治》云："酒疸，心中热，欲吐者，吐之愈。"《金匮要略·呕吐哕下利病脉证治》云："夫呕家有痈脓，不可治呕，脓尽自愈。"

唐·孙思邈《备急千金要方·呕吐哕逆》谓："凡呕者多食生姜，此是呕家圣药。"元·朱丹溪《丹溪心法·呕吐》云："胃中有热，膈上有痰者，二陈汤加炒山栀、黄连、生姜；有久病呕者，胃虚不纳谷也，用人参、生姜、黄芪、白术、香附之类。"已有辨证与辨病相结合治疗呕吐雏形。

明·张景岳将呕吐分为虚实两大类，《景岳全书·呕吐》云："呕吐一证，最当详辨虚实。实者有邪，去其邪则愈；虚者无邪，则全由胃气之虚也。"这一分类方法，提纲挈领，对后世影响很大。清·叶天士在《临证指南医案》中提出以"泄肝安胃"为治疗纲领，在用药方面强调"以苦辛为主，以酸佐之"，治疗方药丰富。

【病因病机】

呕吐多由饮食不节、外感时邪、情志失调或素体脾胃虚弱，引起胃失和降，胃气上逆所致。

（一）病因

1. 外邪犯胃　风、寒、暑、湿及秽浊之邪侵犯胃腑，胃失和降，水谷随气逆而上，即发生呕吐。《古今医统大全·呕吐哕门》云："卒然而呕吐，定是邪客胃腑，在长夏暑邪所干，在秋冬风寒所犯。"因寒邪最易损耗中阳，使邪气凝聚胸膈，动扰胃腑，故又以寒邪致病最多。

2. 饮食不节　暴饮暴食，过食生冷、辛辣、肥甘、油腻之品，嗜饮酒浆，或误食不洁之物，停滞不化，伤及胃腑，致胃气不能下行，上逆而为呕吐。或脾胃受伤，水谷不归正化，变生痰饮，停积胃中，饮邪上逆，发为呕吐。

3. 情志失调　恼怒愤郁，肝失条达，横逆犯胃，或气郁化火，胃气上逆而为呕吐。《景岳全书·呕吐》云："气逆作呕者，多因郁怒，致动肝气，胃受肝邪，所以作呕。"忧思伤脾，脾失健运，食停难化，胃失和降，亦可发生呕吐。

4. 脾胃虚弱　素体虚弱，或劳倦太过，耗伤中气，或久病中阳不振，纳运失常，胃气不降则吐；亦有胃阴不足，失其润降，引起呕吐。《古今医统大全·呕吐哕门》谓："久病而吐者，胃气虚不纳谷也。"

（二）病机

呕吐的基本病机为胃失和降，胃气上逆。胃居中焦，主受纳和腐熟水谷，其气下行，以和降为顺。邪气犯胃，或胃虚失和，气逆于上，则出现呕吐。正如《圣济总录·呕吐门》所说："呕吐者，胃气上而不下也。"

病位在胃，与肝、脾二脏关系密切。胃为仓廪之官，主受纳水谷，以和降为顺，若邪气侵扰，胃气不降则上逆为吐，故其病位在胃。脾主运化，以升为健，与胃互为表里，若脾阳素虚，或饮食所伤，则脾失健运，饮食难化，或水谷不归正化，聚湿为痰为饮，停蓄于胃，胃失和降而为吐。肝主疏泄，有调节脾胃升降的功能，若情志所伤，肝气郁结，或气郁化火，横逆犯胃，胃气上逆，亦可致吐。

呕吐的病理性质有虚实之分。实者因邪气所干，虚者由于胃虚不降，其中又有阴虚、阳虚之别。因外邪、饮食、痰饮、肝气等伤胃，胃之和降失司而致呕吐者属实；脾胃虚寒或胃阴不足而无力司其润降之职致呕吐者属虚。实与虚可以相互转化与兼杂。如实证呕吐剧烈，津气耗伤，或呕吐不止，饮食水谷不能化生精微，每易转为虚证。虚证呕吐复因饮食、外感时邪犯胃，可呈急性发作，表现为虚实夹杂之证。

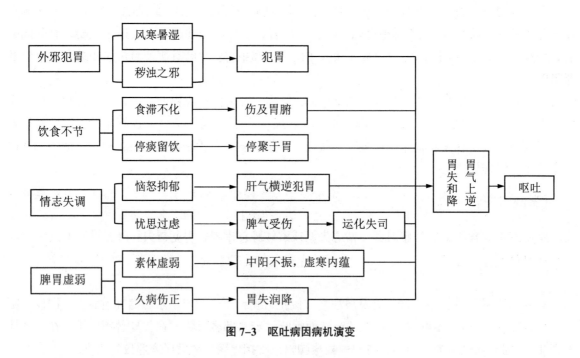

图7-3　呕吐病因病机演变

【诊断与鉴别诊断】

（一）诊断

1.以呕吐食物、痰涎、水液或黄绿色液体，或干呕无物为主症，一日数次或数日一次不等，持续或反复发作，常伴有恶心、纳呆、泛酸、嘈杂、胸脘痞闷等症状。

2.起病或急或缓，多由感受外邪、饮食不节（洁）、情志不遂以及闻及特殊气味等因素而诱发，或有服用药物、误食毒物史。

上消化道造影检查、胃镜检查、颅脑 CT 或 MRI 检查、呕吐物常规检查及血淀粉酶、肝功能、电解质等检查有助本病诊断。

（二）鉴别诊断

1.反胃　反胃是指食物入胃，不能纳化而复吐出的病证，临床上以朝食暮吐，暮食朝吐，宿食不化为主要临床表现。呕吐多为食已即吐，或不食亦吐，吐无定时，吐出食物或痰涎清水。

2.噎膈　噎膈是指饮食吞咽受阻，阻塞不顺，甚或汤水不进，食入即吐的病证，病情呈进行性加剧，预后较差。而呕吐多吐无定时，进食顺畅，病情较缓，预后较好。

3.呃逆　两者都有胃气上逆的病机。呕吐以胃失和降，胃气上逆为病机要点，以胃内容物从口而出为特点。呃逆则以胃气上逆动膈为病机要点，以气冲喉间，呃呃连声，声短而频，不能自止为临床特点。

【辨证论治】

（一）辨证要点

1.辨虚实　呕吐的辨证以虚实为纲。实证多由外邪、饮食所伤，病程短，来势急，吐出物较多；虚证多为脾胃运化功能减退，病程较长，来势徐缓，吐出物较少，或伴有倦怠乏力等症。虚者又有脾胃虚寒和胃阴不足之区别。

2.辨呕吐特点　若发病急，伴有表证者，属于外邪犯胃；呕吐酸腐量多，气味难闻者，为宿食留胃；呕吐清水痰涎，胃脘如囊裹水者，属痰饮内停；呕吐泛酸，抑郁善怒者，则多属肝气郁结；呕吐苦水者，多因胆热犯胃；反复发作，纳多即吐者，属脾胃虚寒；干呕嘈杂，或伴有口干、似饥而不欲食者，为胃阴不足。

（二）治则治法

呕吐以和胃降逆为基本治法，但应根据虚实之不同分别给予治疗。偏于实者，治宜祛邪为主，分别采用解表、消食、化痰、理气之法，邪去则呕吐自止。偏于虚者，治宜扶正为主，分别采用健脾益气、温中散寒、养阴和胃等法，正复则呕吐自愈。虚实夹杂者，当标本兼顾，审其标本缓急之主次而治之。在辨证基础上，辅以和胃降逆之品，以止呕治标，可提高疗效。

（三）证治分类

1.外邪犯胃

临床表现：突然呕吐，频频泛恶，胸脘满闷，或心中懊恼，伴有恶寒发热，头身疼痛，舌苔白腻，脉濡。

证机概要：外邪犯胃，中焦气滞，浊气上逆。

治法：疏邪解表，化浊和中。

代表方：藿香正气散。

常用药：藿香、苏梗解表化浊，和胃止呕；半夏、生姜降逆止吐；厚朴、白蔻仁、陈皮、茯苓理气降逆，祛湿和胃。

如表邪偏重者，加荆芥、防风之类以祛风解表；宿食积滞，脘胀嗳腐者，加神曲、鸡内金、莱菔子以消导积滞；气机阻滞，脘闷腹胀者，加木香、枳壳行气消胀；感受暑湿，身热心烦者，去苏叶、生姜，加黄连、香薷、荷叶清暑化湿；秽浊犯胃，胸脘痞闷，舌苔白腻者，加玉枢丹辟秽泄浊止呕。

2. 饮食停滞

临床表现：呕吐酸腐量多，或吐出未消化的食物，嗳气厌食，脘腹胀满，大便秽臭，或秘结或溏泻，舌苔厚腻，脉滑实。

证机概要：积食内停，中焦壅滞，胃气上逆。

治法：消食化滞，和胃降逆。

代表方：保和丸。

常用药：生姜、半夏降逆止呕；山楂、神曲、莱菔子消食和胃；陈皮、枳实理气；连翘散结清热。

若伤于肉食而吐者，重用山楂；伤于米食而吐者，加谷芽；伤于面食而吐者，重用莱菔子，加麦芽；伤于豆制品而吐者，加生萝卜汁；酒积者，重用神曲，加蔻仁、枳椇子、葛花；鱼蟹积者，加苏叶、生姜。因食物中毒呕吐者，若邪在上脘，用烧盐方探吐，防止毒物被吸收；食滞在肠，腹胀拒按或便秘者，加小承气汤导滞通腑，使积滞下行，则呕吐自止；胃中积热上冲，食已即吐，口臭而渴，苔黄脉数者，加黄芩、黄连清胃泻热，或改用大黄甘草汤合橘皮竹茹汤以清胃降逆。

3. 痰饮内阻

临床表现：呕吐清水痰涎，或胃部如囊裹水，脘痞满闷，纳谷不佳，头眩，心悸，或逐渐消瘦，舌苔白滑或腻，脉沉弦滑。

证机概要：中阳不振，痰饮内停，胃气上逆。

治法：温化痰饮，和胃降逆。

代表方：小半夏汤合苓桂术甘汤加减。前方以和胃降逆为主，后方则以温阳化饮为主。

常用药：半夏、生姜和胃降逆；茯苓、白术、陈皮、甘草健脾利水化湿；桂枝温化痰饮。

若湿阻中焦，气机不利，脘痞胀满，苔厚，加苍术、厚朴、枳实；脘闷不食者，加白蔻仁、砂仁化浊开胃。胸膈烦闷，口苦，心烦不寐，舌苔黄腻，痰郁化热者，改用黄连温胆汤加减，以清热化痰，和胃止呕。

4. 肝气犯胃

临床表现：呕吐吞酸，或干呕泛恶，脘胁胀痛，烦闷不舒，嗳气频频，每遇情志失调而发作或加重，舌边红，苔薄腻或微黄，脉弦。

证机概要：肝失疏泄，横逆犯胃，胃失和降。

治法：疏肝和胃，降逆止呕。

代表方：半夏厚朴汤合左金丸加减。前方行气开郁，化痰降逆，后方辛开苦降，泻肝和胃。

常用药：厚朴、紫苏、香附、佛手疏肝解郁，理气和胃；半夏、生姜、旋覆花降逆止呕；吴茱萸、黄连辛开苦降，泻肝安胃；茯苓渗湿健脾。

若肝郁化热，心烦口渴者，加竹茹、黄芩、芦根；口苦嘈杂，大便秘结者，加大黄、枳实以通腑降浊；口燥咽干，胃中灼热者，去厚朴、紫苏等香燥药，加沙参、麦冬、石斛以养阴和胃；呕吐日久，诸药无效，胸胁刺痛，舌有瘀斑者，加桃仁、红花等活血化瘀。呕吐苦水甚或黄绿水者，属于"胆呕"，多由胆热犯胃所致，改用黄连温胆汤合左金丸加黄芩、连翘、代赭石等。

5. 脾胃虚寒

临床表现：饮食稍有不慎，即易呕吐，时发时止，食入难化，胸脘痞闷，不思饮食，面色㿠白，倦怠乏力，四肢不温，口干不欲饮，大便溏薄，舌质淡，脉濡弱。

证机概要：脾胃虚寒，失于温煦，运化失职。

治法：温中健脾，和胃降逆。

代表方：理中汤。

常用药：人参、白术、甘草健脾益气；干姜、吴茱萸温中和胃；半夏、砂仁和胃理气，降逆止呕。

若胃虚气逆，呕恶频繁，嗳气频作，中脘痞硬者，加代赭石、旋覆花、枳壳；阳虚水饮内停，呕吐清水，胃脘冷胀，四肢清冷者，加附子、川椒、桂枝等。

6. 胃阴不足

临床表现：呕吐反复发作，或时作干呕，恶心，似饥而不欲食，胃脘嘈杂，口干咽燥，舌红少津，苔少，脉细数。

证机概要：胃阴不足，失于濡润，和降失司。

治法：滋养胃阴，降逆止呕。

代表方：麦门冬汤。

常用药：北沙参、麦冬、石斛、乌梅养阴生津；太子参、谷芽、甘草益气和胃；半夏降逆止呕。

若呕吐甚，加竹茹、橘皮、枇杷叶和降胃气；阴虚重，大便燥结，舌红无苔者，加生地黄、天花粉、火麻仁、白蜜等生津养胃，润燥通腑。

【 临证备要 】

1. 合理使用和胃降逆药物。胃气上逆是呕吐发病的关键，治疗呕吐当以和胃降逆为基本治法，故在审因论治中，不论何种治法，皆应配合和胃降逆药物，以顺应"胃气以下行为顺"的正常生理功能，呕吐始能得止。处方宜精，选药宜少，常用降逆药如半夏、生姜、苏梗、黄连、砂仁、丁香、旋覆花、代赭石等。历代医家认为降逆止呕药中，以半夏、代赭石效力最著。而于辛开苦降一法中，生姜味辛，黄连味苦，为该治法中具有代表性的药物，值得参考。

2. 辨可吐与止吐。由于呕吐既是病态，又是人体驱除胃中病邪的一种保护性反应，如遇饮食腐秽，停饮积痰，或误吞毒物，邪停上脘，欲吐不能或吐而未净者，不应止吐，当因势利导，给予探吐以驱除病邪。《备急千金要方》云："宿食在上脘，宜吐之。"此外，由于呕吐可涉及外感内伤多种疾病，在辨证施治的同时，应结合辨病，明确发病原因，对因治疗，以消除致吐之源。

3. 辨可下与禁下。就一般而论，呕吐不宜用下法，因呕吐病位在胃，不应用下药攻肠。若呕吐属虚者，下之更有虚虚之弊。若呕吐属外邪者，当逐邪外达，其呕自止。亦不宜攻里，恐引邪深入。《金匮要略》有"病人欲吐者，不可下之"之训。《医宗金鉴》谓："初吐切不可下，恐逆病势也。"但下法又并非所有呕吐都绝对禁忌，如呕吐因于胃肠实热，又兼大便秘结者，必要时就可用下法，通其大便可折其上逆之势。《金匮要略》就有"食已即吐者，大黄甘草汤主之"的记载。可见呕吐可下与否，当因证而异。

4. 用药禁忌。《丹溪心法》曾谓："呕吐药忌栝蒌、杏仁、桃仁、萝卜子、山栀，皆要作吐。"认为呕吐要忌用苦寒、滑腻或性味重浊等容易伤胃、碍胃之品。此外，治疗呕吐在服药时也应少量频服，并根据病情采取热服或冷服，或加入少量生姜或姜汁，以免格拒难下。

5. 注意观察呕吐变证。剧烈呕吐或顽固性呕吐日久，多伤津损液，甚至引起气随津脱等变证，应采取纠正脱水、调整水电解质平衡等措施，防治变证。

【预防调护】

预防本病，要注意饮食卫生，避免进食腥秽之物，不饥饱无度，脾胃虚寒者应忌食生冷之品，胃中积热或胃阴不足者应忌食辛辣、香燥之品。要注意精神调摄，心情要舒畅，避免精神刺激，可防止因情志因素引起的呕吐。

发生呕吐时，要注意适当休息，注意寒温适宜。食物要易于消化，宜清淡，少量多餐，忌食生冷油腻之物。若呕吐剧烈，粥汤入胃即吐出之危重病者，系胃气衰败，可用《景岳全书》"人参煮粥食之"法。重症、昏迷或体力差的患者要侧卧，防止呕吐物进入气道。

【小结】

呕吐是由于胃失和降、胃气上逆而致胃内容物由口中吐出的疾病。可出现在许多疾病的过程中。临床辨证当分虚实两类。暴病呕吐多属邪实，治宜祛邪为主。如外邪犯胃，多兼表证；饮食停滞，则呕吐脘胀厌食，嗳腐吞酸；肝气犯胃，则呕吐胀连胁肋；痰饮内阻，则呕吐清水痰涎。久病呕吐多属正虚，治宜扶正为主。脾胃阳虚呕吐，多伴劳倦乏力，肢冷便溏；胃阴不足，则多干呕，口燥咽干。暴病呕吐一般多属邪实，治疗较易，治疗及时则预后良好。痰饮与肝气犯胃之呕吐，每易复发。呕吐日久，病情可由实转虚，或虚实夹杂，病程较长，且易反复发作，较为难治。久病、大病之中出现呕吐，其轻重进退取决于原发疾病的控制。若呕吐不止，饮食难进，脾胃衰败，后天乏源，易变生他证，或致阴竭阳亡。

【名医验案】

王某，女，18岁。

初诊（1974年3月5日）：呕吐已1年余，食后胃中不舒，渐渐吐出不消化物，无酸味，吐尽方舒，吐后又觉饥嘈，略进饮食，泛吐如前。形体消瘦，大便艰难，口干，舌质红，脉细弱。由于精神刺激，饥饱失调，引起久吐不止，导致气阴两伤，上逆之气，从肝而出，损伤脾胃。先用顺气降逆、泻肝养胃之法。处方：煅赭石12g（先煎），北沙参9g，麦冬9g，川楝子9g，半夏9g，陈皮6g，姜竹茹9g，谷芽12g，枳壳4.5g。3剂。

二诊（3月8日）：呕吐略减，胃嘈如前，前方再加黄连1.5g。14剂。

三诊（3月23日）：呕吐已止，大便亦通，饮食渐进（先进豆浆、稀粥，渐渐能食软饭），胃中较舒，但神疲，舌红无苔，脉细。可见脾胃已伤，气阴未复，再与益气生津、健脾和胃之法，方用麦门冬汤加减。麦冬9g，半夏4.5g，党参9g，生甘草3g，陈皮4.5g，香谷芽12g。

此方嘱连服10剂，巩固疗效，并注意饮食不宜过量，以防复发。

按：患者肝气犯胃，久吐伤正，虚实夹杂。先以泻肝降逆止呕为主，兼以养胃，治标以控制病情；终以益气生津，健脾和胃，治本复正。（上海中医药大学中医文献研究所.内科名家黄文东学术经验集.上海中医药大学出版社.1994）

【古籍摘要】

《伤寒论·辨太阳病脉证并治》："伤寒，胸中有热，胃中有邪气，腹中痛，欲呕吐者，黄连汤主之。"

《景岳全书·呕吐》："呕吐一证，最当详辨虚实。实者有邪，去其邪则愈；虚者无邪，则全由胃气之虚也。所谓邪者，或暴伤寒凉，或暴伤饮食，或因胃火上冲，或因肝气内逆，或以痰饮水气聚于胸中，或以表邪传里，聚于少阳、阳明之间，皆有呕证，此皆呕之实邪也。所谓虚者，或其本无内伤，又无外感，而常为呕吐者，此既无邪，必胃虚也。或遇微寒，或遇微劳，或遇饮食少有不调，或肝气微逆，即为呕吐者，总胃虚也。"

《临证指南医案·呕吐》（华岫云按）："今观先生之治法，以泄肝安胃为纲领，用药以苦辛为主，以酸佐之。如肝犯胃而胃阳不衰有火者，泄肝用芩、连、楝之苦寒。如胃阳衰者，稍减苦寒，用苦辛酸热。此其大旨也。若肝阴胃汁皆虚，肝风扰胃呕吐者，则以柔剂滋液养胃，息风镇逆。若胃阳虚，浊阴上逆者，用辛热通之，微佐苦降。若但中阳虚，而肝木不甚亢者，专理胃阳，或稍佐椒、梅。若因呕伤，寒郁化热，劫灼胃津，则用温胆汤加减。若久呕延及肝肾皆虚，冲气上逆者，用温通柔润之补下焦主治。若热邪内结，则用泻心法。若肝火冲逆伤肺，则用养金制木，滋水制火。"

【文献推介】

1. 姚欣艳，刘朝圣，聂娅，等.熊继柏教授辨治呕吐经验 [J]. 中华中医药杂志,2014,29（10）：3160-3162.

2. 陈蕾蕾.呕吐病证的古代文献梳理与研究 [J]. 中国中医基础医学杂志，2011，17（02）:138-140.

3. 杜秀伟，王欣，聂克.《中医方剂大辞典》中治疗呕吐方剂的用药规律分析 [J]. 中国实验方剂学杂志，2015，21（23）：197-201.

第四节 噎 膈

噎膈是以吞咽食物梗噎不顺，饮食难下，或食而复出为主症的疾病。噎即噎塞，指吞咽之时梗噎不顺；膈为格拒，指饮食不下。噎虽可单独出现，而又每为膈的前驱表现，故临床往往以噎膈并称。西医学中的食管癌、食管炎、贲门癌、贲门痉挛、食管－贲门失弛缓症等属本病范围，可参照本节辨证论治。

膈之名，首见于《黄帝内经》。《素问·阴阳别论》云："三阳结，谓之隔。"《素问·通评虚实论》云："隔塞闭绝，上下不通，则暴忧之病也。"这些论述是后人探讨噎膈病因病机与治法的重要基础。

隋·巢元方《诸病源候论》将噎膈分为气、忧、食、劳、思五噎和忧、恚、气、寒、热五膈，指出精神因素对本病的影响甚大。

宋·严用和《济生方·五噎五膈论治》认为："阳气先结，阴气后乱，阴阳不和，脏腑生病，结于胸膈，则成膈气，留于咽嗌，则成五噎。"同时提出了"调顺阴阳，化痰下气"的治疗原则，对临床指导意义较大。元·朱丹溪《脉因证治·噎膈》云："血液俱耗，胃脘亦槁，在上近咽之下……名之曰噎。其槁在下，与胃为近……名之曰膈。"提出了"润养津血，降火散结"的治法，侧重以润通为治。

明·张景岳《景岳全书》对噎膈进行了较为全面的论述，明确指出噎膈与反胃是两个不同的病证，认为脾主运化，肾为化生之本，运化失职，精血枯涸为噎膈病机所在，提出温脾滋肾治法。清·叶天士《临证指南医案·噎膈反胃》指出"脘管窄隘"为本病的主要病机，对现代临床仍具有重要意义。近代张锡纯《医学衷中参西录》认为噎膈"不论何因，其贲门积有瘀血者十之七八"，强调活血化瘀在治疗中的重要性，并指出"瘀血之根蒂未净，是以有再发之"。

【病因病机】

噎膈的发病主要与七情内伤、酒食不节、久病年老等有关，气、痰、瘀交结，阻隔于食道、贲门，耗伤津气，胃失通降，而发为本病。

（一）病因

1. 饮食不节 嗜酒无度，过食肥甘，恣食辛辣，或喜烫食，灼伤食道，损伤脾胃，胃肠积热，津液耗损，痰热内结，或食物粗糙，或常食发霉之物，损伤食道、胃脘而致。

2. 七情所伤 忧思则伤脾，脾伤则气结，水湿失运，滋生痰浊；恼怒则伤肝，肝伤气机郁滞，血液运行不畅，瘀血阻滞食道、胃脘，而成噎膈。

3. 久病年高 如胃痛、呕吐等久病，耗伤气血，不能濡养咽嗌，胃脘枯槁，或年老体弱，命门火衰，精血亏损，脾胃气阴渐伤，津气失布，痰气瘀阻，阻于食道，发为噎膈。

（二）病机

噎膈的基本病机为气、痰、瘀交结，阻隔于食道、贲门所致，可引起食道、贲门拘急、狭窄。病位在食道，属胃所主，与肝、脾、肾密切相关。若情志失调，恼怒伤肝，肝失条达，或忧思过度，脾伤气结，可导致气滞、痰阻、血瘀；饮食不节，损伤脾胃，健运失职，水湿内停，聚湿生痰，痰结气滞，或痰瘀互结，可使食道狭窄，胃失通降；年老体虚，或久病耗伤精血，不能濡养咽嗌，或久病阳虚，不能温煦脾胃，脾胃失和，聚湿生痰，进一步瘀结成毒，发为噎膈。

病理性质主要有虚实两方面，常为本虚标实之证。本虚与脾肾亏虚，津液枯槁，不能濡养，或阳虚失于温煦有关；标实为气滞、痰结、血瘀或瘀结成毒，阻隔于食道、贲门，致使哽噎不顺，饮食难下或食而复出，而发为噎膈。

本病初期，以痰气交阻于食道、贲门为主，病情较轻，常属实证，继则瘀血内结，痰、气、瘀交结，或瘀结成毒，进而伤阴耗液，则病情由轻转重。病之晚期，阴津日益枯槁，胃腑失其濡养，或阴损及阳，脾肾阳气衰败，气化不行，水湿内停，湿浊邪毒内生，则成虚实夹杂重症。

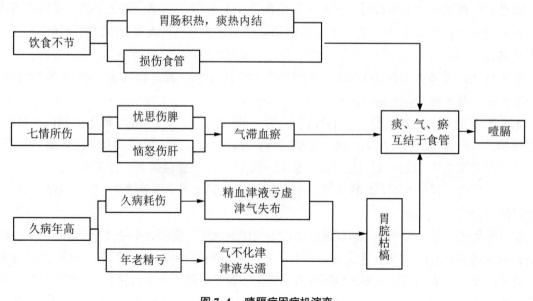

图 7-4　噎膈病因病机演变

【诊断与鉴别诊断】

（一）诊断

1. 轻症患者主要表现为胸骨后不适、烧灼感或疼痛，食物通过有滞留感或轻度梗阻感，咽部干燥或有异物感。重症患者见持续性、进行性吞咽困难，咽下梗阻，食入即吐，吐出黏液或夹白色泡沫，严重时伴有胸骨后或背部肩胛区持续性钝痛。

2. 常伴有胃脘不适、精神疲惫、肌肤甲错等，表现为进行性消瘦，形体枯槁，大肉尽脱，或出现水肿胀满等。

3. 患者可有情志不畅、酒食不节、进食霉变食物等病史。常见于年老体弱或久病患者。

上消化道造影检查、内镜及组织病理学检查、食管脱落细胞检查、胸部 CT 或 MRI 检查等有助于本病的诊断。

（二）鉴别诊断

1. 反胃　两者皆可有食入即吐的症状。噎膈的基本病机为气、痰、瘀交结，阻隔于食道、贲门；反胃的基本病机为脾胃衰败，胃中无火，难于腐熟食入之谷物。噎膈主要表现为吞咽困难，食不能下，旋食旋吐，或徐徐吐出；反胃无吞咽障碍，饮食可下，食在胃中，宿食不化，常表现为朝食暮吐，暮食朝吐，吐尽方舒。

2. 梅核气　两者均有咽中不舒感，但噎膈主要表现为吞咽困难，食不能下，旋食旋吐，或徐徐吐出；梅核气主要表现为自觉咽中有异物感，吐之不出，咽之不下，但饮食咽下顺利，无噎塞感。噎膈是气、痰、瘀交结，有形之邪阻隔于食道、贲门所致；梅核气是气郁痰阻，无形之邪阻结于咽部所致。

【辨证论治】

（一）辨证要点

1. 辨病性的虚实　病之初期，多以实证为主，有情志失调和饮食不节之别。久病多为本虚标实，虚中夹实之证。本虚与脾肾亏虚，津液枯槁，不能濡养，或阳虚失于温煦有关；标实为气滞、痰凝、血瘀或瘀结成毒，阻隔于食道、贲门，致使哽噎不顺，饮食难下或食而复出。

2. 辨病理的属性　大凡由忧思恼怒等引起，出现吞咽之时梗噎不顺，胸胁胀痛，情志抑郁时加重，属气郁；如有吞咽困难，胸膈痞满，呕吐痰涎，属痰湿；若饮食梗阻难下，胸膈疼痛，固定不移，面色晦暗，肌肤甲错，属血瘀；若病情进展迅速，噎膈症状日益加重，吐出黏液或夹白沫，体重减轻，甚至大肉陷下者，多为瘀结成毒。

（二）治则治法

噎膈的治疗应分清标本虚实，主次兼顾。初期以标实为主，重在治标，宜理气、化痰、消瘀。其中，瘀结成毒者，则可兼以解毒。后期以正虚为主，重在治本，宜滋阴润燥，或补气温阳。然噎膈之病，病机复杂，虚实每多兼杂，则当标本同治。

（三）证治分类

1. 痰气交阻

临床表现：吞咽梗阻，胸膈痞满，或疼痛，情志抑郁时加重，嗳气呃逆，呕吐痰涎，口干咽燥，大便秘结，舌质红，苔薄腻，脉弦滑。

证机概要：气机郁滞，痰湿凝聚，胃气上逆。

治法：开郁化痰，润燥降气。

代表方：启膈散。

常用药：沙参、贝母润燥化痰，泻热散结；郁金、砂仁、丹参开郁利气，活血化痰；茯苓健脾和中，渗湿化痰；杵头糠开胃下气；荷叶蒂醒脾和胃。

若嗳气呕吐，心下痞硬明显者，加旋覆花、代赭石，或用旋覆代赭汤加减；泛吐涎液甚多者，加半夏、陈皮以加强化痰之功，或含化玉枢丹；大便不通者，加大黄、炒莱菔子；心烦口干，气郁化火者，加山豆根、栀子、金果榄清热解毒；神疲乏力，呕吐痰涎，大便干结者，合参赭培气汤益气润肠，化痰降逆。

2. 津亏热结

临床表现：吞咽梗涩而痛，食入而复出，甚则水饮难进，心烦口干，胃脘灼热，五心烦热，形体消瘦，皮肤干燥，小便短赤，大便干结如羊粪，舌质光红，干裂少津，脉细数。

证机概要：热毒伤阴，胃阴亏耗，胃失和降。

治法：滋阴清热，润燥生津。

代表方：沙参麦冬汤。

常用药：沙参、麦冬、玉竹清热滋阴，润肺胃之燥；桑叶、天花粉养阴泻热；扁豆、甘草健脾和胃。

若胃火偏盛者，加栀子、黄连清胃中之火；肠腑失润，大便干结，坚如羊粪者，加火麻仁、全瓜蒌、何首乌润肠通便；烦渴咽燥，噎食难下，或食入即吐，吐物酸热者，改用竹叶石膏汤加大黄泻热存阴；阴津亏虚，食道干涩，口燥咽干者，饮五汁安中饮。

3. 瘀血内结

临床表现：饮食梗阻难下，甚或呕出物如赤豆汁，或有便血，胸膈疼痛，固定不移，面色晦暗，肌肤甲错，形体羸瘦，舌质紫暗，脉细涩。

证机概要：瘀血内阻，食道闭塞，通降不行。

治法：破结行瘀，滋阴养血。

代表方：通幽汤。

常用药：生地黄、熟地黄、当归滋阴养血；桃仁、红花、丹参活血化瘀；升麻升清降浊；炙甘草益脾和中；五灵脂、乳香、没药、蜣螂活血破瘀止痛；海藻、昆布、浙贝母软坚化痰。

若瘀阻显著者，加水蛭、三棱、莪术、急性子，增强破结消癥作用；呕吐较甚，涎液较多者，加半夏、瓜蒌、莱菔子、海蛤粉等以化痰止呕；呕吐物如赤豆汁者，另服云南白药化瘀止血；服药即吐，难于下咽者，可含化玉枢丹以开膈降逆，随后再服汤药；瘀结成毒，耗伤气阴，症见食道狭窄，吞咽困难，乏力，咽干，呕吐痰涎者，可用麦门冬汤加浙贝、连翘、莪术、石见穿、藤梨根、白花蛇舌草等。

4. 气虚阳微

临床表现：吞咽受阻，饮食不下，泛吐涎沫，面浮足肿，面色㿠白，形寒气短，精神疲惫，腹胀便溏，舌质淡，苔白，脉细弱。

证机概要：脾肾阳虚，温煦失职，气不化津。

治法：温补脾肾。

代表方：补气运脾汤。

常用药：黄芪、党参、白术、茯苓、甘草、大枣补脾益气；陈皮、半夏、砂仁、生姜降逆祛痰，和中养胃。

若中阳不足，痰凝瘀阻，用理中汤加姜汁、竹沥；胃虚气逆，呕吐不止者，加旋覆花、代赭石和胃降逆；阳伤及阴，口干咽燥，形体消瘦，大便干燥者，加石斛、麦冬、沙参滋养津液；泛吐白沫者，加吴茱萸、丁香、白蔻仁温胃降逆；肾阳虚明显者，加附子、肉桂、鹿角胶、苁蓉温补肾阳，或用右归丸。

【临证备要】

1. 重视顾护津液及胃气。噎膈的病位在食道，属胃所主，与肝、脾、肾密切相关。阴津亏耗是噎膈之本，胃气衰败为其常见转归。临证必须明辨标本虚实，并处理好治本与治标的关系。本虚包括阴虚、气虚、阳虚，标实可表现为气滞、痰阻、血瘀，临床更有顽症瘀结成毒者。治疗常需标本同治，虚实两顾，治疗过程中要时刻以顾护津液及胃气为中心。

2. 辨清气痰瘀毒病机主次。噎膈的病机复杂，多为气、痰、瘀交结，阻隔于食道、贲门所致，常易化热伤阴，或酿生瘀毒，治疗应重视处理好气滞、痰阻、血瘀以及瘀毒的关系。若气机阻滞，胸膈痞满者，酌用枳实、陈皮、香附、莱菔子等顺气和胃。若顽痰凝结，酌用浙贝母、海藻、昆布、牡蛎、海蛤壳、瓦楞子等以化痰消积。若久病瘀结，酌用三棱、莪术、丹参、桃仁、红花活血化瘀，或配合全蝎、蜂房、蜈蚣、鳖甲、壁虎、蟾皮搜剔散结。若瘀结成毒者，加白花蛇舌草、山慈菇、半枝莲、山豆根、白英等清热解毒。若食道狭窄，吞咽困难者，可加青黛、硼砂、硇砂、冰片等对藕粉冲服破坚；若食道拘挛者，加威灵仙、白芍、甘草等缓急。

3. 及早检查，确定病性。噎膈的病变范围较广，应及早做相关检查，明确疾病的性质，如食管痉挛属于功能性疾病，食管炎、贲门炎属于炎症性疾病，食管癌、贲门癌则为恶性肿瘤。这三种情况疾病性质不同，治疗方法不同，预后转归也不同，须把握病性，区别对待。

【预防调护】

养成良好的饮食习惯，保持愉快的心情，有助于噎膈预防。应注意不过快进食，不吃过烫、辛辣、变质、发霉食物，忌饮烈性酒。多吃新鲜蔬菜、水果，如卷心菜、紫甘蓝、香菇、胡萝卜等。

噎膈患者应进食营养丰富的食物，进食固体食物困难者，可进食牛奶、羊奶、肉汁、蜂蜜、藕汁、梨汁等流质饮食，时刻以顾护胃气为念。做好心理护理工作，帮助患者克服悲观、紧张、恐惧等不良情绪，积极配合治疗。鼓励患者适当锻炼身体，增强体质，预防变证。

【小结】

噎膈以吞咽困难甚则食而复出为主要表现。病因虽有多端，但主要责之于情志内伤、酒食不节等因素，致使气、痰、瘀交结，阻隔于食道、贲门，引起食道、贲门拘急、狭窄。其瘀结成毒者，更可进一步伤阴耗液，损伤脾肾阳气，而成败证。本病证候特点多表现为本虚标实，治疗当在明辨标本虚实的基础上处理好治本与治标的关系。本病初期多实，常见痰气交阻、瘀血内结，久则以虚为主，可见阴亏、气虚、阳衰。若病情只停留在噎的阶段，多预后良好。若病情进展速度快，噎证迅速转化为膈证，则预后较差。各类噎膈均应早期诊断和治疗。应注意精神调摄，保持乐观情绪，少思静养，避免不良刺激，禁食辛辣刺激之品。

【名医验案】

侯某，女，62 岁。

初诊（1979 年 5 月）：从 1978 年 10 月起进食作噎，曾服药治疗未见好转，至 1979 年 4 月做 CT 摄片诊断为食管癌，片见食管中段约 3.5cm 的区域狭窄。因不愿手术，转求中医治疗。刻下：吞咽困难，胸前区及背部常感闷胀隐痛，咳嗽不爽，痰多黏腻，大便干燥，舌苔薄腻，舌质红绛，脉细弦。辨为肾水不足，阴液亏耗。治拟滋阴养胃，活血消肿。处方：南北沙参各 24g，生熟地黄各 24g，天花粉 24g，麦冬 12g，茯苓 24g，丹皮 12g，瓜蒌皮 24g，乌梅肉 9g，生熟苡仁各 24g，土茯苓 24g，天龙 3 条，石见穿 12g，石打穿 12g，八月札 12g，女贞子 24g，枸橘李 12g，五味子 6g，三棱 12g，莪术 12g，稽豆衣 12g。

其后复诊加减药物：如见口干津少、舌质红绛者，加知母、玉竹、石斛、玄参；咳嗽痰多黏腻者，加石韦、陈皮、象贝母；胸背灼热隐痛者，加苏梗、丹参、白花蛇舌草、蒲公英、合欢皮；胃纳不佳，大便干结者，加桃仁、瓜蒌仁、焦楂曲。同时加用中成药六味地黄丸 12g，包煎。

患者服药半年左右，吞咽困难逐渐减轻，其他症状消失。继续经常服药 6 年，1985 年 4 月 11 日复查，食管双重造影结论为"食管中段癌，与老片相比，未见明显发展"。

按：本案用汤药的同时加六味地黄丸常服滋补肾阴，以扶其正而治其本。（董建华主编 . 中国现代名中医医案精粹 . 人民卫生出版社 .2010）

【古籍摘要】

《济生方·呕吐翻胃噎膈门》："五膈者，忧、恚、寒、热、气也；五噎者，忧、思、劳、食、气也。其为病也，令人胸膈痞闷，呕逆噎塞，妨碍饮食，胸痛彻背，或胁下支满，或心忡喜忘，咽气不舒。治疗之法，调顺阴阳，化痰下气，阴阳平匀，气顺痰下，膈噎之疾，无由作矣。"

《景岳全书·噎膈》："凡治噎膈大法，当以脾肾为主。盖脾主运化，而脾之大络布于胸膈；肾主津液，而肾之气化主乎二阴。故上焦之噎膈，其责在脾；下焦之闭结，其责在肾。治脾者宜从温养，治肾者宜从滋润，舍此二法，他无快捷方式矣。"

《玉机微义·卷二十五》："夫治此疾也，咽嗌闭塞，胸膈痞闷，似属气滞，然有服耗气药过多，中气不运而致者，当补气而自运。大便燥结如羊矢，似属血热，然服通利药过多，致血液耗竭而愈结者，当补血润血而自行。有因火逆冲上，食不得入，其脉洪大而数者，或痰饮阻滞而脉结涩者，当清痰泻热，其火自降。有因脾胃阳火亦衰，其脉沉细而微者，当以辛香之药温其气，仍以益阴养胃为之主，非如《局方》之唯务燥烈也。若夫不守戒忌厚味房劳之人，及年高无血者，皆不能疗也。"

《医学心悟·卷三》："凡噎膈症，不出胃脘干槁四字。槁在上脘者，水饮可行，食物难入，槁在下脘者，食虽可入，久而复出。"

【文献推介】

1. 林清，贾永森，马会霞，等 . 中医学古籍文献中噎膈的病机与用药浅析 [J]. 新中医，2014，

46（09）：228-229.

2.章程鹏，孙易娜，戴天木.王旭高噎膈、反胃治法特色及临床运用浅析 [J].南京中医药大学学报，2015，31（02）：108-109.

3.胡萍萍，金春晖，戈晓兰.开道散等治疗上消化道癌性狭窄 40 例 [J].北京中医药大学学报，2010，33（10）：716-717.

附　反胃

反胃是指以饮食入胃，宿食不化，经过良久，由胃反出为主症的病证。东汉·张仲景《金匮要略》称为"胃反"。北宋《太平圣惠方·第四十七卷》称为"反胃"。西医学中的幽门梗阻、胃癌等，可参照本节辨证论治。

临床特征是朝食暮吐，暮食朝吐。病因多由饮食不当，饥饱无常，或嗜食生冷，损及脾阳，或忧愁思虑，有伤脾胃，中焦阳气不振，寒从内生，而致脾胃虚寒，病情缠绵，终致脾胃衰败，胃中无火，不能腐熟水谷，饮食入胃，停留不化，逆而向上，尽吐而出。《景岳全书·反胃》指出："或以酷饮无度，伤于酒湿，或以纵食生冷，败其真阳，或因七情忧郁，竭其中气。总之，无非内伤之甚，致损伤胃气而然。"

治疗原则在于温中健脾，降逆和胃。若反复呕吐，津气并虚，加益气养阴之品；日久不愈，加温补肾阳之法。兼气滞痰结者，治当行气化痰；兼阳虚停饮者，治当通阳化饮；而瘀结成毒者，治当散结解毒。

脾胃虚寒

临床表现：食后脘腹胀满，朝食暮吐，暮食朝吐，宿谷不化，吐后则舒，神疲乏力，面色清白，手足不温，大便溏少，舌质淡，苔白腻，脉细缓无力。

证机概要：脾胃阳虚，宿食不化，停滞胃中，胃气上逆。

治法：温中健脾，和胃降逆。

代表方：丁香透膈汤。

常用药：人参、白术、炙甘草健脾益气；丁香、半夏、木香、香附温中和胃降逆；砂仁、白豆蔻、神曲、麦芽醒脾化食。

若胃虚气逆，呕吐甚者，加旋覆花、代赭石；吐甚而气阴耗伤者，去丁香、砂仁、白豆蔻，加沙参、麦冬；阳虚停饮，胸膈不利者，加桂枝、附子、生姜等。胃气大虚者，用大半夏汤加味；气滞痰结，心下痞硬，嗳气者，用旋覆代赭汤加减。

第五节　呃　逆

呃逆是指气逆上冲，喉间呃呃连声，声短而频，不能自止为主症的疾病。西医学中的单纯性膈肌痉挛，以及胃炎、胃肠神经官能症与胸腹手术等引起的膈肌痉挛，可参照本节辨证论治。

呃逆俗称"打嗝"，古称"哕"，又称"哕逆"。《黄帝内经》首先提出其病位在胃，并与感受寒气及胃失和降有关。如《素问·宣明五气》曰："胃为气逆，为哕。"《灵枢·口问》曰："谷入于胃，胃气上注于肺，今有故寒气与新谷气，俱还入于胃，新故相乱，真邪相攻，气并相逆，复出于胃，故为哕。"并认识到呃逆也为病危征兆，如《素问·宝命全形论》曰："病深者，其声哕。"《灵枢·杂病》载有三种简易疗法："哕，以草刺鼻，嚏，嚏而已；无息而疾迎引之，立已；

大惊之，亦可已。"

东汉·张仲景《金匮要略·呕吐哕下利病脉证治》中将呃逆分为三种：一为实证，即"哕而腹满，视其前后，知何部不利，利之即愈"；二为寒证，即"干呕哕，若手足厥者，橘皮汤主之"；三为虚热证，即"哕逆者，橘皮竹茹汤主之"。此为后世分寒热虚实辨治奠定了基础。

唐·王焘《外台秘要》曰："伏热在胃，令人胸满，胸满则气逆，气逆则哕。"宋·陈无择《三因极一病证方论·哕逆论证》曰："大率胃实即噫，胃虚则哕，此由胃中虚，膈上热，故哕。"指出呃逆与膈相关。元·朱丹溪首先使用"呃逆"病名，但尚与咳逆混称。

明·张景岳正式确立了呃逆病名，澄清了有关混乱的称谓。如《景岳全书·呃逆》云："哕者，呃逆也，非咳逆也；咳逆者，咳嗽之甚者也，非呃逆也；干呕者，无物之吐，即呕也，非哕也；噫者，饱食之息，即嗳气也，非咳逆也。"清·李用粹《证治汇补·呃逆》谓："治当降气化痰和胃为主，随其所感而用药。气逆者，疏导之；食停者，消化之；痰滞者，涌吐之；热郁者，清下之；血瘀者，破导之；若汗吐下后，服凉药过多者，当温补；阴火上冲者，当平补；虚而夹热者，当凉补。"对本病治疗提出了系统法则，至今仍有重要价值。

【病因病机】

呃逆的发生多由寒邪犯胃、饮食不当、情志不遂、体虚久病等，导致胃失和降，胃气上逆动膈而发病。

（一）病因

1. 寒邪犯胃　外感寒凉之邪，内客脾胃，寒遏中阳，胃气失和，寒气上逆动膈，导致呃逆之证。

2. 饮食不当　过食生冷，或过用寒凉药物，寒气客胃，循经犯膈，膈间不利，胃气不降，肺失宣肃，气逆上冲咽喉而呃；过食辛热厚味，滥用温补之剂，燥热内盛，腑气不行，气逆动膈，上冲为呃。《景岳全书·呃逆》曰："皆其胃中有火，所以上冲为呃。"或进食太快太饱，致气不顺行，气逆动膈，发生呃逆。

3. 情志不遂　逆气动膈，或气郁化火，灼津成痰，痰火蕴胃，或肝郁克脾，或忧思伤脾，运化失职，滋生痰浊，或素有痰饮内停，复因恼怒气逆，逆气夹痰浊上逆动膈，发为呃逆。《古今医统大全·咳逆》曰："凡有忍气郁结积怒之人，并不得行其志者，多有咳逆之证。"

4. 体虚久病　素体不足，年高体弱，或大病久病，正气未复，或吐下太过，虚损误攻，均可损伤中气，或胃阴耗伤，胃失和降，发生呃逆。甚则病深及肾，肾气失于摄纳，浊气上乘，上逆动膈，发生呃逆。大病久病出现呃逆，多提示预后不良。《证治汇补·呃逆》曰："伤寒及滞下后，老人、虚人、妇人产后多有呃症者，皆病深之候也。若额上出汗，连声不绝者危。"

（二）病机

呃逆的基本病机是胃失和降，膈间气机不利，气逆动膈。凡见胃失和降，气逆于上，循手太阴之脉上动于膈，膈间之气不利，气逆上冲咽喉，致喉间呃呃连声，不能自止者，均可见有呃逆。

病位在膈，病变脏腑关键在胃，且常与肺、肾、肝、脾有关。胃居膈下，其气以降为顺，胃与膈有经脉相连属；肺处膈上，其主肃降，手太阴肺之经脉还循胃口，上膈，属肺。肺之宣肃影响胃气和降，且膈居肺胃之间，诸多病因影响肺胃时，使胃失和降，膈间气机不利，逆气上冲于喉间，致呃逆发作。肺之肃降与胃之和降，还有赖于肾的摄纳，若肾元亏虚，肾失摄纳，逆气上冲，夹胃气上逆动膈，亦可致呃。胃之和降，还需肝之条达，脾之健运，如肝失疏泄，横逆犯胃，胃失和降，气逆动膈，或脾失健运，痰饮食浊内停，胃气被遏，气逆动膈，均成呃逆。

病理性质有虚实之分。实证多为胃寒、胃热、气滞、痰阻，胃失和降；虚证常因脾胃阳虚或胃阴不足等正虚气逆所致，更有虚实夹杂并见者。呃逆的病机转化决定于病邪性质和正气强弱。寒邪为病者，主要是寒邪与阳气抗争，阳气不衰则寒邪易于疏散；反之，胃中寒冷，损伤阳气，久可致脾胃虚寒之证。热邪为病者，如胃中积热或肝郁日久化火，易于损阴耗液而转化为胃阴亏虚。气郁、食滞、痰饮为病者，皆能伤及脾胃，转化为脾胃虚弱证。亦有气郁日久渐致血瘀，而兼夹血瘀而致胃中气机不畅，胃气上逆者。

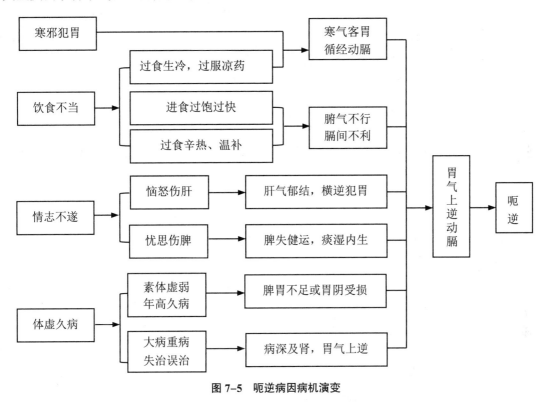

图 7-5 呃逆病因病机演变

【诊断与鉴别诊断】

（一）诊断

1. 呃逆以气逆上冲，喉间呃呃连声，声短而频，不能自止为主症。其呃声或高或低，或疏或密，间歇不定。

2. 常伴有胸膈痞闷、胃脘不适，或情绪不定。

3. 多有饮食不当、情志不遂、感受冷凉、胸腹手术等诱发因素，或有体虚久病病史。

上消化道 X 线、胃镜检查及肝肾功能、彩超、CT、MRI 等检查有助于本病诊断。

（二）鉴别诊断

干呕、嗳气 三者同属胃气上逆的表现。呃逆为胃气上逆动膈，气从膈间上逆，气冲喉间，呃呃连声，声短而频，不能自止。干呕乃胃气上逆，发出呕吐之声，属于有声无物的呕吐。嗳气乃胃气阻郁，气逆于上，冲咽而出，发出沉缓的嗳气声，常伴酸腐气味，食后多发，故张景岳称之为"饱食之息"。在预后方面，干呕与嗳气只是脾胃疾病的症状，与疾病预后无明显关系。而呃逆若出现于危重病人，常为临终先兆。

【辨证论治】

（一）辨证要点

1. 辨虚实　呃逆有虚实之分。实证多为寒凝、火郁、气滞、痰阻等致胃失和降而产生，其呃声响亮有力，连续发作；虚证每由胃阴耗损或脾胃亏虚等使正虚气逆引起，其呃声时断时续，气怯乏力。

2. 辨寒热　寒证因寒邪犯胃，胃失和降，上逆动膈，呃声沉缓有力，遇寒凉更甚；热证属燥热伤胃，阳明腑气不顺，胃气上逆，呃声高响且短，气涌而出。

（二）治则治法

呃逆的治疗以理气和胃、降逆止呃为基本治法。治疗要分清寒、热、虚、实，分别施以祛寒、清热、补虚、泻实之法。同时可辅以降逆止呃之品，以利膈间之气。对于重危病证中出现的呃逆，可予补益元气，急救胃气，或施益气、救阴、温阳等法，以固其本。

（三）证治分类

1. 胃中寒冷
临床表现：呃声沉而有力，胃脘部及膈间不舒，得热则减，遇寒则甚，进食减少，喜食热饮，口淡不渴，舌质淡，苔白，脉迟缓。
证机概要：寒蓄中焦，气机不利，胃气上逆。
治法：温中散寒，降逆止呃。
代表方：丁香散。
常用药：丁香、柿蒂降逆止呃；高良姜、干姜、荜茇温中散寒；香附、陈皮理气和胃。
若寒气较重者，加吴茱萸、肉桂、乌药；寒凝气滞，脘腹痞满者，加枳壳、厚朴；寒凝食滞，脘闷嗳腐者，加炒莱菔子、半夏、槟榔；有表寒之邪者，加紫苏、荆芥、防风、生姜。

2. 胃火上逆
临床表现：呃声洪亮有力，冲逆而出，口臭烦渴，多喜冷饮，脘腹满闷，大便秘结，小便短黄，舌质红，苔黄或燥，脉滑数。
证机概要：热积胃肠，腑气不畅，胃火上冲。
治法：清胃泻热，降逆止呃。
代表方：竹叶石膏汤。
常用药：竹叶、生石膏清泻胃火；沙参、麦冬养胃生津；半夏和胃降逆；粳米、甘草调养胃气；竹茹、柿蒂降逆止呃。
若呃逆甚，加刀豆子、陈皮，或用橘皮竹茹汤降逆止呃；腑气不通，脘腹痞满者，加生大黄、厚朴、枳实通利大便，此为上病下治之法。胸膈烦热，大便秘结者，用凉膈散。

3. 气机郁滞

临床表现：呃逆连声，常因情志不畅而诱发或加重，胸胁满闷，脘腹胀满，或有嗳气纳呆，肠鸣矢气，苔薄腻，脉弦。

证机概要：肝气郁滞，横逆犯胃，胃气上逆。

治法：顺气解郁，降逆止呃。

代表方：五磨饮子。

常用药：木香、乌药解郁顺气；枳壳、沉香、槟榔宽中降气；丁香、代赭石降逆止呃。

若肝郁明显者，加川楝子、郁金；心烦口苦，气郁化火者，加栀子、丹皮；气逆痰阻，心下痞硬，嗳气者，用旋覆代赭汤加陈皮、茯苓；痰蕴化热者，加黄连、竹茹、瓜蒌；肝气动风者，加芍药甘草汤、钩藤等。气滞日久成瘀，瘀血内结，胸胁刺痛，久呃不止者，用血府逐瘀汤加减。

4. 脾胃阳虚

临床表现：呃声低长无力，气不得续，泛吐清水，脘腹不舒，喜暖喜按，手足不温，食少乏力，大便溏薄，舌质淡，苔薄白，脉沉细。

证机概要：中阳不足，胃失和降，虚气上逆。

治法：温补脾胃，和中止呃。

代表方：理中丸。

常用药：人参、白术、甘草甘温益气；干姜温中散寒；吴茱萸、丁香、柿蒂温胃止呃。

若脾虚气滞者，加半夏、陈皮；呃声难续，气短乏力，中气大亏者，加黄芪、党参；肾阳亏虚，形寒肢冷，腰膝酸软，呃声难续者，加肉桂、紫石英、补骨脂、山萸肉，或用四逆加人参汤加减。

5. 胃阴不足

临床表现：呃声短促而不连续，口干咽燥，不思饮食，或有烦渴，或食后饱胀，大便干结，舌红苔少而干，脉细数。

证机概要：阴液不足，胃失濡养，气失和降。

治法：养胃生津，降逆止呃。

代表方：益胃汤合橘皮竹茹汤加减。前方养胃生津，后方益气清热，和胃降逆。

常用药：沙参、麦冬、玉竹、生地黄甘寒生津，滋养胃阴；橘皮、竹茹、枇杷叶、柿蒂和胃降气，降逆止呃。

若阴虚火旺，胃火上炎，咽喉不利者，加知母、芦根、石斛；神疲乏力，气阴两虚者，加党参或西洋参、生山药；大便干结者，加玄参、火麻仁、蜂蜜。病情危重，烦热咽干，神疲汗出者，用生脉散加减，益气养阴固脱。

【 临证备要 】

1. 活用降逆止呃法。因胃气上逆动膈是呃逆发病的关键，治疗呃逆当以理气和胃、降逆止呃为基本治法。首先，无论寒热虚实，皆可酌加降逆止呃之品，如柿蒂、丁香、制半夏、竹茹、旋覆花、刀豆子等。其次，因肃降肺气亦有助于胃气和降，可随证加入枇杷叶、杏仁等。第三，膈肌痉挛可归属肝风范围，轻则可选芍药甘草汤以缓急止痉，甚则加钩藤、全蝎、僵蚕等平肝息风之品，常可提高疗效。

2. 重视应用针灸等其他疗法。《黄帝内经》谓"圣人杂合以治，各得其所宜"，这是中医治病的特色思路，呃逆尤为适用。除内服汤药外，针灸、穴位注射等也常有疗效，常用穴位如内关、攒竹、翳风、膻中、中脘、气海、足三里等。另外，取嚏、眼眶按压、牵舌、耳穴等疗法也可选用。

3.临证应辨病情轻重。呃逆一证在诊断时首先应分清是生理现象还是疾病状态。若一时性气逆而作呃，无持续或反复发作者，属生理现象，可不药而愈。若呃逆持续或反复发作，难以自制，则需要治疗。久病重病出现呃逆，是为"败呃"，提示病情严重，预后不良。

【预防调护】

预防呃逆，平时要适寒温，避免外邪侵袭。应注意舒畅情志，避免不良情志刺激。饮食不可吞咽过猛，进食时避免恼怒，忌过食生冷辛辣之品。

既病之后应避免情绪紧张，转移注意力；饮食宜清淡；生活起居有节。久病重病出现呃逆，应严密观察病情变化。

【小结】

呃逆是由于寒邪犯胃、饮食不当、情志不遂、正气亏虚导致胃失和降，胃气上逆动膈，出于喉间，以呃呃连声，声短而频，不能自止为主症的疾病，病位在膈，与胃关系密切，与肺、肾、肝、脾也有关系。临证应明辨虚实寒热。其治疗实证宜祛邪，虚证宜扶正，寒者温之，热者清之，气逆宜调气，痰郁宜化痰，阳虚宜温阳，阴虚宜滋阴，并要适当配合运用降气止呃的药物。呃逆一证，病情轻重差别很大，轻者可自发自止，预后良好，而重者常缠绵难愈。特别是久病重症而出现呃逆者，常提示元气衰败，胃气将绝，应予特别重视。

【名医验案】

病案1

董某，女，69岁。

初诊（1985年9月9日）：患者年初即呃逆，喉间呃呃声，昼夜不止，两胁胀满，脘腹不舒，纳食欠佳。前医曾用丁香柿蒂散加减治之，服药多帖亦未能除。时止时发，夜坐不得卧，寝食俱劣，舌淡红，苔薄白，脉沉弦。证属肝郁气滞，胃失和降，气逆上冲。应疏肝解郁，降逆和胃。处方：旋覆花12g（包），代赭石15g（先煎），厚朴花12g，法半夏10g，沉香曲10g，云茯苓12g，广陈皮12g，川楝子12g，刺蒺藜10g，嫩小草10g，大刀豆30g，四花皮10g，炒谷稻芽各10g。服药物7剂，呃逆大减，能安然入寐。又服药3剂，诸恙悉平。（董建华等主编.中国现代名中医医案精华·李振华医案.北京出版社.1990）

病案2

张某，男，79岁。

初诊（1976年7月20日）：患者因肺心病、房颤、心衰而住院。近10天来呃逆连连，日夜不止，影响睡眠，且大小便不能控制，脉细而弱，苔薄，舌偏红。证系心脾肾阳气衰竭，急予温阳益气，降逆固脱。处方：熟附片15g（先煎），生龙骨30g，炙甘草9g，丹参15g，丁香3g，柿蒂8枚，姜半夏9g，干姜3g，黄连3g，瓜蒌皮12g，党参12g，焦白术12g。另用皮尾参30g，另煎，分3天服。上方服1剂后，呃逆明显减轻，3剂后呃逆完全停止，后即着重扶心阳，调脾胃，病情转危为安。（上海市卫生局编.上海老中医经验·徐仲才医案.上海科学技术出版社.1980）

【古籍摘要】

《诸病源候论·呕哕候》："脾胃俱虚，受于风邪，故令新谷入胃，不能转化，故谷之气，与新谷相干，胃气则逆，胃逆则脾胀气逆，因遇冷折之，则哕也。"

《万病回春·呃逆》："若胃火上冲，而逆随口应，起于上膈，病者知之，易治也；自脐下上冲，直出于口者，阴火上冲，难治。"

《景岳全书·呃逆》："然致呃之由，总由气逆。气逆于下，则直冲于上，无气则无呃，无阳亦无呃，此病呃之源所以必由气也。"

《证治汇补·呃逆》："火呃，呃声大响，乍发乍止，燥渴便难，脉数有力；寒呃，朝宽暮急，连续不已，手足清冷，脉迟无力；痰呃，呼吸不利，呃有痰声，脉滑有力；虚呃，气不接续，呃气转大，脉虚无力；瘀呃，心胸刺痛，水下即呃，脉芤沉涩。"

《医方集解·理气之剂》："此病有因痰阻气滞者，有因血瘀者，有因火郁者，有因胃热失下者，此皆属实。有因中气大虚者，有因大下胃虚阴火上冲者，此皆属虚。寒热虚实治法不一。古方以此汤治寒呃，虽病本于寒，然亦有火也。呃在中焦，谷气不运，其声短小，得食发呃也。在下焦真气不定，其声长大，不食亦然。"

【文献推介】

1. 唐立朋，王开成，张莹.中医治疗呃逆的临床研究进展 [J].中国中医药科技,2014,21（03）：343-344.

2. 张萍，汪龙德，杨博，等.汪龙德教授从五脏辨治顽固性呃逆的思想与经验 [J].中医临床研究，2020，12（12）：3-6.

3. 邓娟花，吴思平，李滋平，等.基于数据挖掘分析呃逆的用药规律 [J].中国中医急症，2019，28（12）：2069-2071,2076.

第六节 腹 痛

腹痛是以胃脘以下、耻骨毛际以上部位疼痛为主症的疾病。西医学中的肠道易激综合征、胃肠痉挛、功能性消化不良、肠粘连、不完全性肠梗阻、急性胰腺炎等以腹痛为主症者，可参照本节辨证论治。

《内经》对腹痛的病因病机有较为全面的认识。《素问·举痛论》云："寒气客于小肠，小肠不得成聚，故后泄腹痛矣。""寒气客于肠胃之间，膜原之下，血不得散，小络急引故痛。""热气留于小肠，肠中痛，瘅热焦渴，则坚干不得出，故痛而闭不通矣。"《素问·气交变大论》云："岁土太过，雨湿流行，肾水受邪，民病腹痛。"指出了寒邪、湿邪、热邪等是导致腹痛发生的主要原因。

东汉·张仲景《金匮要略》对腹痛已有较为全面的论述，指出腹痛虚实寒热的辨证方法。《金匮要略·腹满寒疝宿食病脉证治》云："病者腹满，按之不痛为虚，痛者为实，可下之。舌黄未下者，下之黄自去。"强调下法的应用。如对脾胃虚寒、水湿内停证以及寒邪攻冲证，分别用附子粳米汤及大建中汤治疗，开创腹痛辨证选方之先河。

宋·杨士瀛《仁斋直指方论》谓："气血、痰水、食积、风冷诸症之痛，每每停聚而不散，唯虫痛则乍作乍止，来去无定，又有呕吐清沫之可验。"详论不同类型腹痛的特点。金·李东垣

《医学发明·泄可去闭葶苈大黄之属》明确"痛则不通"的病机学说，并针对其治疗指出："痛随利减，当通其经络，则疼痛去矣。"对后世影响很大。

明·秦景明《症因脉治·腹痛论》曰："痛在胃之下，脐之四旁，毛际之上，名曰腹痛。若痛在胁肋，曰胁痛。痛在脐上，则曰胃痛，而非腹痛。"对腹痛与胃痛、胁痛进行了鉴别。龚信《古今医鉴》针对各种病因提出不同的治疗法则："是寒则温之，是热则清之，是痰则化之，是血则散之，是虫则杀之，临证不可惑也。"清·王清任、唐容川对腹痛有进一步的认识，如《血证论》谓："血家腹痛，多是瘀血。"指出瘀血在中焦，可用血府逐瘀汤，瘀血在下焦，应以膈下逐瘀汤治疗，对腹痛辨治提出新的见解。

【病因病机】

腹痛的病因多为感受外邪、饮食所伤、情志失调及素体虚弱、劳倦内伤等，致气机阻滞、脉络痹阻或脉络失养而发生腹痛。

（一）病因

1. 外感时邪 外感风、寒、暑、热、湿邪，侵入腹中，均可导致气机阻滞，气血经脉受阻。感受风寒则寒凝气滞，脉络绌急，经脉受阻，不通则痛。感受暑热或湿热之邪，或寒邪不解，郁而化热者，则气机阻滞，肠道传导失职，腑气不通而发生腹痛。

2. 饮食不节 暴饮暴食，饮食停滞，腑气阻滞不通；过食肥甘厚腻辛辣，酿生湿热，蕴蓄胃肠，中焦气机不畅；恣食生冷，寒湿内停，中阳受损，升降失常，腑气通降不利，气机阻滞不通；饮食不洁，肠虫滋生，阻滞肠腑，传导失司，导致不通则痛。

3. 情志失调 情志不畅，肝失疏泄，气机郁滞，不通则痛。或忧思伤脾，脾失健运，土壅木郁，气机不畅而发生腹痛。日久则血行不畅，导致气滞血瘀，络脉痹阻，疼痛加重，固定不移，且病情进一步加重，可造成腹中癥瘕痞块。

4. 阳气素虚 素体脾阳亏虚，虚寒中生，渐致气血生成不足，脾阳虚馁而不能温养，出现腹痛，甚至病久肾阳不足，相火失于温煦，脏腑虚寒，不荣则痛。

5. 跌仆损伤、腹部手术 跌仆损伤，腹部手术，导致血络受损，血溢脉外，脏器粘连，可形成腹中瘀血，经络不畅，中焦气机阻滞，不通则痛。

（二）病机

腹痛的病位涉及脾、胃、肝、胆及大小肠等多个脏腑，基本病机为脏腑气机阻滞，气血运行不畅，脉络痹阻，"不通则痛"，或脏腑经络失养，"不荣而痛"。

病理因素主要有寒凝、火郁、食积、气滞、血瘀。病理性质不外寒、热、虚、实四端。寒证是寒邪凝注或积滞于腹中脏腑经脉，气机阻滞而成；热证是由六淫化热入里，湿热交阻，使气机不和，传导失职而发；实证为邪气郁滞，不通则痛；虚证为中脏虚寒，气血不能温养而痛。四者往往相互错杂，或寒热交错，或虚实夹杂，或为虚寒，或为实热，亦可互为因果，互相转化。脏腑气机阻滞，或脉络拘急，气血运行不畅，多为实证；中脏虚寒，或气血亏虚，多为虚证。

初起病急者多为实证，病久病情缓者多为虚证或虚实夹杂证。如湿热困脾，或肝郁克脾，久则脾胃虚弱；脾失健运，则水湿不化，土壅木郁，血脉不畅，则为气滞血瘀，或虚证复受诸邪，导致气滞、血瘀、痰浊、食积、湿热等阻滞。寒痛日久，可以郁而化热；热痛误治，可以转化为寒，而为寒热错杂之证。

若腹痛实证,湿热壅滞,蕴结成实,腑气不通,可为肠结;若腹痛剧烈,气血逆乱,可致厥脱;若虫邪聚集,或术后气滞血瘀,日久更可变生积聚。

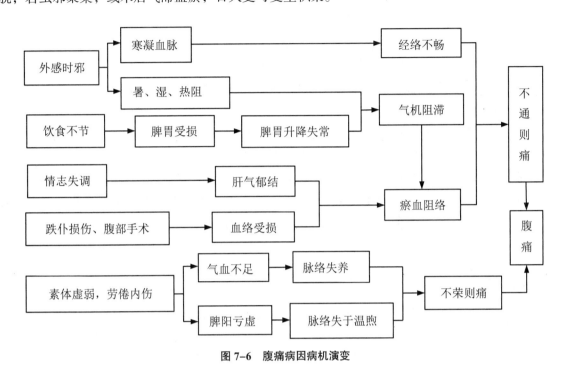

图 7-6 腹痛病因病机演变

【诊断与鉴别诊断】

(一)诊断

1.腹痛以胃脘以下、耻骨毛际以上部位的疼痛为主症。其疼痛性质各异,若病因外感,突然剧痛,伴发症状明显者,属于急性腹痛;病因内伤,起病缓慢,痛势缠绵者,则为慢性腹痛。

2.腹痛性质多为胀痛、刺痛、绞痛、钝痛、灼痛、牵扯痛、隐痛等。

3.进一步结合病史、起病经过、诱发因素及伴发症状等,辨别病变脏腑、病理性质,区分内科腹痛与外科腹痛、妇科腹痛。

血、小便、大便常规检查,血、尿淀粉酶检测,胃镜、肠镜、腹部 X 线、CT、MRI、B 超等检查有利于本病诊断。

(二)鉴别诊断

1.胃痛 胃处腹中,与肠相连,腹痛常伴有胃痛的症状,胃痛亦时有腹痛的表现,常需鉴别。胃痛是以胃脘疼痛为主症,病位在胃,与肝脾相关,常伴有脘腹痞闷胀满、吞酸嘈杂等症。腹痛是以胃脘以下、耻骨毛际以上部位疼痛为主症,疼痛范围比较广,发病与脾胃、肝胆、肠道多脏腑相关,常伴有腹部胀满、大便不通或腹泻等。

2.其他内科疾病中的腹痛症状 许多内科疾病常见腹痛的表现,此时的腹痛只是该病的症状之一。如痢疾之腹痛,伴有里急后重,下痢赤白脓血;霍乱之腹痛,伴有吐泻交作;积聚之腹痛,以腹中包块为特征;鼓胀之腹痛,以腹部外形胀大为特点等。而腹痛病证,当以腹部疼痛为主要表现。

【辨证论治】

（一）辨证要点

1. 辨虚实　暴痛多实，伴腹胀、呕逆等；久痛多虚，或虚实夹杂。实痛拒按，虚痛喜按。实痛一般痛势急剧，痛时拒按，痛而有形，痛势不减，得食则甚；虚痛一般病势绵绵，喜揉喜按，时缓时急，痛而无形，饥而痛增。

2. 辨寒热　疼痛暴作，痛势拘急，遇冷痛剧，得热则减者，为寒痛；痛势急迫，痛处灼热，拒按，口渴，喜冷饮食，得凉痛减，或伴发热，或有便秘者，为热痛。

3. 辨腹痛部位　腹痛伴有腹泻或便秘，多病在肠腑；痛在少腹，或牵引睾丸疼痛，多为肝经气滞；胁腹疼痛时作时止，手足厥冷，或伴有吐蛔，为蛔厥腹痛；有外伤或手术史，或发病日久，多有瘀血阻络；心下满痛，腹满拒按，痛连胁背，口苦欲呕，便秘者，为肝胆胃肠同病。

（二）治则治法

治疗腹痛多以"通"字立法，但应审证求因，详辨虚实寒热，在气在血，确立相应治法。如属实证重在祛邪疏导。对虚证应温中补虚，益气养血，不可滥施攻下。久痛入络，绵绵不愈之腹痛，可采取辛润活血通络之法。《医学真传》云："夫通则不痛，理也，但通之之法，各有不同。调气以和血，调血以和气，通也；下逆者使之上行，中结者使之旁达，亦通也；虚者，助之使通，寒者，温之使通，无非通之之法也。若必以下泄为通，则妄矣。"

（三）证治分类

1. 寒邪内阻

临床表现：腹痛拘急，痛势急暴，遇寒痛甚，得温痛减，口淡不渴，形寒肢冷，小便清长，大便清稀或秘结，舌质淡，苔白腻，脉沉紧。

证机概要：寒邪凝滞，中阳被遏，脉络痹阻。

治法：温中散寒，理气止痛。

代表方：良附丸合正气天香散加减。前方温里散寒，后方理气温中。

常用药：高良姜、干姜、紫苏温中散寒；乌药、香附、陈皮理气止痛。

若感受寒湿，恶心呕吐，胸闷，纳呆，身重，倦怠，舌苔白腻者，加藿香、苍术、厚朴、蔻仁、半夏。腹中雷鸣切痛，胸胁逆满，呕吐，属寒气上逆者，用附子粳米汤；腹中冷痛，手足逆冷，身体疼痛，为内外皆寒，宜乌头桂枝汤；少腹拘急冷痛，苔白，脉沉紧，为下焦受寒，厥阴之气失于疏泄，宜暖肝煎；寒实积聚，腹痛拘急，大便不通者，用大黄附子汤。

2. 湿热壅滞

临床表现：腹痛拒按，烦渴引饮，大便秘结，或溏滞不爽，潮热汗出，小便短黄，舌质红，苔黄燥或黄腻，脉滑数。

证机概要：湿热内结，气机壅滞，腑气不通。

治法：泻热通腑，行气导滞。

代表方：大承气汤。

常用药：大黄苦寒泄热，攻下燥屎；芒硝咸寒泄热，软坚散结；厚朴、枳实破气导滞，消痞除满。

若燥热不甚，湿热偏重，大便不爽者，去芒硝，加栀子、黄芩、黄柏清热泻火；痛引两胁，加郁金、柴胡理气化瘀止痛。如心下满痛，腹痛剧烈，寒热往来，恶心呕吐，大便秘结者，改用大柴胡汤表里双解。

3. 饮食积滞

临床表现：脘腹胀满，疼痛拒按，嗳腐吞酸，厌食呕恶，痛而欲泻，泻后痛减，或大便秘结，舌苔厚腻，脉滑。

证机概要：食滞内停，运化失司，胃肠不和。

治法：消食导滞，理气止痛。

代表方：枳实导滞丸。

常用药：大黄、枳实、神曲消食导滞；黄芩、黄连、泽泻清热化湿；白术、茯苓健脾助运。

若腹痛胀满者，加厚朴、木香行气消胀；大便自利，恶心呕吐者，去大黄，加陈皮、半夏、苍术理气燥湿，降逆止呕。食滞不重，腹痛较轻者，用保和丸消食导滞。

4. 肝郁气滞

临床表现：腹痛胀闷，痛无定处，痛引少腹，或兼痛窜两胁，时作时止，得嗳气或矢气则舒，遇忧思恼怒则剧，善太息，舌质红，苔薄白，脉弦。

证机概要：肝气郁结，气机不畅，疏泄失司。

治法：疏肝解郁，理气止痛。

代表方：柴胡疏肝散。

常用药：柴胡、枳壳、香附、陈皮疏肝理气；芍药、甘草缓急止痛；川芎行气活血。

若气滞较重，胸胁胀痛者，加川楝子、郁金；痛引少腹、睾丸者，加橘核、荔枝核、川楝子理气止痛；肝郁日久化热者，加丹皮、山栀子、川楝子。腹痛肠鸣，气滞腹泻者，用痛泻要方调肝理脾；少腹绞痛，阴囊寒疝者，用天台乌药散。

5. 瘀血内停

临床表现：腹痛较剧，痛如针刺，痛处固定，经久不愈，入夜尤甚，舌质紫暗，脉细涩。

证机概要：瘀血内停，气机阻滞，脉络不通。

治法：活血化瘀，和络止痛。

代表方：少腹逐瘀汤。

常用药：当归、川芎、赤芍养血活血；延胡索、蒲黄、五灵脂、没药化瘀止痛；小茴香、肉桂、干姜温经止痛。

若腹部术后作痛，或跌仆损伤作痛，加泽兰、红花、桃仁、三七；瘀血日久发热，加丹参、丹皮、王不留行凉血化瘀。下焦蓄血，少腹急结，伴有如狂、发狂，用桃核承气汤活血逐瘀；胁下积块，疼痛拒按，用膈下逐瘀汤祛瘀散结。

6. 中虚脏寒

临床表现：腹痛绵绵，时作时止，喜暖喜按，畏寒怯冷，神疲乏力，气短懒言，纳食不佳，面色萎黄，大便溏薄，舌质淡，苔白，脉沉细。

证机概要：中阳不振，气血不足，失于温养。

治法：温中补虚，缓急止痛。

代表方：小建中汤。

常用药：桂枝、饴糖、生姜、大枣温中补虚；芍药、炙甘草缓急止痛。

胃气虚寒，脐中冷痛，连及少腹，加胡芦巴、荜澄茄温肾散寒止痛；血气虚弱，腹中拘急冷痛，困倦，短气，纳少，自汗者，加当归、黄芪调补气血。若腹中大寒，呕吐肢冷，用大建中汤温中散寒；腹痛下痢，脉微肢冷，脾肾阳虚者，用附子理中汤；大肠虚寒，积冷便秘者，用温脾汤；蛔厥，胁腹疼痛剧烈，四肢厥冷，伴有吐蛔者，用乌梅丸加减。

【临证备要】

1. 灵活运用温通之法治疗腹痛。温通法是以辛温或辛热药为主体，能动能通，以收通则不痛之效。温通法每需与他药合用：一是与理气药为伍，如良附丸中高良姜与香附同用，用于寒凝而致气滞引起的腹痛。二是与活血祛瘀药配用，如少腹逐瘀汤，在活血化瘀的同时使用小茴香、干姜、肉桂等辛香温热之品，以化解滞留于少腹的瘀血。三是与补气药相配，如附子理中汤，既用党参、白术，又用附子、干姜，切中中虚脏寒的腹痛病机。四是与养阴补血药相合，如当归四逆汤中桂枝、细辛与当归、白芍同用，小建中汤中桂枝与白芍同用等。五是与甘缓药同用，常用甘草、大枣、饴糖等味甘之品，一方面制约辛燥温热太过，使其温通而不燥烈，又有缓急止痛而不碍邪之效。

2. 正确应用清热通腑法。清热通腑法以清热药（如银花、黄连、黄芩等）与通腑药（如大黄、虎杖、枳实、芒硝等）为主体，以收通则不痛之效。但应辨证论治，且应用该法要中病即止，以免损伤正气。

【预防调护】

平素注意起居有常，饮食有节，避免进食生冷、肥甘厚味及不洁食物。避风寒，畅情志。

调护方面，实证腹痛，湿热壅滞，疼痛剧烈者，应注意禁食。若腹痛实证，湿热蕴结成实，燥屎形成，腑气不通，而成肠结者，必要时应转外科治疗。而腹痛虚寒证或寒实证，可予热敷疗法，以减轻疼痛。

【小结】

腹痛以胃脘以下、耻骨毛际以上部位疼痛为主症。病因为感受外邪、饮食所伤、情志失调及素体虚弱、劳倦内伤、跌仆损伤、腹部手术等。基本病机为气机阻滞，脉络痹阻，不通则痛，或筋脉失养，不荣则痛。病位在脾胃、肝胆、肠腑。初期多为实证，病久多为虚证或虚实夹杂证。治疗以"通"字立法，临床可根据寒邪内阻、湿热壅滞、饮食积滞、肝郁气滞、瘀血内停、中虚脏寒等不同证候，施以相应治法，实者泻之，虚者补之，热者寒之，寒者热之。若虚实夹杂、寒热错杂者则应攻补兼施，寒温并用。腹痛的预后，一般病程短，正气尚足者，预后良好；体质较差，病程较长，正气不足者，预后较差。重症腹痛可致厥脱之危证，久病腹痛，失治误治，可变生积聚。

【名医验案】

张某，男，67岁。

初诊（1979年8月29日）：腹部胀痛3天，伴见胃脘胀满，连及两胁刺痛，嗳气频频，时吐黏痰，口干口苦，头中热，耳内堵塞，不思饮食，大便干，小便赤，舌淡，有齿痕，苔薄白，脉弦数。查血象：白细胞$22×10^9$/L，中性粒细胞84%。辨为湿热夹滞，交结肠胃，通降失常。治予清热行气，通里导滞。处方：柴胡10g，黄芩10g，法半夏10g，枳实10g，生川军9g，青陈皮各9g，木香6g，川厚朴10g，炒苍术10g，木通6g，竹茹10g。2剂。

二诊：大便转稀，胃脘胀满、嗳气及吐黏痰均减，头热耳堵已除，小便色变黄，唯腹痛转移至右下腹部，拒按，有反跳痛，无矢气，口干口苦而涩，饮食不香，舌淡，苔白中黄，脉弦滑数。腑气虽有下行之势，湿热仍壅积肠中，气血瘀滞。治予原方去半夏、苍术、竹茹、木通，生军改为6g，加丹皮10g，桃仁10g，败酱草30g，连翘24g，忍冬藤45g。5剂。

三诊：右少腹仅感微痛，不拒按，大便正常，饮食增加，偶见恶心，口中苦涩，小便淡黄，舌苔薄白中黄，脉弦滑。处方：熟军6g，桃仁9g，炒枳壳9g，青陈皮各9g，川厚朴10g，忍冬藤30g，连翘18g，败酱草30g，焦山楂15g，焦神曲15g，冬瓜子30g。

服上方1剂后，患者返家乡，过半月后来信，症状皆退，血象正常。

按：本案初诊为湿热夹滞交阻肠胃及肝胆之络，故以大柴胡汤加减治之。二诊转为肠中湿热蕴积、气滞血瘀，改用大黄牡丹汤加减，截断病势。（董建华，王永炎主编.中国现代名中医医案精华·夏锦堂医案.人民卫生出版社.2010）

【古籍摘要】

《灵枢·邪气脏腑病形》："大肠病者，肠中切痛而鸣濯濯，冬日重感于寒即泄，当脐而痛……小肠病者，小腹痛，腰脊控睾而痛，时窘之后……膀胱病者，小腹偏肿而痛，以手按之，即欲小便而不得。"

《丹溪心法·腹痛》："初得时元气未虚，必推荡之，此通因通用之法。久必难，壮实与初病宜下，虚弱衰与久病宜升之消之。"

《景岳全书·心腹痛》："痛有虚实，凡三焦痛证，唯食滞、寒滞、气滞三者最多，其有因虫因火因痰因血者，皆能作痛。大都暴痛者，多有前三证，渐痛者，多由后四证……可按者为虚，拒按者为实。久痛者多虚，暴痛者多实。得食稍可者为虚，胀满畏食者为实。痛徐而缓，莫得其处者多虚，痛剧而坚，一定不移者为实。"

《寿世保元·腹痛》："治之皆当辨其寒热虚实，随其所得之证施治。若外邪者散之，内积者逐之，寒者温之，热者清之，虚者补之，实者泻之，泄则调之，闭则通之，血则消之，气则顺之，虫则追之，积则消之，加以健理脾胃，调养气血，斯治之要也。"

【文献推介】

1. 马继征，白宇宁，刘震，等.张仲景辨治腹痛经验[J].环球中医药，2014，7（05）：350-352.

2. 李永红.腹痛病证的古今文献研究与学术源流探讨[D].北京中医药大学，2009.

3. 武嘉兴，王义国，于明珠，等.中医腹痛的35个临床特征[J].中国中医基础医学杂志，2010，16（05）：410-411.

第七节　泄　泻

泄泻是以排便次数增多、粪便稀溏甚至泻出如水样为主症的疾病。古代将大便溏薄而势缓者称为泄，大便清稀如水而势急者称为泻，现统称为泄泻。西医学急慢性肠炎、消化不良、肠易激综合征、功能性腹泻等以泄泻为主症者，可参照本节辨证论治。

本病在《内经》载有"鹜溏""飧泄""注下"等病名，指出泄泻发病与寒、湿、风、热等病因有关，病变脏腑涉及脾、胃、大肠、小肠。如《素问·举痛论》曰："寒气客于小肠，小肠不得成聚，故后泄腹痛矣。"《素问·阴阳应象大论》曰："湿盛则濡泻。""春伤于风，夏生飧泄。"《素问·至真要大论》曰："暴注下迫，皆属于热。"《素问·宣明五气》曰："大肠小肠为泄。"《素问·脏气法时论》曰："脾病者……虚则腹满肠鸣，飧泄，食不化。"《素问·脉要精微论》曰："胃脉实则胀，虚则泄。"《难经·五十七难》将泻分为五种，其中胃泄、脾泄、大肠泄属泄泻，而小肠泄、大瘕泄属痢疾。

东汉·张仲景将泄泻与痢疾统称为"下利"。如《金匮要略·呕吐哕下利病脉证治》曰："下利清谷，里寒外热，汗出而厥者，通脉四逆汤主之。"另有葛根芩连汤、黄芩汤、理中丸、五苓散等治泄方药沿用至今，创用"通因通用"治法，体现了辨证论治思想。

隋·巢元方《诸病源候论》始将泄泻与痢疾分述之，至宋代以后统称为"泄泻"。

宋·陈无择《三因极一病证方论·泄泻叙论》曰："喜则散，怒则激，忧则聚，惊则动，脏气隔绝，精神夺散，必致溏泄。"提出情志失调可引起泄泻。金·李东垣提出益气升阳、祛风除湿诸法，朱丹溪创痛泻要方等，从不同角度充实了治泄方法。

明·张景岳《景岳全书·泄泻》云："凡泄泻之病，多由水谷不分，故以利水为上策。"提出用分利之法治疗泄泻。李中梓《医宗必读·泄泻》提出治泻九法，即淡渗、升提、清凉、疏利、甘缓、酸收、燥脾、温肾、固涩，对后世治疗泄泻影响很大。清代医家对泄泻的认识更加完善，叶天士《临证指南医案·泄泻》提出久患泄泻可见"阳明胃土已虚，厥阴肝风振动"，故以甘养胃、以酸制肝，创泄木安土之法。王清任《医林改错》对于瘀血致泻的认识，尤其久泻从瘀论治的观点，在临床也具有重要意义。

【病因病机】

泄泻的致病原因有感受外邪、饮食所伤、情志失调及脏腑虚弱等，主要病机是脾病湿盛，脾胃运化功能失调，肠道分清泌浊、传导功能失司。

（一）病因

1. 感受外邪　外感寒、湿、暑、热之邪，伤及脾胃，均可引起泄泻。因湿邪易困脾土，以湿邪最为多见，《难经》所谓："湿多成五泄。"清·沈金鳌《杂病源流犀烛·泄泻源流》曰："是泄虽有风、寒、热、虚之不同，要未有不源于湿者也。"

2. 饮食所伤　饮食不洁，使脾胃受伤，或饮食不节，暴饮暴食或恣食生冷辛辣肥甘，使脾失健运，脾不升清，小肠清浊不分，大肠传导失司，发生泄泻。明·张景岳《景岳全书·泄泻》曰："若饮食不节，起居不时，以致脾胃受伤，则水反为湿，谷反为滞，精华之气不能输化，乃至合污下降而泻痢作矣。"

3. 情志失调　抑郁恼怒，易致肝失条达，肝气郁结，横逆克脾，或忧思伤脾，均可致脾失健运，发生泄泻。明·张景岳《景岳全书·泄泻》曰："凡遇怒气便作泄泻者，必先以怒时夹食，致伤脾胃。"或长期忧思伤脾，脾失健运，清阳不升，水谷不化，从而发生本病。

4. 体虚久病　禀赋不足，脾胃素虚，或年老体弱，或大病久病，失治误治，脾肾阳气受损，水谷失于运化，积谷为滞，湿滞内生，遂成泄泻。明·张景岳《景岳全书·泄泻》曰："肾为胃关，开窍于二阴，所以二便之开闭，皆肾脏之所主，今肾中阳气不足，则命门火衰，而阴寒独盛，故于子丑五更之后，当阳气未复，阴气盛极之时，即令人洞泄不止也。"指出五更泻与肾阳虚有关。

（二）病机

泄泻基本病机为脾虚湿盛，肠道传化失司。如明·张景岳《景岳全书·泄泻》曰："泄泻之本，无不由于脾胃。"病位在脾胃、大小肠，脾失健运是关键，与肝、肾也有着密切关系。脾主运化，喜燥恶湿；胃主受纳，腐熟水谷；小肠司泌浊、大肠主传导；肝主疏泄，调节脾运；肾主命门之火，能温脾助运化水湿，暖胃助腐熟水谷。若脾运失职，水谷不化，小肠无以分清泌浊，大肠传化失常，水反为湿，谷反为滞，混杂而下，则发生泄泻。

病理因素主要是湿。湿为阴邪，易困脾阳，脾受湿困，则运化不健，所以《医宗必读·泄泻》有"无湿不成泻"之说。但湿邪为病，更可夹寒、夹热、夹滞，变化多端。泄泻的病理性质，初起以邪实为主，久病多虚或虚实夹杂。暴泻多属实证，久泻多属虚证。暴泻多湿盛，多因湿盛伤脾，或食滞生湿，壅滞中焦，脾不能运，脾胃不和，水谷清浊不分所致，病属实证。久泻多脾虚，甚则为脾肾两虚。常为劳倦内伤、大病久病之后，或他脏及脾，脾虚健运无权，水谷不化，湿浊内生，混杂而下，发生泄泻。此外，他如肝气乘脾所致泄泻，也多在脾虚的基础上发生，多属虚实夹杂证。

泄泻的病机转化，如因暴泻不止，损气伤津耗阴液，造成痉、厥、闭、脱等危症。久泻脾病及肾，肾阳亏虚，脾失温煦，不能腐熟水谷，可成命门火衰之五更泄泻。

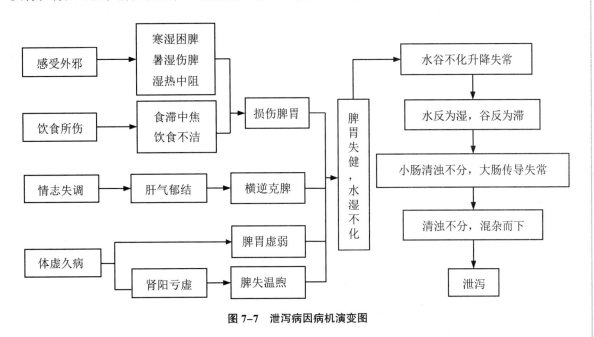

图 7-7　泄泻病因病机演变图

【诊断与鉴别诊断】

（一）诊断

1.以大便粪质溏稀为主症，或粪如水样，或完谷不化，或大便次数增多。

2.常伴有腹胀腹痛、肠鸣、纳呆。

3.起病或急或缓。暴泻起病急，泻下急迫而量多；久泻起病缓，泻下势缓而量少，且有反复发作病史，与感受外邪、饮食不节、情志所伤有关。

大便常规检查、大便培养、结肠镜检查、X线钡剂灌肠造影、腹部B超及CT检查、血常规检查、生化检查等有助于本病诊断。

（二）鉴别诊断

霍乱 泄泻与霍乱均表现为排便次数增多，大便稀薄，但泄泻为脾虚湿盛，肠道传化失司所致，发病可急可缓，多数预后相对较好；霍乱为湿浊邪毒内伤脾胃，气机逆乱，升降失司所致，表现为吐泻交作，甚至泻如米泔水，或伴有剧烈腹痛，可迅速出现皮肤松弛，目眶凹陷，下肢痉挛转筋，精神萎靡，少尿或尿闭，面色苍白，汗出肢冷等津竭阳脱危候，来势急骤，变化迅速，病情凶险，预后险恶。

【辨证论治】

（一）辨证要点

1. 辨轻重缓急 泄泻而饮食如常，说明脾胃未败，多为轻证，预后较好；泻而不能食，形体消瘦，或暴泻无度，或久泻滑脱不禁，津液耗伤，阴阳衰竭，可转为厥脱，则为重症。暴泻者起病较急，病程较短，泄泻次数每日 3 次以上；久泻者起病较缓，病程较长，持续时间多在两月以上甚至数年，泄泻呈间歇性发作。

2. 辨虚实寒热 暴泻病势急骤，脘腹胀满，腹痛拒按，泻后痛减，小便不利者，多属实证；久泻病势较缓，病程较长，反复发作，腹痛不甚，喜暖喜按，神疲肢冷，多属虚证。大便色黄褐而臭，泻下急迫，肛门灼热者，多属热证；大便清稀甚至水样，气味腥秽者，多属寒证。

3. 辨证候特征 外感所致泄泻，多兼表证，可有寒湿、湿热、暑湿之分。食滞肠胃泄泻，以腹痛肠鸣，粪便臭如败卵，泻后痛减为特点；肝气乘脾泄泻，以胸胁胀闷，嗳气食少，每因情志郁怒而增剧为特点；脾胃虚弱泄泻，以大便时溏时泻，夹有水谷不化，稍进油腻之物，则大便次数增多，面黄肢倦为特点；肾阳虚衰泄泻，多发于黎明之前，以腹痛肠鸣，泻后则安，形寒肢冷，腰膝酸软为特点。

（二）治则治法

泄泻的治疗原则为运脾化湿。急性暴泻以湿盛为主，应着重化湿，参以淡渗利湿，根据寒湿、湿热与暑湿的不同，分别采用温化寒湿、清化湿热和清暑祛湿之法，结合健运脾胃。慢性久泻以脾虚为主，当以健运脾气为要，佐以化湿利湿。若夹有肝郁者，宜配合抑肝扶脾；肾阳虚衰者，宜补火暖土；虚实夹杂者，标本兼顾；寒热错杂者，更当寒热并用。《医宗必读》提出治泻九法，值得在临床治疗中借鉴。

（三）证治分类

1. 暴泻

（1）寒湿内盛

临床表现：泄泻清稀，甚则如水样，脘闷食少，腹痛肠鸣，或兼恶寒，发热，头痛，肢体酸痛，舌苔白或白腻，脉濡缓。

证机概要：寒湿之邪，困脾伤肠。

治法：芳香化湿，疏表散寒。

代表方：藿香正气散。

常用药：藿香辛温散寒，芳香化湿；白术、茯苓、陈皮、半夏健脾除湿；厚朴、大腹皮理气消满，疏利气机；紫苏、白芷解表散寒。

若表邪较重，周身困重而骨节酸楚者，加荆芥、防风，或用荆防败毒散；湿邪偏重，胸闷腹胀，肢体倦怠，苔白腻者，用胃苓汤以健脾燥湿，淡渗分利。

（2）湿热中阻

临床表现：泄泻腹痛，泻下急迫，或泻而不爽，粪色黄褐臭秽，肛门灼热，烦热口渴，小便短黄，舌质红，苔黄腻，脉滑数或濡数。

证机概要：感受湿热之邪，肠腑传化失常。

治法：清热利湿，分消止泻。

代表方：葛根芩连汤。

常用药：葛根解表清热，升清止泻；黄芩、黄连苦寒清热燥湿；金银花助其清热之力；茯苓、通草、车前子增强利湿之效，使其湿热分消，则泄泻可止。

若湿重于热，胸腹满闷，口不渴，或渴不欲饮，舌苔微黄厚腻，脉濡缓者，合平胃散；夹食滞者，加神曲、麦芽、山楂；在夏暑期间，症见发热头重，烦渴自汗，小便短赤，脉濡数等，是暑湿入侵，表里同病，用新加香薷饮合六一散。

（3）食滞肠胃

临床表现：腹痛肠鸣，泻下粪便臭如败卵，泻后痛减，脘腹胀满，嗳腐酸臭，不思饮食，舌苔垢浊或厚腻，脉滑。

证机概要：宿食阻滞肠胃，脾胃运化失司。

治法：消食导滞，和中止泻。

代表方：保和丸。

常用药：山楂、神曲、莱菔子消导食滞，宽中除满；陈皮、半夏、茯苓和胃祛湿；连翘消食滞之郁热。

若食滞较重，脘腹胀满，泻下不爽者，可因势利导，采用"通因通用"之法，加大黄、枳实、槟榔，或用枳实导滞丸以消导积滞，清利湿热；积滞化热者，加黄连、黄芩；呕吐甚者，加生姜、刀豆子、竹茹和胃降逆止呕。

2. 久泻

（1）肝气乘脾

临床表现：肠鸣攻痛，腹痛即泻，泻后痛缓，每因抑郁恼怒，或情绪紧张而发泄泻，伴有胸胁胀闷，嗳气食少，腹痛攻窜，肠鸣矢气，舌淡红，脉弦。

证机概要：肝失条达，横逆侮脾，脾运无权。

治法：抑肝扶脾。

代表方：痛泻要方。

常用药：白芍养阴柔肝以治肝体；防风胜湿，且可散肝以助肝用；白术化湿健脾；陈皮理气和中。

若肝郁气滞，胸胁脘腹胀痛者，加枳壳、香附、延胡索、川楝子；夹有湿热，大便夹有黏液，加黄连、黄芩等清肠化湿；脾虚明显，神疲食少者，用逍遥散合参苓白术散。

（2）脾胃虚弱

临床表现：大便时溏时泻，迁延反复，稍进油腻食物，则大便溏稀，次数增加，或完谷不化，伴食少纳呆，脘闷不舒，面色萎黄，倦怠乏力，舌质淡，苔白，脉细弱。

证机概要：脾胃虚弱，运化无权。

治法：健脾益气，化湿止泻。

代表方：参苓白术散。

常用药：人参、茯苓、白术、甘草平补脾胃之气；扁豆、薏苡仁、山药、莲子既可和胃理气健脾，又能渗湿而止泻，标本兼顾；砂仁芳香醒脾，促进中焦运化，畅通气机。

若脾阳虚衰，阴寒内盛，腹部冷痛，完谷不化者，用附子理中丸加吴茱萸、肉桂；久泻不愈，中气下陷，脱肛者，用补中益气汤；泄泻日久，脾虚夹湿，肠鸣辘辘，大便溏黏者，舌苔厚腻难化，或食已即泻者，应于健脾止泻药中加入升阳化湿的药物，如防风、羌活、苍术、厚朴，或改用升阳益胃汤加减。

（3）肾阳虚衰

临床表现：黎明前腹部作痛，肠鸣即泻，泻后痛减，完谷不化，腹部喜暖喜按，形寒肢冷，腰膝酸软，舌淡苔白，脉沉细。

证机概要：命门火衰，脾失温养，水谷不化。

治法：温肾健脾，固涩止泻。

代表方：四神丸。

常用药：吴茱萸辛热散寒，降逆敛肝，补骨脂温肾助阳，肉豆蔻温中暖脾，五味子酸收止泻。

若肾阳虚衰明显，加附子、肉桂等温肾之品；脾阳不足为著，加干姜、莲子、芡实等暖脾止泻之味；内寒腹痛，加川椒、茴香等散寒之药；泻次频多，加乌梅、石榴皮、五倍子等酸收之品；滑脱不禁者，合桃花汤或真人养脏汤以固涩止泻。虽为五更泻，但脾肾阳虚不显，反见心烦嘈杂，而有寒热错杂之症者，治当寒温并用，温脾止泻，改用乌梅丸加减。

【临证备要】

1. 健脾与运脾灵活应用。湿是导致泄泻的主要病理因素，临床治疗久泻尤应注意两个方面：①健脾化湿：脾虚失健则运化失常，湿邪内生，故当健脾以化湿，方如参苓白术散、四君子汤之类。②运脾化湿：脾为湿困，则气化遏阻，清阳不升，清浊不分，此时应以运脾胜湿为务。运脾者，燥湿之谓，即芳香化湿、燥能胜湿之意，药如苍术、厚朴、藿香、白豆蔻等。临床因脾虚致泻者宜健脾，因湿邪困脾致泻者宜运脾，两者灵活应用最为关键。脾为湿困，中气下陷，则需振兴脾气，加入升阳药，使气机流畅，恢复转枢，如升麻、柴胡、羌活、防风、葛根之类，少少与之，轻可去实，若用量大则反而疏泄太过而泄泻更甚。

2. 久泻的治疗宜忌。一般认为久泻多虚，但在病程中也常见寒热夹错、虚实互见者。治疗要把握标本缓急，常用辛开苦降、调和肝脾、寒热同调、虚实并治等法，方如乌梅丸、诸泻心汤、连理汤、柴芍二君汤、黄连汤等，还可用"通因通用"法。此外还应注意两点：一是不可轻易采用补、涩之法。因久泻虽缠绵时日，但湿邪未尽，或兼夹他邪，如匆忙补涩，容易引起"炉烟虽熄，灰中有火也"，变证接踵而至。二是不可过于分利小便。利小便而实大便之法主要适用于暴泻。久泻多为脾虚失运或脏腑克制所致，虽有水湿，乃暂积而成，非顷刻之病变，故迁延难愈，轻者宜芳香化湿，重者宜苦温燥湿，若过于分利小便则伤正气。

3. 重视用风药治疗泄泻。脾气不升是久泻发病的主要病理环节之一。而风性轻扬升散，不仅可以化湿，而且常有疏肝解郁之用，所以合理运用风药，有利于泄泻临床疗效的提高。李东垣曾谓"诸风药皆是风能胜湿也"，常用药如荆芥、防风、藿香、佩兰、苏叶、白芷、葛根、升麻、柴胡、蝉蜕、羌活、藁本等，方如藿香正气散、荆防败毒散、羌活胜湿汤等。

【预防调护】

避风寒，节饮食，调情志。注意保暖，以防寒湿伤脾；避免过嗜生冷油腻、肥甘厚味，或暴饮暴食，以防湿邪内生，或食滞胃肠；调节情志，勿悲恐忧伤，以免肝郁伤脾。

暴泻者，减少进食量，可予米粥以养胃，泻止则给予清淡饮食。虚寒久泻者，可予姜汤暖胃，并适当进食山药、莲子、芡实、砂仁等物。如泄泻严重，甚至一日十次以上者，应及时就医，防止发生厥脱重症。

【小结】

泄泻以排便次数增多、粪便稀溏甚至泻出如水样为主症。暴泻者起病较急，病程较短；久泻者起病较缓，病程较长，可呈间歇性发作。病因包括外邪外袭、饮食所伤、情志失调、体虚久病等。基本病机为脾虚湿盛，病位在脾胃、大小肠，与肝、肾也密切相关。泄泻病性有虚实之分。暴泻多实证，常因湿盛伤脾，或饮食伤脾所致，治法包括芳香化湿，解表散寒，或清热燥湿，分消止泻，或消食导滞，和中止泻。久泻多虚证，常因劳倦内伤、情志失调、体虚久病所致，治法包括健脾益气，化湿止泻，或温肾健脾，固涩止泻，或抑肝扶脾等。一般暴泻经过治疗预后良好，如失治误治，病情迁延，常可转为久泻，病情迁延。

【名医验案】

赵某，女，23岁。

患者自1951年起大便溏泻，时发时止，曾服多种药物未愈。自1961年起，腹泻次数增多，白天大便两三次，夜间一两次，便前肠鸣，腹胀，矢气频，窘迫难忍，便后腹中即舒，脉沉细，舌质淡，苔白滑腻。中医诊断为泄泻病，辨证为久泻肾虚，寒湿郁热阻结证。治予补虚温肾，清热温下，兼以理气。方药选乌梅丸加减。处方：党参10g，肉桂5g，黄连3g，木香5g，川椒3g，当归9g，白芍9g，炙甘草5g，四神丸18g（包煎）。4剂。

二诊：腹痛稍轻，余无改善，考虑舌苔白腻而滑，宜先除沉寒积湿。去白芍、四神丸，加苍术、乌梅、肉桂、炮姜。4剂。

三诊：腹痛大减，矢气少，夜间不泻，舌苔亦化薄，月经来潮，量少，色紫。仍予前方，加小茴香温通肾气。

服后诸症向愈，随访半年腹泻未发。

按：本案腹泻病程十余年，属久泻。因先天禀赋不足，肾阳亏虚，命门火衰，脾失温煦，运化失职，水谷不化，湿浊内生，遂成泄泻，日久不愈。患者舌质淡，苔白滑腻，脉沉细，为脾肾阳虚，寒湿凝滞，治以健脾温肾为主，少佐燥湿、理气、酸涩之品，标本兼顾。（董建华．中国现代名中医医案精华·秦伯未医案．北京出版社．1990）

【古籍摘要】

《素问·生气通天论》："因于露风，乃生寒热，是以春伤于风，邪气流连，乃为洞泄。"

《素问·举痛论》："怒则气逆，甚则呕血及飧泄。"

《伤寒论·辨太阳病脉证并治》："伤寒，服汤药，下利不止，心下痞硬。服泻心汤已，复以他药下之，利不止，医以理中与之，利益甚。理中者，理中焦，此利在下焦，赤石脂禹余粮汤主之。复不止者，当利其小便。"

《丹溪心法·泄泻》："泄泻有湿、火、气虚、痰积、食积……湿用四苓散加苍术，甚者苍白二术同加，炒用，燥湿兼渗泄。火用四苓散加木通、黄芩，伐火利小水。"

《医学入门·泄泻》："凡泻皆兼湿，初宜分理中焦，渗利下焦；久则升提，必滑脱不禁，然后用药涩之。其间有风胜兼以解表，寒胜兼以温中，滑脱涩住，虚弱补益，食积消导，湿则淡渗，陷则升举，随证变用，又不拘于次序，与痢大同。且补虚不可纯用甘温，太甘则生湿，清热亦不可太苦，苦则伤脾。每兼淡剂利窍为妙。"

【文献推介】

1. 张声生，王垂杰，李玉锋，等．泄泻中医诊疗专家共识意见（2017）[J]．中医杂志，2017，58（14）：1256-1260.

2. 高驰．"泄泻"病名源流考 [J]．医学与哲学（A），2014，35（02）：82-85.

3. 罗成宇，李点，姚欣艳，等．熊继柏教授辨治泄泻经验 [J]．中华中医药杂志，2014，29（09）：2850-2853.

4. 彭计红，杜斌，梅晓云．读《医宗必读》治泄九法体会 [J]．吉林中医药，2003，（06）：10-11.

第八节　痢　疾

痢疾是以腹痛、里急后重、下痢赤白脓血为主症的疾病。多发于夏秋季节，部分病例具有传染性。西医学中的细菌性痢疾、阿米巴痢疾、非特异性溃疡性结肠炎等以本病主症为主要表现时，可参照本节辨证论治。

春秋战国时期，《黄帝内经》载有"肠澼""赤沃"，与本病相关，对其病因及临床特点进行了简要论述，指出感受外邪和饮食不节是两个重要病因。《素问·太阴阳明论》云："食饮不节，起居不时者，阴受之""入五脏则䐜满闭塞，下为飧泄，久为肠澼"。《素问·至真要大论》云："呕逆躁烦，腹满痛溏泄，传为赤沃。"《难经》称之为"大瘕泄"，指出："大瘕泄者，里急后重，数至圊而不能便。"

东汉·张仲景《伤寒论》《金匮要略》将痢疾与泄泻统称为"下利"，载有白头翁汤、桃花汤等治疗痢疾，沿用至今。

隋唐之后，有关痢疾的认识渐成体系。隋·巢元方《诸病源候论·痢病诸候》将痢疾分为"赤白痢""脓血痢""冷热痢""休息痢"等 21 种痢病候，论述了痢疾的病因病机。唐·孙思邈《备急千金要方·脾脏下》称本病为"滞下"。

宋·严用和《济生方·痢疾论治》正式提出"痢疾"病名，指出："今之所谓痢疾者，古所谓滞下是也。"金·刘完素提出的"调气则后重自除，行血则便脓自愈"的法则，至今仍为治痢之常法。元·朱丹溪《丹溪心法·痢病》进一步阐明痢疾具有流行性、传染性，指出："时疫作痢，一方一家，上下相染相似。"强调痢疾的病因以"湿热为本"，并提出通因通用的治痢原则。

明清医家对痢疾的认识更加深入。明·皇甫中《明医指掌·痢疾》指出："善治者，审其冷、热、虚、实、气、血之证，而行汗、吐、下、清、温、补、兜、涩之法可也。"李中梓《医宗必读·痢疾》指出："至于治法，须求何邪所伤，何脏受病。如因于湿热者，去其湿热；因于积滞者，去其积滞。因于气者调之；因于血者和之。新感而实者，可以通因通用；久病而虚者，可以塞因塞用。"清·李用粹《证治汇补·痢疾》曰:"无积不成痢。"喻嘉言《医门法律·痢疾论》主张治疗痢疾当"引其邪而出之于外",方可用活人败毒散,即"逆流挽舟"之法。蒋宝素更将痢疾称为内痈,《医略十三篇·痢疾》指出:"治痢之法,当参入治痈之义。"

【病因病机】

外感暑、湿、寒、热、疫毒之邪,内伤饮食,损及脾胃与肠,尤其是湿热之邪客于大肠,与气血搏结,化为脓血,肠道传导失司,发为痢疾。

（一）病因

1.外感时邪疫毒 夏秋季节,暑湿秽浊、疫毒易于滋生。若起居不慎,劳作不休,湿热或暑湿之邪内侵肠道,湿热郁蒸,气血壅滞,化为脓血而成湿热痢。疫毒之邪,充斥全身,内陷营血,而致急重之疫毒痢。素体阳虚之人,感受寒湿,或感受湿邪后,湿从寒化,寒湿伤中,胃肠不和,气血壅滞,发为寒湿痢。明·张景岳《景岳全书·痢疾》云:"痢疾之病,多病于夏秋之交,古法相传,皆谓炎暑大行,相火司令,酷热之毒蓄积为痢。"

2.饮食失节 嗜食肥甘厚味者,酿生湿热,在夏秋季节内外湿热交蒸之时,饮食不洁,或暴饮暴食,湿热毒邪与气血搏结,腐败化为脓血,则成湿热痢或疫毒痢。若湿热邪毒留恋,易伤阴血,形成阴虚痢。若其平素恣食生冷瓜果,伤及脾胃,中阳不足,湿从寒化,寒湿内蕴,再贪凉饮冷或饮食不洁,寒湿食积壅塞肠中,邪蕴肠腑,气血壅滞,化为脓血,而成寒湿痢。《景岳全书·痢疾》云:"因热贪凉者,人之常事也,过食生冷,所以致痢。"脾胃素弱之人,屡伤寒湿,或湿热痢过服寒凉之品,克伐中阳,每成虚寒痢。

（二）病机

痢疾的基本病机主要是邪蕴肠腑,气血壅滞,肠道传导失司,脂膜血络受伤而成痢。湿热、疫毒、寒湿、食滞等内蕴肠腑,与肠中气血相搏结,大肠传导功能失司,通降不利,气血壅滞,腐败化为脓血,而痢下赤白;气机阻滞,腑气不通,故见腹痛,里急后重。

病理性质有寒、热、虚、实之分,病机演变多端。初期多为实证,暴痢多属实证。外感湿热或湿热内生,壅滞腑气,或疫毒内侵,毒盛于里,熏灼肠道,下痢鲜紫脓血,壮热口渴,或湿热、疫毒之气上攻于胃,胃气逆而不降,噤口不纳者,皆属实证、热证。寒湿阴邪所致者为寒证。下痢日久,由实转虚,或虚实夹杂,寒热并见。如疫毒热盛伤津,或湿热内郁不清,日久伤气、伤阴,或素体阴虚邪恋,发为阴虚痢;久痢伤正,胃虚气逆,胃不纳食者,发为噤口痢虚证;脾胃素虚而感寒湿患痢,或湿热痢过服寒凉药物致脾虚中寒,日久累及肾阳,关门不固,下痢滑脱,发为虚寒痢。清·林珮琴《类证治裁·痢证》指出:"症由胃腑湿蒸热壅,致气血凝结,夹糟粕积滞,进入大小腑,倾刮脂液,化脓血下注。"

痢疾病位在肠,与脾、胃相关,久病可累及于肾。清·何梦瑶《医碥·痢》云:"不论何脏腑之湿热,皆得以入肠胃,以胃为中土,主容受而传之肠也。"痢疾日久,不但损伤脾胃,而且影响及肾,导致肾气虚惫或脾肾阳虚,下痢不止。

关于痢疾的病机转变,下痢日久可由实转虚,或虚实夹杂,寒热并见。如痢疾失治误治,迁延日久,或收涩太早,闭门留寇,正虚邪恋,时愈时发,日久即成缠绵难愈的休息痢。

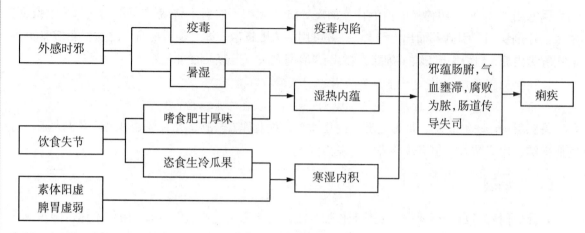

图 7-8　痢疾病因病机演变

【诊断与鉴别诊断】

（一）诊断

1.以腹痛、里急后重、下痢赤白脓血为主症，可伴大便次数增多。
2.急性痢疾起病急骤，可伴有恶寒发热；慢性痢疾则反复发作，迁延不愈。
3.常见于夏秋季节，多有饮食不洁史，或具有传染性。

大便常规检查、血常规检查、大便细菌培养以及X线钡剂造影、纤维结肠镜等检查有助于本病的诊断，可明确病变部位与损伤程度。

（二）鉴别诊断

泄泻　痢疾与泄泻皆多发于夏秋季节，表现为大便次数增多，或伴腹痛等。痢疾为邪蕴肠腑，气血壅滞，腐败为脓，肠道传导失司所致，大便次数虽多而量少，排赤白脓血便，腹痛，伴里急后重感明显。而泄泻为脾虚湿盛，肠道传化失司所致，表现为大便溏薄，粪便清稀，或如水样，或完谷不化，而无赤白脓血便，腹痛多伴肠鸣，少有里急后重感。正如《景岳全书》所说："泻浅而痢深，泻轻而痢重，泻由水谷不分，出于中焦，痢以脂血伤败，病在下焦。"

【辨证论治】

（一）辨证要点

1.辨久暴　暴痢发病急，病程短，多实证，相对易治，多数患者预后良好；久痢腹痛绵绵，时轻时重，病程长，多虚证，或虚实夹杂证，治疗相对困难。
2.辨虚实寒热　初病多实，久病多虚，或为虚实夹杂、寒热错杂之候。实证腹痛胀满，痛而拒按，痛时窘迫欲便，便后里急后重暂时减轻；虚证腹痛绵绵，痛而喜按，便后里急后重不减，坠胀突出。热证大便排出脓血，色鲜红，甚则紫黑，稠厚腥臭，腹痛，里急后重明显，口渴，口臭，小便黄赤，舌红苔黄腻，脉滑数；寒证大便排出赤白清稀，白多赤少，腹痛喜按，里急后重不明显，面白肢冷形寒，舌淡苔白，脉沉细。
3.辨伤气伤血　下痢白多赤少，偏于邪伤气分；赤多白少，或以血为主者，偏于邪伤血分。

（二）治则治法

痢疾的治疗应以祛邪导滞、调和气血为基本原则。根据寒热虚实主次不同，热痢清之，寒痢温之，寒热交错者清温并举，虚实夹杂者攻补兼施。初起之时，实证、热证多见，宜清热化湿解毒，兼表证者更可行疏风解表之法，以导邪外出。久痢寒证、虚证多见，宜补虚温中，调理脾胃，兼以清肠，收涩固脱。

痢疾不论虚实寒热，肠中多有滞，可配消导之品。刘完素云："调气则后重自除，行血则便脓自愈。"一般赤多重用血药，白多重用气药。此外，顾护胃气应贯穿治痢过程始终。

（三）证治分类

1. 湿热痢

临床表现：腹痛，里急后重，下痢赤白脓血，赤多白少，或纯下赤冻，肛门灼热，小便短赤，或发热恶寒，头痛身楚，口渴发热，舌质红，苔黄腻，脉滑数或浮数。

证机概要：湿热壅滞，肠络受损，气血瘀滞，传导失司。

治法：清肠化湿，调气和血。

代表方：芍药汤。

常用药：芍药、当归、甘草和营理血，缓急止痛；黄芩、黄连清热燥湿解毒；木香、槟榔、大黄行气导滞，以除后重；肉桂辛温大热，辛能散结，热可防其苦寒太过。

若痢疾初起，兼有表证者，用人参败毒散，解表举陷，即喻嘉言所谓"逆流挽舟"之法；表证已减，痢尤未止，加香连丸以调气清热；身热汗出，脉象急促，表邪未解而里热已盛者，用葛根芩连汤解表清里；属热重下痢，加白头翁汤清热解毒；瘀热较重，痢下鲜红者，加地榆、桃仁、丹皮凉血化瘀；夹食滞，见痢下不爽，腹痛拒按，苔黄腻，脉滑者，加焦山楂、枳壳、炒莱菔子等，或加枳实导滞丸。

2. 疫毒痢

临床表现：起病急骤，壮热口渴，头痛烦躁，恶心呕吐，大便频频，痢下鲜紫脓血，腹痛剧烈，里急后重明显，甚者神昏惊厥，或痉厥抽搐，或面色苍白，汗冷肢厥，舌质红绛，舌苔黄燥，脉滑数或微欲绝。

证机概要：疫邪热毒，壅滞肠中，燔灼气血，蒙蔽清窍。

治法：清热解毒，凉血止痢。

代表方：白头翁汤合芍药汤加减。前方清热凉血解毒为主，后方清热止痢，并有调气行血导滞作用。

常用药：白头翁入血分，清热解毒，凉血止痢；黄连、黄柏、秦皮清热解毒，燥湿止痢；金银花、生地黄、赤芍、丹皮清热凉血解毒；木香、槟榔行气导滞。

若热极动风，痉厥抽搐者，加羚羊角、钩藤、石决明，送服紫雪丹，以清热解毒，凉血息风；见热毒秽浊壅塞肠道，腹中满痛拒按，大便滞涩，臭秽难闻，或表现为高热神昏，四肢厥冷，大便不通者，加大承气汤通腑泄浊；神昏谵语，高热，甚则痉厥，舌质红，苔黄糙，脉细数，属热毒深入营血，用犀角地黄汤、紫雪丹；暴痢致脱者，急服参附汤或独参汤，以回阳救逆。

3. 寒湿痢

临床表现：腹痛拘急，痢下赤白黏冻，白多赤少，或为纯白冻，里急后重，口淡乏味，脘胀腹满，头身困重，舌质或淡，舌苔白腻，脉濡缓。

证机概要：寒湿客肠，气血凝滞，传导失司。

治法：温化寒湿，调气和血。

代表方：不换金正气散。

常用药：苍术、厚朴、陈皮、炙甘草、生姜、大枣燥湿运脾，行气和胃；藿香芳香化湿；半夏燥湿化痰，消痞散结。

若痢下白中兼赤者，加芍药、当归调营和血；脾虚纳呆，加白术、神曲健脾开胃；寒湿气滞明显者，加槟榔、木香、炮姜散寒调气。

4. 阴虚痢

临床表现：痢下赤白，日久不愈，脓血黏稠，或下鲜血，脐下灼痛，虚坐努责，食少，心烦口干，至夜转剧，舌红绛少津，苔少或花剥，脉细数。

证机概要：营阴亏虚，湿热内郁，肠络受损。

治法：养阴和营，清肠止痢。

代表方：黄连阿胶汤合驻车丸加减。前方滋阴降火安神，后方滋阴清热，固肠止痢。

常用药：黄连、黄芩、阿胶滋阴降火，厚肠止痢；阿胶、当归、白芍、鸡子黄养阴和血；少佐炮姜以制黄连苦寒太过；白芍、甘草酸甘化阴，和营止痛。

若口干口渴明显，加石斛、沙参、天花粉养阴生津；阴虚火旺，湿热内盛，下痢鲜血黏稠，加黄柏、秦皮、白头翁清热化湿解毒，加丹皮、赤芍、槐花凉血止血。

5. 虚寒痢

临床表现：腹部隐痛，缠绵不已，喜按喜温，痢下赤白清稀，无腥臭，或为白冻，甚则滑脱不禁，肛门坠胀，便后更甚，形寒畏冷，四肢不温，食少神疲，腰膝酸软，舌淡苔薄白，脉沉细弱。

证机概要：下痢日久，脾肾阳虚，关门不固。

治法：温补脾肾，收涩固脱。

代表方：桃花汤合真人养脏汤加减。前方温中涩肠，后方兼能补虚固脱。

常用药：赤石脂、肉豆蔻、诃子暖脾温中，涩肠止泻；干姜、肉桂温肾暖脾；人参、白术、粳米益气健脾和中；当归、白芍养血和血；甘草缓急止痛；木香理气醒脾。

若积滞未尽，应少佐消导积滞之品，加枳壳、山楂、神曲等；痢久脾虚气陷，导致少气脱肛，加黄芪、柴胡、升麻、党参，亦可用补中益气汤加减，以益气补中，升清举陷；脾肾阳虚重，手足不温者，可少佐制附子以温肾暖脾。

6. 休息痢

临床表现：下痢时发时止，迁延不愈，常因饮食不当、受凉、劳累而发，发时大便次数增多，夹有赤白黏冻，腹胀食少，倦怠嗜卧，舌质淡苔腻，脉濡软或虚数。

证机概要：病久正伤，正虚邪恋，脾阳不振，邪滞肠腑。

治法：温中清肠，调气化滞。

代表方：连理汤。

常用药：人参、白术、干姜、甘草温中健脾；黄连清除肠中湿热余邪。

若急性发作期，里急后重明显者，加槟榔、木香、枳实调气化滞；若便血突出，或纯下血便，加三七粉（冲服）、白及、赤石脂等。

若脾阳虚，寒热错杂，症见腹痛绵绵，下痢稀溏，时夹少量黏冻，兼胃脘灼热，烦渴，或烧心泛酸，四肢不温，舌质淡红，苔黄腻，脉沉缓者，用乌梅丸加减；久病夹瘀，症见腹部刺痛，拒按，固定不移，夜间加重，面色晦暗，或腹部结块，舌质紫暗或有瘀斑，脉细涩者，用少腹逐瘀汤加减。针对久痢，还可以配合中药保留灌肠疗法，选用清热化湿、解毒凉血、敛疮生肌、活血止血等药，如锡类散、云南白药等。

【临证备要】

1.“逆流挽舟”法的应用。喻嘉言“逆流挽舟”之法用于痢疾初起兼有表证者，以下痢、憎寒壮热、头身重痛、咳嗽、鼻塞声重、脉浮为辨证要点。代表方为人参败毒散。该方出自宋代《太平惠民和剂局方》，喻嘉言用以治疗痢疾兼表证者，以解表之剂，疏表救里，逆挽下陷之清阳，恢复其升发之机，使邪从表散，不治痢而痢自止。

2.重视清热除湿解毒与调气和血药物应用。湿热、寒湿、疫毒均可导致痢疾，但湿热更为多见，清热除湿解毒法最为常用，药物如白头翁、黄连、黄柏、秦皮、金银花、马齿苋等。因痢疾存在邪蕴肠腑，气血壅滞的病机，调气和血法为治疗所必用，常用调气药如木香、槟榔、枳实、枳壳、陈皮、炒莱菔子等，和血药如当归、白芍等。

3.痢疾治疗宜忌。古人有“无积不成痢”“痢无止法”之说，提示痢疾发病常存在肠胃积滞，临床常用消导、化滞法，药如山楂、枳实、陈皮、神曲、麦芽之类。偏湿者可加苍术、茯苓；偏寒者可加肉桂、干姜；因积滞而腹痛甚者，更可佐大黄、槟榔等以泻下积滞，乃通因通用之法；寒热错杂者，可用乌梅丸加减。至于古今医家提出治疗痢疾若干禁忌，如忌过早补涩，忌峻下攻伐，忌分利小便等，均可供临床用药之时，结合具体病情，参考借鉴。

4.噤口痢的治疗。痢疾不能进食，或呕不能食者，称为噤口痢。实证多由湿热、疫毒蕴结肠中，上攻于胃，胃失和降所致，宜用开噤散，煎汤少量多次饮用，不拘时，徐徐咽下，以苦辛通降，泻热和胃。若汤剂不受，可先用玉枢丹磨汁少量服用，再予前方徐徐咽下。若胃阴大伤，频繁呕吐，舌质红绛无苔，脉细数者，可在方中酌加人参、麦冬、石斛、沙参以扶养气阴，并用人参与姜汁炒黄连同煎，频频呷之，再吐再呷，以开噤为止。若素体脾胃虚弱或久痢以致胃虚气逆，出现呕恶不食或食入即吐，口淡不渴，舌质淡，脉弱，治宜健脾和胃为主，用六君子汤加石菖蒲、姜汁以醒脾开胃。若下痢无度，饮食不进，肢冷脉微，为病势危重，急用独参汤或参附汤或参附注射液以益气回阳救逆。

【预防调护】

首先，注意饮食卫生，避免过食生冷和进食不洁食物。痢疾流行期间，远离具有传染性的痢疾患者，可适当食用生蒜、马齿苋等预防。

痢疾患者，应注意饮食清淡，避免食用荤腥油腻难消化之品。尽量做到早期诊断、早期治疗，防止病情加重。

【小结】

痢疾以腹痛、里急后重、下痢赤白脓血为临床特征。病因是外感时邪疫毒，内伤饮食不洁。病位在肠，与脾胃有关。病机为湿热、疫毒、寒湿结于肠腑，气血壅滞，化为脓血，大肠传导失司。暴痢多实，久痢多虚。实证中常见湿热痢，或寒湿痢，而疫毒痢病势凶险。虚证有阴虚痢和虚寒痢。如下痢不能进食，或入口即吐，称噤口痢。迁延不愈，间断发作者，称休息痢。痢疾的治疗，当祛邪导滞，调和气血。初痢宜通，久痢宜涩，热痢宜清，寒痢宜温，寒热虚实夹杂者宜通涩兼施、温清并用。休息痢多表现为寒热错杂、虚实夹杂，治当通涩兼施、温清并用，并时刻以顾护胃气为念。痢疾的预后一般良好。如为疫毒较盛，或失治误治，可转为危症。休息痢、阴虚痢、虚寒痢每见病情缠绵。

【名医验案】

聂某，男，28 岁。

初诊（2000 年 7 月 6 日）：两年前始患溃疡性结肠炎，反复发作，长期服用柳氮磺胺吡啶，肠镜检查提示"全结肠炎变"。现每天 2 ～ 3 次大便，便稀带血，或便后有紫暗色血滴，有后重感，少腹不适，左下腹时有绞痛，肠鸣矢气，嗳气频频，有臭味，胸闷气短，心悸胆怯，情志不舒时加重，左下腹压痛，舌略紫微胖，苔腻，脉弦。辨为脾胃虚弱，复感湿热毒邪，兼肝气不疏。治予健脾升阳，清热燥湿，疏肝涩肠。处方：党参 15g，茯苓 15g，焦术 20g，陈皮 15g，防风 15g，黄连 15g，三七面 5g（冲），诃子 15g，石榴皮 20g，赤芍 20g，山药 20g，苦参 15g，柴胡 15g。

二诊（7 月 13 日）：排便次数减少，便血量减少，口干渴，身倦乏力，舌略紫，苔白腻，脉稍弦。前方去党参，加西洋参 15g，马齿苋 30g。灌肠方：苦参 15g，黄柏 15g，黄连 10g，马齿苋 20g，仙鹤草 20g，大黄 10g，棕榈炭 15g，五倍子 15g。

连续口服及灌肠上两方汤剂各 21 剂后，已无便血，绞痛消失，但仍有后重感，腹部不适。口服方加入白头翁、秦皮，配合灌肠，7 个月后痊愈。

按：溃疡性结肠炎属炎症性肠病，多反复发作。健脾升阳用党参（西洋参）、焦术、陈皮、山药、防风，清热燥湿用黄连、苦参、黄柏、白头翁、大黄等，用柴胡疏肝气，用诃子、石榴皮、五倍子涩肠止泻，用三七、仙鹤草、棕榈炭、炒地榆止血，内服加灌肠（王永炎，陶广正主编.中国现代名中医医案精粹（第 6 集）.人民卫生出版社.2010）

【古籍摘要】

《难经·五十七难》："大肠泄者，食已窘迫，大便色白，肠鸣切痛；小肠泄者，溲而便脓血，少腹痛；大瘕泄者，里急后重，数至圊而不能便，茎中痛。"

《仁斋直指方论·治痢要诀》："痢出于积滞。积，物积也。滞，气滞也。物积欲出，气滞而不与之出，故下坠里急，乍起乍出，日夜凡百余度……不论色之赤白，脉之大小，皆以通利。"

《宣明论方·泄痢门》："夫痢者，五脏窘毒，解而不散，或感冷物，或冒寒者……又伤冷热等食，或服暖药过极，郁化成痢。"

《丹溪心法·痢病》："痢赤属血，白属气。"

《医宗必读·痢疾》："是知在脾者病浅，在肾者病深。肾为胃关，开窍于二阴，未有久痢而肾不损者。故治痢不知补肾，非其治也。"

《寿世保元·痢疾》："凡痢初患，元气未虚，必须下之，下后未愈，随症调之。痢稍久者，不可下，胃虚故也。痢多属热，亦有虚与寒者，虚者宜补，寒者宜温。年老及虚弱人，不宜下。大便了而不了者，血虚也，数至圊而不便者，气虚也。"

【文献推介】

1.谭展鹏，罗翌，李际强.当代名中医痢疾医案 43 则中药配伍及方证规律的数据挖掘分析[J].临床医学工程，2011，18（03）：412-414.

2. 张子久，贝时英，张迪蛟 . 著名老中医范文虎治疗痢疾的经验 [J]. 上海中医药杂志，1983，（07）：7-8.

3. 方力行 . 古代中医对痢疾病证的研究 [J]. 长春中医学院学报，1999，（02）：59-60.

第九节　便　秘

便秘是以大便排出困难，排便周期延长，或周期不长，但粪质干结，排出艰难，或粪质不硬，虽频有便意，但排便不畅为主症的疾病。西医学中的功能性便秘属本病范围，肠易激综合征、药物性便秘以及内分泌及代谢性疾病等过程中以便秘为主症者，可参照本节辨证论治。

《黄帝内经》称本病为"后不利""大便难"，指出便秘与脾胃、小肠、肾有关。如《素问·厥论》曰："太阴之厥，则腹满䐜胀，后不利。"《素问·举痛论》曰："热气留于小肠，肠中痛，瘅热焦渴，则坚干不得出，故痛而闭不通矣。"

东汉·张仲景《伤寒杂病论》有"脾约""阴结""阳结"等之病名。《金匮要略·五脏风寒积聚病脉证并治》曰："趺阳脉浮而涩，浮则胃气强，涩则小便数，浮涩相搏，大便则坚，其脾为约，麻仁丸主之。"认为寒、热、虚、实均可导致大便不通，并记载了蜜煎"以内谷道中"、猪胆汁和醋"以灌谷道内"等特色疗法。

隋·巢元方《诸病源候论·大便难候》曰："大便难者，由五脏不调，阴阳偏有虚实，谓三焦不和则冷热并结故也。""邪在肾亦令大便难。""渴利之家，大便亦难。"指出便秘与五脏不调、阴阳虚实寒热有关。

宋代《圣济总录·大便秘涩》云："大便秘涩，盖非一证，皆荣卫不调，阴阳之气相持也。若风气壅滞，肠胃干涩，是谓风秘；胃蕴客热，口糜体黄，是谓热秘；下焦虚冷，窘迫后重，是谓冷秘。或肾虚小水过多，大肠枯竭，渴而多秘者，亡津液也。或胃燥结，时作寒热者，中有宿食也。"将本病概括为寒、热、虚、实四类。金元医家刘完素《素问病机气宜保命集》、张洁古《医学启源》均提出便秘应分虚实而论治，至今仍被沿用。元·朱丹溪《丹溪心法·燥结》认为便秘是因血少，或肠胃受风，涸燥秘涩所致。

明清时期，明·张景岳《景岳全书·秘结》曰："此证之当辨者唯二，则曰阴结、阳结而尽之矣。"认为有火为阳结，无火是阴结。清·陈士铎《石室秘录·大便秘结》曰："大便秘结者，人以为大肠燥甚，谁知是肺气燥乎？肺燥则清肃之气不能下行于大肠。"沈金鳌《杂病源流犀烛·大便秘结源流》强调"大便秘结，肾病也"。两位医家认为便秘与肺、肾也有关系。

【病因病机】

感受外邪、饮食不节、情志失调、高年久病或失治误治等，均可导致热结、气滞、寒凝及气血阴阳亏虚，肠道传导失司，发为便秘。

（一）病因

1. 感受外邪　外感寒邪，直中肠胃，或过服寒凉，阴寒内结，导致阴寒内盛，凝滞胃肠，传导失常，糟粕不行，而成"冷秘"。《金匮翼·便秘》曰："冷秘者，寒冷之气，横于肠胃，凝阴固结，阳气不行，津液不通。"外感风热，耗伤津液，大肠失润，而致大便干燥，排便困难。

2. 饮食不节　过食醇酒、辛辣厚味，或过服热药，均可致肠胃积热，耗伤津液，肠道干涩失润，粪质干燥，难于排出，形成"热秘"。《景岳全书·秘结》曰："阳结证，必因邪火有余，以致津液干燥。"

3. 情志失调 忧愁思虑，脾伤气结，或抑郁恼怒，肝郁气滞，或久坐少动，气机不利，均可导致腑气郁滞，通降失常，传导失职，糟粕内停，不得下行，或欲便不出，或出而不畅，或大便干结而成"气秘"。《金匮翼·便秘》曰："气秘者，气内滞而物不行也。"

4. 高年久病 素体虚弱，或病后、产后及年老体虚之人，阴阳气血亏虚，阳气虚则温煦传送无力，阴血虚则润泽荣养不足，皆可导致大便不畅。《景岳全书·秘结》曰："凡下焦阳虚，则阳气不行，阳气不行，则不能传送，而阴凝于下，此阳虚而阴结也。"《医宗必读·大便不通》曰："更有老年津液干枯，妇人产后亡血，及发汗利小便，病后血气未复，皆能秘结。"

（二）病机

便秘的基本病机主要为大肠传导失司。《素问·灵兰秘典论》曰："大肠者，传导之官，变化出焉。"而六腑以通为用，胃肠以通降为顺，邪结肠腑，或气血阴阳不足，肠道传送无力，或失于濡润，邪滞胃肠，糟粕内停，大肠传导失司，发为便秘。

便秘病位主要在大肠，涉及脾、胃、肺、肝、肾等多个脏腑。胃与肠相连，胃热炽盛，下传大肠，燔灼津液，大肠热盛，燥屎内结，可成便秘；肺与大肠相表里，肺之燥热下移大肠，则大肠传导功能失常，而成便秘；肝主疏泄气机，若肝气郁滞，则气滞不行，腑气不能畅通；肾主五液而司二便，若肾阴不足，则肠道失润，若肾阳不足，则大肠失于温煦而传送无力，大便不通。

便秘的病性包括虚实两个方面。热秘、气秘、冷秘属实，气血阴阳亏虚所致者属虚。便秘不同证候之间常常相互兼夹、转化，可以因实致虚，也可以因虚致实。如肠胃积热与气机郁滞可以并见，阴寒积滞与阳气虚衰可以相兼。如气秘日久，久而化火，则可转化为热秘。而热秘久延不愈，津液渐耗，损及肾阴，致阴津亏虚，肠失濡润，由实转虚。阳虚便秘，如误用苦寒泻下，或误食生冷，可导致寒邪凝滞，转为冷秘，由虚转实。更因阴阳互根，阴虚便秘日久，阴损及阳，可表现为气阴两虚，甚至阴阳俱虚。

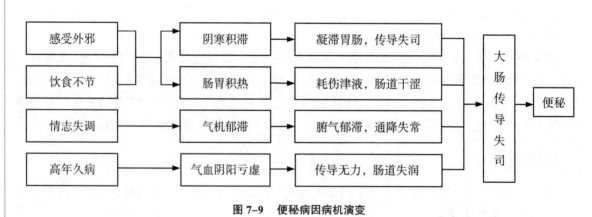

图 7-9　便秘病因病机演变

【诊断与鉴别诊断】

（一）诊断

1. 排便次数每周少于 3 次，或周期不长，但粪质干结，排出艰难，或粪质不硬，虽频有便意，但排便不畅。

2. 常伴腹胀、口臭、纳差及神疲乏力等。

3.常有饮食不节、情志内伤、运动减少等病因，多见于年老久病体虚者。

粪便的望诊，腹部触诊，肛门指诊，大便常规检查，潜血试验、钡剂灌肠或气钡造影、结肠镜等检查有助于本病的诊断。

（二）鉴别诊断

1.肠结　便秘与肠结均可见排便不畅。便秘多为慢性久病，因大肠传导失常所致，表现为大便干结难行，可伴腹胀，饮食减少，有正常矢气排出。而肠结可继发于便秘患者，急性起病，常为燥屎内结，腑气不通所致，表现为腹部胀满疼痛拒按，无正常矢气排出，常需结合外科措施治疗。

2.积聚　便秘与积聚皆可见腹胀及大便不畅。便秘为大肠传导失司所致，以粪质干结，排出艰难，或粪质不硬，虽频有便意，但排便不畅为主症。积聚为肝脾同病，气滞痰阻血瘀结聚而成，以腹部出现包块为典型表现，可伴有腹痛、腹胀。

【辨证论治】

（一）辨证要点

1.辨虚实　实证便秘，可见大便干硬，或黏滞不爽，排除困难，伴有烦热口渴，腹胀腹痛，面赤口臭等，多见于年轻体壮者。虚证便秘，可见大便干结，也可大便不干，排出无力，可伴有头晕眼花，咽干，或乏力气短，自汗，畏寒肢冷等，多见于老年人、妇女产后及久病体虚者。

2.辨便秘证候特点　热秘表现为大便干结，数日不行，肛门灼热，或伴便血；气秘表现为排便困难，欲便不出，腹胀满突出；冷秘表现为大便不通，腹胀腹痛，畏寒。气虚便秘，可无大便干结，但无力排便，气短汗出，虚坐努责不下；血虚便秘，大便干结，面色无华，头晕心悸；阴虚便秘，大便干结，数日不行，咽干口渴；阳虚便秘，大便不干但排出无力，腰膝酸冷。

（二）治则治法

便秘的治疗当以通下为主，以恢复大肠传导功能，保持大便通畅为原则，但决不可单纯使用泻下药，应针对不同的病因采取相应的治法。具体当辨虚实而治，实证邪滞大肠，大肠传导失司，以祛邪为主，分别施以泻热、温通、理气之法，辅以导滞之品；虚证肠道传送无力，或失于濡润，治以养正为先，用益气、养血、滋阴、温阳之法，酌用甘补滋润之药。《景岳全书·杂证谟·秘结》曰："阳结者邪有余，宜攻宜泻者也；阴结者正不足，宜补宜滋者也。知斯二者即知秘结之纲领矣。"

（三）证治分类

1.实秘

（1）热秘

临床表现：大便干结，腹胀或痛，口干口臭，面红心烦，或有身热，小便短赤，舌质红，苔黄燥，脉滑数。

证机概要：肠腑燥热，津伤便结。

治法：泻热导滞，润肠通便。

代表方：麻子仁丸。

常用药：大黄、枳实、厚朴通腑泄热；麻子仁、杏仁、白蜜润肠通便；芍药养阴和营。

若大便干结而坚硬者，加芒硝以软坚通便；口干舌燥，加生地黄、玄参、麦冬以滋阴生津，增水行舟；咳喘便秘者，加瓜蒌仁、苏子、知母清肺降气以通便；郁怒伤肝，目赤易怒者，加更衣丸或当归龙荟丸以清肝通便；燥热不甚，或药后大便不爽者，用青麟丸以通腑缓下，以免再秘；痔疮、便血者，加槐花、地榆；热势较盛，痞满燥实坚者，用大承气汤急下存阴。

（2）气秘

临床表现：大便干结，或不甚干结，欲便不得出，或便而不爽，肠鸣矢气，嗳气频作，胁腹痞满胀痛，舌苔薄腻，脉弦。

证机概要：肝脾气滞，腑气不通。

治法：顺气导滞，降逆通便。

代表方：六磨汤。

常用药：木香调气；乌药顺气；沉香降气；大黄、槟榔、枳实破气行滞通便。

若腹部胀痛甚，加赤芍、柴胡、厚朴等疏肝解郁；气郁化火，便秘腹痛，舌红苔黄，加栀子、龙胆草等；七情郁结，忧郁寡言者，加白芍、柴胡、合欢皮疏肝解郁；肠鸣粪软，黏腻不畅者，加皂角子、蚕砂等祛痰湿以通便；跌仆损伤或腹部术后，便秘不通，气滞血瘀者，加红花、赤芍、桃仁等。

（3）冷秘

临床表现：大便艰涩，腹痛拘急，胀满拒按，胁下偏痛，手足不温，呃逆呕吐，舌苔白腻，脉弦紧。

证机概要：阴寒内盛，凝滞胃肠。

治法：温里散寒，通便止痛。

代表方：大黄附子汤。

常用药：附子、细辛温里散寒止痛，大黄荡涤积滞。

若腹痛较甚，加枳实、厚朴、芍药、甘草理气导滞；腹部冷痛，手足不温，加高良姜、花椒、小茴香、当归、乌药以散寒止痛。

2. 虚秘

（1）气虚秘

临床表现：大便干或不干，虽有便意，但排出困难，用力努挣则汗出短气，便后乏力，面白神疲，肢倦懒言，舌质淡，苔白，脉弱。

证机概要：脾肺气虚，传送无力。

治法：补脾益肺，润肠通便。

代表方：黄芪汤。

常用药：黄芪补脾肺之气；麻仁、白蜜润肠通便；陈皮理气。

若排便困难，腹部坠胀者，合补中益气汤益气举陷；气阴两虚，气短懒言，多汗少动者，加生脉散；脘腹痞满，纳呆便溏，舌苔白腻者，加扁豆、生薏苡仁、蚕砂，或重用生白术以健脾祛湿通便。肢倦腰酸者，用大补元煎滋补肾气。

（2）血虚秘

临床表现：大便干结，面色无华，皮肤干燥，头晕目眩，心悸气短，健忘少寐，口唇色淡，舌淡苔少，脉细。

证机概要：血液亏虚，肠道失荣。

治法：养血滋阴，润燥通便。

代表方：润肠丸。

常用药：当归、生地黄滋阴养血；麻仁、桃仁润肠通便；枳壳引气下行。

若大便干结如羊屎，加蜂蜜、柏子仁、黑芝麻润燥通便；面白，眩晕甚，加制首乌、熟地黄、枸杞子养血润肠；气短乏力，排便无力者，加黄芪、人参、生白术益气通便；手足心热，午后潮热者，加生地黄、知母、玄参、麦冬等以养阴清热；阴血已复，便仍干燥，用五仁丸润滑肠道。

（3）阴虚秘

临床表现：大便干结，形体消瘦，头晕耳鸣，两颧红赤，心烦少寐，潮热盗汗，腰膝酸软，舌质红，苔少，脉细数。

证机概要：阴津不足，肠失濡润。

治法：滋阴增液，润肠通便。

代表方：增液汤。

常用药：玄参、麦冬、生地黄滋阴生津；当归、玉竹、沙参滋阴养血，润肠通便。

若口干面红，心烦盗汗者，加芍药、知母养阴清热；阴亏燥结，热盛伤津，大便干结，数日不行者，加大黄，或用增液承气汤加减。胃阴不足，口渴纳减者，用益胃汤；肾阴不足，腰膝酸软者，用六味地黄丸。

（4）阳虚秘

临床表现：大便干或不干，排出困难，小便清长，面色㿠白，四肢不温，腹中冷痛，腰膝酸冷，舌质淡，苔白，脉沉迟。

证机概要：阳气虚衰，阴寒凝结。

治法：补肾温阳，润肠通便。

代表方：济川煎。

常用药：肉苁蓉、牛膝温补肾阳，润肠通便；当归养血润肠；升麻、泽泻升清降浊；枳壳宽肠下气。

若神疲纳差，加黄芪、党参、白术温补脾胃；腹中冷痛，便意频频，排出困难，加肉桂、白芍、甘草、锁阳温中散寒，缓急止痛；老人虚冷便秘顽症，合半硫丸。

【临证备要】

1.通下法的应用。对于通下法，不能简单地理解为使用泻下药。首先，应分虚实论治，虚中有实，实中有虚，虚实夹杂为患者，又当标本兼顾。常用寒下、温下、润下等法。寒下法应用于肠胃积热，燥屎内结之实证，但气滞较甚，则需配理气之品，体素虚弱者，则可佐扶正之味，攻补兼施。里实证中如有下焦阳虚阴盛者，则不宜徒用攻下，以防更损阳气，但若单用温阳之法，又会便结难开，故宜温阳与攻下并投，以温下法治之，方可奏效。润下法适用于"无水舟停"之肠燥便秘，但在应用中应考虑患者多有津血不足存在，可配以益气或养血之品。其次，如长期滥用单纯泻下之品，不仅可产生不良反应，也可使患者产生赖药性。在此过程中同时进行生活调摄，消除致病因素，方有望彻底治愈便秘。

2.合理应用外治法。对于年老体虚，便结较甚，服药不应的便秘患者，应从多方面调治，不可单纯依赖内服药物，可配合应用外治法。如张仲景的蜜煎导及猪胆汁导法。《医宗金鉴·杂病心法要诀·大便燥结总括》云："直肠结，即燥屎巨硬，结在肛门难出之燥也，从导法治之。"此外对平素津血不足，时常便秘之人，可常服黑芝麻、杏仁、蜂蜜等养阴润肠之品，以防微杜渐。

【预防调护】

注意饮食调理，避免过食辛辣厚味或饮酒无度，亦不可过食寒凉生冷，多吃粗粮果蔬，多饮水。避免久坐少动，养成定时排便习惯。避免过度精神刺激，保持心情舒畅。加强身体锻炼。

对于年老体弱患者，及便秘日久的患者，为防止过度用力努挣，而诱发痔疮、便血，甚至真心痛等病证，可采用食饵疗法，如黑芝麻、胡桃肉、松子仁等分，研细，稍加白蜜冲服。对阴血不足之便秘，也可配合灌肠等外治法治疗。

【小结】

便秘是以大便排出困难，排便周期延长，或周期不长，但粪质干结，排出艰难，或粪质不硬，虽频有便意，但排便不畅为主要表现的病证。临床不外虚实两类。实证有热结、气滞、寒积，虚证有气虚、血虚、阴虚和阳虚，总由大肠传导失职而成。病位在大肠，常与脾、胃、肺、肝、肾等脏腑有关。在治法上实证予以通泻，虚证予以滋补。热结者宜泻热通便，气滞者宜行气导滞，寒积者宜散寒通里，气虚者宜益气润肠，血虚者宜养血润燥，阴虚者宜滋阴润下，阳虚者宜温阳通便。临证详辨其病，权衡轻重主次，灵活变通。本病预后一般良好，调摄得法，辨治得当，大多可以痊愈。年老体弱，便秘日久不愈，过度用力努挣，可引起肛裂、痔疮、疝气，甚则诱发真心痛、中风等危症。

【名医验案】

患者某，女，62岁。

初诊：近3年来，患者由于患冠心病，动则心悸甚，故长期卧床养病，周身无力，腰膝酸软，饮食减少，大便干如球状，每逢大便倍感痛苦，甚至需用手掏粪，方得排解，舌苔薄白，脉细涩。辨证为肠燥便秘，方用归蓉汤，5剂。

二诊：药后未见效果，改投五仁汤，5剂。

三诊：药后仍效不明显，考虑患者久卧伤气，重新辨证气虚便秘。处方：黄芪12g，白术6g，陈皮6g，党参15g，当归9g，升麻6g，柴胡6g，炙甘草6g。

服上方5剂，患者大便日渐好转，大便通畅，日解1次。遂改用补中益气丸每次1丸，每日2次，用蜜水送服，以巩固疗效。

按：此患者久病卧床，周身无力，腰膝酸软，饮食减少，大便困难，虚秘无疑，先据其大便干结如球状，脉细涩，采用养血通便之归蓉汤治疗，效果不显。考虑可能通便力量不足，又改为专司润肠通便之五仁丸改汤治疗，效果仍不显。细究患者久病体虚，卧床少动，脾胃气虚，又气失流动，清气不升，浊阴难降，为其病本，通下更伤正气，因前方无效，故此次径用补中益气汤原方补中益气，不涉通便，终使清气得升，浊阴自降，顽秘得愈。（仝示雨著．悬壶集．河南科学技术出版社．1982）

【古籍摘要】

《金匮要略·五脏风寒积聚病脉证并治》："趺阳脉浮而涩，浮则胃气强，涩则小便数，浮涩相搏，大便则坚，其脾为约，麻子仁丸主之。"

《万病回春·大便闭》："身热烦渴，大便不通者，是热闭也；久病人虚，大便不通者，是虚闭也；因汗出多大便不通者，精液枯竭而闭也；风证大便不通者，是风闭也；老人大便不通者，是血气枯燥而闭也；虚弱并产妇及失血大便不通者，血虚而闭也；多食辛热之物，大便不通者，实热也。"

《景岳全书·秘结》："秘结证，凡属老人、虚人、阴脏人及产后、病后、多汗后，或小水过多，或亡血失血大吐大泻之后，多有病为燥结者，盖此非气血之亏，即津液之耗。凡此之类，皆须详察虚实，不可轻用芒硝、大黄、巴豆、牵牛、芫花、大戟等药及承气、神芎等剂。虽今日暂得痛快，而重虚其虚，以致根本日竭，则明日之结，必将更甚，愈无可用之药矣。"

《杂病源流犀烛·大便秘结源流》："大便秘结，肾病也。经曰：北方黑水，入通于肾，开窍于二阴。盖以肾主五液，津液盛，则大便调和。"

《谢映庐医案·便闭》："治大便不通，仅用大黄、巴霜之药，奚难之有？但攻法颇多，古人有通气之法，有逐血之法，有疏风润燥之法，有流行肺气之法，气虚多汗则有补中益气之法，阴气凝结则有开冰解冻之法，且有导法、熨法，无往而非通也，岂仅大黄、巴霜已哉。"

【文献推介】

1. 孙纪峰，陈懿 . 中医药治疗功能性便秘的临床研究进展 [J]. 中华中医药学刊,2014,32（09）：2268-2270.

2. 丰胜利 . 中医治疗老年难治性便秘的现状与思考 [J]. 中医杂志，2020，61（10）：905-908.

3. 吴皓萌，徐志伟，敖海清 . 邓铁涛等 20 位国医大师治疗便秘的用药特点 [J]. 时珍国医国药，2014，25（04）：954-956.

扫一扫，查阅本章数字资源，含PPT、音视频、图片等

第八章
肝胆系病证

肝主疏泄，其性刚强，喜条达而恶抑郁；肝主藏血，有贮藏和调节血量的作用；肝主筋脉，司全身筋骨关节之屈伸；肝开窍于目，目受肝血滋养而视明。胆与肝互为表里，胆能贮存和排泄胆汁，主决断。

肝体阴而用阳，肝病可分为肝体病和肝用病两类。肝体属阴，阴血不足，肝失濡润，可致气郁络滞；阴血亏虚，阴阳失调，引起阳亢风动。肝气失疏，络脉失和，则为胸胁苦满、胁痛；风阳上扰，或阴血不承，则致头痛、眩晕；风阳暴升，夹痰夹瘀，气血逆乱，上冲于脑，则为中风；气血壅结，肝体失和，腹内结块，形成积聚；肝脾肾失调，气血水互结，则酿生鼓胀；肝郁气滞，痰瘀互结，颈前喉结两旁结块肿大，则为瘿病。疟邪伏于少阳，出入营卫，邪正相争，发为疟疾。若湿邪壅滞，肝胆失泄，胆汁泛溢，发为黄疸。

此外，肝与其他脏腑密切相关。肝气郁结，肝木乘土，可致肝胃不和、肝脾不和；肾藏精，肝藏血，精血互生，肝肾同源，若肾精不足，肝失滋养，致肝肾不足、肝阳上亢；脾生血，心主血，若心脾不足，肝血亏虚，导致血不养筋，血虚生风等。肝胆与气血、经络、情志方面的病证亦多相关。如肝气失调所致郁证、厥证；肝气逆肺可致喘证；肝火内扰可致不寐；肝气郁滞，影响三焦气化功能，水液运行失常，可致淋证（气淋）、癃闭等病证。

因此，中医肝病涉及的范围很广，本章重点介绍胁痛、黄疸、积聚、鼓胀、瘿病和疟疾。临床应将肝胆系病证与他系病证互参，审证求机，详辨主次，灵活施治。

辨治肝胆病证，一般分虚实论治。实证有肝气郁结、肝火上炎、肝风内动、寒滞肝脉；虚证有肝阴不足、肝脉失养。但肝气、肝火、肝阳、肝风之间每多兼夹或相互转化。阴血不足，肝失濡润，又可与实证的肝风、肝火并见。临证当灵活运用疏肝、清肝、泻肝、平肝以及养肝、柔肝等法，注意病证整体相关性及各个脏腑之间的关联，分清主次，随证施治。

第一节 胁 痛

胁痛是指以一侧或两侧胁肋部疼痛为主症的疾病。胁，指侧胸部，为腋以下至第十二肋骨部的总称。如清·吴谦《医宗金鉴·卷八十九》所言："其两侧自腋而下，至肋骨之尽处，统名曰胁。"西医学中的急慢性肝炎、胆囊炎、胆系结石、胆道蛔虫、肋间神经痛等疾病过程中以胁痛为主要表现者，可参照本节辨证论治。

《黄帝内经》已有对胁痛的记载，指出胁痛的病因、病机、临床特点，认为胁痛主要与肝胆有关。如《素问·脏气法时论》曰："肝病者，两胁下痛引少腹。"《素问·举痛论》曰："寒气客于厥阴之脉，厥阴之脉者，络阴器，系于肝。寒气客于脉中，则血泣脉急，故胁肋与少腹相引痛

矣。"《素问·刺热》曰："肝热病者，小便先黄……胁满痛，手足躁，不得安卧。"《灵枢·经脉》曰："胆足少阳之脉……是动则病口苦，善太息，心胁痛，不能转侧。"

隋·巢元方《诸病源候论·胸胁痛候》曰："胸胁痛者，由胆与肝及肾之支脉虚，为寒气所乘故也……此三经之支脉并循行胸胁，邪气乘于胸胁，故伤其经脉。邪气之与正气交击，故令胸胁相引而急痛也。"认为胁痛的发生与肝、胆、肾有关。

宋·严用和《济生方·胁痛评治》谓："夫胁痛之病……多因疲极嗔怒，悲哀烦恼，谋虑惊忧，致伤肝脏。肝脏既伤，积气攻注，攻于左，则左胁痛，攻于右，则右胁痛，移逆两胁，则两胁俱痛。"认为胁痛的病因主要是由情志不遂所致，可表现为两胁疼痛。

明清时期对胁痛的病因、病机和治则认识更为深刻。明·张景岳《景岳全书·胁痛》曰："胁痛有内伤外感之辨……然必有寒热表证者方是外感，如无表证，悉属内伤。但内伤胁痛者十居八九，外感胁痛则间有之耳。"指出胁痛的病因主要与情志、饮食、房劳等关系最为密切，并分为外感、内伤两大类。清·李用粹《证治汇补·胁痛》云："治宜伐肝泻火为要，不可骤用补气之剂，虽因于气虚者，亦宜补泻兼施……故凡木郁不舒，而气无所泄，火无所越，胀甚惧按者，又当疏散升发以达之，不可过用降气，致木愈郁而痛愈甚也。"这些认识对临床指导意义较大。

【病因病机】

胁痛的发生主要由情志不遂、饮食不节、跌仆损伤、久病体虚等因素，引起肝络失和，或肝络不通，或络脉失养所致。

（一）病因

1.情志不遂　情志所伤，或暴怒伤肝，或抑郁忧思，皆可致肝失条达，疏泄不利，气阻络痹，发为肝郁胁痛。如清·尤在泾《金匮翼·胁痛统论》云："肝郁胁痛者，悲哀恼怒，郁伤肝气。"气郁日久，血行不畅，瘀血渐生，阻于胁络，不通则痛，引起瘀血胁痛。清·叶天士《临证指南医案·胁痛》云："久病在络，气血皆窒。"

2.跌仆损伤　跌仆外伤，或因强力负重，使胁络受伤，瘀血停留，阻塞胁络，发为胁痛。如《金匮翼·胁痛统论》谓："污血胁痛者，凡跌仆损伤，污血必归胁下故也。"

3.饮食不节　过食肥甘，损伤脾胃，脾失健运，湿热内生，郁于肝胆，肝胆失于疏泄，发为胁痛。如《景岳全书·胁痛》云："以饮食劳倦而致胁痛者，此脾胃之所传也。"

4.外邪内侵　湿热之邪外袭，郁结少阳，枢机不利，肝胆经气失于疏泄，可致胁痛。《素问·缪刺论》言："邪客于足少阳之络，令人胁痛不得息。"

5.劳欲久病　久病耗伤，或劳欲过度，精血亏虚，肝阴不足，血虚不能养肝，故脉络失养，拘急而痛。《金匮翼·胁痛统论》谓："肝虚者，肝阴虚也。阴虚则脉绌急，肝之脉贯膈布胁肋，阴血燥则经脉失养而痛。"

（二）病机

胁痛的基本病机为肝络失和，病理变化可分为"不通则痛"与"不荣则痛"两类。病性有虚实之分，以实证多见。病理因素不外气滞、血瘀、湿热三者，又以气滞为先。其中，因肝郁气滞、瘀血停着、湿热蕴结所致胁痛多属实证，为"不通则痛"；因阴血不足，肝络失养所致胁痛则为虚证，属"不荣则痛"。虚实之间可以相互转化，临床可见虚实夹杂之证。

　　病位主要责之于肝胆，与脾胃及肾有关。因肝居胁下，经脉布于两胁，胆附于肝，与肝呈表里关系，其脉亦循于胁，故胁痛之病，当主要责之肝胆；胃居于中焦，主受纳水谷，运化水湿，若因饮食所伤，脾失健运，湿热内生，郁遏肝胆，疏泄不畅，亦可发为胁痛；肝肾同源，精血互生，若因肝肾阴虚，精亏血少，肝脉失于濡养，则胁肋隐隐作痛。

　　一般说来，胁痛的病机演变特点是初病在气，以气滞为先，气机不畅致胁痛。气滞日久，则血行不畅，由气滞转为血瘀，或气滞血瘀并见。实证日久，因肝郁化火，耗伤肝阴，或肝胆湿热，耗伤阴津，或瘀血不去，新血不生，致精血虚少，即可由实转虚。同时，阴血不足、肝络失养之虚证，又可在情志、饮食等因素的影响下，产生虚中夹实的变化，最终出现虚实夹杂之证。

　　此外，胁痛常与其他病证相互兼见或转化。如湿热瘀阻肝胆之胁痛，若湿热交蒸，胆汁外溢，可并见黄疸；肝郁气滞或瘀血停着之胁痛，可转为积聚；肝失疏泄，脾失健运，病久及肾，致气血水停于腹中，则可转为鼓胀。

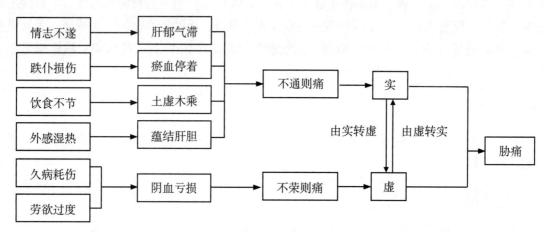

图 8-1　胁痛病因病机演变

【诊断与鉴别诊断】

（一）诊断

　　1. 以一侧或两侧胁肋部疼痛为主要表现，疼痛可表现为刺痛、胀痛、灼痛、隐痛、钝痛等不同性质。

　　2. 部分患者可伴见胸闷、腹胀、嗳气、呃逆、急躁易怒、口苦纳呆、厌食恶心等症。

　　3. 常有饮食不节、情志内伤、感受外湿、跌仆闪挫或劳欲久病等病史。

　　血液分析、肝功能、肝炎病毒标志物、血脂分析、甲胎球蛋白等血液学检查和上腹部 B 超、CT、MRI 等影像学检查有助于本病的诊断。

（二）鉴别诊断

　　悬饮　悬饮亦可见胁肋疼痛，但其表现为饮留胁下，胸胁胀痛，持续不已，伴见咳嗽、咳痰，呼吸时疼痛加重，常喜向病侧睡卧，患侧肋间饱满，叩诊呈浊音，或兼见发热，一般不难鉴别。

【辨证论治】

（一）辨证要点

1. 辨在气在血 胁痛在气，以胀痛为主，且游走不定，痛无定处，时轻时重，症状随情绪变化而起伏；胁痛在血，以刺痛为主，且痛处固定不移，疼痛持续不已，局部拒按，入夜尤甚。《景岳全书·胁痛》云："但察其有形无形，可知之矣。盖血积有形而不移，或坚硬而拒按，气痛流行而无迹，或倏聚而倏散。"

2. 辨属虚属实 实证之中以气滞、血瘀、湿热为主，多病程短，来势急，症见疼痛较重而拒按，脉实有力。虚证多为阴血不足，脉络失养，症见其痛隐隐，绵绵不休，且病程长，来势缓，并伴见全身阴血亏耗之证。久病胁痛每多虚实夹杂。

（二）治则治法

根据"通则不痛""荣则不痛"理论，胁痛的治疗原则是疏肝和络止痛，应结合肝胆的生理特点，灵活运用。实证之胁痛，宜用理气、活血、清利湿热之法；虚证之胁痛，宜补中寓通，采用滋阴、养血、柔肝之法，适当加入疏肝理气之品，临床常多法并用。

（三）证治分类

1. 肝郁气滞

临床表现：胁肋胀痛，走窜不定，甚则引及胸背肩臂，疼痛每因情志变化而增减，胸闷腹胀，嗳气频作，得嗳气而胀痛稍舒，纳少口苦，舌苔薄白，脉弦。

证机概要：肝失条达，气机郁滞，络脉失和。

治法：疏肝理气。

代表方：柴胡疏肝散。

常用药：柴胡、枳壳、香附疏肝理气，解郁止痛；白芍、甘草养血柔肝，缓急止痛；川芎、郁金活血行气，通络止痛。

若胁痛甚，加青皮、郁金、延胡索；气郁化火，见胁肋掣痛，口干口苦，烦躁易怒，溲黄便秘，舌红苔黄者，去方中辛温之川芎，加山栀、丹皮、黄芩、夏枯草等；肝气横逆犯脾，见肠鸣，腹泻，腹胀者，加茯苓、白术，或用逍遥散加减；胃失和降，恶心呕吐者，加半夏、陈皮、生姜、旋覆花等。

2. 肝胆湿热

临床表现：胁肋胀痛或灼热疼痛、剧痛，口苦口黏，胸闷纳呆，恶心呕吐，小便黄赤，大便不爽，或兼有身热恶寒，身目发黄，舌红苔黄腻，脉弦滑数。

证机概要：湿热蕴结，肝胆失疏，络脉失和。

治法：清热利湿。

代表方：龙胆泻肝汤。

常用药：龙胆草清利肝胆湿热；山栀、黄芩清肝泻火；枳壳、延胡索疏肝理气止痛；生地黄、当归养血滋阴；泽泻、车前子渗湿清热。

若见发热、黄疸者，加茵陈、黄柏；热重于湿，大便不通，腹胀腹满者，加大黄、芒硝；湿热煎熬，结成砂石，阻滞胆道，胁痛连及肩背者，加金钱草、海金沙、鸡内金、郁金、川楝子等，或用硝石矾石散。胸胁苦满疼痛，寒热往来，口苦咽干，头痛目眩，心烦喜呕者，为邪郁少阳，用小柴胡汤加减；胁肋剧痛，呕吐蛔虫者，先以乌梅丸安蛔，再予驱蛔。

3. 瘀血阻络

临床表现：胁肋刺痛，痛有定处，痛处拒按，入夜痛甚，胁肋下或见有癥块，舌质紫暗，脉沉涩。

证机概要：瘀血内阻，肝络痹阻。

治法：祛瘀通络。

代表方：血府逐瘀汤或复元活血汤加减。前方活血化瘀，行气止痛，后方祛瘀通络，消肿止痛。

常用药：当归、川芎、桃仁、红花活血化瘀，消肿止痛；柴胡、枳壳疏肝调气，散瘀止痛；制香附、川楝子、郁金善行血中之气，行气活血，使气行血畅；五灵脂、延胡索散瘀活血止痛；三七粉活血通络，祛瘀生新。

因跌打损伤而致胁痛，局部可见积瘀肿痛者，加酒大黄、瓜蒌根；胁肋下有癥块，而正气未衰者，加三棱、莪术、地鳖虫，或合鳖甲煎丸。若瘀血较轻，用旋覆花汤。

4. 肝络失养

临床表现：胁肋隐痛，悠悠不休，遇劳加重，口干咽燥，心中烦热，头晕目眩，舌红少苔，脉细弦而数。

证机概要：肝肾阴亏，精血耗伤，肝络失养。

治法：养阴柔肝。

代表方：一贯煎。

常用药：生地黄、枸杞、黄精、沙参、麦冬滋补肝肾，养阴柔肝；当归、白芍、炙甘草滋阴养血，柔肝缓急；延胡索疏肝理气止痛。

若阴亏过甚，舌红而干，加石斛、玉竹、玄参、天冬；心神不宁，心烦不寐者，加酸枣仁、五味子、栀子、合欢皮；肝肾阴虚，头目失养，见头晕目眩、视物昏花者，加女贞子、墨旱莲、黄精、熟地黄、桑椹、菊花；阴虚火旺，加黄柏、知母、地骨皮；神疲乏力明显者，加太子参。

【临证备要】

1. 胁痛部位勿拘于右侧。胁痛一病，不能因肝胆解剖部位而拘泥于右侧。《灵枢·五邪》谓："邪在肝，则两胁中痛。"明言胁痛可为双侧胁肋疼痛。《素问·刺禁论》云："肝生于左，肺藏于右。"指出肝气主升，升发于左，肺气主降，肃降于右。后世"左升右降"之说，认为肝肺气机一升一降，为人体气机升降运动之调节。《诸病源候论》谓："肺之积气在于右胁，肝之积气在于左胁。"程钟龄《医学心悟》谓："伤寒胁痛，属少阳经受邪，用小柴胡汤。杂证胁痛，左为肝气不和，用柴胡疏肝散；七情郁结，用逍遥散；若兼肝火、痰饮、食积、瘀血，随证加药。右为肝移邪于肺，用推气散。凡治实证胁痛，左用枳壳，右用郁金，皆为的剂，然亦有虚寒作痛，得温则散，按之则痛止，又宜温补，不可拘执也。"此说可资参考。

2. 治疗胁痛宜疏肝柔肝并举。胁痛的基本病机是肝络失和，疏肝解郁、理气止痛为常用治法。然肝为刚脏，体阴而用阳，治疗宜柔肝而不宜伐肝。疏肝理气药大多辛温香燥，若久用或配伍不当，易于耗伤肝阴，甚至助热化火。故临证使用疏肝理气药时，一要尽量选用轻灵平和之品，如香附、苏梗、佛手、绿萼梅之类；二要注意配伍柔肝养阴药物，以固护肝阴，以利肝体。如仲景之四逆散中柴胡与白芍并用，薛己之滋水清肝饮中柴胡与生地黄配伍，均是疏肝柔肝并用的范例。

3.胆道疾病所致胁痛的用药思路。如胁痛兼有砂石结聚者，治疗当注意通腑、化石、排石药的配伍应用。辨证属湿热阻滞证，肝胆气机失于通降，出现右胁肋部绞痛难忍，恶心呕吐，口苦纳呆，治疗当清利肝胆，通降排石，方剂常用大柴胡汤加减。通腑泻下常用大黄、芒硝；化石、排石药物可选用鸡内金、海金沙、金钱草、郁金、茵陈、枳壳、莪术、皂角刺、煅瓦楞子等。

【预防调护】

预防胁痛，当注意保持情绪稳定，避免过怒、过悲、过劳及过度紧张；同时注意饮食清淡，切忌过度饮酒或嗜食辛辣肥甘，以防湿热内生。动静有度，避免外伤引起胁痛。

对胁痛患者要注意通过安慰、鼓励等方式稳定情绪，可缓解和消除躯体疼痛感，减少因疼痛所带来的情绪波动。注意劳逸结合，起居有常，顺应四时变化。适当参加体育活动，如散步、打太极拳等，有利于气血运行，恢复正气。

【小结】

胁痛主要由情志不遂、饮食不节、外邪入侵、跌仆损伤、久病体虚等因素所致，是以一侧或两侧胁肋部疼痛为主症的疾病。病位主要责之于肝胆，与脾胃及肾有关。基本病机属肝络失和，可概括为"不通则痛"与"不荣则痛"两类。辨证当着重辨气血、虚实。实证为肝气郁结、瘀血停着、肝胆湿热之邪阻肝络；虚证为肝阴不足，肝脉失养。在治疗上，以疏肝和络止痛为基本治则。实证多采用疏肝理气、活血通络、清利湿热之法；虚证则多以滋阴养血柔肝为治，同时佐以理气和络之品。胁痛若治疗及时，病邪去除，预后多佳。若失治误治，或摄生不当，日久可兼见或转化为黄疸、积聚、鼓胀等。

【名医验案】

茅某，男，40岁，教师。

初诊：发现慢性乙型肝炎2年，时有右胁隐痛不适，间断肝功能异常。刻下：肝区隐痛，时有胀痛，疲劳乏力，面部虚浮，两颊有大片黑斑显布，腰酸，下肢怕冷，两足跟痛，大便偶溏，小便或黄，口中酸黏发腻，舌有麻感，舌苔淡黄薄腻，舌质隐紫胖大，有齿印，脉细。证属湿热瘀结，肝脾两伤，久病及肾。治拟化肝解毒，温养肾气。处方：虎杖、平地木、红藤各20g，土茯苓15g，贯众10g，黑料豆12g，甘草3g，太子参12g，淫羊藿10g，枸杞子12g，首乌12g，炒元胡10g，二妙丸10g（包煎）。

二诊：连服上药45剂，肝区隐痛、足跟痛、疲劳俱见好转，面部黑斑亦淡，舌麻及口中酸黏消失，舌苔化薄，舌体胖大有改善，肝功能正常。原方去贯众、元胡、二妙丸，加补骨脂10g，楮实子12g，黄精12g。

再服上药45剂后，自觉右胁时有胀而不适，但隐痛已少发作，面部黑斑消退不净，足跟尚有酸胀感，腰酸，不耐劳累，口稍干，饮水不多。上方再去太子参、补骨脂、楮实子，加炙黄芪、熟地黄各12g，连续服用一个疗程复查肝功能正常。

按：慢性乙型肝炎病程长，病机特点是湿热瘀毒互相交结，肝失疏泄，气滞血瘀，瘀阻肝络，故以化解肝毒、疏肝活血为主要治疗思路。因肝病及肾，肾阴亏虚，邪实正虚，故辅以温肾滋阴药物。（周仲瑛.周仲瑛临床经验辑要.中国医药科技出版社.1998）

【古籍摘要】

《丹溪心法·胁痛》："有气郁而胸胁痛者，看其脉沉涩，当作郁治。痛而不得伸舒者蜜丸龙荟丸最快。胁下有食积一条杠起，用吴茱萸、炒黄连、控涎丹。一身气痛及胁痛，痰夹死血，桃仁泥，丸服。"

《脉因证治·胁痛》："肝木气实火盛，或因怒气大逆，肝气郁甚，谋虑不决，风中于肝，皆使木气大实生火，火盛则肝急，瘀血、恶血停留于肝，归于胁下而痛。"

《医学正传·胁痛》："外有伤寒，发寒热而胁痛者，足少阳胆、足厥阴肝二经病也，治以小柴胡汤，无有不效者。或有清痰食积，流注胁下而为痛者，或有登高坠仆，死血阻滞而为痛者，又有饮食失节，劳役过度，以致脾土虚乏，肝木得以乘其土位，而为胃脘当心而痛，上支两胁痛，膈噎不通，食饮不下之证。"

【文献推介】

1. 魏民，储戟农，于峥，等. 中医治疗胁痛集萃 [J]. 中国中医基础医学杂志，2008，14（10）：759-760.

2. 邓舟，赵青，黄育华. 浅析清代名医叶天士诊治胁痛的辨证论治特点 [J]. 中西医结合肝病杂志，2019，29（03）：248-249.

3. 时昭红，吕宾，杜念，等. 胁痛中医临床实践指南 [J]. 中医杂志，2020，61（04）：361-368.

第二节　黄　疸

黄疸是以目黄、身黄、小便黄为主症的疾病，其中以目睛黄染为主要特征。本病证与西医所述黄疸意义相同，涉及西医学中肝细胞性黄疸、阻塞性黄疸和溶血性黄疸。临床常见的急慢性病毒性肝炎、自身免疫性肝炎、药物性肝炎、肝硬化、胆囊炎、胆石症及蚕豆病、钩端螺旋体病、消化系统肿瘤等以黄疸为主要表现者，可参照本节辨证论治。

《黄帝内经》已有关于黄疸的病名及其主要症状的记载。如《素问·平人气象论》云："溺黄赤，安卧者，黄疸……目黄者曰黄疸。"《灵枢·论疾诊尺》云："身痛面色微黄，齿垢黄，爪甲上黄，黄疸也。"

东汉·张仲景《金匮要略·黄疸病脉证并治》始有黄疸的分类，分有黄疸、谷疸、酒疸、女劳疸、黑疸五种，对湿热、寒湿、瘀热发黄的理法方药论述全面。《金匮要略·黄疸病脉证并治》提出"黄疸之病，当以十八日为期。治之十日以上瘥，反极为难治"，创制茵陈蒿汤、茵陈五苓散、麻黄连翘赤小豆汤等系列方剂，后世医家一直沿用。

隋·巢元方《诸病源候论·黄疸诸候》根据本病发病情况和所出现的不同症状，区分为二十八候。宋代《圣济总录·黄疸门》分为九疸、三十六黄。两书都记述了黄疸的危重证候"急黄"，并提到了"阴黄"一证。

宋·韩祗和《伤寒微旨论·阴黄证》除论述了黄疸的"阳证"外，并详述了"阴黄"的辨证论治，指出："伤寒病发黄者，古今皆为阳证治之……无治阴黄法。"元·罗天益在《卫生宝鉴·发黄》中又进一步把阳黄与阴黄的辨证论治加以系统化，对临床具有重要指导意义。

明·张景岳《景岳全书·黄疸》首先提出"胆黄"的病名，认为"胆伤则胆气败，而胆液泄，故为此证"，初步认识到黄疸的发生与胆液外泄有关。清·程钟龄《医学心悟·发黄》谓："瘀血发黄，亦湿热所致，瘀血与积热熏蒸，故见黄色也，去瘀生新，而黄自退矣。"并创制茵陈术附汤，至今仍为治疗阴黄的常用方剂。沈金鳌《杂病源流犀烛·诸疸源流》有"又有天行疫疠，以致发黄者，俗称之瘟黄，杀人最急"的记载，对传染性疾病所致黄疸及预后转归有所认识。

【病因病机】

黄疸的病因分为外感、内伤两个方面，外感多属湿热疫毒所致，内伤常与饮食、劳倦、病后有关，内外病因互有关联，引起湿邪困遏脾胃，壅塞肝胆，疏泄失常，胆汁泛溢，而发生黄疸。

（一）病因

1. 感受外邪 夏秋季节，暑湿当令，或因湿热偏盛，由表入里，内蕴中焦，湿郁热蒸，不得泄越，而致发病。若湿热夹时邪疫毒伤人，则病势尤为暴急，具有传染性，表现为热毒炽盛，内及营血的危重现象，称为急黄。如《诸病源候论·急黄候》指出："脾胃有热，谷气郁蒸，因为热毒所加，故猝然发黄，心满气喘，命在顷刻，故云急黄也。"

2. 饮食所伤 长期嗜酒无度，或过食肥甘厚腻，或饮食不洁，脾胃损伤，运化失职，湿浊内生，郁而化热，湿热熏蒸，胆汁泛溢，而发为黄疸。如《金匮要略·黄疸病脉证并治》云："谷气不消，胃中苦浊，浊气下流，小便不通……身体尽黄，名曰谷疸。"《圣济总录·黄疸门》云："大率多因酒食过度，水谷相并，积于脾胃，复为风湿所搏，热气郁蒸，所以发为黄疸。"

3. 脾胃虚寒 长期饥饱失常，或恣食生冷，或劳倦太过，或病后脾阳受损，都可导致脾虚寒湿内生，困遏中焦，壅塞肝胆，致使胆液不循常道，外溢肌肤，而为黄疸。如清·林珮琴《类证治裁·黄疸》云："阴黄系脾脏寒湿不运，与胆液浸淫，外渍肌肉，则发而为黄。"《医学心悟·黄疸》云："复有久病之人，及老年人，脾胃亏损，面目发黄，其色黑暗而不明。"

4. 病后续发 胁痛、癥积或其他病证之后，瘀血阻滞，湿热残留，日久损肝伤脾，湿遏瘀阻，胆汁泛溢肌肤，出现黄疸。如清·张璐《张氏医通·杂门》指出："以诸黄虽多湿热，然经脉久病，不无瘀血阻滞也。"并云："有瘀血发黄，大便必黑，腹胁有块或胀，脉沉或弦。"

5. 其他 亦有因砂石、虫体阻滞胆道而导致胆汁外溢而发黄者。

（二）病机

黄疸的病理因素有湿邪、热邪、寒邪、疫毒、气滞、瘀血六种，但以湿邪为主。黄疸形成的病机关键是湿邪为患。《金匮要略·黄疸病脉证并治》指出："黄家所得，从湿得之。"湿邪既可从外感受，亦可自内而生。如外感湿热疫毒，为湿从外受；饮食劳倦或病后瘀阻湿滞，属湿自内生。黄疸的病位主要在脾、胃、肝、胆。由于湿邪壅阻中焦，脾胃失健，肝气郁滞，疏泄不利，致胆汁输泄失常，胆液不循常道，外溢肌肤，下注膀胱，而发为目黄、肤黄、小便黄之病证。

由于致病因素不同及个体素质差异，湿邪可从热化或寒化，主要表现为湿热、寒湿两端。因于湿热所伤，或过食甘肥酒热，或素体胃热偏盛，则湿从热化，湿热交蒸，瘀热在里，发为阳黄。因湿与热偏盛不同，阳黄又有热重于湿和湿重于热的区别。火热极盛谓之毒，若湿热蕴积化毒，疫毒炽盛，充斥三焦，深入营血，内陷心肝，可见猝然发黄，出现神昏、谵妄、痉厥、出血等危重症，则为急黄。若病因寒湿伤人，或素体脾胃虚寒，或久病脾阳受伤，则湿从寒化，寒湿瘀滞，中阳不振，脾虚失运，胆液为湿邪所阻，发为阴黄。

　　阳黄、急黄、阴黄在一定条件下可以相互转化。若阳黄治疗不当，病状急剧加重，侵犯营血，内蒙心窍，发为急黄。急黄若救治得当，亦可转危为安。若阳黄误治失治，迁延日久，脾阳损伤，湿从寒化，则可转为阴黄。阴黄复感外邪，湿郁化热，又可呈阳黄表现。无论阳黄阴黄，如黄疸加重或病情迁延，因湿邪郁滞，由气及血，则兼有瘀血。

　　黄疸以速退为顺，如经久不愈，湿浊瘀滞，可转为积证；肝络瘀阻，血不利则为水，水停于腹，则为鼓胀；络热血溢，可见吐衄、发斑之血证；久病耗伤气血，脏腑失养，又可为虚劳。此外，黄疸亦可与积证、鼓胀及胁痛等多种病证并见。

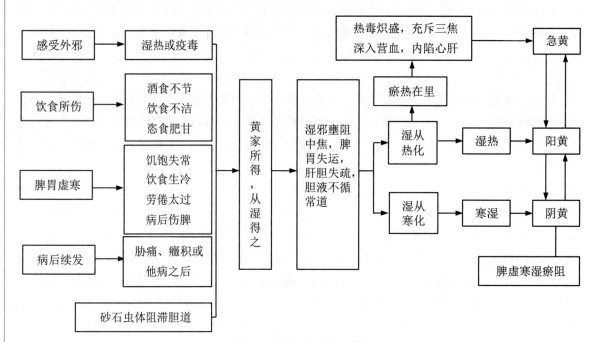

图 8-2　黄疸病因病机演变

【诊断与鉴别诊断】

（一）诊断

1. 目黄、肤黄、小便黄，其中目睛黄染为本病的重要特征。
2. 常伴食欲减退、恶心呕吐、胁痛腹胀等症状。
3. 常有外感湿热疫毒，内伤酒食不节，或有胁痛、癥积、鼓胀等病史。

　　肝功能、肝炎病毒指标、腹部 B 超、腹部 CT、胃肠钡剂造影、消化道内镜、逆行胰胆管造影、肝穿刺活检等检查有助于本病的诊断。

（二）鉴别诊断

　　萎黄　黄疸发病与感受外邪、饮食劳倦或病后有关；其病机为湿滞脾胃，肝胆失疏，胆汁外溢；其主症为身黄、目黄、小便黄。萎黄之病因与饥饱劳倦、食滞虫积或病后失血有关；其病机为脾胃虚弱，气血不足，肌肤失养；其主症为肌肤萎黄不泽，目睛及小便不黄，常伴头昏倦怠、心悸少寐、纳少便溏等症状。

【辨证论治】

（一）辨证要点

黄疸的辨证应以阴阳为纲。阳黄以湿热疫毒为主，其中有热重于湿、湿重于热、胆腑郁热与疫毒炽盛的不同；阴黄以脾虚寒湿为主，注意有无血瘀。

1. 辨阳黄、阴黄与急黄　阳黄多由湿热之邪所致，发病急，病程短，其黄色泽鲜明如橘，伴发热，口干苦，小便短赤，大便燥结，舌红苔黄腻，脉弦滑数。急黄为阳黄之重症，热毒炽盛，营血耗伤，病情急骤，疸色如金，可见神昏谵语、发斑、出血等危象。阴黄由脾胃虚寒，寒湿内阻所致，病程长，病势缓，其色虽黄，但色泽晦暗，伴脘腹痞闷，神疲乏力，纳少便溏，舌淡苔白腻，脉濡缓。

2. 辨阳黄之湿热轻重　阳黄虽由湿热所致，但有偏重于热、偏重于湿之分，故于阳黄之中应再辨湿热之孰重孰轻。热重于湿者，身目俱黄，色泽鲜明，发热口渴，大便燥结，舌苔黄腻，脉弦数；湿重于热者，色泽不如热甚者鲜明，头身困重，胸满脘痞，舌苔白腻微黄，脉弦滑。

（二）治则治法

黄疸的治疗大法主要为化湿邪，利小便。化湿可以退黄，如属湿热，当清热化湿，必要时还应通利腑气，以使湿热下泄。若黄疸初起见表证者，则可发汗解表，使湿从汗解。利小便，主要是通过淡渗利湿，达到退黄的目的。如《金匮要略》所说："诸病黄家，但利其小便。"至于急黄，热毒炽盛，邪入心营者，当以清热解毒、凉营开窍为主；如阴黄属寒湿者，应予温中化湿，属脾虚湿滞者，治以健脾和血，利湿退黄。

（三）证治分类

1. 阳黄
（1）热重于湿
临床表现：身目俱黄，黄色鲜明，发热口渴，或见心中懊侬，腹部胀闷，口干而苦，恶心呕吐，小便短少黄赤，大便秘结，舌苔黄腻，脉弦数。
证机概要：湿热瘀滞，困遏脾胃，壅滞肝胆，胆汁泛溢。
治法：清热利湿，凉血泄热。
代表方：茵陈蒿汤。
常用药：茵陈蒿清热利湿退黄；栀子清利三焦之热；大黄通腑泄热；赤芍、虎杖、黄柏、垂盆草、六一散凉血利湿退黄。
若胁痛较甚，加柴胡、郁金、白芍、延胡索；热毒内盛，心烦懊侬，加黄连、龙胆草；恶心呕吐，加橘皮、竹茹、连翘、半夏；湿热炽盛，由气入血，瘀热发黄者，加水牛角、生地黄、丹皮、茜草等。
（2）湿重于热
临床表现：身目俱黄，黄色不及前者鲜明，头重身困，胸脘痞满，食欲减退，恶心呕吐，腹胀或大便溏垢，舌苔厚腻微黄，脉濡数或濡缓。
证机概要：湿遏热伏，困阻中焦，胆汁不循常道。
治法：化湿利小便，佐以清热。

代表方：茵陈五苓散合甘露消毒丹加减。前方清热利湿以退黄，后方利湿化浊，清热解毒。

常用药：藿香、白蔻仁、陈皮芳香化浊，行气悦脾；茵陈、车前子、茯苓、薏苡仁、黄芩、连翘利湿清热退黄。

若湿阻气机，胸腹痞胀，呕恶纳差，加入苍术、厚朴、半夏；食欲明显较差者，加炒谷芽、生炒麦芽、鸡内金。邪郁肌表，寒热头痛，用麻黄连翘赤小豆汤。本证用药不可过用苦寒，以免脾阳受损，转为阴黄。

（3）胆腑郁热

临床表现：身目发黄，黄色鲜明，上腹、右胁胀闷疼痛，牵引肩背，身热不退，或寒热往来，口苦咽干，呕吐呃逆，尿黄赤，大便秘，苔黄舌红，脉弦滑数。

证机概要：湿热砂石郁滞，脾胃不和，肝胆失疏。

治法：疏肝泻热，利胆退黄。

代表方：大柴胡汤。

常用药：柴胡、黄芩、半夏和解少阳，和胃降逆；大黄、枳实通腑泄热；郁金、佛手、茵陈、山栀疏肝利胆退黄；白芍、甘草缓急止痛。

若砂石阻滞，加金钱草、海金沙、鸡内金、郁金、玄明粉；恶心呕逆明显，加厚朴、竹茹、陈皮。

（4）疫毒炽盛（急黄）

临床表现：发病急骤，黄疸迅速加深，其色如金，皮肤瘙痒，高热口渴，胁痛腹满，神昏谵语，烦躁抽搐，或见衄血、便血，或肌肤瘀斑，舌质红绛，苔黄而燥，脉弦滑或数。

证机概要：湿热疫毒炽盛，深入营血，内陷心肝。

治法：清热解毒，凉血开窍。

代表方：犀角地黄汤。

常用药：水牛角、黄连、栀子、板蓝根、生地黄、赤芍、丹皮清热凉血解毒；茵陈、土茯苓利湿清热退黄。

若神昏谵语，配安宫牛黄丸、至宝丹；动风抽搐者，加钩藤、石决明，另服羚羊角粉或紫雪丹；衄血、便血、肌肤瘀斑重者，加地榆炭、侧柏叶炭、紫草、茜根炭；腹大有水，小便短少不利，加马鞭草、木通、白茅根、车前草、大腹皮、猪苓、泽泻，并另吞琥珀粉、蟋蟀粉、沉香粉，以通利小便；大便不通，腹满烦痛者，乃热毒炽盛所致，加大黄、芒硝、枳实、木香、槟榔。

2. 阴黄

（1）寒湿阻遏

临床表现：身目俱黄，黄色晦暗，或如烟熏，脘腹痞胀，纳谷减少，大便不实，神疲畏寒，口淡不渴，舌淡苔腻，脉濡缓或沉迟。

证机概要：中阳不振，寒湿滞留，肝胆失于疏泄。

治法：温中化湿，健脾和胃。

代表方：茵陈术附汤。

常用药：茵陈利湿退黄；制附子、干姜温中散寒以化水湿，且可制茵陈寒凉之性；白术、甘草健脾胃以利湿浊。

若湿邪较重而便溏明显者，加车前子、茯苓、泽泻、猪苓；脘腹胀满，胸闷，呕恶显著，加苍术、厚朴、半夏、陈皮；胁腹疼痛作胀，肝脾同病者，加柴胡、香附、川楝子、延胡索；湿浊不清，气滞血结，胁下结痛，腹部胀满，肤色苍黄或黧黑，加硝石矾石散，以化浊祛瘀软坚。

（2）脾虚湿滞

临床表现：面目及肌肤淡黄，甚则晦暗不泽，肢软乏力，心悸气短，大便溏薄，舌质淡，苔薄，脉濡细。

证机概要：黄疸日久，脾虚血瘀，湿滞残留。

治法：健脾和血，利湿退黄。

代表方：黄芪建中汤。

常用药：黄芪、桂枝、生姜、白术益气温中；当归、白芍、甘草、大枣和血健脾；茵陈、茯苓利湿退黄。

如气虚乏力明显者，应重用黄芪，加党参，以增强补气作用；畏寒，肢冷，舌淡者，加附子温阳祛寒；心悸不宁，脉细而弱者，加熟地黄、丹参、酸枣仁等补血养心。

3. 黄疸消退后的调治

黄疸消退，并不代表病已痊愈。若湿邪不清，肝脾不调，气血未复，可导致病情迁延，故黄疸消退后，仍须根据病情继续调治。

（1）湿热留恋

临床表现：脘痞腹胀，胁肋隐痛，饮食减少，口中干苦，小便黄赤，苔腻，脉濡数。

治法：清热利湿。

证机概要：湿热留恋，余邪未清。

治法：清热利湿。

代表方：茵陈四苓散。

常用药：茵陈、黄芩、黄柏清热化湿；茯苓、猪苓、泽泻淡渗分利；白术、苏梗、陈皮化湿行气宽中。

若热较盛，加黄芩、黄柏；湿邪较重，加萆薢、车前草。

（2）肝脾不调

临床表现：脘腹痞闷，肢倦乏力，胁肋隐痛不适，饮食欠香，大便不调，舌苔薄白，脉细弦。

证机概要：肝脾不调，疏运失职。

治法：调和肝脾，理气助运。

代表方：柴胡疏肝散或归芍六君子汤加减。前方偏重于疏肝理气，后方偏重于调养肝脾。

常用药：当归、白芍、柴胡、枳壳、香附、郁金养血疏肝；党参、白术、茯苓、山药益气健脾；陈皮、山楂、麦芽理气助运。

（3）气滞血瘀

临床表现：胁下结块，隐痛、刺痛不适，胸胁胀闷，面、颈部见有赤丝红纹，舌有紫斑或紫点，脉涩。

证机概要：气滞血瘀，积块留着。

治法：疏肝理气，活血化瘀。

代表方：逍遥散合鳖甲煎丸加减。

常用药：柴胡、枳壳、香附疏肝理气；当归、赤芍、丹参、桃仁、莪术活血化瘀；鳖甲煎丸，软坚消积。

【临证备要】

1. 及早明确病因，注意病情阶段性变化。临证时除根据黄疸的色泽、病史、症状辨别其阴阳属性外，尚应进行有关理化检查，区分肝细胞性、阻塞性或溶血性黄疸等不同性质，明确病毒性肝炎、胆囊炎、胆结石、消化道肿瘤或蚕豆黄等疾病诊断，以便采取相应的治疗措施。同时，在黄疸的治疗过程中，应区别病证偏表与偏里、湿重与热重、阳证与阴证。应及时掌握阴黄与阳黄之间的转化，以做相应的处理。

2. 退黄药物的应用。临床以茵陈为退黄要药，无论阴黄阳黄皆可使用。也可用茵陈与大黄配伍使用，退黄效果更好。吴又可谓"退黄以大黄为专功"。如大便干结者，加玄明粉、枳实；若大便溏烂不爽者，可用制大黄。大黄除有清热解毒、通下退黄作用外，还有凉血止血、消瘀化癥之功，即使慢性肝炎或肝硬化出现黄疸，亦可配伍使用大黄。此外，退黄也常可重用赤芍，具有凉血清肝、活血退黄作用，常与丹参、茜草、虎杖等配伍。

3. 淤胆型肝炎的治疗。淤胆型肝炎病机特点为痰湿瘀结，肝胆脉络阻滞。本病可出现于阳黄或阴黄之中，初期多属阳黄，系湿热与痰瘀蕴结，胆汁泛溢；后期多属阴黄，为寒湿痰瘀胶结，正气渐损。治疗在参照黄疸病辨证施治的基础上，常加入活血行瘀、化痰散结、利胆通络之品。活血行瘀药物如赤芍、桃仁、莪术、丹参、虎杖、当归等；化痰散结药物如半夏、橘红、莱菔子、胆南星、苍术、硝石矾石散等；利胆通络药物如郁金、金钱草、路路通、鸡内金、芒硝、山楂等。

【预防调护】

避免不洁食物，注意饮食节制，勿过嗜辛热甘肥食物，戒酒；起居有常，不妄作劳，以免正气损伤；避免接触传染性患者。

发病初期应卧床，恢复期或慢性久病患者可适当参加体育活动，如散步、打太极拳等。应保持心情舒畅，以助于病情康复。饮食宜清淡，不可过食生冷、膏粱厚味，以防加重脾胃负担，甚则损伤脾胃。应密切观察病情变化，若黄疸加深或见斑疹吐衄、神昏痉厥，属病情恶化之兆，须及时救治。

【小结】

黄疸是以目黄、身黄、小便黄为主症的病证，目睛黄染为本病重要特征。病因有外感湿热疫毒、内伤饮食劳倦及他病续发，病理因素以湿邪为主。其辨证以阴阳为纲，治疗大法为化湿邪、利小便。急黄疫毒炽盛者，属阳黄之危急重症，治疗应及时，以清热解毒、凉营开窍为主。阳黄当清化。热重于湿证予清热通腑，利湿退黄；湿重于热证予利湿化浊运脾，佐以清热；胆腑郁热证予疏肝泻热，利胆退黄。阴黄应温化寒湿。脾虚湿滞明显，宜健脾利湿；瘀血阻滞者，宜活血化瘀消癥。黄疸消退后，有时并不意味着病证痊愈，仍应注意疏肝健脾等善后调理，以免残湿余热不清，或肝脾气血损伤不复，致黄疸复发或转为鼓胀等。

【名医验案】

张某，女，15岁。

患者以发热伴上腹不适9天、尿黄3天于1996年2月27日入院。入院后体温持续升高，波动在39.1～40.5℃，血象不高，经多联抗菌药物治疗无效。2周后恶心、呕吐、食纳不馨加重，第3周出现腰肾区压痛、腹水，抗 HAV–IgM 两次阳性，抗 –CMV 两次阳性，HBV、HCV、HEV 均阴性，肝功能损害明显，ALT450U/L，AST274U/L，ALP520U/L，TBIL410.6μmol/L，DBIL281.1μmol/L，PT 延长。诊断为亚急性重型肝炎（甲肝病毒与巨细胞病毒重叠感染）、胆道感染、原发性腹膜炎，予保肝、降酶、退黄、抗感染治疗，收效不满意，特请中医会诊。症见高烧不退，面、肤、目黄染，口干欲饮，气急腹胀，大便干结，尿色深黄，胁下胀痛，神倦思睡，苔黄薄腻，舌质红绛，中部偏干少津，脉来濡数。此乃疫黄，治当凉血活血，清热解毒，利湿退黄。处方：茵陈20g，生大黄9g（后下），黑山栀10g，广郁金10g，白茅根20g，赤芍12g，丹皮、丹参各10g，川石斛15g，鸡骨草15g，垂盆草15g，车前草15g，柴胡6g，炒黄芩10g。

药后5天，体温渐降，尿量增多；半月后体温完全正常，黄疸显减，腹水消退，原方垂盆草加至30g，继续观察。连服上方70剂，体温未再复升，黄疸消退，肝脾回缩，腹胀消除，食纳稍差。复查肝功能示：ALT10U/L，AST21U/L，ALP170U/L，GGT60U/L，A/G1.76，BILT12.5μmol/L，PT 正常。（周仲瑛 . 周仲瑛临床经验辑要 . 中国医药科技出版社 .1988）

【古籍摘要】

《伤寒论·辨阳明病脉证并治》："此为瘀热在里，身必发黄，茵陈蒿汤主之。""伤寒发汗已，身目为黄，所以然者，以寒湿在里不解故也。以为不可下也，于寒湿中求之。""伤寒七八日，身黄如橘子色，小便不利，腹微满者，茵陈蒿汤主之。"

《金匮要略·黄疸病脉证并治》："病黄疸，发热烦喘，胸满口燥者，以病发时，火劫其汗，两热所得。然黄家所得，从湿得之。一身尽发热而黄，肚热，热在里，当下之。""黄疸腹满，小便不利而赤，自汗出，此为表和里实，当下之，宜大黄硝石汤。"

《卫生宝鉴·发黄》："皮肤凉又烦热，欲卧水中，喘呕，脉沉细迟无力而发黄者，治用茵陈四逆汤。"

《证治准绳·杂病》："治疸须分新久，新病初起，即当消导攻渗，如茵陈五苓散、胃苓饮、茯苓渗湿汤之类，无不效者。久病又当变法也，脾胃受伤日久，则气血虚弱，必用补剂，如参术健脾汤、当归秦艽散，使正气盛则邪气退，庶可收功。"

《临证指南医案·疸》："阳黄之作，湿从火化，瘀热在里，胆热液泄，与胃之浊气共并，上不得越，下不得泄，熏蒸遏郁，侵于肺则身目俱黄，热流膀胱，溺色为之变赤，黄如橘子色。阳主明，治在胃。阴黄之作，湿从寒水。脾阳不能化热，胆液为湿所阻，渍于脾，浸注肌肉，溢于皮肤，色如熏黄。阴主晦，治在脾。"

【文献推介】

1. 张涛，孙克伟，陈斌，等 . 黄疸病阴阳黄学说初探 [J]. 新中医，2011，43（01）：4-6.

2. 王章林 . 探析八法在《金匮要略》黄疸病中的运用 [J]. 中国中医基础医学杂志，2016，22（09）：1160-1161.

3. 张涛，孙克，谭艳，等 .《古今名医临证金鉴·黄疸胁痛鼓胀卷》治疗黄疸用药规律研究 [J]. 中药药理与临床，2020，36（03）：254-258.

附　萎黄

萎黄指脾土虚弱，水谷不能生化精微及气血，致肌肤萎黄无光泽之证。主要症状为两目不黄，周身肌肤呈淡黄色，干萎无光泽，小便通畅而色清，倦怠乏力，眩晕耳鸣，心悸少寐，大便溏薄，舌淡苔薄，脉濡细。

本病是由于虫积食滞或劳伤过度，导致脾土虚弱，运化失职，水谷不能化精微而生气血，气血衰少，肌肤失养，以致肌肤萎黄，无光泽。此外，失血过多，或大病之后，血亏气耗，肌肤失养，而发本病，临床亦属常见。如《证治要诀·疸》云："诸失血后，多令面黄。盖血为荣，面色红润者，血之荣也，血去则面见黄色。"

在治疗上主要是调理脾胃，益气补血，方可选用黄芪建中汤或人参养荣汤之类。常用药如炙黄芪、党参、白术、炙甘草补气健脾；当归、白芍、熟地黄、阿胶滋养阴血；桂枝、砂仁温中和胃。由钩虫病引起者，还应给予驱虫治疗，可酌情选用榧子、雷丸、槟榔、百部、鹤虱、贯众等药。

第三节 积 聚

积聚是以腹内结块，或胀或痛为主症的疾病。积，触之有形，结块固定不移，痛有定处，病在血分，多为脏病；聚，触之无形，结块聚散无常，痛无定处，病在气分，多为腑病。因积与聚关系密切，故两者往往一并论述。西医学中多种原因引起的腹腔肿瘤、肝脾肿大、增生型肠结核等，多属"积"之范畴；胃肠功能紊乱、不完全性肠梗阻等原因所致的腹部包块，则与"聚"关系密切，可参照本节辨证论治。

积聚之名，首见于《黄帝内经》。《灵枢·五变》云："皮肤薄而不泽，肉不坚而淖泽，如此则肠胃恶，恶则邪气留止，积聚乃作。脾胃之间，寒温不次，邪气乃至，蓄积留止，大聚乃起。"《灵枢·百病始生》云："温气不行，凝血蕴里而不散，津液涩渗，著而不去，而积皆成矣。"对积的病机论述深刻。《黄帝内经》将积聚分为积、瘕、伏梁、肥气、肠覃、息贲、奔豚、瘤等类型。《难经·五十五难》曰："积者五脏所生，聚者六腑所成。"明确了积与聚在病理及临床表现上的区别，提出五脏之积，为后世辨治本证，首开先河。

东汉·张仲景《金匮要略·五脏风寒积聚病脉证并治》将积与聚区别开来，指出："积者，脏病也，终不移；聚者，腑病也，发作有时。"所制鳖甲煎丸、大黄䗪虫丸至今仍为治疗积聚的常用方剂。《中藏经》言："积者系于脏也，聚者系于腑也，癥者系于气也，瘕者系于血也，虫者乃血气食物相感而化也。"对积、聚、癥、瘕概念做了区分，并给出了较为明确的范畴，同时将虫积分离出来。

隋·巢元方《诸病源候论·积聚病诸候》谓："诸脏受邪，初未能为积聚，留滞不去，乃成积聚。"提示外邪侵袭，稽留人体，伤及脏腑，久之可成积聚。

明·张景岳《景岳全书·杂证谟·积聚》认为积聚的治疗"不过四法，曰攻，曰消，曰散，曰补，四者而已"，并创制了化铁丹、理阴煎等方。李中梓《医宗必读·积聚》将攻、补两法与积聚初、中、末三个阶段有机地结合起来，至今对临床仍有重要的指导意义。李梴《医学入门》等医籍指出，积聚在治疗上不但可以采用内服药物，而且还可以运用膏药外贴、药物外熨、针灸等综合疗法，使积聚的辨证施治内容益加丰富。

历代医籍中，积聚亦称为"癥瘕"，如《金匮要略·疟病脉证并治》将疟后形成的积块（疟母）称为"癥瘕"。此外，宋·王怀隐等《太平圣惠方·治痃癖诸方》记载的痃癖，元·朱丹溪《丹溪心法·积聚痞块》记载的痞块等，按其性质和临床表现，亦均可归入积聚的范围。

【病因病机】

积聚的发生，多因情志失调、饮食所伤、外邪侵袭以及病后体虚所致，或黄疸、疟疾等经久不愈而成，且常交错夹杂，混合致病。肝脾受损，脏腑失和，气机阻滞，瘀血内结，或兼痰湿凝滞，而成积聚。

（一）病因

1. 情志失调 情志抑郁，肝气不疏，脏腑失和，气机阻滞，血行不畅，气滞血瘀，日积月累，而成积聚。清·尤在泾《金匮翼·积聚统论》云："凡忧思郁怒，久不得解者，多成此疾。"

2. 饮食所伤 酒食不节，饥饱失宜，或嗜食肥甘厚味、辛辣生冷，脾胃受损，运化失健，水谷精微不布，湿浊凝聚成痰，或食滞、虫积与痰气交阻，气机壅结，则成聚证；病久入络，痰浊与气血相搏，结为积块，而成积证。宋·王怀隐《太平圣惠方·治食癥诸方》言："夫人饮食不节，生冷过度，脾胃虚弱，不能消化，与脏气相搏，结聚成块，日渐生长，盘牢不移。"

3. 外邪侵袭 寒、湿、热等多种外邪及邪毒侵袭人体，稽留不去，均可导致受病脏腑失和，气血运行不畅，痰浊内生，气滞血瘀痰凝，日久形成积聚。隋·巢元方《诸病源候论·积聚病诸候》谓："诸脏受邪，初未能成积聚，留滞不去，乃成积聚。"

4. 他病续发 黄疸、胁痛病后，湿浊留恋，气血蕴结；或久疟不愈，湿痰凝滞，脉络痹阻；或感染虫毒，阻滞脉道，气血不畅，脉络瘀阻；虚劳日久，或久泻、久痢之后，脾气虚弱，营血运行涩滞等，皆可导致积聚的形成。

（二）病机

积聚的基本病机为气机阻滞，瘀血内结。聚证以气滞为主，积证以血瘀为主。本病初起，气滞血瘀，邪气壅实，正虚不甚，病性多属实；积聚日久，病势较深，正气耗伤，病性转为虚实夹杂；病至后期，气血衰少，体质羸弱，转为正虚为主。但积聚过程中的虚实仅为相对而言，因积聚的形成，总与正气不强有关，《素问·经脉别论》云："勇者气行则已，怯者则着而为病也。"

积聚的病因有寒邪、湿热、痰浊、食滞、虫积或病后体虚等，其间往往交错夹杂，多因复合，或因实致虚，或因虚致实，气血津液运行失常，导致气滞血瘀结成积聚，故气滞、血瘀、痰结是形成积聚的主要病理因素。两者比较，聚证以气滞为主，积证以血瘀为主，二者又有一定区别。

病位主要在于肝、脾，病久及肾。肝主疏泄，司藏血；脾主运化，司统血。如肝气不畅，脾运失职，肝脾失调，气血涩滞，壅塞不通，形成腹内结块，导致积聚。肾主藏精，肝肾同源，肾为先天之本，脾为后天之本，肝脾损伤，久必及肾，邪毒久羁，耗气伤阴，穷必及肾，故积聚后期多表现为肝、脾、肾三脏功能失调。

至于积聚的病机转化，部分聚证日久不愈，可由气入血转化成积证。癥积日久，瘀阻气滞，脾运失健，生化乏源，可导致气虚、血虚，甚或气阴并亏。若正气愈亏，气虚血涩，则癥积愈加不易消散，甚则逐渐增大，病情进一步发展，还可出现一些严重变证。如积久肝脾两伤，藏血与统血失职，或瘀热灼伤血络，而导致出血；湿热瘀结，肝脾失调，胆汁泛溢，可出现黄疸；气血瘀阻，水湿泛滥，可出现腹满肢肿等症。积聚与血证、黄疸、鼓胀等病证有较密切的联系。

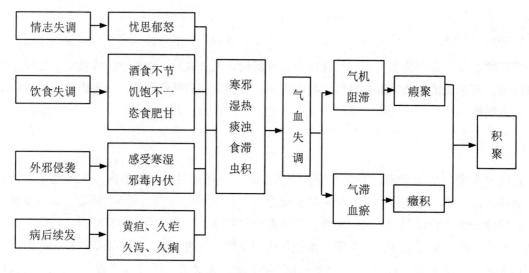

图 8-3　积聚病因病机演变

【诊断与鉴别诊断】

（一）诊断

1.腹内结块，或胀或痛为本病的主要症状。

2.聚证以腹中气聚，聚散无常，聚时结块，散则无形，攻窜胀痛，以胀为主，痛无定处，时作时止为临床特征。

3.积证以腹内积块，触之有形，固定不移，以痛为主，痛有定处为临床特征。

4.本病常有情志抑郁、饮食不节、外邪侵袭，或黄疸、胁痛、虫毒、久疟、久泻、久痢、虚劳等病史。

腹部 X 线、B 超、CT、MRI 及有关血液检查（如血常规、血清 AFP 等）和组织病理学检查有助于本病的诊断，可明确病变部位及病情轻重。

（二）鉴别诊断

1.胃痞　积聚与胃痞均可因情志失调而导致气滞痰阻，出现胀满等症，但胃痞是指自觉脘腹部痞塞胀满，而外无形征可见，更无包块可及，其病变部位主要在胃；而积聚除腹部胀满外，更有聚证发时有形可见，积证可扪及腹内积块，其病变部位重在肝、脾。

2.鼓胀　两者均可出现腹满等症，积聚的基本病机为肝脾气机阻滞，瘀血内结，而鼓胀的基本病机主要为肝、脾、肾三脏受损，气滞、血瘀、水停腹中。鼓胀虽同见腹部胀大，但伴有皮色苍黄、脉络暴露等特征，触之多无有形肿块，常伴水液停聚。积聚迁延日久可转化为鼓胀。

【辨证论治】

（一）辨证要点

1.辨初中末期　积证在临床上可分为初、中、末三期。初期正气尚盛，邪气虽实而不盛，表现为积块形小，按之不坚；中期正气已虚，邪气渐甚，表现为积块增大，按之较硬；末期正气大伤，邪盛已极，表现为积块明显，按之坚硬。辨积证初、中、末三期，以知正邪之盛衰，从而选择攻补之法。

2. 辨部位 积块的部位不同，标志着所病的脏腑不同，临床症状、治疗方药也不尽相同，故有必要加以鉴别。如右胁腹内积块，伴见胁肋刺痛、黄疸、纳差、腹胀等症状者，病在肝；左胁腹积块，伴见患处胀痛、疲乏无力、出血者，病在肝脾；胃脘部有积块，并伴见反胃、呕吐、呕血、黑便等症状者，病在胃；腹部积块伴便秘或腹泻、消瘦乏力或便下脓血者，病在肠。

3. 辨标本缓急 在积聚的病程中，由于病情的发展，常可出现一些危急重症。如出现血热妄行、气不摄血或瘀血内积而吐血、便血；因胃失和降，胃气上逆而剧烈呕吐；因肝胆郁滞，胆汁外溢而出现黄疸等。这些证候对积聚本病而言，属于标，应按照急则治其标或标本兼顾的原则及时处理。

（二）治则治法

聚证病在气分，重在调气，以疏肝理气、行气消聚为基本治则；积证病在血分，重在活血，以活血化瘀、软坚散结为基本治则。要注意根据病情发展、病机演变，区分不同阶段，适当调整攻补策略。如积证初期属邪实，应予消散之法；中期邪实正虚，予攻补兼施；后期以正虚为主，应予扶正消积。明·李中梓《医宗必读·积聚》指出："初者，病邪初起，正气尚强，邪气尚浅，则任受攻；中者，受病渐久，邪气较深，正气较弱，任受且攻且补；末者，病魔经久，邪气侵凌，正气消残，则任受补。"

（三）证治分类

1. 聚证
（1）肝郁气滞
临床表现：腹中气聚，攻窜胀痛，时聚时散，脘胁之间时或不适，常随情绪波动而起伏，舌淡红，苔薄，脉弦。
证机概要：肝失疏泄，气聚腹中。
治法：疏肝解郁，行气散结。
代表方：逍遥散。
常用药：柴胡、当归、白芍、薄荷疏肝解郁；香附、青皮、枳壳、郁金行气散结；白术、茯苓、生姜、甘草调理脾胃。
若兼瘀象，加延胡索、莪术；兼热象，合左金丸。寒湿中阻，脘腹痞满，舌苔白腻者，用木香顺气散。
（2）食滞痰阻
临床表现：腹胀或痛，腹部时有条索状物聚起，重按则胀痛更甚，便秘，纳呆，舌苔腻，脉弦滑。
证机概要：虫积、食滞、痰浊交阻，气聚成结。
治法：导滞通便，理气化痰。
代表方：六磨汤。
常用药：大黄、枳实通腑导滞；沉香、木香、乌药疏利气机；半夏、陈皮燥湿化痰；山楂、神曲健胃消食。
若痰浊中阻，呕恶苔腻者，加半夏、陈皮、生姜；痰湿较重，兼有食滞，腑气虽通，苔腻不化者，加苍术、厚朴；脾虚，便溏纳差者，加党参、白术、炒麦芽；蛔虫结聚，阻于肠道而引起者，配服乌梅丸。

2. 积证

（1）气滞血阻

临床表现：积块软而不坚，固定不移，胁肋疼痛，脘腹痞满，舌暗，苔薄白，脉弦。

证机概要：气滞血瘀，痹阻脉络，积而成块。

治法：理气活血，通络消积。

代表方：柴胡疏肝散合失笑散加减。前方侧重于疏肝行气，后方偏于活血止痛。

常用药：柴胡、陈皮、川芎、香附行气疏肝；丹参、延胡索、蒲黄、五灵脂活血散瘀。

若烦热，口干，舌红，脉细弦者，加丹皮、山栀、黄芩；气滞血阻较甚，兼有寒象者，加肉桂、吴茱萸、当归，或用大七气汤。

（2）瘀血内结

临床表现：腹部积块明显，硬痛不移，消瘦乏力，纳差，时有寒热，面色晦暗黧黑，面颈胸臂或有血痣赤缕，女子可见月事不下，舌质紫暗或有瘀点，脉细涩。

证机概要：瘀结不消，正气渐损，脾运不健。

治法：祛瘀软坚，健脾益气。

代表方：膈下逐瘀汤。

常用药：香附、乌药、枳壳、陈皮疏肝理气宽中；当归、川芎、桃仁、红花活血祛瘀止痛；三棱、莪术活血软坚消积；人参、白术、炙甘草健脾扶正。

若积块疼痛甚者，加五灵脂、延胡索、佛手；痰瘀互结者，加白芥子、半夏、苍术，或合鳖甲煎丸。

（3）正虚瘀阻

临床表现：积块坚硬，疼痛逐渐加剧，面色萎黄或黧黑，形脱骨立，饮食大减，神疲乏力，或呕血、便血、衄血，舌质淡紫，舌光无苔，脉细数或弦细。

证机概要：癥积日久，中虚失运，气血衰少。

治法：补益气血，活血化瘀。

代表方：八珍汤。

常用药：人参、白术、茯苓、甘草健脾益气；当归、白芍、熟地黄、川芎养阴补血；三棱、莪术、阿魏、瓦楞子、五灵脂活血化瘀消癥；香附、槟榔行气以活血。

若阴伤较甚，头晕目眩，舌光无苔，脉象细数者，加生地黄、玄参、枸杞、石斛；牙龈出血、鼻衄者，加丹皮、白茅根、茜草、三七；畏寒肢肿，舌淡苔白，脉沉细者，加黄芪、附子、肉桂、泽泻。

【临证备要】

1. 抓主症，明兼证。治疗积聚时，应遵循《素问·至真要大论》所谓"坚者削之""结者散之""留者攻之""逸者行之""衰者补之"法则，贯穿调气理血基本大法。积聚各个证型往往兼有郁热、湿热、寒湿、痰浊等病理表现，其中，兼郁热、湿热者尤为多见。至于正气亏虚者，亦有气血阴阳之偏盛不同，临证应根据邪气兼夹与阴阳气血亏虚的差异，相应地调整治法方药。

2. 明确病位性质，注意药物加减。积聚除按气血虚实辨证外，尚须根据结块部位、脏腑所属综合考虑，明确积聚的性质，并适时加减药物。若病位在胃肠，多加导滞通便、散结化瘀之品，如大黄、枳实等；若病在肝胆，则可加行气散结之品，如柴胡、枳壳、木香等。在明确性质的基础上，根据积聚的病位，选用恰当的药物，对提高治疗效果有重要意义。

3.顾护正气　积聚治疗上始终要注意顾护正气，攻伐药物不可过用。正如《素问·六元正纪大论》所言："大积大聚，其可犯也，衰其大半而止。"聚证以实证居多，但如反复发作，脾气易损，此时需用香砂六君子汤加减，以培脾运中。积证系日积月累而成，其消亦缓，切不可急功近利。如过用、久用攻伐之品，易于损正伤胃；过用破血、逐瘀之品，易于损络出血；过用香燥理气之品，则易耗气伤阴，加重病情。要把握好攻与补的关系及主次轻重，注意"治实当顾虚"，"补虚勿忘实"，可根据具体情况，或先攻后补，或先补后攻，或寓补于攻，或寓攻于补。《医宗必读·积聚》提出"屡攻屡补，以平为期"的原则深受医家重视。

4.适时配合其他之法　在对积证的治疗中，可根据病情需要，选用软坚药和虫类药以破瘀消积。不论初起还是久积，均可配合外治法，如敷贴阿魏膏、水红花膏等，有助于活血散结、软坚消积。此外，尚可配合针灸、气功等疗法。

【预防调护】

饮食有节，起居有常，注意冷暖，保持正气充沛，气血流畅，是预防积聚的重要措施。此外，在血吸虫流行的区域，要整治疫水，做好防护工作，避免感受虫毒。积聚之病，起于情志失和者居多，故调畅情志，避免精神刺激，消除顾虑，保持心情舒畅，对预防积聚发生有重要作用。饮食上，要忌食肥甘厚味、辛辣刺激之品，食物宜新鲜、清淡可口而又富于营养。

注意积聚早期的诊治，如出现胃脘痛、胁痛、泄泻、便血等病证，应积极治疗，防止病邪传变。黄疸、疟疾、久泻、久痢等患者病情缓解后，要继续清理湿热余邪，疏畅气机，调肝运脾，防止邪气残留，气血郁结成积。积聚兼有气血损伤者，宜补养气血。另可适当配合外治法、针灸等进行治疗，有助于病情康复。

【小结】

积聚以腹内结块，或胀或痛为主症。病因与体虚复感外邪、情志饮食所伤以及他病日久不愈有关。基本病机为气机阻滞，瘀血内结。病理因素以寒、湿、痰、食、虫为主。病位主要在于肝、脾。聚证病在气分，以疏肝理气、行气消聚为基本原则，辨证应区别邪正虚实的主次。聚证以实证多，以理气散结为主，但如反复发作，脾气易损，应适时予培脾运中。积证病在血分，以活血化瘀、软坚散结为基本法则。积证的治疗应详审初、中、末三期，明辨正邪之盛衰，权衡攻补之应用。本病预后与感邪轻重、体质强弱和治疗是否得当有关。如病情迁延日久，病势进展，可出现出血、黄疸、鼓胀等严重变证，均为病情重笃，预后不良之象，当积极救治。

【名医验案】

常某，女，30岁，工人。

平素易怒多思，稍不如意，即抑郁难解，素日食欲不振，常觉脘腹满闷，如有物内停，久而胀痛难忍，至今已两年余。诊见病者面容消瘦，精神怠惰，触按腹部有块状物，稍软，不移动，刺痛拒按，纳差。诊其脉，六部搏指应手，沉弦有力，舌质紫暗，少苔。辨证：气滞血阻之积证。立法：疏肝破积，温经通络。处方：白芍、鸡血藤各12g，青皮、香附、延胡索、莪术各10g，三棱、陈皮各9g，桂枝、木香各6g。

二诊：服上方2剂，矢气频频，腹中作声，腹胀大减，唯积块疼痛，脉较前稍有缓象。再按原方去鸡血藤、延胡索，加白术12g，乌药、党参各10g，甘草5g。

三诊：服上方 3 剂，精神可，食纳增加，积块略消，痛减，脉转和缓。按前方去乌药，加白芍 12g，吴茱萸 5g，生姜 4 片，紫油桂 6g（另包，研细末，分 2 次冲服）。

共进药十余剂，积块渐消，脘腹舒畅，面色好转，食欲增加，积年之疾，至此告愈。

按：本案为气滞血阻，内有实邪之积证，治以疏肝破积，温经通络，后气机有疏通之象，脉转缓，宗以前法，加健脾益气之品，助行气消积之功。该病治疗过程中，除重用理气攻坚药物外，加温运阳气之药，冀其荣卫流通。如此，则积去、痛止、虚固。（许玉山著 . 许玉山医案 . 山西人民出版社 .1983）

【古籍摘要】

《素问·举痛论》："寒气客于小肠膜原之间，络血之中，血泣不得注于大经，血气稽留不得行，故宿昔而成积矣。"

《难经·五十五难》："病有积有聚，何以别之？然，积者阴气也，聚者阳气也。故阴沉而伏，阳浮而动。气之所积名曰积，气之所聚名曰聚。故积者，五脏所生，聚者，六腑所生也。积者，阴气也，其始发有常处，其痛不离其部，上下有所始终，左右有所穷处。聚者，阳气也，其始发无根本，上下无所留止，其痛无常处，谓之聚，故以是别知积聚也。"

《景岳全书·杂证谟·积聚》："积聚之病，凡饮食、血气、风寒之属，皆能致之，但曰积曰聚，当详辨也。盖积者，积垒之谓，由渐而成者也；聚者，聚散之谓，作止不常者也。由此言之，是坚硬不移者，本有形也，故有形者曰积，或聚或散者，本无形也，故无形者曰聚。诸有形者，或以饮食之滞，或以脓血之留，凡汁沫凝聚，旋成块者，皆积之类，其病多在血分，血有形而静也。诸无形者，或胀或不胀，或痛或不痛，凡随触随发，时来时往者，皆聚之类，其病多在气分，气无形而动也。"

《金匮翼·积聚统论》："积者，累积之谓，由渐而成，重而不移。聚者，聚散之谓，作止不常，痛无定所。故曰积者阴气，聚者阳气。积聚之病，非独痰食气血，即风寒外感，亦能成之。然痰食气血，非得风寒，未必成积。风寒之邪，不遇痰食气血，亦未必成积。经云卒然多食饮则肠满，起居不节，用力过度，则络脉伤，血溢肠外，与寒相搏，并合凝聚，不得散而成积，此之谓也。"

《杂病源流犀烛·积聚癥瘕痃癖痞源流》："若积之既成，又当调营养胃，扶胃健脾，使元气旺而间进以去病之剂，从容调理，俾其自化，夫然后病去而人亦不伤……若积之成，必匪朝伊夕，其所来着渐矣，故积之治亦必匪朝伊夕，其所由去者，不可不以渐也。"

【文献推介】

1.陈新莲，林胜友 . 中医学对癥瘕积聚认识及意义 [J]. 江西中医药，2009，40（11）：5-6.

2.陈宏，魏冬梅，尹钢 . 浅析仲景积聚、癥瘕证治特色及其对后世的影响 [J]. 新中医，2012，44（10）：145-146.

3.唐广义，殷东风 . 中医"积证"与现代恶性肿瘤的关系 [J]. 中医杂志，2014，55（06）：470-472.

第四节　鼓　胀

鼓胀是指以腹部胀大如鼓为主症的疾病。临床以腹大胀满，绷急如鼓，皮色苍黄，脉络暴露为特征，故名鼓胀。又名"单腹胀""臌""蜘蛛蛊"。西医学中因病毒性肝炎、血吸虫病等多种原因所致的肝硬化腹水，结核性腹膜炎、腹腔内恶性肿瘤、肾病综合征、丝虫病、慢性缩窄性心包炎等疾病导致的腹水，属于本病范畴，可参照本节辨证论治。

鼓胀病名首见于《黄帝内经》，《素问·腹中论》曰："有病心腹满，旦食则不能暮食，此为何病？岐伯对曰：名为鼓胀。"《灵枢·水胀》曰："鼓胀何如？岐伯曰：腹胀，身皆大，大与肤胀等也，色苍黄，腹筋起，此其候也。"较为详细地描述了鼓胀的临床特征。治法上首载"鸡矢醴"一方治疗鼓胀。

东汉·张仲景《金匮要略·水气病脉证并治》中有关肝水、脾水、肾水的记载，均有腹部胀大，类似鼓胀特征。东晋·葛洪《肘后备急方·治卒大腹水病方》首次提出放腹水的治法，"若唯腹大，下之不去，便针脐下二寸，入数分，令水出，孔合，须腹减乃止。"在鼓胀病因论述上，隋·巢元方《诸病源候论·蛊毒病诸候》提及了外感水毒，"水毒气结于内，令腹渐大，动摇有声"，称为"水蛊"，并首次提出了"寄生虫致鼓"的观点。

元·朱丹溪《丹溪心法·鼓胀论》指出："七情内伤，六淫外侵，饮食不节，房劳致虚……清浊相混，隧道壅塞，郁而为热，热留为湿，湿热相生，遂成胀满。"认为鼓胀与七情、六淫、饮食、房劳等因素有关。

明·李中梓《医宗必读·水肿胀满》曰："在病名有鼓胀与蛊胀之殊。鼓胀者，中空无物，腹皮绷急，多属于气也。蛊胀者，中实有物，腹形充大，非虫即血也。"戴思恭称本病为"蛊胀""膨脝""蜘蛛蛊"，其《证治要诀·蛊胀》中指出："盖蛊与臌同，以言其急实如鼓……俗称之为膨脝，又谓之蜘蛛病。"张景岳《景岳全书·气分诸胀论治》将鼓胀又称为"单腹胀"，曰："单腹胀者名为鼓胀，以外虽坚满而中空无物，其象如鼓，故名鼓胀。又或以血气结聚，不可解散，其毒如蛊，亦名蛊胀。且肢体无恙，胀唯在腹，故又名为单腹胀。"同时《景岳全书·论证》认为，鼓胀由纵酒无度引起。此外，清·程钟龄《医学心悟·肿胀》指出了水肿、鼓胀的鉴别要点。唐容川《血证论》认为"血臌"的发病与接触疫水，感染"水毒"有关。各医家针对其不同的病理因素提出各种分类方法，计有气、血、水、虫多种，在治法上也更加灵活。

【病因病机】

鼓胀病因复杂，主要是由酒食不节、虫毒感染、他病继发转化、情志刺激等因素引发，致肝脾肾俱损或功能失调，气血搏结，水湿内停。

（一）病因

1. 酒食不节 如嗜酒过度，或恣食肥甘厚味，酿湿生热，蕴阻中焦，壅滞气机，水谷精微失于输布，湿浊内聚，脾土壅滞，则肝之疏泄失常，气血郁滞，湿邪与气血交阻日久，便成鼓胀。明·张景岳《景岳全书·肿胀》云："少年纵酒无节，多成水鼓。盖酒为水谷之液，血亦水谷之液，酒入中焦，必求同类，故直走血分。"

2. 虫毒感染 多因血吸虫感染，虫毒阻塞经隧，脉道不通，日久失治，肝脾两伤，形成癥积；气滞络瘀，清浊相混，水液停聚，乃成鼓胀。

3. 他病继发 凡他病损伤肝脾，致肝脾失调，水湿积聚者，均有继发鼓胀的可能。常见如黄疸、积聚、痢疾等。黄疸日久，湿邪阻滞，肝脾受损，气滞血瘀，或癥积不愈，气滞血结，脉络壅塞，正气耗伤，痰瘀不化，水湿停聚；亦或久泻久痢，气阴耗伤，肝脾受损，生化乏源，气血滞涩，水湿停留等，均可形成鼓胀。

4. 情志刺激　忧思郁怒，损伤肝脾。肝为藏血之脏，性喜条达，若情志不舒，肝失疏泄，气机不利，则血液运行不畅，致肝脉瘀阻；另一方面，肝气郁结不舒，气机不畅，气不行水，或横逆犯脾胃，脾胃受克，运化失司，以致水湿停留，水湿与血瘀蕴结，日久不化，痞塞中焦，便成鼓胀。

（二）病机

鼓胀的基本病机主要为肝、脾、肾三脏受损，气滞、血瘀、水停于腹中。病变脏腑先在肝脾，久则及肾。因肝主疏泄，为藏血之官，肝病则疏泄失职，气滞血瘀，进而横逆犯脾；脾主运化，脾病则运化失司，水湿内聚，进而土壅木郁，以致肝脾俱病。疾病日久，累及于肾，肾主水，司开阖，水湿不化，则胀满愈甚。病理因素无外乎气滞、血瘀、水液停聚。清·喻嘉言《医门法律·胀病论》言："胀病亦不外水裹、气结、血凝。"气、血、水三者既各有侧重，又常相互为因，错杂同病。

病理性质总属本虚标实。初起，肝脾先伤，肝失疏泄，脾失健运，两者相因，乃致气滞湿阻，清浊相混，此时以实为主；进而湿浊内蕴中焦，阻滞气机，既可郁而化热，而致水热蕴结，亦可因湿从寒化，出现水湿困脾之候；久则气血凝滞，隧道壅塞，瘀结水留更甚。肝脾日虚，病延及肾，肾火虚衰，不但无力温助脾阳，蒸化水湿，且开阖失司，气化不利，而致阳虚水盛；若阳伤及阴，或湿热内盛，湿聚热郁，热耗阴津，则肝肾之阴亏虚，肾阴既损，阳无以化，则水津失布，阴虚水停，故后期以虚为主。至此因肝、脾、肾三脏俱虚，运行蒸化水湿的功能更差，气滞、水停、血瘀三者错杂为患，壅结更甚，其胀日重，由于邪愈盛而正愈虚，故本虚标实，更为错综复杂，病势日益深重。

总之，鼓胀作为古代中医"风、痨、臌、膈"四大难症之一，其病机演变复杂，如失治误治，或饮食不节，或服药不当，或劳倦过度，或正虚感邪等，每致变证多端。如阴虚络热，血溢脉外，轻则鼻衄、齿衄、皮肤紫斑，甚或大量呕血、便血；如肝肾阴虚，邪从热化，蒸液生痰，痰热上蒙清窍，引动肝风，则见神昏谵语、痉厥等；如脾肾阳虚，湿浊内蒙，上犯心窍，亦可导致神糊昏厥之变。末期多见邪陷正虚，气阴耗竭，由闭转脱，病情极为险恶。

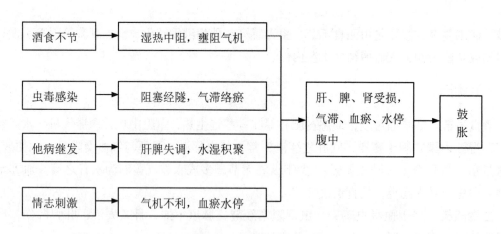

图8-4　鼓胀病因病机演变

【诊断与鉴别诊断】

（一）诊断

1.初期脘腹作胀，食后尤甚，叩之如鼓，继而腹部胀大如鼓，重者腹壁青筋显露，脐孔突起。

2.常伴有乏力、纳差、尿少及齿衄、鼻衄、皮肤紫斑等出血征象，可见面色萎黄，皮肤或巩膜黄染，手掌殷红，面颈胸部红丝赤缕，血痣及蟹爪纹。

3.本病常有情志内伤、酒食不节、虫毒感染或黄疸、积聚久病不愈等病史。

腹腔穿刺液检查、腹水细胞学检查、血清病毒学检查、粪便常规检查、肝功能检查及 B 超、CT、MRI、消化道钡餐造影等检查，常有助于本病的诊断，可明确病变部位、性质与损伤程度。

（二）鉴别诊断

肠覃　肠覃主要因湿热瘀毒流连肠道，阻滞气机而致。常见下腹部肿块，早期肿块局限于下腹部，大如鸡卵，以后逐渐增大，可如怀胎之状，按之坚硬，推之可移，无水液波动感。早期以实证居多。肠覃为慢性耗损性疾病，若不积极治疗，预后不佳。鼓胀虽同见腹部胀大，但触之常未见有形肿块，常伴水液停聚。

【辨证论治】

（一）辨证要点

本病多属本虚标实之证，初期以实为主，其实又有气滞、血瘀、水停的侧重，同时又有肝、脾、肾脏腑之不同；晚期以虚为主，同时可兼见出血、昏迷等危重证候。

1.鼓胀早期

（1）辨病性　腹部膨隆，腹皮绷急，按之空空然，叩之如鼓，喜太息、嗳气，嗳气或矢气后胀减，口苦脉弦，病性偏于气滞；腹部胀大，状如蛙腹，按之如囊裹水，尿少肢肿，周身困乏无力，苔白腻者，病性偏寒湿；脘腹撑急，灼热口苦，小便短赤，大便秘结，苔黄腻者，病性偏湿热；腹大坚满，或脐心外突，脉络怒张，面色黧黑，面、胸、臂红痣血缕，手掌赤痕，舌质暗或有瘀斑，病性偏血瘀。

（2）辨病位　鼓胀主要涉及肝、脾、肾三脏。腹大胀满，按之不坚，胁部或胀或痛，攻窜不定者，病变在肝；腹大胀满，食少脘痞，四肢困重，疲倦无力者，病变在脾；腹大胀满，精神委顿，肢冷怯寒，下肢浮肿，尿少者，病变在肾。

2.鼓胀晚期

（1）辨阴阳　腹胀满不舒，朝宽暮急，面色苍黄，神疲乏力，四肢不温，舌淡紫，脉沉细者，病性偏阳虚；腹大胀满，心烦失眠，口燥，衄血，形体消瘦，小便短赤，舌红绛少津，脉弦细数者，病性偏阴虚。

（2）辨危候　鼓胀后期，常并发危重证候。如骤然大量呕血，血色鲜红，大便下血，暗红或油黑，伴手足震颤、狂躁、神志昏迷及尿闭，脉数不静或脉大弦紧者，证属浊毒闭窍，生风动血；若神志昏迷，烦躁不安，甚则怒目狂叫，四肢抽搐颤动，口臭便秘，溲赤尿少，舌红苔黄，脉弦滑者，证属痰热扰神；若神志昏迷，汗出肢冷，气促，撮空，两手抖动，脉细弱者，证属正气衰败，真阳欲脱之危候。

（二）治则治法

根据标本虚实的主次确定相应治法。治疗当攻补兼施，祛邪不伤正，扶正不留邪。初期一般以实证居多，治疗以祛邪为主，根据气滞、血瘀、水停之偏重，分别侧重于理气、活血、祛湿利水，或暂用逐水之法，同时配合健脾疏肝之品。后期一般以虚证为主，治疗以补虚为要，根据阴阳的不同，分别采用温补脾肾或滋养肝肾之法，同时配合行气活血利水。鼓胀后期伴有出血、昏迷、阳气虚脱等危重证候者，应"急则治其标"，予以迅速止血、开窍醒神、回阳固脱等急救法，病情稳定后，再从根本治疗。

（三）证治分类

1. 常证

（1）气滞湿阻

临床表现：腹胀按之不坚，胁下胀满或疼痛，饮食减少，食后胀甚，得嗳气、矢气稍减，小便短少，舌苔薄白腻，脉弦。

证机概要：肝郁气滞，脾运不健，湿浊中阻。

治法：疏肝理气，运脾利湿。

代表方：柴胡疏肝散合胃苓汤加减。前方以疏肝理气为主，后方以运脾利湿消胀为主。

常用药：柴胡、枳壳、芍药、川芎、香附疏肝理气，宽中解郁；白术、猪苓、茯苓、泽泻健脾利水；桂枝辛通温阳，助膀胱之气化而增强利水之效；苍术、厚朴、陈皮健脾理气除湿。

若胸脘痞闷，腹胀，噫气为快，气滞偏甚者，加佛手、沉香、木香；尿少，腹胀，苔腻者，加砂仁、大腹皮、泽泻、车前子；神倦，便溏，舌质淡者，加党参、黄芪、附片、干姜、川椒；胁下刺痛，舌紫，脉涩者，加延胡索、莪术、丹参、鳖甲；头晕失眠，舌质红，脉弦细数者，加制首乌、枸杞子、女贞子。

（2）水湿困脾

临床表现：腹大胀满，按之如囊裹水，甚则颜面微浮，下肢浮肿，脘腹痞胀，得热则舒，精神困倦，怯寒懒动，小便少，大便溏，舌苔白腻，脉缓。

证机概要：湿邪困遏，脾阳不振，寒水内停。

治法：温中健脾，行气利水。

代表方：实脾散。

常用药：白术、苍术、附子、干姜振奋脾阳，温化水湿；厚朴、木香、草果、陈皮行气健脾除湿；茯苓、泽泻利水渗湿；甘草、生姜、大枣调和胃气。

若浮肿较甚，小便短少，加肉桂、猪苓、车前子；胸闷咳喘，加葶苈子、苏子、半夏；胁腹痛胀，加郁金、香附、青皮、砂仁；脘闷纳呆，神疲，便溏，下肢浮肿，加党参、黄芪、山药。

（3）湿热蕴结

临床表现：腹大坚满，脘腹胀急，烦热口苦，渴不欲饮，小便赤涩，大便秘结或溏垢，舌边尖红，苔黄腻或兼灰黑，脉象弦数。

证机概要：湿热壅盛，蕴结中焦，浊水内停。

治法：清热利湿，攻下逐水。

代表方：中满分消丸。

常用药：茵陈、金钱草、山栀、黄柏清化湿热；苍术、厚朴、砂仁行气健脾化湿；大黄、猪苓、泽泻、车前子、滑石分利二便。

若热势较重，加连翘、龙胆草、半边莲、半枝莲；小便赤涩不利，加陈葫芦、蟋蟀粉；胁痛明显，加柴胡、川楝子；见面、目、皮肤发黄，合茵陈蒿汤。

（4）肝脾血瘀

临床表现：脘腹坚满，青筋显露，胁下癥结痛如针刺，面色晦暗黧黑，或见赤丝血缕，面、颈、胸、臂出现血痣或蟹爪纹，口干不欲饮水，或见大便色黑，舌质紫暗或有紫斑，脉细涩。

证机概要：肝脾瘀结，络脉滞涩，水气停留。

治法：活血化瘀，行气利水。

代表方：调营饮。

常用药：当归、赤芍、桃仁、三棱、莪术、鳖甲化瘀散结；大腹皮行气消胀；马鞭草、益母草、泽兰、泽泻、茯苓化瘀利水。

若胁下癥积肿大明显，加地鳖虫、牡蛎；病久体虚，气血不足，或攻逐之后，正气受损，加当归、黄芪、党参；大便色黑，加三七、茜草、侧柏叶；病势恶化，大量吐血、下血，或出现神志昏迷等危象，当辨阴阳之衰脱予以生脉注射液或参附注射液滴注。

（5）脾肾阳虚

临床表现：腹大胀满，形似蛙腹，朝宽暮急，面色苍黄，或呈苍白，脘闷纳呆，神倦怯寒，肢冷浮肿，小便短少不利，舌体胖，质紫，苔淡白，脉沉细无力。

证机概要：脾肾阳虚，温运失常，水湿内聚。

治法：温补脾肾，化气利水。

代表方：附子理苓汤。

常用药：附子、干姜、人参、白术温补脾肾；茯苓、泽泻、猪苓利水消胀；甘草补脾益气。

神疲乏力，少气懒言，食少腹胀，食后尤甚，便溏者，加黄芪、山药、薏苡仁、扁豆；面色苍白，怯寒肢冷，腰膝酸冷疼痛，脉弱无力者，加肉桂、仙茅、淫羊藿；腹筋暴露者，加赤芍、泽兰、三棱、莪术。若腰膝酸重，肢肿，小便不利，痰饮咳喘者，用济生肾气丸。

（6）肝肾阴虚

临床表现：腹大胀满，或见青筋暴露，面色晦滞，唇紫，口干而燥，心烦失眠，时或鼻衄，牙龈出血，小便短少，舌质红绛少津，苔少或光剥，脉弦细数。

证机概要：肝肾阴虚，津液失布，水湿内停。

治法：滋肾柔肝，养阴利水。

代表方：一贯煎合六味地黄丸加减。前方侧重养阴柔肝，后方重在滋养肾阴。

常用药：熟地黄、山茱萸、山药滋养肝肾；茯苓、泽泻、丹皮淡渗利湿；生地黄、沙参、麦冬、枸杞子滋肾柔肝；当归、川楝子养血活血疏肝。

若津伤，口干明显者，加石斛、玄参、芦根；青筋显露，唇舌紫暗，小便短少者，加丹参、益母草、泽兰、马鞭草；阴虚阳浮，耳鸣、面赤、颧红者，加龟甲、鳖甲、牡蛎；湿热留恋不清，溲赤涩少者，加知母、黄柏、金钱草、茵陈；腹内积聚痞块，痛处不移，卧则腹坠，肾虚久泻者，加膈下逐瘀汤。

2. 变证

（1）黄疸

临床表现：身目黄染如金，倦怠乏力，烦躁不宁，纳食欠佳或不欲食，恶心厌油，肝区胀痛，腹部膨隆，双下肢水肿，尿少如浓茶，大便溏，舌暗红，苔黄腻，脉弦滑。

证机概要：热毒壅盛，湿邪困遏，胆汁泛溢。

治法：清热解毒，利湿退黄。

代表方：甘露消毒丹。

常用药：滑石、茵陈、黄芩利湿退黄；石菖蒲、藿香、白豆蔻、木通行气和中；连翘、射干、贝母、薄荷清热散结。

若神志不清，目不识人者，加水牛角、菖蒲、郁金；气虚乏力，少气懒言者，加黄芪、党参、山药、白术；腹部胀大，小便不出者，加车前子、通草、猪苓、泽泻；湿困脾胃，便溏尿少，口中甜者，加厚朴、苍术；纳呆，无食欲者，加炒麦芽、鸡内金。临证可参见黄疸病证进行辨治。

（2）出血

临床表现：轻者可见牙龈出血、鼻衄或肤下瘀斑，重者病势突变，大量呕吐鲜血或大便下血，舌红苔黄，脉弦数。

证机概要：火热熏灼，瘀毒互结，热迫血溢。

治法：泻火解毒，凉血止血。

代表方：犀角地黄汤。

常用方药：水牛角、生地黄泻火解毒；赤芍、丹皮凉血止血。

若实热较甚者，加黄连、黄芩、黄柏、栀子；骤然大量呕血，血色鲜红，大便下血，暗红或油黑者，加三七、仙鹤草、地榆炭、大黄炭、白茅根、侧柏叶、茜草；大出血后，气随血脱，阳气衰微，汗出如油，四肢厥冷，呼吸低微，脉细微欲绝者，用大剂独参汤加山茱萸；疾病后期，气阴两虚者，加沙参、西洋参、太子参、山药。临证可参见血证进行辨治。

（3）神昏

临床表现：神昏谵语，昏不识人，发热，黄疸，烦躁不宁，口臭便秘，溲赤尿少，舌质红绛，苔黄燥，脉细数。

证机概要：邪热内陷，热毒互结，蒙蔽心窍。

治法：清热解毒，醒脑开窍。

代表方：清营汤合安宫牛黄丸加减。前方清热凉血，后方豁痰开窍。

常用药：水牛角、生地黄、麦冬、玄参清热凉血；银花、连翘、竹叶凉营解毒；黄连、丹参凉血散瘀。

若痰浊壅盛，蒙蔽清窍，而见神志昏迷较甚，静卧嗜睡，神情淡漠，舌苔厚腻者，加郁金、菖蒲；出血严重者，加大蓟、栀子炭、血余炭；痰涎壅盛，烦躁不安者，加竹沥、瓜蒌、胆南星；邪热偏盛而身热较重者，用安宫牛黄丸；热动肝风而痉厥抽搐者，改用紫雪丹；痰浊偏盛而昏迷较重者，改用至宝丹；病情继续恶化，昏迷甚，汗出肤冷，气促，撮空理线，两手抖动，脉细微弱者，应急予生脉散、参附龙牡汤。

【临证备要】

1. 鼓胀阳虚易治，阴虚难调。水为阴邪，得阳则化，故阳虚患者使用温阳利水药物，腹水较易消退。若是阴虚鼓胀，温阳易伤阴，滋阴又助湿，治疗颇为棘手。临证可选用甘寒淡渗之品，如沙参、麦冬、白茅根、茯苓、猪苓等药，以达到滋阴生津而不黏腻助湿的效果。此外，在滋阴药中少佐温化之品（少量桂枝、附子），既有助于通阳化气，又可防止滋腻太过。

2.逐水法应用。鼓胀患者病程较短，正气尚未过度消耗，而腹胀甚，腹水不退，尿少便秘，脉实有力者，可按《素问·阴阳应象大论》"中满者，泻之于内"的原则，酌情使用逐水法，以缓其苦急，减轻痛苦，缩短病程，主要适用于水热蕴结和水湿困脾证。常用逐水方药如牵牛子粉、舟车丸、控涎丹、十枣汤等方。临床使用注意事项：①中病即止：在使用过程中，药物剂量不可过大，攻逐时间不可过久，遵循"衰其大半而止"的原则，以免损伤脾胃，引起昏迷、出血之变。②严密观察：服药时必须严密观察病情，注意药后反应，加强调护。一旦发现有严重呕吐、腹痛、腹泻者，即应停药，并进行相应处理。③明确禁忌证：鼓胀日久，正虚体弱，或发热，黄疸日渐加深，或有消化道溃疡，曾并发消化道出血，或见出血倾向者，均不宜使用。对正虚者，要先补后攻或攻补兼施。

3.疑难杂症，预后不良。鼓胀属于风、痨、臌、膈四大难症之一，因气、血、水互结，邪盛而正衰，治疗较为棘手。若病在早期，正虚不著，经适当调治，腹水可以消失，病情可趋缓解。如延至晚期，邪实正虚，腹水反复发生，病情不易稳定，则预后较差。若饮食不节，或服药不当，或劳倦过度，或正虚感邪，病情可致恶化。如阴虚发热，络脉瘀损，可致鼻衄、齿衄，甚或大量呕血、便血，或肝肾阴虚，邪从热化，蒸液生痰，内蒙心窍，引动肝风，则见神昏谵语、痉厥等严重征象；如脾肾阳虚，湿浊内蒙，蒙蔽心窍，亦可导致神糊昏厥之变，终至邪陷正虚，气阴耗竭，由闭转脱，病情极为险恶。

4.临证用药特点。鼓胀主要以水湿之邪停滞为主，早期常兼有气滞、血瘀、湿阻等有形实邪，后期常兼有脾肾阳虚或肝肾阴虚等脏腑亏虚之候。组方常用利水渗湿药。如需行气利水，用苍术、厚朴、砂仁、枳壳等；清热利水，用黄芩、黄连、茵陈、蒲公英、金钱草、半边莲、半枝莲、栀子等；攻下逐水，用大腹皮、葶苈子、甘遂、商陆、槟榔、牵牛子等；宣肺利水，用桔梗、炙麻黄、石膏、杏仁、桑白皮等，并起到提壶揭盖之效；养阴利水，用芦根、玉竹、天冬、麦冬、沙参、龟甲、枸杞子、女贞子、石斛等。若兼气滞者，常予胃苓汤合用柴胡疏肝散以疏肝理气，运脾利湿；若兼实热者，可予茵陈四苓散以清热利湿；若兼脾肾阳虚者，可予附子理苓汤以温补脾肾，化气利水；若兼肝肾阴虚者，可合用六味地黄丸以滋肾柔肝，养阴利水。

5.腹水消退后治疗。经过治疗，腹水可能消退，但此时肝、脾、肾正气未复，气滞血络不畅，腹水仍然可能再次出现，此时应抓住时机，疏肝健脾，活血利水，培补正气，以巩固疗效。若并发消化道出血、黄疸、神昏者，病情甚笃，应查明病情，配合现代医学方法及时处理。

【预防调护】

平时应增强体质，同时避免与血吸虫疫水接触。注重保护胃气，避免饮酒、食用生冷寒凉伤胃之品。调节情志，怡情养性，安心休养，避免过劳。起居有常，顺应四时，以养身心。清·沈金鳌在《杂病源流犀烛·肿胀源流》中说："先令却盐味，厚衣裳，断妄想，禁愤怒。"强调了生活调摄的重要性。

注意鼓胀早期的诊治，积极治疗黄疸和积聚等原发病，防止病邪传变。本病患者应多注意卧床休息，腹水较多者，可取半卧位。腹水明显而小便少者，宜忌盐。寒湿证应忌生冷，阳虚证可予腹部热敷。可适当配合外治法，亦可配合针灸等进行治疗。鼓胀后期兼见发热、大出血甚至昏迷者，应采取相应护理措施，防止正虚邪袭。

【小结】

鼓胀以腹大胀满，绷急如鼓，皮色苍黄，脉络暴露为主症。其病因复杂，主要与酒食不节、虫毒感染、他病继发转化、情志刺激等因素有关。基本病机为肝、脾、肾三脏受损，气滞、血瘀、水停腹中。本病常属虚实错杂，临床辨证时，需根据虚实偏盛不同，采取不同治法。偏实者以疏肝运脾为原则，根据气、血、水三者的偏盛，采用理气、活血、行水等法；偏虚者以补虚为要，根据阳虚与阴虚的不同，采用温阳利水和养阴利水之法。注意虚实之间的错杂与转化，重视调理脾胃，把扶正和祛邪有机结合起来，扶正不留邪，祛邪不伤正。鼓胀病情易于反复，预后一般较差。因此，本病后期伴见发热、出血、昏迷等危候时，要予以退热、止血、开窍醒神等法积极治疗，以防阴阳虚脱之危象。

【名医验案】

李某，男，23岁。

初诊：患者腹胀纳差，疲乏消瘦，右胁肋部疼痛数月，既往有慢性乙型肝炎病史。刻下面色晦暗萎黄，腹部胀大如鼓，大便稀溏，小便短赤，舌红，苔黄腻，脉弦滑略数。处方：龙胆草、山栀、木通、莪术各10g，茵陈、赤芍各15g，白花蛇舌草、半枝莲、土茯苓各30g，车前草12g，甘草6g，田七粉3g（分冲）。

二诊：前方服用15剂后，患者病情明显好转，腹部胀满渐消，可下床活动，纳食增进，但仍腹胀，便稀，小便黄，舌红苔黄腻，脉弦细。处方：白参、枳壳、甘草各6g，白术10g，生薏仁、白花蛇舌草、半枝莲、黄药子、土茯苓各30g，大腹皮12g，炒莱菔子15g。

三诊：前方服用10剂后，患者病情好转，精神、纳食均佳，体重上升，较初诊时增加5kg，病情趋愈。

按：本案因湿热内蕴，损伤肝脾，脉络瘀阻，水湿内停，属鼓胀。证属本虚标实，治宜清热解毒，利湿消胀。后病有起色，正气渐复，但邪未尽除，改拟扶正祛邪，攻补兼施之法。[谌宁生.浅谈鼓胀论治之经验.中西医结合肝病杂志.2011，21（03）：165–166]

【古籍摘要】

《金匮要略·水气病脉证并治》："肝水者，其腹大，不能自转侧，胁下腹痛，时时津液微生，小便续通……脾水者，其腹大，四肢苦重，津液不生，但苦少气，小便难。肾水者，其腹大，脐肿腰痛，不得溺，阴下湿如牛鼻上汗，其足逆冷，面反瘦。"

《仁斋直指方论·胀满方论》："失饥伤饱，痞闷停酸，朝则阴消阳长，谷气易行，故能饮食，暮则阴长阳消，谷气难化，故不能食，是为谷胀。脾土受湿，不能制水，水渍于肠胃而溢于体肤，辘辘有声，怔忪喘息，是为水胀。七情郁结，气道壅塞，上不得降，下不得升，身肿大而四肢瘦削，是为气胀。烦躁漱水，迷妄惊狂，痛闷呕恶，虚汗厥逆，小便多，大便黑，妇人尤多见之，是为血胀。"

《丹溪心法·鼓胀》："今七情内伤，六淫外侵，饮食不节，房劳致虚，脾土之阴受伤，转运之官失职，胃虽受谷，不运化，故阳自升，阴自降，而成天地不交之痞，清浊相混，隧道壅塞，郁而为热，热留为湿，湿热相生，遂成胀满。经曰鼓胀是也。"

《医门法律·胀病论》："凡有癥瘕、积块、痞块，即是胀病之根，日积月累，腹大如箕，腹大如瓮，是名单腹胀。""胀病亦不外水裹、气结、血凝。"

【文献推介】

1. 王国庆，耿良.李杲"补脾胃"思想治疗鼓胀临床应用[J].中医药学报，2018，33（12）：

2355-2357.

2.杨英艺，武哲丽.喻嘉言治疗鼓胀经验 [J].山东中医杂志，2018，37（03）：253-254.

3 高凤琴，杨跃青，何瑾瑜，等.鼓胀病的中医证候文献研究 [J].陕西中医，2012，33（03）：307-310.

第五节　瘿　病

瘿病是以颈前喉结两旁结块肿大为主症的疾病。古籍中又有瘿、瘿气、瘿瘤、瘿囊、影袋等名。西医中单纯性甲状腺肿、甲状腺结节、甲状腺功能亢进、甲状腺炎、甲状腺腺瘤、甲状腺癌属本病范畴，可参照本节辨证论治。

有关瘿病的记载，可追溯到公元前 3 世纪。战国时期的《庄子·德充符》即有"瘿"的病名。《吕氏春秋·季春季》所说的"轻水所，多秃与瘿人"，不仅记载了瘿病的存在，而且观察到瘿的发病与地理环境密切相关。《三国志·魏书》引《魏略》有"发愤生瘿"及"十人割瘿九人死"的记载，提示当时已经认识到本病的发生与情志因素有关，并有手术治疗瘿病的探索。

晋代《肘后备急方》首先用昆布、海藻治疗瘿病。隋·巢元方《诸病源候论·瘿候》云："诸山水黑土中，出泉流者，不可久居，常食令人作瘿病，动气增患。"指出瘿病的病因主要是情志内伤及水土因素。唐·孙思邈《备急千金要方》及王焘《外台秘要》对含碘药物及用甲状腺作脏器疗法已有相当认识，记载了数十个治疗瘿病的方剂，其中常用的药物有海藻、昆布、羊靥、鹿靥等。

宋代《圣济总录·瘿瘤门》云："石瘿、泥瘿、劳瘿、忧瘿、气瘿是为五瘿。石与泥则因山水饮食而得之，忧、劳、气则本于七情。"其从病因角度对瘿病进行了分类。陈无择《三因极一病证方论·瘿瘤证治》提出瘿病可分为石瘿、肉瘿、筋瘿、气瘿。金元四大家张子和《儒门事亲·瘿》提出常食海带、海藻、昆布可以消瘿，并用以作为防治瘿病的方法。

明·李时珍《本草纲目》明确指出黄药子有"凉血降火，消瘿解毒"的功效。陈实功《外科正宗·瘿瘤论》云："夫人生瘿瘤之症，非阴阳正气结肿，乃五脏瘀血、浊气、痰滞而成。"指出瘿瘤主要由气、痰、瘀壅结而成，采用的主要治法是"行散气血""行痰顺气""活血散坚"，该书所载的海藻玉壶汤等方，至今仍为临床所习用。清·沈金鳌《杂病源流犀烛·颈项病源流》指出，瘿又称为瘿气、影袋，多因气血凝滞，日久渐结而成。

【病因病机】

瘿病的发生主要是由情志内伤、饮食及水土失宜、体质因素等引起，肝郁则气滞，脾伤则气结，气滞则津停，脾虚则酿生痰湿，痰气交阻，血行不畅，则气、血、痰壅结而成本病。

（一）病因

1.情志内伤　忿郁恼怒或忧愁思虑日久，肝气失于条达，气机郁滞，则津液不得正常输布，易于凝聚成痰，气滞痰凝，壅结颈前，则形成瘿病。正如《诸病源候论·瘿候》所云："瘿者，由忧恚气结所生"，"动气增患"。《济生方·瘿瘤论治》云："夫瘿瘤者，多由喜怒不节，忧思过度，而成斯疾焉。大抵人之气血，循环一身，常欲无滞留之患，调摄失宜，气凝血滞，为瘿为瘤。"

2.饮食及水土失宜　饮食失调，或居住在高山地区，水土失宜，一是影响脾胃的功能，使脾失健运，不能运化水湿，聚而生痰；二是影响气血的正常运行，致气滞、痰凝、血瘀壅结颈前则发为瘿病。《圣济总录》所谓的"泥瘿"即由此所致。《诸病源候论·瘿候》谓"饮沙水""诸山水黑土中出泉流"容易发生瘿病。《杂病源流犀烛·颈项病源流》云："西北方依山聚涧之民，食溪谷之水，受冷毒之气，其间妇女，往往生结囊如瘿。"这些均说明瘿病的发生与水土因素有密切关系。

3. 体质因素　妇女以肝为先天，妇女的经、孕、产、乳等生理特点与肝经气血有密切关系，遇有情志、饮食等致病因素，常引起气郁痰结、气滞血瘀及肝郁化火等病理变化，故女性易患瘿病。另外，素体阴虚之人，痰气郁滞之后易于化火，更加伤阴，常使病机复杂，病程缠绵难愈。

（二）病机

瘿病的基本病机是气滞、痰凝、血瘀壅结项前。初期多为气机郁滞，津停痰聚，痰气搏结，日久则可引起血脉瘀阻，进而气、痰、瘀三者合而为患。

病理性质以实证居多，久病由实致虚，可见气虚、阴虚等虚候或虚实夹杂之候。在本病的病变过程中，常发生病机转化。如痰气郁结日久可化火，形成肝火亢盛证；火热内盛，耗伤阴津，导致阴虚火旺之候，其中以心、肝阴虚最为常见；气滞或痰气郁结日久，则深入血分，血液运行不畅，形成痰结血瘀之候。

病变部位主要在肝、脾，与心有关。瘿病日久，在损伤肝阴的同时，也会伤及心阴，出现心悸、烦躁、脉数等症。

瘿病重症患者，常可出现阴虚火旺所致各种症状，且随病程的延长而加重，当出现烦躁不安、谵妄神昏、高热、大汗、脉疾等症状时，为病情危重的表现。若肿块在短期内迅速增大，质地坚硬，结节高低不平者，可能恶变，预后不佳。

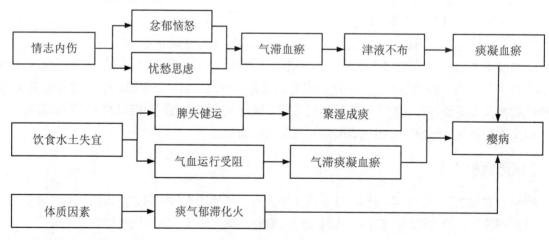

图 8-5　瘿病病因病机演变

【诊断与鉴别诊断】

（一）诊断

1. 以颈前喉结两旁结块肿大为临床特征。初作可如樱桃或指头大小，一般生长缓慢，大小不一，大者可如囊如袋，触之多柔软、光滑，病程日久则质地较硬，或可扪及结节。

2. 多发生于女性，常有饮食不节、情志不舒的病史，或发病有一定的地域性。

3. 早期多无明显的伴随症状，发生阴虚火旺的病机转化时，可见低热、多汗、心悸、眼突、手抖、多食易饥、面赤、脉数等表现。

血清总三碘甲状腺原氨酸（TT$_3$）和总甲状腺素（TT$_4$）检测，血清游离三碘甲状腺原氨酸（FT$_3$）和游离甲状腺素（FT$_4$）检测，血清促甲状腺激素释放激素（TRH）兴奋试验，以及 TSH、甲状腺摄 [131] 碘率、甲状腺 B 超和甲状腺核素扫描等检查有助于本病的诊断及鉴别诊断。

（二）鉴别诊断

1. 瘰疬　瘿病与瘰疬均可在颈项部出现肿块，但二者的具体部位及肿块的性状不同。瘿病肿块在颈部正前方，肿块一般较大。瘰疬的病变部位在颈项的两侧或颌下，肿块一般较小，每个约黄豆大，数目多少不等。

2. 瘿囊与瘿瘤　瘿囊颈前肿块较大，两侧比较对称，肿块光滑，柔软，主要病机为气郁痰阻，若日久兼瘀血内停者，局部可出现结节。瘿瘤表现为颈前肿块偏于一侧，或一侧较大，或两侧均大，瘿肿大小如桃核，质较硬。病情严重者，肿块迅速增大，质地坚硬，表面高低不平。主要病机为气滞、痰结、血瘀。

【辨证论治】

（一）辨证要点

1. 辨在气与在血　颈前肿块光滑，柔软，属气郁痰阻，病在气分；病久肿块质地较硬，甚则质地坚硬，表面高低不平，属痰结血瘀，病在血分。

2. 辨火旺与阴伤　本病常表现为肝火旺盛及阴虚火旺之证。如兼见烦热，易汗，性情急躁易怒，眼球突出，手指颤抖，面部烘热，口苦，舌红苔黄，脉数者，为火旺；如见心悸不宁，心烦少寐，易出汗，手指颤动，两目干涩，头晕目眩，倦怠乏力，舌红，脉弦细数者，为阴虚。

（二）治则治法

瘿病的治疗以理气化痰、消瘿散结为基本治则。瘿肿质地较硬及有结节者，配合活血化瘀；火郁阴伤而表现阴虚火旺者，以滋阴降火为主。

（三）证治分类

1. 气郁痰阻

临床表现：颈前喉结两旁结块肿大，质软不痛，颈部觉胀，胸闷，喜太息，或兼胸胁窜痛，病情常随情志波动，苔薄白，脉弦。

证机概要：气机郁滞，痰浊壅阻，凝结颈前。

治法：理气舒郁，化痰消瘿。

代表方：四海舒郁丸。

常用药：昆布、海带、海藻、海螵蛸、海蛤壳、浙贝母化痰软坚，消瘿散结；郁金、青木香、青陈皮疏肝理气；桔梗载诸药上行，兼以利咽。

若肝气不疏明显而见胸闷、胁痛者，加柴胡、枳壳、香附、延胡索、川楝子；咽部不适，声音嘶哑者，加牛蒡子、木蝴蝶、射干利咽消肿。

2. 痰结血瘀

临床表现：颈前喉结两旁结块肿大，按之较硬或有结节，肿块经久未消，胸闷，纳差，舌质暗或紫，苔薄白或白腻，脉弦或涩。

证机概要：痰气交阻，血脉瘀滞，搏结成瘿。

治法：理气活血，化痰消瘿。

代表方：海藻玉壶汤。

常用药：海藻、昆布、海带化痰软坚，消瘿散结；青皮、陈皮、半夏、胆南星、浙贝母、连翘、甘草理气化痰散结；当归、赤芍、川芎、丹参养血活血。

若胸闷不舒者，加郁金、香附、枳壳理气开郁；郁久化火而见烦热、舌红苔黄、脉数者，加夏枯草、丹皮、玄参、栀子；纳差、便溏者，加白术、茯苓、山药；结块较硬或有结节者，加黄药子、三棱、莪术、露蜂房、僵蚕等；结块坚硬且不可移者，加土贝母、莪术、山慈菇、天葵子、半枝莲、犀黄丸等散瘀通络，解毒消肿。

3. 肝火旺盛

临床表现：颈前喉结两旁轻度或中度肿大，一般柔软光滑，烦热，容易出汗，性情急躁易怒，眼球突出，手指颤抖，面部烘热，口苦，舌质红，苔薄黄，脉弦数。

证机概要：痰气交阻，气郁化火，壅结颈前。

治法：清肝泻火，消瘿散结。

代表方：栀子清肝汤合消瘰丸加减。前方清肝泻火，后方清热化痰，软坚散结。

常用药：柴胡疏肝解郁；栀子、丹皮清泻肝火；当归养血活血；白芍柔肝；牛蒡子散热利咽消肿；生牡蛎、浙贝母化痰软坚散结；玄参滋阴降火。

若肝火旺盛，烦躁易怒，脉弦数者，加龙胆草、黄芩、青黛、夏枯草；手指颤抖者，加石决明、钩藤、白蒺藜、天麻平肝息风；胃热内盛而见多食易饥者，加生石膏、知母。火郁伤阴，阴虚火旺而见烦热，多汗，消瘦乏力，舌红少苔，脉细数者，用二冬汤合消瘰丸加减。

4. 心肝阴虚

临床表现：颈前喉结两旁结块或大或小，质软，病起较缓，心悸不宁，心烦少寐，易出汗，手指颤动，眼干，目眩，倦怠乏力，舌质红，苔少或无苔，舌体颤动，脉弦细数。

证机概要：气火内结日久，心肝之阴耗伤。

治法：滋阴降火，宁心柔肝。

代表方：天王补心丹或一贯煎加减。前方滋阴清热，宁心安神，后方养阴疏肝。

常用药：生地黄、沙参、玄参、麦冬、天冬养阴清热；人参、茯苓益气宁心；当归、枸杞子养肝补血；丹参、酸枣仁、柏子仁、五味子、远志养心安神；川楝子疏肝理气。

若手指及舌体颤抖者，加钩藤、白蒺藜、鳖甲、白芍平肝息风；脾胃运化失调致大便稀溏、便次增加者，加白术、薏苡仁、山药、麦芽；肾阴亏虚而见耳鸣、腰酸膝软者，加龟甲、桑寄生、牛膝、女贞子；病久正气伤耗，精血不足，而见消瘦乏力，妇女月经量少或经闭，男子阳痿者，加黄芪、太子参、山茱萸、熟地黄、枸杞子、制首乌等。

【临证备要】

1. 根据不同的病机施以相应的治法及用药。如火盛，宜清热泻火，药用丹皮、栀子、生石膏、黄连、黄芩、青黛、夏枯草、玄参等；如痰凝，宜化痰散结，药用海藻、昆布、浙贝母、海蛤壳、陈皮、半夏、茯苓、制南星、瓜蒌、生牡蛎等；如血瘀，宜活血软坚，药用当归、赤芍、川芎、桃仁、三棱、莪术、丹参等。本病后期，多由实转虚。如阴伤，宜养阴生津，药用生地黄、玄参、麦冬、天冬、沙参、白芍、五味子、石斛等；如气虚，宜益气健脾，药用黄芪、党参、白术、茯苓、山药、黄精等；气阴两虚者，药用黄芪、太子参、麦冬、五味子、黄精、玉竹、女贞子等。

2. 不同疾病阶段用药有所不同。瘿病早期出现眼突者，证属肝火痰气凝结，应治以化痰散结，清肝明目，药用夏枯草、生牡蛎、菊花、青葙子、蒲公英、石决明等。后期出现眼突者，为脉络涩滞，瘀血内阻所致，应治以活血散瘀，益气养阴，药用丹参、赤芍、泽兰、生牡蛎、山慈菇、黄芪、枸杞子、谷精草等。

3. 谨慎应用含碘药物。许多消瘿散结的药物，如四海舒郁丸中的海带、海藻、海螵蛸、海蛤壳等含碘量都较高，临证时须注意，若患者确系碘缺乏引起的单纯性甲状腺肿大，此类药物可以大量使用，若属甲状腺功能亢进之症，则使用时需慎重。

4. 谨慎应用有毒药物。黄药子具有消瘿散结、凉血降火之功效，治疗痰结血瘀证和肝火旺盛证时可配合应用。但黄药子有小毒，长期服用对肝脏损害较大，必须慎用，用量一般不宜超过10g。

【预防调护】

保持精神愉快，防止情志内伤，以及针对水土因素调节饮食，是预防瘿病的重要方面。在容易发生瘿病的地区，可经常食用海带，或采用碘化食盐预防。

患者应保持精神愉快，防止情志内伤。在病程中，要密切观察瘿肿的形态、大小、质地软硬及活动度等方面的变化。如瘿肿经治不消，增大变硬，应高度重视，防止恶变。

【小结】

瘿病以颈前喉结两旁结块肿大为临床特征。主要由情志内伤、饮食及水土失宜引起，并与体质有密切关系。气滞、痰凝、血瘀壅结颈前是瘿病的基本病机，临床常见证型有气滞痰阻、痰结血瘀、肝火旺盛、心肝阴虚四种，其间常发生转化，气郁痰阻证可进一步发展为痰结血瘀证，气郁化火则形成肝火旺盛证，火旺日久伤阴则为心肝阴虚证。在病变发生发展过程中，火旺及阴虚常相兼出现。对于前两种证候的瘿病，治疗一般均以理气化痰、活血软坚、消瘿散结为主；对后两种证候的瘿病，则重在滋阴降火。关于本病的预防，应防止情志内伤，并注意饮食调摄。瘿肿小、质软、治疗及时者，多可治愈。瘿肿较大者不容易完全消散。若肿块坚硬、移动性差而增长又迅速者，则预后不良。

【名医验案】

叶某，女，36岁。

初诊（1974年9月）：甲状腺右侧有一鸽蛋大小的肿块，按之质偏硬，表面光滑，边缘清楚，西医诊断为甲状腺腺瘤，转求中医治疗。经常低热不退，精神疲惫，心情急躁，动辄烦躁易怒，胃纳不佳，月经不调，经来腹胀腹痛、腰际酸楚，苔薄腻，脉细弦。证属肝气郁结化火，灼伤津液，痰火胶结，致成肿核。治用海藻玉壶汤合内消瘰疬丸加减。处方：夏枯草24g，昆布24g，海藻12g，水红花子12g，生黄芪12g，玄参12g，煅牡蛎24g，象贝母3g，炒白术9g，香附12g，天龙2条。7剂。

二诊：药后肿块未见改变，动辄烦躁易怒，颧红肢麻，苔薄，脉弦。法以消肿软坚化痰，佐以滋阴降火。原方加丹皮 10g，六味地黄丸 12g（分吞）。7剂。

三诊：药后肿块稍有柔软，胃纳较佳，苔薄，脉弦。仍宗上意加减，原方加橘皮叶各 6g，苦桔梗 6g，减去炒白术。14剂。

四诊：药后烦躁易怒、颧红肢麻均有好转，肿块也稍有缩小。前方见效，再宗上意治之，原方加黄药子 12g，去香附。14剂。

五诊：患者低热已退，甲状腺右侧肿块明显缩小，唯睡眠不熟，苔薄，脉弦。前方既效，毋庸改弦易辙，原方加茯苓 12g，夜交藤 24g。14剂。

嗣后患者以原方续服药二十余剂，至 1974 年 12 月复诊时肿块基本消失。随访 3 年，身体健康，甲状腺腺瘤一直没有复发。（董建华.中国现代名中医医案精华·钱伯文医案.北京出版社.1990）

【古籍摘要】

《诸病源候论·瘿候》："瘿者，由忧恚气结所生。亦曰饮沙水，沙随气入于脉，搏颈下而成之。初作与瘿核相似，而当颈下也，皮宽不急，垂捶捶然是也。恚气结成瘿者，但垂核捶捶无脉也。饮沙水成瘿者，有核无根，浮动在皮中。"

《儒门事亲·瘿》："夫瘿囊肿闷，嵇叔夜《养生论》云：颈如险而瘿，水土之使然也，可用人参化瘿丹服之，则消也。又以海带、海藻、昆布三味，皆海中之物，但得三味，投之于水瓮中，常食亦可消矣。"

《医学入门》："瘿、瘤所以两名者，以瘿形似樱桃，一边纵大亦似之，槌槌而垂，皮宽不急。原因忧恚所生，故又曰瘿气，今之所谓影囊者是也。"

《外科正宗·瘿瘤论》："切不可轻用针刀，掘破出血不止，多致立危，久则脓血崩溃，渗漏不已，终致伤人。"

《杂病源流犀烛·颈项病源流》："西北方依山聚涧之民，食溪谷之水，受冷毒之气，其间妇女，往往生结囊如瘿。"

【文献推介】

1. 刘红延，陈莹.肝藏象学说在单纯性甲状腺肿中运用 [J].辽宁中医药大学学报，2016，18（03）：7-9.

2. 王美子，杨宇峰，石岩.中医瘿病的古文献研究 [J].江苏中医药，2018，50（12）：74-77.

3. 黄晓，赵书阁，白颖舜，等.甲状腺结节中医治疗发展概述 [J].中国中医药现代远程教育，2020，18（19）：152-155.

第六节 疟 疾

疟疾是以寒战、壮热、头痛、汗出、休作有时为主症的疾病。常发于夏秋季节，其他季节亦可发生。发病以南方地区多见，但全国各地均有。瘴疟主要在南方地区发病。西医学中的疟疾和表现为寒热往来、似疟非疟的类疟疾患，如回归热、黑热病及一些感染性疾病等属本病范畴，可参照本节辨证论治。

殷墟甲骨文中已有"疟"字记载。疟疾之名首见于《黄帝内经》，该书对疟疾的病因病机、证候特点、治法等都有论述。《素问·疟论》曰："夫疟气者，并于阳则阳胜，并于阴则阴胜，阴胜则寒，阳胜则热。""疟之始发也，先起于毫毛，伸欠乃作，寒栗鼓颔，腰脊俱痛，寒去则内外皆热，头痛如破，渴欲饮水。"书中将疟疾分为"寒疟""温疟""瘅疟"。《素问·刺疟》曰："凡治疟，先发如食顷，乃可以治，过之则失时也。"强调了疟疾治疗时机的重要性。《神农本草经》明确记载常山、蜀漆可治疟。

东汉·张仲景《金匮要略·疟病脉证并治》对瘅疟、温疟、牝疟等不同类型疟疾进行辨证论治，指出疟久不愈，可以形成痞块，称为"疟母"，其中白虎加桂枝汤、鳖甲煎丸一直沿用至今。

东晋·葛洪《肘后备急方·治寒热诸疟方》提出"瘴疟"病名，病因为感受山岚瘴毒之气，明确提出青蒿为治疟要药，该书谓："青蒿一握，以水二升渍，绞取汁，尽服之。"对后世影响深远。隋·巢元方提出间日疟和劳疟病名，论述了正虚与客邪的关系，如《诸病源候论·劳疟候》指出："凡疟积久不瘥者，则表里俱虚，客邪未散，真气不复，故疾虽暂间，小劳便发。"

唐·孙思邈《备急千金要方》记载了以常山、蜀漆为主药的截疟诸方，还用马鞭草治疟。宋·陈无择《三因极一病证方论·疟病不内外因证治》云："一岁之间，长幼相若，或染时行，变成寒热，名曰疫疟。"

至明代，张景岳进一步肯定疟疾乃感受疟邪所致，而并非痰、食引起，《质疑录·论无痰不作疟》曰："痰本因疟邪以生，而非因痰以有疟邪者。"治疗时多用柴胡等和解法。吴又可在所著《温疫论》中制定"达原饮"，用槟榔、厚朴、草果等"使邪气溃散，速离募原"。清·韩善徵《疟疾论》对疟疾的脉、因、症、治等方面内容予以充分描述，明确提出"三阴疟"。

新中国成立以来，有关疟疾的理、法、方、药得以系统地发掘整理，并进行了大量临床研究，从而使中医关于疟疾的理论更为充实和丰富。尤其是开展了关于青蒿素治疗疟疾的研究，成果惠及国内外。

【病因病机】

（一）病因

本病的发生，主要是感受"疟邪"（主要指疟原虫），但其发病与正虚抗邪能力下降有关。诱发因素则与外感风寒、暑湿及饮食劳倦有关，其中尤以暑湿诱发为最多。夏秋暑湿当令之际，正是蚊毒疟邪肆虐之时，若人体被疟蚊叮咬，则疟邪入侵致病。因饮食所伤，脾胃受损，痰湿内生，或起居失宜，劳倦太过，元气耗伤，营卫空虚，疟邪乘袭，即可发病。

（二）病机

疟疾的主要病机为疟邪入侵，伏于半表半里之间，内搏五脏，横连募原，出与营卫相搏，正邪相争则疟病发作；至正胜邪退，与营卫相离，疟邪伏藏，则发作停止；当疟邪再次与营卫相搏时，则再次发作。休作时间的长短，与疟邪种类、所伏深浅相关，每日一发或间日一发则邪伏尚浅，间二日一发即三日疟则邪伏较深，临床以间日一发最为常见。

本病的病变部位在少阳，所谓"疟不离少阳"。由于感受时邪不一，或体质有所差异，可表现不同的病理变化。一般寒热休作有时的正疟，临床最为多见。若素体阳盛，复感疟邪，或暑热内蕴，里热炽盛，见热多寒少，汗出不畅者，即为温疟。若素体阳虚，复感疟邪，或外感寒湿，郁阻中阳，见寒多热少者，即为寒疟。若感受瘴毒，出现神昏谵语、痉厥等危重症状，甚至内闭外脱者，即是瘴疟。因疫毒热邪内盛，蒙蔽心神，则为热瘴；因瘴毒湿浊内盛，蒙蔽心神，则为冷瘴。

本病总因感受疟邪所致，故病理性质以邪实为主。但疟邪久留，屡发不已，气血耗伤，不时寒热，可成为遇劳即发的劳疟。或久疟不愈，气血瘀滞，痰浊凝结，壅阻于左胁下而形成疟母。且常兼有气血亏虚之象，表现为邪实正虚。

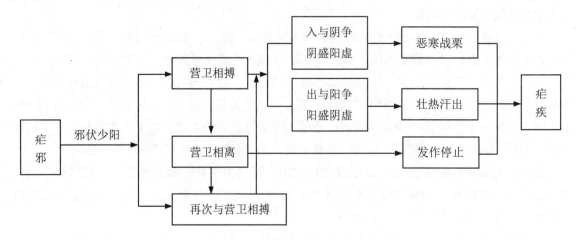

图 8-6　疟疾病因病机演变

【诊断与鉴别诊断】

（一）诊断

1. 周期性发作的寒战、发热、出汗，在间歇期症状消失。

2. 多发于夏秋季节，有传染及流行史，居住或近期到过疟疾流行地区，或近2周内有输血史。

3. 可见脾脏肿大及贫血表现。

血液涂片或骨髓片中找到疟原虫可确诊为疟疾。进行血、尿常规检查或细菌培养及脑脊液、胸片等检查有助于本病诊断与鉴别诊断。

（二）鉴别诊断

1. 风温发热　风温初起，邪在卫分时，可见寒战发热，多伴有咳嗽气急、胸痛等肺系症状；若邪热壅盛，转入气分，则卫分症状消失，可见壮热，有汗不解，兼见咳嗽、口渴、烦躁、便秘等肺胃两经症状。疟疾则以寒热往来，汗出热退，休作有时为特征，无肺系症状。风温多见于冬春，疟疾常发于夏秋。

2. 淋证发热　淋证初起，湿热蕴蒸少阳，邪正相搏，亦常见寒战发热，但多兼小便频急，滴沥刺痛，腰部酸胀疼痛等症，可与疟疾作鉴别。

【辨证论治】

（一）辨证要点

对疟疾的辨证，应根据病情的轻重、寒热的偏颇、正气的盛衰以及病程的长短等确定疟疾的证型。寒热休作有时，以周期性的寒战—高热—汗出—热退为发作特征，且寒热均等者为正疟；虽呈周期性发作，但热多寒少，或但热不寒为温疟；而寒多热少，或但寒不热为寒疟；若发病急骤，病势凶险，伴神昏谵语或昏蒙嗜睡等神志异常者为瘴疟，其中，热重于湿，或湿从热化者为热瘴，而湿重于热，或湿从寒化，瘴毒湿浊壅闭于内者为冷瘴。疟疾迁延日久，耗伤气血，遇劳则发为劳疟。疟疾久治不愈，痰浊瘀血互结于胁下，形成痞块，则为疟母。

（二）治则治法

疟疾的治疗以祛邪截疟为基本治则，区别寒与热的偏盛进行辨治。如温疟兼清，寒疟兼温，瘴疟宜解毒除瘴，劳疟则以扶正为主，佐以截疟。如属疟母，又当祛瘀化痰软坚。

（三）证治分类

1. 正疟

临床表现：寒战壮热，休作有时，先有哈欠乏力，继则寒栗鼓颌，寒罢则内外皆热，头痛面赤，口渴引饮，终则遍身汗出，热退身凉，舌红，苔薄白或黄腻，脉弦。

证机概要：疟邪伏于少阳，与营卫相搏，正邪交争。

治法：祛邪截疟，和解表里。

代表方：柴胡截疟饮或截疟七宝饮加减。前方兼能和解表里，导邪外出，后方偏重化痰散结，理气和中。

常用药：柴胡、黄芩和解少阳；常山、草果、槟榔、半夏化痰截疟；生姜、大枣调和营卫，兼顾胃气。

若口渴甚，加葛根、石斛；胸脘痞闷，苔腻，去参、枣，加苍术、厚朴、青皮；烦渴，苔黄，脉弦数，去参、姜、枣，加石膏、天花粉。

2. 温疟

临床表现：热多寒少，汗出不畅，头痛，骨节酸疼，口渴引饮，便秘尿赤，舌红，苔黄，脉弦数。

证机概要：阳热素盛，疟邪与营卫相搏，热炽于里。

治法：清热解表，和解祛邪。

代表方：白虎加桂枝汤或白虎加人参汤加减。前方兼可疏表，后方尚可益气生津。

常用药：生石膏、知母、黄芩清泄邪热；柴胡、青蒿、桂枝和解疏表；常山截疟祛邪。

若表邪已解，里热较盛，发热，汗多，无骨节酸痛者，去桂枝；热势较盛而气津两伤者，去桂枝，加人参、北沙参；津伤较著，口渴引饮者，加生地黄、麦冬、石斛、玉竹。

3. 寒疟

临床表现：热少寒多，口不渴，神疲体倦，胸脘痞闷，苔白腻，脉弦。

证机概要：素体阳虚，疟邪入侵，寒湿内盛。

治法：和解表里，温阳达邪。

代表方：柴胡桂枝干姜汤合截疟七宝饮加减。前方和解表里，温阳达邪，后方截疟化痰，运脾和胃。

常用药：柴胡、黄芩和解少阳；桂枝、干姜、甘草温阳达邪；常山、草果、槟榔、厚朴、青皮、陈皮散寒燥湿，化痰截疟。

若但寒不热，去黄芩；寒郁日久化热，心烦口干，去桂枝、草果，加石膏、知母。

4. 瘴疟

（1）热瘴

临床表现：热甚寒微，或壮热不寒，头痛，肢体烦疼，面红目赤，胸闷呕吐，烦渴饮冷，大便秘结，小便热赤，甚至神昏谵语，舌质红绛，苔黄腻或垢黑，脉洪数或弦数。

证机概要：瘴毒内盛，热陷心包。

治法：解毒除瘴，清热保津。

代表方：清瘴汤。

常用药：黄芩、黄连、知母、银花、柴胡清热解毒除瘴；常山、青蒿截疟祛邪；半夏、竹茹和胃化痰；碧玉散清利湿热。

若壮热烦渴，去半夏，加生石膏；热盛津伤，口渴心烦，舌红少津，加生地黄、玄参、石斛、玉竹；神昏谵语，急用紫雪丹或至宝丹。

（2）冷瘴

临床表现：寒甚热微，或但寒不热，或呕吐腹泻，甚则神昏不语，嗜睡昏蒙，苔白厚腻，脉弦。

证机概要：瘴毒内盛，湿浊蒙蔽心窍。

治法：解毒除瘴，芳化湿浊。

代表方：加味不换金正气散。

常用药：苍术、厚朴、陈皮、藿香、半夏、佩兰、荷叶燥湿化浊，健脾理气；槟榔、草果截疟除湿；菖蒲豁痰宣窍。

若嗜睡昏蒙，神昏不语，加苏合香丸；呕吐较甚，加玉枢丹。

5. 劳疟

临床表现：疟疾迁延日久，遇劳则发，寒热时作，倦怠乏力，短气懒言，纳少自汗，面色萎黄，形体消瘦，舌质淡，脉细无力。

证机概要：疟邪久留，气血耗伤。

治法：益气养血，扶正祛邪。

代表方：何人饮。

常用药：何首乌、人参、白术、当归、白芍补益气血；陈皮理气和中；生姜、大枣调和营卫；青蒿、常山祛邪截疟。

若气虚，自汗显著，加黄芪、浮小麦；午后或傍晚低热，偏于阴虚，舌质绛红者，加生地黄、鳖甲、白薇；胸闷脘痞，大便稀溏，苔浊腻者，去何首乌，加半夏、草果。

此外，久疟不愈，气机郁滞，血行不畅，痰浊瘀血互结于左胁之下，形成痞块，此即《金匮要略》所称之疟母。治宜软坚散结，祛瘀化痰，用鳖甲煎丸。若兼气血亏虚者，可配合八珍汤或十全大补汤治疗。

【临证备要】

1.疟疾的治疗可在基础方上加用具有祛邪截疟作用的药物，如青蒿、常山、槟榔、马鞭草、豨莶草、乌梅等。其中青蒿素已被现代研究证实具有明确的抗疟功效，以青蒿素药物为基础的联合疗法已被世界卫生组织向世界各国推荐用于疟疾的治疗，被评价为"目前世界范围内治疗恶性疟疾唯一真正有效的药物"。此外，疟疾的服药时间一般以疟发前2小时为宜。若在疟发之际服药，容易发生呕吐不适，且难以控制发作。

2.瘴疟来势凶猛，病情险恶，治疗宜重视解毒除瘴。如出现神昏谵语、痉厥抽风等严重症状时，宜早投清心开窍药物，必要时进行中西医结合治疗。

3.疟邪伏藏于半表半里，属少阳经脉部位，故历来有"疟不离少阳"之说。在治疗上，一般多使用柴胡剂，但必须辨证，不能见到疟疾一概使用之，临床应掌握寒热往来的症状特点使用为宜。

【预防调护】

本病由蚊虫传播，故应加强灭蚊、防蚊措施。同时坚持运动锻炼，改变不良的生活习惯及饮食习惯，使正气存内，邪不可干。

疟疾患者护理时，应注意冷暖适宜，多饮开水，寒战加衣盖被，发热时减去衣被。若高热不退，可冷敷以物理降温或针刺大椎、陶道、合谷等穴位泻热降温。汗出较多，注意擦干，更换衣物，避免风吹。瘴疟神志昏迷者，应密切观察其神志、瞳神、气息、脉象等情况。发作间歇期可适当户外运动，补充营养，应进食易于消化的食物，如粥、瘦肉、猪肝、红枣等。

【小结】

疟疾是以寒战、壮热、头痛、汗出、休作有时为临床特征的疾病。病因为感受疟邪，并与正虚有关。病机多为疟邪伏于半表半里，邪正相争，则寒热发作；正胜邪却，则寒热休止。若寒热休作有时者为正疟；热多寒少或但热不寒属温疟；寒多热少或但寒不热属寒疟；瘴毒内盛，病势严重，伴神志障碍者属瘴疟；疟邪久留，耗伤气血，遇劳即发者为劳疟；疟久不愈，血瘀痰凝，结于胁下，则为疟母。治疗原则为祛邪截疟，温疟兼清，寒疟兼温，瘴疟宜解毒除瘴。劳疟则以扶正为主，佐以截疟。如属疟母，又当祛瘀化痰，软坚散结。但重复感染或不同疟原虫混合感染，或发病的初期及后期，临床表现常不典型。本病及时治疗预后较好。疟疾重症出现神志症状或过高热者，预后较差。

【名医验案】

友人裴某之第三女患疟，某医投以柴胡剂二帖，不愈。余诊其脉洪滑，询之月经正常，未怀孕。每日下午发作时，热多寒少，汗大出，恶风，烦渴喜饮。思此是"温疟"，脉洪滑、烦渴喜饮是白虎汤证，汗出恶风是桂枝汤证，即书白虎加桂枝汤：生石膏48g（先煎），知母18g，炙甘草6g，粳米18g，桂枝6g。水4盅，煮米熟汤成，温服。1剂病愈大半，2剂疟不发作。

按：据《素问·疟论》所载，温疟以先热后寒、热多寒少为特点，"得之于冬中风寒之邪，至春阳气大发，温热外引而发病"。本案属表证未罢，而邪传阳明，非邪在半表半里之柴胡汤证也，故用白虎加桂枝汤取效。白虎加桂枝汤证为七分阳明，三分太阳，抓住"脉洪滑、烦渴喜饮是白虎汤证，汗出恶风是桂枝汤证"的病机特点，两剂而愈。（陈可冀等.岳美中医案集.人民卫生出版社.1978）

【古籍摘要】

《素问·疟论》："夫风之与疟也，相似同类，而风独常在，疟得有时而休者，何也？岐伯曰：风气留其处，故常在；疟气随经络沉以内薄，故卫气应乃作。"

《金匮要略·疟病脉证并治》："温疟者，其脉如平，身无寒但热，骨节疼烦，时呕，白虎加桂枝汤主之。""疟多寒者，名曰牝疟，蜀漆散主之。"

《普济方·诸疟门》:"劳疟者,以久疟不瘥,气血俱虚,病虽间歇,劳动则发,故谓之劳疟。邪气日深,真气愈耗,表里既虚,故食减肌瘦,色悴力劣,而寒热如故也。"

《景岳全书·瘴气》:"人谓岭南水泉草木地气之毒,故凡往来岭南之人及宦而至者,无不病瘴而至危殆者也。又谓土人生长其间,与水土之气相习,外人入南必一病,但有轻重之异。若从而与之俱化,则免矣。"

《症因脉治·疟疾总论》:"瘴疟之症,疟发之时,神志昏迷,狂妄多言,或声音哑暗。""瘴气入人脏腑,血聚上焦,败血瘀于心窍,毒涎聚于肝脾,则瘴毒疟疾之症作矣。"

【文献推介】

1. 林明欣,朱建平,张萌.中医治疗疟疾之理论争鸣 [J]. 中华中医药杂志,2015,30(11):3821-3823.

2. 姚存荣.恶性疟疾病案治疗经验分析总结 [J]. 中国实用医药,2017,12(27):151-152.

3. 岳美中.治疗疟疾的点滴经验 [J]. 中医杂志,1958,(08):534.

第九章
肾系病证

扫一扫，查阅本章数字资源，含PPT、音视频、图片等

肾藏精，寓元阴元阳，为人体生长、发育、生殖之源，是生命活动之根，故称先天之本。肾藏精的功能减退，不仅影响生长、发育，可因精关不固而致遗精、早泄，还可由于精气不足，命门火衰而影响机体的生殖能力，导致阳痿、不育。

肾主水液，在调节人体水液平衡方面起着极为重要的作用。若肾中精气的蒸腾气化失司，可导致水液的运化障碍，出现水肿；肾与膀胱相表里，若肾与膀胱的气化失司，水道不利，可出现淋证、癃闭、尿浊。此外，水肿、淋证、癃闭等病证日久不愈，可致脾肾衰惫，气化不利，浊毒壅塞，形成关格。

肾与其他脏腑的关系非常密切。肾虚精气不能贯脊上输于脑，充养两耳，或肾虚水不涵木，可见头昏目眩、健忘、耳鸣、听力减退甚至耳聋；肾水不足，阴不济阳，虚火上越，心肾不交，可致心悸、不寐；肾不纳气，气不归原，可致哮喘；肾阳虚衰，火不暖土，可致五更泄泻；肾精亏损，脑髓失充，可致健忘、痴呆。依据其病证整体相关性，分别隶属于各个脏腑系统。此外，其他脏腑病迁延不愈，久必及肾，每多导致肾系病证的出现。临证时应注意脏腑之间的关联，随证处理。本章重点介绍水肿、淋证、癃闭、阳痿、遗精等病证。临床应将肾系病证与他系病证互参，审证求机，详辨主次，灵活施治。

肾系病证的病理性质以虚为主，多为本虚标实。虚者如肾阳虚、肾气虚、肾阴虚或肾精虚等。因虚致实，如阳虚多兼水泛、瘀阻，阴虚常夹湿热、相火，甚者酿毒等。病久阴伤及阳，或阳损及阴，发为阴阳两虚。

辨治肾系病证多以补益为主，阳虚宜温补，阴虚当滋补。阴虚而湿热、相火偏亢，则在滋补肾阴的同时清泄湿热、相火；阳虚而水泛或血瘀时，温补肾阳还应配用利水、化瘀之法；阴阳两虚者又当兼顾。

第一节　水　肿

水肿是体内水液滞留，泛滥肌肤，以头面、眼睑、四肢、腹背甚至全身浮肿为主症的疾病，严重的还可能伴有胸水、腹水等。西医学中的急慢性肾炎、肾病综合征、继发性肾小球疾病等以水肿为主要表现者，可参照本节辨证论治。

《黄帝内经》称本病为"水"，有肾风、风水、石水、涌水等病名。病因有劳汗当风、邪客玄府和饮食失调等，病机与肺、脾、肾、三焦等有关。《素问·水热穴论》谓："故其本在肾，其末在肺。"《素问·至真要大论》曰："诸湿肿满，皆属于脾。"《素问·汤液醪醴论》提出"平治于权衡，去菀陈莝……开鬼门，洁净府"的治疗原则，为后世认识本病奠定了理论基础。

东汉·张仲景《金匮要略·水气病脉证并治》称本病为"水气病"，按病因病机分为风水、皮水、正水、石水和黄汗，按五脏分为心水、肝水、肺水、脾水、肾水。主张"诸有水者，腰以下肿，当利小便，腰以上肿，当发汗乃愈"。载有越婢汤、越婢加术汤、防己黄芪汤、防己茯苓汤等方，至今仍广泛用于临床。

隋·巢元方《诸病源候论·水肿候》始将"水肿"作为各种水病的总称。唐·孙思邈《备急千金要方·水肿》首次提出水肿需忌盐的观点。宋·严用和《严氏济生方·水肿门》曰："阴水为病，脉来沉迟，色多青白，不烦不渴，小便涩少而清，大腑多泄……阳水为病，脉来沉数，色多黄赤，或烦或渴，小便赤涩，大腑多闭。"首次将水肿分为阴水、阳水两类，治法强调"先实脾土"，"后温肾水"，载有实脾散治疗水肿，沿用至今。

明·张景岳《景岳全书·肿胀》谓："凡水肿等证，乃肺、脾、肾三脏相干之病。""温补即所以化气，气化而痊愈者，愈出自然；消伐所以攻邪，逐邪而暂愈者，愈出勉强。"尤重从脾肾论治水肿。李中梓《医宗必读·水肿胀满》云："阳证必热，热者多实；阴证必寒，寒者多虚。"李梴《医学入门·水肿》强调阳水多因外感所致，阴水多内伤所致。清·唐容川《血证论·阴阳气血水火论》云："瘀血化水，亦发水肿，是血病而兼水也。"认识到瘀血也是导致水肿的重要机制之一。

【病因病机】

病因包括风邪外犯、疮毒内陷、水湿浸渍、饮食劳倦及体虚久病。肺失通调，脾失转输，肾失开阖，三焦气化不利，水液内停，外溢肌肤，则发为水肿。

（一）病因

1. 风邪外犯 风为六淫之首，风寒、风热或风湿之邪外犯，肺失通调，风水相搏，发为水肿。此即《景岳全书·肿胀》所言："凡外感毒风，邪留肌肤，则亦能忽然浮肿。"

2. 疮毒内陷 身发疮痍，烂喉丹痧，或乳蛾红肿，火热内攻，肺、脾、肾功能受累，致津液气化失常，发为水肿。《严氏济生方·水肿门》曰："年少，血热生疮，变为肿满，烦渴，小便少，此为热肿。"

3. 水湿浸渍 久居湿地，冒雨涉水，水湿内侵，困遏脾阳，脾胃失于健运，水无所制，发为水肿。《医宗金鉴·水气病脉证》曰："皮水，外无表证，内有水湿也。"

4. 饮食劳倦 过食肥甘，嗜食辛辣，久则湿热中阻，损伤脾胃，或因劳倦内伤，饥饱失宜，脾气失养，或脾肾俱伤，以致水湿内停，发为水肿。《景岳全书·水肿》曰："大人小儿，素无脾虚泄泻等证，而忽尔通身浮肿，或小水不利者，多以饮食失节，或湿热所致。"

5. 体虚久病 素体脾虚、肾虚，久病脾肾亏虚，水液代谢失常，或久病血瘀，血不利则为水，可发为水肿。

（二）病机

水肿的基本病机是肺失通调，脾失转输，肾失开阖，三焦气化不利，以致水液积聚，泛溢肌肤。病位主要在肺、脾、肾三脏，关键在肾。肺主一身之气，有主治节、通调水道、下输膀胱的作用。风邪犯肺，肺气失于宣畅，不能通调水道，风水相搏，发为水肿。脾主运化，有布散水津的功能。水湿浸渍，脾阳被困，或饮食劳倦等损及脾气，造成脾失转输，水湿内停，乃成水肿。肾主水，水液的输化有赖于肾阳的蒸化、开阖作用。体虚久病，肾脏受损，则肾失蒸化，开阖不利，水液泛溢肌肤，则为水肿。《景岳全书·肿胀》云："凡水肿等证，乃脾、肺、肾三脏相干之病。盖水为至阴，故其本在肾；水化于气，故其标在肺；水唯畏土，故其制在脾。今肺虚则气不化精而化水，脾虚则土不制水而反克，肾虚则水无所主而妄行。"

水肿的病理因素有风邪（风寒、风热及风湿）、疮毒、水湿、湿热、气滞、瘀血等。病理性质有阴水、阳水之别。阳水属实，多由外感风邪、疮毒、水湿而成，病位在肺、脾。阴水属虚或虚实夹杂，多由饮食劳倦、禀赋不足、久病体虚所致，病位在脾、肾。阳水迁延不愈，反复发作，正气渐衰，脾肾阳虚，或因失治、误治，损伤脾肾，阳水可转为阴水。反之，阴水复感外邪，或饮食不节，使肿势加剧，可兼夹阳水的证候，而成本虚标实之证。

关于水肿的病机演变，水肿久病不愈或失治误治，可导致肺、脾、肾三脏功能严重受损，后期还可影响到心、肝。若水邪壅盛或阴水日久，脾肾衰微，水气上犯，则可出现水邪凌心犯肺的心悸、喘脱重证。若湿热壅盛，阴虚肝旺，肝阳上亢，甚或引动肝风，可表现为眩晕、惊厥急症。若水肿日久，邪毒瘀滞伤肾，虚损劳衰不断加重，肾元虚衰，气化不行，湿浊邪毒内生，阻滞气机升降出入，则终成关格呕逆危候。

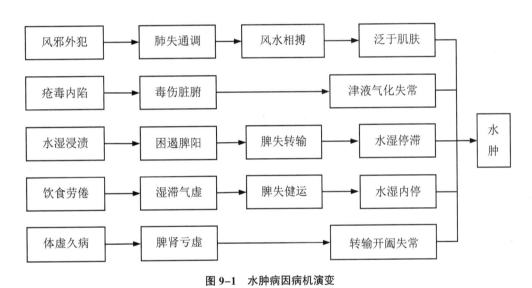

图 9-1　水肿病因病机演变

【诊断与鉴别诊断】

（一）诊断

1. 水肿先从眼睑或下肢开始，继及四肢全身。轻者仅眼睑或足胫浮肿，重者全身皆肿，腹大胀满，气喘不能平卧，甚则出现尿闭或尿少，恶心呕吐，口有秽味，鼻衄牙宣，头痛，抽搐，神昏谵语等危象。

2. 发病可急可缓。阳水，尤其是风水发病急，病程短，多发生于青少年；阴水多隐匿发病，病程长，常发生于久病体虚者。

3. 常因外感、乳蛾红肿、疮毒内陷等诱发，或继发于紫斑、痹证、消渴病等。病程中常因劳累或外感使病情加重。

尿常规检查、24 小时尿蛋白总量测定、肝肾功能检查、肾小球滤过率检查、血浆免疫球蛋白检查、抗核抗体检查及心电图、B 超等检查有助于本病的诊断。

（二）鉴别诊断

鼓胀 水肿是由肺失通调，脾失转输，肾失开阖，三焦气化不利所致；鼓胀是由肝病日久，肝、脾、肾功能失调，气、血、水相裹，水停腹内所致。二者的鉴别要点主要为水停部位不同，水肿为水泛肌肤，四肢皮色不变，发病时头面或下肢先肿，以至全身浮肿，甚则可见腹水；鼓胀为水聚腹腔，单腹胀，腹部胀大，皮色苍黄，青筋暴露，四肢瘦削，部分患者也可兼有下肢水肿。水肿发病可急可缓，可因外感、疮毒内陷等诱发，也可继发于紫斑、痹证、消渴久病等；鼓胀多为黄疸、胁痛、积聚久病迁延而成。

【辨证论治】

（一）辨证要点

1. 辨阳水阴水 阳水多由感受风邪、疮毒、水湿引起。发病较急，每成于数日之间，浮肿由面目开始，自上而下，继及全身，肿处皮肤绷急光亮，按之凹陷，身热烦渴，小便短赤，大便秘结，脉滑有力，多为实证、热证，可见表证。阴水多因饮食劳倦、体虚久病，或阳水失治、误治转化所致，发病缓慢，浮肿由足踝开始，自下而上，继及全身，肿处皮肤松弛，按之凹陷不易恢复，甚则按之如泥，畏寒，不渴，小便少但不赤涩，大便溏薄，脉沉细无力，多为虚证、寒证、里证。

2. 辨标本虚实 水肿初起标实证为多，久病则多虚实夹杂，常表现为本虚标实之证。年青体壮，病程短，发病迅速，肿势急剧，咽喉肿痛或皮肤疮疡，小便短赤或不通，大便秘结，多属实；年老体衰，病程长，浮肿按之如泥，畏寒肢冷，腰膝酸软，小便清长，大便稀溏，多属虚。阳水病久，失治、误治形成阴水，由实转虚；阴水复感外邪而致水肿加剧，则兼夹阳水证候，属本虚标实。

3. 辨病邪性质 水肿头面为主，恶风头痛者，多属风；水肿下肢为主，纳呆身重者，多属湿；水肿伴有咽痛、溲赤者，多属热；因疮痍、烂喉丹痧而致水肿者，多属疮毒；水肿病情反复，伴肢节疼痛，伸屈不利者，多伴风湿；水肿病势缠绵，伴腰腿酸困，大便不爽，小便黄赤者，多为湿热。

4. 辨病变脏腑 若颜面水肿突出，伴咽痛、咳嗽，或水肿较甚，咳喘胸闷者，病变部位多在肺；水肿腹满，纳食不佳，身重倦怠，苔腻者，病变部位多在脾；水肿反复，腰膝酸软者，病变部位多在肾；水肿下肢明显，心悸，胸闷气短，甚则不能平卧者，病变多累及于心。久病者可见多脏同病。

（二）治则治法

发汗、利尿、泻下逐水为治疗水肿的三条基本原则，具体应用视阴阳虚实不同而异。阳水以祛邪为主，应予发汗、利水或攻逐，临床应用时配合祛风、解毒、行气、活血等法；阴水当以扶正为主，重视温补脾肾，通阳利水。对于虚实夹杂者，当视病情标本缓急，或攻补兼施，或先攻后补。

（三）证治分类

1. 阳水

（1）风水相搏

临床表现：眼睑浮肿，继则四肢及全身皆肿，来势迅速。可兼恶寒，发热，肢节酸楚，小便不利等症。偏于风热者，伴咽喉红肿疼痛，舌质红，脉浮滑数。偏于风寒者，兼恶寒，咳喘，舌苔薄白，脉浮滑或浮紧。

证机概要：风邪外犯，肺失通调，风遏水阻。

治法：疏风清热，宣肺行水。

代表方：越婢加术汤。

常用药：麻黄、杏仁、防风、浮萍疏风宣肺；白术、茯苓、车前子淡渗利水；石膏、桑白皮、黄芩清热宣肺。

若风热偏盛，加银花、连翘、桔梗、板蓝根、鲜芦根，或用银翘散加减；风寒偏盛，去石膏，加苏叶、荆芥、防风，或用荆防败毒散加减；夹有风湿，肢体关节疼痛，伸屈不利者，加羌活、独活、穿山龙，或用羌活胜湿汤加减；一身悉肿，胸闷腹满，小便不利，加猪苓、大腹皮行气利水。

（2）湿毒浸淫

临床表现：眼睑浮肿，延及全身，皮肤光亮，尿少色赤，身发疮痍，甚则溃烂，恶风发热，舌质红，苔薄黄，脉浮数或滑数。

证机概要：疮毒内陷，肺脾失调，水湿内停。

治法：宣肺解毒，利湿消肿。

代表方：麻黄连翘赤小豆汤合五味消毒饮加减。前方宣肺利湿，后方清热解毒。

常用药：麻黄、杏仁、桑白皮、赤小豆宣肺利水；金银花、连翘、野菊花、蒲公英、紫花地丁、紫背天葵清热解毒；丹参凉血活血。

若脓肿毒甚者，重用蒲公英、紫花地丁清热解毒；疮痍糜烂流水者，加土茯苓、萆薢、石韦、苦参利湿解毒；皮肤瘙痒者，加白鲜皮、地肤子、蝉蜕、白蒺藜祛风除湿止痒；疮疡色红肿痛或小便红赤者，加丹皮、赤芍、生地黄、泽兰等凉血化瘀；大便不通，加大黄、葶苈子通腑泄实。

（3）水湿浸渍

临床表现：起病缓慢，病程较长，全身水肿，下肢为甚，按之没指，小便短少，身体困重，胸闷，纳呆，泛恶，苔白腻，脉沉缓。

证机概要：水湿内侵，脾阳被困，泛溢肌肤。

治法：运脾化湿，通阳利水。

代表方：五皮饮合胃苓汤加减。前方理气化湿利水，后方通阳利水，燥湿运脾。

常用药：桑白皮、陈皮、大腹皮、茯苓皮、生姜皮化湿行水；苍术、厚朴、陈皮、草果燥湿健脾；桂枝、白术、茯苓、猪苓通阳化气行水。

若外感风邪，肿甚而喘者，加麻黄、杏仁、苏叶；面肿，胸满，不得卧，加苏子、葶苈子降气行水；湿困中焦，脘腹胀满者，加椒目、大腹皮、砂仁、木香、槟榔；三焦气机不利，胸闷腹胀，小便不利，一身尽肿者，用导水茯苓汤加减；夹有郁热，口苦咽干，头晕，胸胁满闷者，合柴苓汤加减。

（4）湿热壅盛

临床表现：遍体浮肿，皮肤绷急光亮，胸脘痞闷，烦热口渴，小便短赤，或大便干结，舌红，苔黄腻，脉沉数或濡数。

证机概要：湿热内盛，三焦壅滞，气滞水停。

治法：分利湿热。

代表方：疏凿饮子。

常用药：羌活、秦艽、防风、大腹皮、茯苓皮、生姜皮疏风解表，发汗消肿；猪苓、茯苓、土茯苓、石韦、半枝莲、白花蛇舌草、白木通、椒目、赤小豆清利湿热，利尿消肿；槟榔、大黄通便逐水消肿。

若腹满不减，大便不通者，合己椒苈黄丸，以助攻泻之力，使水从大便而泄；肿势严重，兼见喘促不得平卧者，加葶苈子、桑白皮泻肺利水；肢体关节肿痛，或屈伸不利者，加青风藤、独活、威灵仙等；湿热久羁，化燥伤阴，口燥咽干，腰膝酸软，五心烦热，加生地黄、知母、黄柏、白茅根、芦根；严重水肿，体质壮实者，必要时用甘遂、芫花、大戟等，注意中病即止，或边攻边补，或攻补结合。

2. 阴水

（1）脾阳亏虚

临床表现：身肿日久，腰以下为甚，按之凹陷不易恢复，脘腹胀闷，纳减便溏，面色不华，神疲乏力，四肢倦怠，小便短少，舌质淡或胖，苔白腻或白滑，脉沉缓或沉弱。

证机概要：脾阳亏虚，土不制水，水湿内停。

治法：健脾温阳，行气利水。

代表方：实脾散。

常用药：干姜、附子、草果仁、桂枝温阳利水；白术、茯苓、炙甘草、生姜、大枣健脾补气；茯苓、泽泻、车前子、木瓜利水消肿；木香、厚朴、大腹皮理气行水。

若气虚甚，症见气短声弱者，加人参、黄芪；肺脾气虚，自汗易感，乏力体倦者，用防己黄芪汤加减；小便短少，用防己茯苓汤加减；肾虚，肾气不固，腰酸腰痛，尿有余沥，舌淡胖，脉沉者，加芡实、枸杞子、菟丝子、山茱萸等，或配合五子衍宗丸、水陆二仙丹；脘腹痞满，肢体关节疼痛酸重者，加苍术、苏叶、土茯苓、石韦、穿山龙、青风藤。水肿系长期饮食失调，脾胃虚弱，精微不化所致者，不宜分利伤气，用参苓白术散加减。

（2）肾阳衰微

临床表现：水肿反复消长不已，面浮身肿，腰以下甚，按之凹陷不起，尿量减少或反多，腰酸冷痛，四肢厥冷，怯寒神疲，面色㿠白，甚者心悸胸闷，喘促难卧，腹大胀满，舌质淡胖，苔白，脉沉细或沉迟无力。

证机概要：脾肾阳虚，温化失司，水寒内聚。

治法：温肾助阳，化气行水。

代表方：济生肾气丸合真武汤加减。前方温补肾阳，后方温阳利水。

常用药：附子、肉桂、巴戟天、淫羊藿温补肾阳；熟地黄、山茱肉、山药补肾摄精；白术、茯苓、猪苓、牛膝、车前子通利小便。

若肾气不固，夜尿频多，去车前子，加芡实、菟丝子、补骨脂；肾阳亏虚，水肿久治不愈，神疲乏力，腰膝酸冷，夜尿频多，舌淡胖，脉沉细，用右归丸加减；肾阴亏虚，水肿反复发作，精神疲惫，腰酸遗精，咽干口渴，五心烦热，舌质红，脉细弱，用左归丸加减；肾虚肝旺，头昏头痛，心慌腿软，加鳖甲、牡蛎、杜仲、桑寄生、菊花、夏枯草，或用建瓴汤加减。病程缠绵，反复不愈，复感外邪，症见发热恶寒，肿势剧增，小便短少，治当急则治标，按风水论治，但应顾及正气虚衰一面，不可过用解表药。

（3）瘀水互结

临床表现：水肿延久不退，肿势轻重不一，四肢或全身浮肿，以下肢为主，皮肤瘀斑，腰部刺痛，或伴血尿，或妇女月经不调，经血色暗，有血块，肌肤甲错，舌紫暗，苔白，脉沉细涩。

证机概要：瘀血内结，脉道不利，水湿内停。

治法：活血祛瘀，化气行水。

代表方：桃红四物汤合五苓散加减。前方活血化瘀，后方温阳化气行水。

常用药：当归、赤芍、川芎、丹参养血活血；益母草、红花、凌霄花、路路通、桃仁活血通络；桂枝、附子通阳化气；茯苓、泽泻、车前子利水消肿。

若气虚血瘀，乏力体倦，肌肤甲错，加黄芪、地龙、丹参、赤芍，或方用补阳还五汤、黄芪赤风汤；宗气虚陷，心悸气短，动则加重，下肢浮肿者，用升陷汤、葶苈大枣泻肺汤；妇女颜面肢体浮肿，伴有月经不调，经血紫暗，甚至经闭，舌暗者，用当归芍药散加减。

此外，水肿久治不愈，或误治失治，可出现多种严重变证。①肾元虚衰，浊毒内停，胃失和降：症见恶心呕吐，或有呃逆，不思纳食，脘腹痞满，口有尿味，小便短少，甚或二便不通，舌苔浊腻，脉细滑，治宜通腑泄浊，和胃降逆，方用黄连温胆汤加大黄、石菖蒲，或用升降散加减。②水凌心肺，阳气衰微：症见心悸胸闷，喘促难卧，咳吐清涎，手足肿甚，舌淡胖，脉沉细而数，治宜温阳补肾，泄浊利水，方用真武汤合葶苈大枣泻肺汤。③阴血亏虚，虚风扰动：症见头晕头痛，肢体微颤，或见抽搐掣痛等，治宜息风潜阳，补元固本，方用大补元煎合羚角钩藤汤。④浊毒伤血，络破血溢：症见皮肤发斑、齿衄、尿血、便血等，治宜清热解毒，凉血止血，方用大黄黄连泻心汤合犀角地黄汤。⑤邪毒内闭，神明失用：症见神志淡漠，反应迟钝，或躁扰不宁，甚至神昏谵语，面色晦滞，泛恶口臭，二便不通，舌红绛，苔焦黄，脉细数，治宜清热解毒，通窍泄浊，方用安宫牛黄丸或紫雪丹口服。同时，针对湿浊内停病机，可配合大黄、丹参、牡蛎、蒲公英、地榆炭等，水煎浓缩，保留灌肠。

【临证备要】

1. 辨病邪性质，重视祛风、解毒法。感受风热、热毒、风湿、风寒等外邪，常是影响水肿病情进展的重要因素。湿热邪毒瘀滞，或风湿之邪内伏，邪伤肾络，多是肾风久治不愈的病理基础。水肿久病，肾元虚衰，可致湿浊邪毒内生。一般祛风与解毒治法常贯穿于水肿治疗始终。祛风有疏风清热、疏风散寒、祛风除湿、搜风通络等不同；解毒包括疏风清热解毒、清热解毒、利湿解毒、利湿清热解毒、泄浊解毒等。

2. 重视活血利水和行气利水治法。《金匮要略》谓："血不利则为水。"《伤寒论》指出："大病瘥后，腰以下肿，牡蛎泽泻散主之。"临床常用活血化瘀与清热解毒法结合，或配合益气温阳法等治疗水肿常有卓效。此外，水肿常伴气机阻滞，临床上还应重视行气利水治法，即《金匮要略》谓"大气一转，其气乃散"之意。

3. 攻下逐水法的应用。攻下逐水法是治疗阳水的一种方法，即《内经》"去菀陈莝"之意，宜用于病初体实肿甚，正气尚旺，用发汗、利水法无效，症见全身高度浮肿，气喘，心悸，腹水，小便不利，脉沉而有力者。使用该法，宜抓住时机，以逐水为急，使水邪从大小便而去，可用十枣汤治疗，或入丸散及装胶囊，应从小剂量用起，早晨服药，服药后糜粥自养，但应中病即止，以免过用伤正。待水肿消退后，即行调补脾胃，以善其后。病至后期，脾肾两亏而水肿甚者，峻下逐水药应慎用。

4.时刻注意药毒伤肾。水肿日久，脾肾多虚，分清泌浊功能失司，湿浊、水毒、瘀血内停，尤其是肾性水肿，检查大多伴有肾功能下降。对于此类病人，须考虑药物对肾脏的毒副作用，合理选择药物，调整剂量及用药时间。近年研究发现，含有马兜铃酸的中药如马兜铃、关木通、广防己、青木香、天仙藤、朱砂莲、寻骨风等有肾毒性，应避免使用。

【预防调护】

水肿常因感受外邪而发病或加重，故应注意适寒温，防外感；注意调摄饮食，平素宜清淡；劳逸结合，调畅情志。素体气虚，卫阳不固，自汗易感者，可服用玉屏风散以补气固表，适当参加体育锻炼，提高机体抗病能力。

水肿患者应注意低盐饮食，进食清淡、易消化、营养充足的食物。其中低盐饮食尤其重要。因营养障碍而致水肿者，应注意适当补充富含优质蛋白质的食物。水肿而尿少者，每日记录液体出入量。高度水肿患者，要保持皮肤干燥，勤翻身，以免褥疮的发生。

【小结】

水肿是水液内停，泛滥肌肤所致。病因包括风邪外犯、疮毒内陷、水湿浸渍、饮食劳倦及体虚久病。病机为肺失通调，脾失转输，肾失开阖，三焦气化不利。病位主要在肺、脾、肾三脏，关键在肾。辨证先辨阴水、阳水，分清标本虚实、病邪性质、脏腑定位，还须注意虚实证候的兼夹与转化。阳水以祛邪为主，应予发汗、利水或攻逐，阴水当以扶正为主，重视健脾温肾，通阳利水。要处理好治标与治本的关系，病情稳定期治本为主，标本同治，邪正两顾；病情急变期治标为主，或先治标后治本。此外，针对不同性质的病邪，应重视祛风、解毒、活血利水等治法。应时刻以"护肾元"为念，不可选用有肾毒性的药物。水肿预后，一般阳水易消，阴水难治。水肿久病可致多脏同病，出现心悸、喘脱、眩晕、惊厥、癃闭、关格等危候，预后不良。

【名医验案】

包某，女，49岁，农民。

初诊（1994年10月3日）：患者素体虚弱，于4个月前发现下肢有轻度浮肿，日趋加重，波及全身，当地医院诊为"慢性肾小球肾炎"，迭进中西药，肿势有所减轻。近因参加劳动，水肿又发。虽延医服药治疗未效。刻下：身面俱肿，下肢尤甚，按之如泥，小便短少，腰部酸楚不堪，胸中气满，呼吸气短，纳谷不香，舌淡，苔白腻，脉濡弱。尿检：蛋白（+++），颗粒管型（+），红细胞5～7/HP，白细胞偶见。血检：血红蛋白90g/L，尿素氮、肌酐正常。此乃水湿之邪先伏三焦，又因过劳伤气，使脾虚不运，引动水湿泛发，上干于肺，下壅于肾，升降出入之机不利所致。治疗应当外渗内利，先用茯苓导水汤治疗。处方：茯苓30g，泽泻15g，白术10g，桑白皮12g，大腹皮10g，木香10g，木瓜10g，陈皮10g，砂仁6g，苏叶6g，猪苓20g，槟榔10g。14剂。

二诊：药后小便量增多，肿势顿挫，但大便溏薄，日行2次，气短乏力，畏恶风寒，两手指尖发凉，带下量多清稀，舌脉如前。此水邪虽减而脾肾之阳气虚衰，气化不及，正不胜邪，水湿残留为患。治以通阳消阴，温补脾肾，化气利水，用实脾散加味。处方：茯苓30g，白术10g，草果10g，木瓜10g，大腹皮10g，木香10g，干姜5g，炮附子10g，厚朴9g，防己12g，黄芪

16g，炙甘草 6g。

上方服 30 余剂，水去肿消，小便畅利，尿检正常，诸症随之而愈。嘱服金匮肾气丸，巩固疗效。

按：本案初诊急则治其标，宣通三焦气机，利水消肿；二诊缓则治其本，健脾补肾，化气行水，当标本同治，邪正两顾。（陈明，等 . 全国名老中医医案医话医论精选·刘渡舟临证验案精选 . 学苑出版社 .1996）

【古籍摘要】

《金匮要略·水气病脉证并治》："风水，其脉自浮，外证骨节疼痛，恶风。皮水，其脉亦浮，外证胕肿，按之没指，不恶风，其腹如鼓，不渴，当发其汗。正水，其脉沉迟，外证自喘。石水，其脉自沉，外证腹满不喘。"

《景岳全书·水肿》："肿胀之病，原有内外之分。验之病情，则唯在气水二字足以尽之。故凡治此症者，不在气分，则在水分，能辨此二者而知其虚实，无余蕴矣。病在气分，则当以治气为主；病在水分，则当以治水为主。然水气本为同类，故治水者，当兼理气，盖气化水自化也；治气者亦当兼水，以水行气亦行也。此中玄妙，难以尽言。"

《医门法律·水肿论》："经谓二阳结谓之消，三阴结谓之水……三阴者，手足太阴脾肺二脏也。胃为水谷之海，水病莫不本之于胃，经乃以属之脾肺者，何耶？使足太阴脾足以转输水精于上，手太阴肺足以通调水道于下，海不扬波矣。唯脾肺二脏之气，结而不行，后乃胃中之水日蓄，浸灌表里，无所不到也。是则脾肺之权，可不伸耶？然其权尤重于肾，肾者，胃之关也。肾司开阖，肾气从阳则开，阳太盛则关门大开，水直下而为消；肾气从阴则阖，阴太盛则关门常阖，水不通为肿。经又以肾本肺标，相输俱受为言，然则水病，以脾、肺、肾为三纲矣。"

【文献推介】

1. 邹燕勤，王钢 . 孟河医派临床大家邹云翔论治肾病经验 [J]. 江苏中医药,2016,48（06）:1-5.
2. 刘宏伟 . 时振声教授治疗慢性肾炎水肿八法 [J]. 新中医，1991，（01）: 5-6.
3. 吕仁和 . 慢性肾炎分期辨治 [J]. 河南中医药学刊，1994，（02）: 11-15.

第二节　淋　证

淋证是以小便频数，淋沥刺痛，欲出未尽，小腹拘急，或痛引腰腹为主症的疾病。西医学中的急慢性尿路感染、泌尿道结核、尿路结石、急慢性前列腺炎、化学性膀胱炎、乳糜尿以及尿道综合征等多可归属本病范畴，可参照本节辨证论治。

淋之名称，始见于《黄帝内经》。《素问·六元正纪大论》称本病为"淋""淋闷"。淋者，淋沥不尽，如雨淋而下；闷，通秘，不通之意也。指出了淋证为小便淋沥不畅，甚或闭阻不通之病证。东汉·张仲景《金匮要略·五脏风寒积聚病脉证并治》称为"淋秘"，病机为"热在下焦"，《金匮要略·消渴小便不利淋病脉证并治》谓："淋之为病，小便如粟状，小腹弦急，痛引脐中。"对本病症状做了描述。华佗《中藏经·论诸淋及小便不利》根据淋证临床表现的不同，提出了淋有冷、热、气、劳、膏、砂、虚、实八种，为淋证分类的雏形。

隋·巢元方《诸病源候论·淋病诸候》把淋证分为石、劳、气、血、膏、寒、热七种，以"诸淋"统之，并指出："诸淋者，由肾虚而膀胱热故也。"这一病机认识对后世影响颇大。

唐·孙思邈《千金要方·消渴淋闭方》、王焘《外台秘要·五淋方三首》将淋证归纳为石、气、膏、劳、热五淋。宋·严用和《济生方·小便门》又分为气、石、血、膏、劳淋五种。

明·张景岳《景岳全书·淋浊》倡导"凡热者宜清，涩者宜利，下陷者宜升提，虚者宜补，阳气不固者宜温补命门"的治疗原则。清·尤在泾《金匮翼·诸淋》云："初则热淋、血淋，久则煎熬水液，稠浊如膏、如砂、如石也。"说明各种淋证可相互转化或同时存在，强调将"开郁行气，破血滋阴"作为石淋的治疗原则，对临床确有指导意义。

【病因病机】

（一）病因

1. 外感湿热　下阴不洁，湿热秽浊之邪从下侵入机体，上犯膀胱，发为淋证。

2. 饮食不节　多食辛热肥甘之品，或嗜酒太过，脾胃运化失常，积湿生热，下注膀胱，发为淋证。《济生方·淋闭论治》云："此由饮酒房劳，或动役冒热，或饮冷逐热，或散石发动，热结下焦，遂成淋闭。亦有温病后，余热不散，霍乱后，当风取凉，亦令人淋闭。"

3. 情志失调　情志不遂，肝气郁结，肝失疏泄，膀胱气滞，或气郁化火，气火郁于膀胱，发为淋证。

4. 禀赋不足或劳伤久病　禀赋不足，肾与膀胱先天畸形，或久病缠身，劳伤过度，房事不节，多产多育，或久淋不愈，耗伤正气，或妊娠、产后脾肾气虚，膀胱易于感受外邪，发为本病。

（二）病机

淋证的病位在膀胱与肾，与肝、脾相关。基本病机为湿热蕴结下焦，肾与膀胱气化不利。肾者主水，维持机体水液代谢。膀胱者州都之官，有贮尿与排尿功能。两者脏腑表里相关，经脉相互络属，共主水道、司决渎。湿热等邪蕴结膀胱，或久病脏腑功能失调，均可引起肾与膀胱气化不利，而致淋证。

病理因素主要为湿热之邪。由于湿热导致病理变化的不同，及累及脏腑器官之差异，临床上乃有六淋之分。若湿热客于下焦，膀胱气化不利，小便灼热刺痛，则为热淋；若膀胱湿热，灼伤血络，迫血妄行，血随尿出，乃成血淋；若湿热久蕴，熬尿成石，遂致石淋；若湿热蕴久，阻滞经脉，脂液不循常道，小便浑浊，而为膏淋；若肝气失于疏泄，气火郁于膀胱，则为气淋；若久淋不愈，湿热留恋膀胱，由腑及脏，继则由肾及脾，脾肾受损，正虚邪恋，遂成劳淋；若肾阴不足，虚火扰动阴血，亦为血淋；若脾虚中气下陷，肾虚下元不固，不能摄纳精微脂液，亦为膏淋；若中气不足，气虚下陷，膀胱气化无权，亦成气淋。

淋证的病理性质有实、有虚，且多见虚实夹杂之证。初起多因湿热为患，正气尚未虚损，多属实证。但淋久湿热伤正，由肾及脾，每致脾肾两虚，而由实转虚。如邪气未尽，正气渐伤，或虚体受邪，则成虚实夹杂之证，常见阴虚夹湿热、气虚夹水湿等。因此，淋证多以肾虚为本，膀胱湿热为标。

淋证虽有六淋之分，各种淋证间存在着一定的联系。表现在转归上，首先是虚实之间的转化。如实证的热淋、血淋、气淋可转化为虚证的劳淋。反之，虚证的劳淋，亦可能兼夹实证的热淋、血淋、气淋。而当湿热未尽，正气已伤，处于实证向虚证的移行阶段，则表现为虚实夹杂的证候。

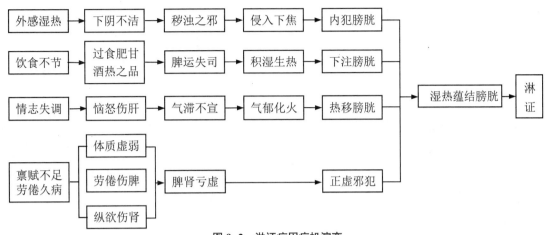

图 9-2　淋证病因病机演变

【诊断与鉴别诊断】

（一）诊断

1. 小便频数、淋沥涩痛、小腹拘急引痛为各种淋证的主症，是诊断淋证的主要依据。但还需根据各种淋证的不同临床特征，确定不同的淋证类型。

2. 病久或反复发作后，常伴有低热、腰痛、小腹坠胀、疲劳等。

3. 多见于已婚女性，每因疲劳、情志变化、不洁房事而诱发。

尿常规检查、尿细菌培养、静脉肾盂造影、腹部平片、膀胱镜检查等有助于疾病的诊断。

（二）鉴别诊断

1. 癃闭　二者都有小便量少、排尿困难之症状。但淋证尿频而尿痛，且每日排尿总量多为正常；癃闭则无尿痛，每日排尿量少于正常，严重时甚至无尿。《医学心悟·小便不通》谓："癃闭与淋症不同，淋则便数而茎痛，癃闭则小便点滴而难通。"但癃闭复感湿热，常可并发淋证，而淋证日久不愈，亦可发展成癃闭。

2. 尿血　血淋与尿血都有小便出血、尿色红赤甚至溺出纯血等症状。其鉴别的要点是有无尿痛。《丹溪心法·淋》云："痛者为血淋，不痛者为尿血。"

3. 尿浊　膏淋与尿浊在小便浑浊症状上相似，但后者在排尿时无疼痛滞涩感，可资鉴别。《临证指南医案·淋浊》言："大凡痛则为淋，不痛为浊。"

【辨证论治】

（一）辨证要点

1. 辨六淋主症　六种淋证均有小便频涩，滴沥刺痛，小腹拘急引痛。热淋起病多急骤，小便赤热，溲时灼痛，或伴有发热，腰痛拒按；石淋以小便排出砂石为主症，或排尿时突然中断，尿道窘迫疼痛，或腰腹绞痛难忍；气淋小腹胀满较明显，小便艰涩疼痛，尿后余沥不尽；血淋为溺血而痛；膏淋症见小便浑浊如米泔水，或滑腻如膏脂；劳淋小便不甚赤涩，溺痛不甚，但淋沥不已，时作时止，遇劳即发。

2. 辨淋证虚实　根据病程、症状、脉象等辨别淋证的虚实。初起或在急性发作阶段属实，由于膀胱湿热、砂石结聚、气滞不利，膀胱气化不利，表现为小便涩痛不利、舌红苔黄、脉实数；久病多虚，病在脾肾，由于脾肾亏虚，膀胱气化无权，表现为小便频急、痛涩不甚、舌淡苔薄、脉细软。在淋证虚实转化中，每多虚实夹杂，故必须分清标本虚实的主次和证情之缓急。

（二）治则治法

淋证的基本治则是实则清利，虚则补益。淋证初起多实，以祛邪为主。以膀胱湿热为主者，治以清热利湿；以热灼血络为主者，治以凉血止血；以砂石结聚为主者，治以通淋排石；以气滞不利为主者，治以利气疏导。虚证以脾虚为主者，治以健脾益气；以肾虚为主者，治以补虚益肾。对虚实夹杂者，又当通补兼施，审其主次缓急，兼顾治疗。

（三）证治分类

1. 热淋

临床表现：小便频数短涩，灼热刺痛，溺色黄赤，少腹拘急胀痛，寒热起伏，口苦，呕恶，腰痛拒按，大便秘结，苔黄腻，脉滑数。

证机概要：湿热蕴结，下焦热盛，气化失司。

治法：清热利湿通淋。

代表方：八正散。

常用药：瞿麦、萹蓄、车前子、滑石、草薢利湿通淋；大黄、黄柏、蒲公英、紫花地丁清热解毒。

若大便秘结、腹胀者，重用生大黄，加枳实以通腑泄热；伴寒热、口苦、呕恶等邪郁少阳者，加黄芩、柴胡；湿热伤阴，见口干、舌红少苔、脉细者，去大黄，加生地黄、知母、白茅根。

2. 石淋

临床表现：尿中夹砂石，排尿涩痛，或排尿时突然中断，尿道窘迫疼痛，少腹拘急，往往突发，一侧腰腹绞痛难忍，甚则牵及外阴，尿中带血，舌红，苔薄黄，脉弦或带数。

证机概要：湿热煎液，炼尿成石，气化不利。

治法：清热利湿，排石通淋。

代表方：石韦散。

常用药：瞿麦、萹蓄、通草、滑石清热利湿通淋；金钱草、海金沙、鸡内金、石韦排石化石；虎杖、王不留行、牛膝活血软坚；青皮、乌药、沉香理气导滞。

若腰腹绞痛者，加芍药、甘草以缓急止痛；尿中带血，去王不留行，加小蓟、生地黄、藕节以凉血止血；舌质紫者，加桃仁、红花、皂角刺，加强破气活血、化瘀散结作用。绞痛缓解，多无明显自觉症状，常用金钱草煎汤代茶；若结石过大，阻塞尿路，肾盂严重积水者，宜手术治疗。

3. 血淋

临床表现：小便热涩刺痛，尿色深红，或夹有血块，疼痛满急加剧，心烦，舌尖红，苔黄，脉滑数。

证机概要：湿热下注，热甚灼络，络损血溢。

治法：清热通淋，凉血止血。

代表方：小蓟饮子。

常用药：小蓟、生地黄、白茅根、旱莲草凉血止血；木通、生甘草梢、山栀、滑石清热泻火通淋；当归、蒲黄、土大黄、马鞭草通络止血。

若有瘀血征象，见舌暗或有瘀点，脉细涩者，加三七、牛膝、桃仁以化瘀止血；出血不止，加仙鹤草、琥珀粉以收敛止血。尿痛涩滞不显著，腰膝酸软，神疲乏力，舌淡红，脉细数，当滋阴清热，补虚止血，知柏地黄丸加减。

4. 气淋

临床表现：郁怒之后，小便涩滞，淋沥不已，少腹胀满疼痛，苔薄白，脉弦。

证机概要：气机郁结，通调不畅，膀胱失司。

治法：理气疏导，通淋利尿。

代表方：沉香散。

常用药：沉香、青皮、乌药、香附疏肝理气；石韦、滑石、冬葵子、车前子利水通淋。

若少腹胀满，上及于胁者，加川楝子、小茴香、郁金以疏肝理气；兼有瘀滞者，加红花、赤芍、益母草。久病少腹坠胀，尿有余沥，面色萎黄，舌质淡，脉虚细无力，用补中益气汤。

5. 膏淋

临床表现：小便浑浊，乳白或如米泔水，上有浮油，置之沉淀，或伴有絮状凝块物，尿道热涩疼痛，尿时阻塞不畅，口干，舌质红，苔黄腻，脉濡数。

证机概要：湿热下注，清浊不分，脂汁外溢。

治法：清热利湿，分清泄浊。

代表方：程氏萆薢分清饮。

常用药：萆薢、石韦、黄柏、车前子清热利湿泄浊；茯苓、白术健脾渗湿；莲子心、连翘心、丹皮、灯心草清心泻热。

若小腹胀，尿涩不畅，加乌药、青皮疏利肝气；伴有血尿，加小蓟、侧柏叶、藕节、白茅根凉血止血；小便黄赤，热痛明显，加甘草梢、竹叶、通草清心导火；兼肝火者，配龙胆草、山栀；病久湿热伤阴者，加生地黄、麦冬、知母。

膏淋病久不已，反复发作，淋出如脂，涩痛不甚，形体日见消瘦，头昏无力，腰膝酸软，舌淡，苔腻，脉细无力，此为脾肾两虚，气不固摄，用膏淋汤补脾益肾固涩。偏于脾虚中气下陷者，配用补中益气汤。偏于肾阴虚者，配用七味都气丸。偏于肾阳虚者，用金匮肾气丸加减。伴有血尿者，加仙鹤草、阿胶补气摄血；夹瘀者，加三七、当归活血通络。

6. 劳淋

临床表现：小便不甚赤涩，溺痛不甚，但淋沥不已，时作时止，遇劳即发，病程缠绵，面色萎黄，少气懒言，神疲乏力，小腹坠胀，大便时小便点滴而出，腰膝酸软，肾阳虚见畏寒肢冷，肾阴虚见面色潮红，五心烦热，舌质淡，脉细弱。

证机概要：湿热留恋，脾肾亏虚，气化无权。

治法：补脾益肾。

代表方：无比山药丸。

常用药：党参、黄芪、山药、莲子肉补气健脾；茯苓、薏苡仁、泽泻、扁豆衣化湿利水；山茱萸、菟丝子、芡实、金樱子、煅牡蛎益肾固摄。

若中气下陷，症见少腹坠胀，尿频涩滞，余沥难尽，不耐劳累，面色无华，少气懒言，舌淡，脉细无力，用补中益气汤加减；肾阴虚，舌红苔少，加生熟地黄、龟甲；阴虚火旺，面红烦热，尿黄赤伴有灼热不适者，用知柏地黄丸滋阴降火；低热者，加青蒿、鳖甲清虚热养肾阴；肾阳虚者，加附子、肉桂、鹿角片、巴戟天等。

【临证备要】

1. 辨轻重缓急，重标本虚实。淋证有轻重不同，轻者尿急、尿频、尿痛，但无恶寒、发热、腰痛等，治疗上清热利湿通淋，用药1周即可。若见发热、恶寒者，当加以清热解毒之品，且需服药2周以上，以免湿热留恋。体虚者感受湿热之邪，先去其邪，之后扶正。年老体虚甚者或淋证日久，须兼顾祛邪与扶正，不可一味苦寒清热，避免邪虽去而正亦伤，正伤而邪易侵，反复发作。老年人尤其注意补益脾肾，根据肾虚而膀胱热的病机，攻补兼施，温清并用。

2. 淋证当补则补、当汗则汗。对于淋证的治法，古有忌汗、忌补之说，如《金匮要略》曰："淋家不可发汗。"《丹溪心法·淋》谓："最不可用补气之药，气得补而愈胀，血得补而愈涩，热得补而愈盛。"临床实际未必都是如此。若淋证确因外感诱发，或淋家新感外邪，症见恶寒、发热、鼻塞流涕、咳嗽、咽痛者，仍可适当配合运用辛凉解表发汗之剂。因淋证为膀胱有热，阴液不足，即使感受寒邪，亦容易化热，故避免辛温之品。至于淋证忌补之说，是指实热之证而言，诸如脾虚中气下陷、肾虚下元不固，自当运用健脾益气、补肾固涩等法治之，不必有所禁忌。

【预防调护】

注意外阴清洁，不憋尿，多饮水，每2～3小时排尿1次。房事后即行排尿，防止秽浊之邪从下阴上犯膀胱。妇女在月经期、妊娠期、产后更应注意外阴卫生，以免虚体受邪。避免纵欲过劳，保持心情舒畅。

发病后注意休息，禁房事，饮食宜清淡。热淋、血淋者忌肥腻辛辣酒醇之品，石淋者多饮水，久淋患者忌劳累。初起尿频、尿痛，继之出现高热、寒战、腰痛者，需及时诊治。

【小结】

淋证是以小便频数、淋沥刺痛、小腹拘急引痛为主症的疾病。根据病因和症状特点不同，可分为热淋、血淋、石淋、气淋、膏淋、劳淋六证。淋证的基本病机为湿热蕴结下焦，肾与膀胱气化不利。病理因素以湿热为主，病位在膀胱与肾。病理性质初病多实，久则转虚，或虚实夹杂。辨证时首辨淋证类别，再审证候虚实，三别标本缓急。初起湿热蕴结，膀胱气化失司者属实，治以清热利湿通淋；病久脾肾两亏，膀胱气化无权者属虚，治宜培补脾肾；虚实夹杂者，宜标本兼治，并根据各淋证的特征，或参以止血，或辅以行气，或配以排石，或佐以泄浊等。至于预后，热淋、血淋、石淋初起，病情轻者一般预后良好；若久淋不愈，脾肾两虚，发为劳淋；脾肾衰败，导致水肿、癃闭、关格等，或石阻水道，出现水气上凌心肺等重症。

【名医验案】

恽某，女，78岁。

患尿路感染1年余，尿频、尿急、尿痛反复发作，予卡那霉素、氧氟沙星等药物治疗，症状可暂时缓解。现疲劳较甚，腰部酸胀，舌苔薄白，舌质有瘀点，脉细略数。尿检有大量白细胞，中段尿培养有奇异变形杆菌。证属肾虚湿热下注，予益肾清利化湿法。处方：炒独活5g，续断15g，桑寄生15g，太子参20g，制苍术10g，生薏苡仁20g，茯苓20g，瞿麦20g，萹蓄20g，蒲公英20g，紫花地丁15g，车前草15g，白茅根20g，芦根20g。

此方加减调理月余，病情日渐好转，多次尿检均为阴性，无明显不适感。

按：本案为劳淋，年高女性，加之久病，肾气亏虚，无力抗邪，湿热之邪留恋，致病情缠绵难愈。肾虚为本，湿热为标，治以益肾清利，扶正祛邪并用，取效较佳。［邹燕勤，等.邹燕勤（中国现代百名中医临床家丛书）.中国中医药出版社.2009］

【古籍摘要】

《中藏经·论诸淋及小便不利》："五脏不通，六腑不和，三焦痞涩，荣卫耗失……砂淋者，腹脐中隐痛，小便难，其痛不可忍，须臾，从小便中下如砂石之类……虚伤真气，邪热渐强，结聚而成砂。又如以水煮盐，火大水少，盐渐成石之类……非一时而作也，盖远久乃发，成即五岁，败即三年，壮人五载，祸必至矣，宜乎急攻。八淋之中，唯此最危。"

《金匮翼·诸淋》："散热利小便，只能治热淋、血淋而已。其膏、石、砂淋，必须开郁行气，破血滋阴方可也。"

《证治汇补·下窍门》："劳淋，遇劳即发，痛引气冲，又名虚淋。"

【文献推介】

1.陈赛里，李家庚，王上.李家庚辨治尿路感染经验[J].中华中医药杂志，2018，33（05）：1968-1970.

2.葛文姝，吕振雷，向玲，等.徐嵩年教授治疗慢性尿路感染经验举隅[J].中国中医药现代远程教育，2018，16（23）：68-69.

3.孙伟，邹燕勤，曾安平.邹云翔教授治疗淋证经验集粹［J］.中医药学刊，2001，18（02）：12-14.

附　尿浊

尿浊是以小便浑浊、白如泔浆、尿时无涩痛不利感为主症的疾病。西医学中的乳糜尿属于本病范畴，可参照本病辨证论治。

尿浊病机为湿热下注，脾肾亏虚。多由过食肥甘油腻食物，脾失健运，酿湿生热，或某些疾病（如血丝虫病）病后，湿热余邪未清，蕴结下焦，清浊相混，而成尿浊。或热盛灼络，络损血溢，则尿浊伴血。如久延不愈，或屡经反复，湿热邪势虽衰，但精微下泄过多，导致脾肾两伤，脾虚中气下陷，肾虚固摄无权，封藏失职，病情更为缠绵。此外，脾肾气虚阳衰，气不摄血，或阴虚火旺，伤络血溢，还可引起尿浊夹血。多食肥腻食物，或劳累过度，可使本病加重或复发。

本病初起以湿热为多，属实证，治宜清热利湿；病久则脾肾亏虚，治宜培补脾肾，固摄下元；虚实夹杂者，应标本兼顾。

1.湿热下注

临床表现：小便浑浊，色白或黄或红，或夹凝块，上有浮油，或伴血块，尿道有灼热感，口苦，口干，舌质红，苔黄腻，脉濡数。

证机概要：湿热内阻，清浊不分。

治法：清热利湿，分清泄浊。

代表方：程氏萆薢分清饮。

常用药：萆薢、石菖蒲、黄柏、茵陈、滑石、车前子清热利湿泄浊；莲子心、连翘心、丹皮、灯心草清心除热。

若小腹胀，尿涩不畅，加乌药、青皮、郁金疏利肝气；伴有血尿，加小蓟、侧柏叶、藕节、白茅根凉血止血。

2. 脾虚气陷

临床表现：尿浊反复发作，日久不愈，状如白浆，小腹坠胀，神倦无力，面色无华，劳累后发作或加重，舌淡苔白，脉虚软。

证机概要：脾虚气陷，精微下泄。

治法：健脾益气，升清固摄。

代表方：补中益气汤。

常用药：党参、黄芪、白术补益中气；山药、益智仁、金樱子、莲子、芡实健脾固摄；升麻、柴胡升清降浊。

若尿浊夹血，加仙鹤草、藕节、阿胶、旱莲草补气摄血；肢冷便溏，加附子、炮姜温补脾阳。

3. 肾虚不固

临床表现：尿浊日久不愈，小便乳白如脂膏，精神萎靡，消瘦无力，头晕耳鸣，腰膝酸软。肾阴亏虚者兼见烦热，口干，舌质红，脉细数。肾阳亏虚者兼面色㿠白，形寒肢冷，舌质淡红，脉沉细。

证机概要：肾失固摄，脂液下漏。

治法：偏肾阴虚者，宜滋阴益肾；偏肾阳虚者，宜温肾固摄。

代表方：偏肾阴虚者，用知柏地黄丸；偏肾阳虚者，用鹿茸补涩丸。前方滋养肾阴，后方温肾固摄。

常用药：熟地黄、山药、山茱萸、枸杞子滋养肾阴；鹿茸、附子、菟丝子、肉桂、补骨脂温补肾阳；桑螵蛸、龙骨、益智仁、芡实收敛固摄；茯苓、泽泻利湿健脾。

若尿浊夹血者，加阿胶、生地黄、旱莲草养血止血；小便涩痛，舌苔黄腻者，加知母、黄柏清化湿热；脾气不足者，加黄芪、党参、白术健脾益气。

上述诸证的治疗，不论虚实，均可加玉米须、马鞭草、飞廉、葵花心以增强疗效。

第三节 癃 闭

癃闭是以小便量少、排尿困难甚则小便闭塞不通为主症的疾病。其中，小便不畅，点滴而短少，病势较缓者称为癃；小便闭塞，点滴不通，病势较急者称为闭。二者都指排尿困难，故合称为癃闭。西医学中神经性尿闭、膀胱括约肌痉挛、尿道结石、尿路肿瘤、尿道损伤、尿道狭窄、前列腺增生症、脊髓炎等所致的尿潴留，以及急慢性肾功能不全引起的少尿、无尿症等可归属本病范畴，可参照本节辨证论治。

癃闭之名，首见于《黄帝内经》，又称"闭癃"，认为病因与病邪伤肾、饮食不节有关。《素问·五常政大论》曰："其病癃闭，邪伤肾也。"《灵枢·五味》曰："酸走筋，多食之，令人癃。"病机与膀胱及三焦气化不利有关。如《素问·宣明五气》云："膀胱不利为癃，不约为遗溺。"《素问·标本病传论》谓："膀胱病，小便闭。"《灵枢·本输》云："三焦……实则闭癃，虚则遗溺。遗溺则补之，闭癃则泻之。"

东汉医家为避讳起见，将癃改为"淋"，东汉·张仲景在《伤寒论》《金匮要略》中有关淋证和小便不利的论述中含有癃闭的内容，认为其病机与膀胱气化不利、水湿互结、瘀血夹热及脾肾两虚有关，采用五苓散、猪苓汤、蒲灰散、滑石白鱼散、茯苓戎盐汤等方治疗。

隋唐以后，中医对癃闭的病机、治法的认识逐渐深刻。隋·巢元方《诸病源候论》谓："小便不通，由膀胱与肾俱有热故也。"唐·孙思邈《备急千金要方》中载有治小便不通方剂 13 首，首次记载了用导尿术治疗小便不通。唐·王焘《外台秘要》载有"取盐填满脐中，大作艾炷，灸令热为度"的外治法治疗小便不通。元·朱丹溪《丹溪心法》对小便不通分气虚、血虚、痰、风闭、实热等不同治疗，并提倡用探吐法治疗本病，认为："肺为上焦，而膀胱为下焦，上焦闭则下焦塞，譬如滴水之器，必上窍通，而后下窍之水出焉。"

明清时期，始将淋、癃分开论述，癃闭的因机证治逐渐完善。明·张景岳《景岳全书》率先将癃闭与淋证分别论治，设癃闭专篇，对气虚不能化水及阴虚不能化阳所致癃闭有独到见解，亦记载了多种外治方法。清·李用粹《证治汇补·癃闭》强调辨治癃闭当辨别虚实寒热，并称"夫滋肾涤热，名为正治。清金润燥，名为隔二之治。燥脾健胃，名为隔三之治"。

【病因病机】

癃闭的病因主要有外感湿热或温热毒邪、饮食不节、情志失调、尿路阻塞、体虚久病等，引起肾与膀胱气化功能失调所致。

（一）病因

1. 外感湿热 下阴不洁，湿热秽浊之邪上犯膀胱，或湿热素盛，热结下焦，肾移热于膀胱，发为癃闭。《诸病源候论·小便不通候》云："热入于胞，热气大盛，故结涩，令小便不通，小腹胀满气急。"

2. 感受热毒 温热上受，热毒壅肺，肺失宣肃，津液输布失常，水道通调不利，或肺燥津伤，水源枯竭，形成癃闭。

3. 饮食不节 过食辛辣肥甘厚味，或嗜酒过度，脾失运化，酿湿生热，下注膀胱，小便不畅，或饮食不足，饥饱失调，脾胃气虚，中气下陷，清阳不升，浊阴不降，发为癃闭。《灵枢·口问》谓："中气不足，溲便为之变。"

4. 情志失调 惊恐、忧思、郁怒、紧张等引起肝气郁结，疏泄失司，三焦气化功能失常，水道通调受阻，形成癃闭。

5. 尿路阻塞 砂石、积块、瘀血败精阻塞尿路，以致排尿困难，或点滴而出，或点滴全无。《景岳全书·癃闭》谓："或以败精，或以槁血，阻塞水道而不通也。"

6. 体虚久病 劳倦太过，或久病体虚，或年老体弱，或水肿等病日久，脾肾阳衰，为"无阳则阴无以生"，或因消渴、热病日久，致肾阴耗竭，为"无阴则阳无以化"，水府枯竭而无尿。

7. 药毒所伤 因误用、误食或过用、过食药物、毒物，损伤脾肾，形成癃闭。

（二）病机

癃闭的基本病机为肾与膀胱气化功能失调，尿液的生成或排泄障碍。病位主要在膀胱与肾，与肺、脾、肝和三焦有关。肾与膀胱相表里，膀胱的气化由肾气所主，肾与膀胱气化正常，则膀胱开阖有度，小便藏泄有序。若肾阳不足，命门火衰，气化不及州都，则膀胱气化无权，可发生癃闭。此外，小便的通畅有赖于三焦气化的正常。如肺位上焦，为水之上源；脾居中焦，为水液升降之枢纽；肝主疏泄，协调三焦气机之通畅。如肺热壅盛，气不布津，通调失职，或热伤肺津，上源枯竭，则尿液生成不足，或湿热壅阻，下注膀胱，或中气不足，升降失度，或肝气郁结，疏泄不及，以及砂石、痰浊、瘀血阻塞尿路等，均可导致膀胱气化失常，而发癃闭。

病理性质有虚实之分，病理因素有湿热、热毒、气滞及瘀血。因膀胱湿热、肺热气壅、肝郁气滞、尿路阻塞，膀胱气化不利者为实证；因脾气不升、肾阳衰惫，膀胱气化无权者为虚证。虚实之间常互相关联，或彼此兼夹，如肝郁气滞可化火伤阴，湿热久恋易耗伤肾阴，肺热壅盛则损津耗液，水液无以下注膀胱，由实转虚。脾肾虚损，气血运行不畅，气滞血瘀，则虚实夹杂。

癃闭的病机演变与病情轻重与治疗是否得当有关。如病情较轻，救治及时，尿量逐渐增多者，为疾病好转。若病情深重，正气衰惫，邪气壅盛者，则可由"癃"至"闭"，变证丛生。尿闭不通，水液潴留体内，溢于肌肤则伴发水肿；水气内停，上凌心肺，可并发喘证、心悸；湿浊上逆犯胃，则成呕吐；脾肾衰败，气化不利，湿浊内壅，则可导致关格，预后多差。

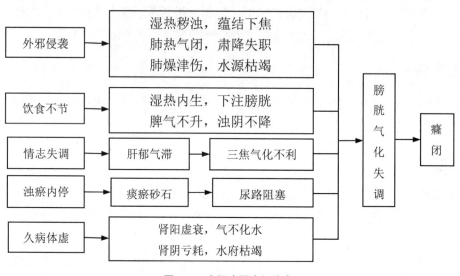

图 9-3　癃闭病因病机演变

【诊断与鉴别诊断】

（一）诊断

1. 起病急骤或逐渐加重，以小便不利，点滴不畅，甚或小便闭塞、点滴全无，每日小便总量明显减少为主要依据。

2. 凡小腹胀满，小便欲解不出，触叩小腹部膀胱区明显膨隆为尿潴留；小便量少或不通，无排尿感，小腹胀满，触叩小腹部膀胱区无明显充盈征象，多属少尿或无尿。

3. 多见于老年男性、产后妇女及腹部手术后患者，或患有水肿、淋证、消渴等病迁延日久不愈患者。

泌尿道或前列腺 B 超检查、尿道及膀胱造影、尿流动力学检查、肾功能检查、血常规检查、血电解质检查等，有助于本病的诊断。

（二）鉴别诊断

关格　二者都以小便量少或闭塞不通为主要特点。但关格常由水肿、淋证、癃闭等经久不愈发展而来，是小便不通与呕吐并见的病证，常伴有皮肤瘙痒，口中尿味，四肢搐搦，甚或昏迷等症状。癃闭不伴有呕吐，部分病人有水蓄膀胱之证候，此可鉴别。癃闭进一步恶化，可转变为关格。

【辨证论治】

（一）辨证要点

1. 辨膀胱有尿与无尿　见表 9-1。

表 9-1　癃闭有尿无尿辨别表

	有尿	无尿
腹部特征	小腹胀满膨隆	小腹无胀满或胀满不甚，外形如常
小便情况	小便欲解不得或点滴而下	无排尿意，尿量少或无
病机特点	水蓄膀胱	津伤液涸，肾元衰竭
病情程度	病情较轻	病情较重

2. 辨虚实　起病较急，病程较短，体质较好，尿意急迫，小便短少色黄，涩滞不畅，苔黄腻，脉弦数，多为实证，与湿热、肺热、肝郁、浊瘀有关。起病较缓，病程较长，体质较弱，排尿无力，神疲乏力，舌质淡，脉沉细，多为虚证，当辨脾虚、肾虚和阴阳虚衰之不同。

3. 辨轻重缓急　一般初起病"癃"，继之成"闭"者，为病势由轻转重；初起病"闭"，后转成"癃"者，为病势由重转轻。如见小腹胀满疼痛、胸闷、气喘、呕吐等症，则病情较重；如见神昏烦躁、抽风痉挛等症，则病情危笃。

（二）治则治法

遵循"腑病以通为用"原则，癃闭以"通利"为治疗大法。但通利之法，又因证候虚实不同而异。实证宜清邪热、利气机、散瘀结，虚证应补益脾肾、助气化。虚实夹杂者，应标本同治，切忌滥用通利小便之品。必要时采用提壶揭盖法，取"上窍开则下窍自通"之意。若小腹胀急，小便点滴不下，水蓄膀胱者，可配合热敷、导尿、针灸、取嚏等法急通小便。

（三）证治分类

1. 膀胱湿热
临床表现：小便点滴不通，或量极少而短赤灼热，小腹胀满，口苦口黏，或口渴不欲饮，或大便不畅，舌质红，苔黄腻，脉数。
证机概要：湿热下注，壅结膀胱，气化不利。
治法：清利湿热，通利小便。
代表方：八正散。
常用药：黄柏、山栀、大黄、滑石清热利湿；瞿麦、萹蓄、茯苓、泽泻、车前子通利小便。
若心烦、口舌生疮糜烂者，加生地黄、生甘草梢、竹叶以清心火，利湿热；口干咽燥，潮热盗汗，手足心热，舌光红者，加知母、生地黄、车前子、牛膝等滋阴清热。

2. 肺热壅盛
临床表现：小便不畅或点滴不通，咽干，烦渴欲饮，呼吸急促，或有咳嗽，舌红，苔薄黄，脉数。
证机概要：肺热壅盛，失于肃降，水道不利。
治法：清泄肺热，通利水道。

代表方：清肺饮。

常用药：黄芩、桑白皮、鱼腥草清泄肺热；麦冬、芦根、天花粉、地骨皮清肺生津养阴；车前子、茯苓、泽泻、猪苓通利小便。

若有鼻塞、头痛、脉浮等表证者，加薄荷、桔梗宣肺解表；肺阴不足者，加沙参、黄精、石斛滋养肺阴；大便不通者，加大黄、杏仁以通腑泄热。

3. 肝郁气滞

临床表现：小便不通或通而不爽，情志抑郁，或多烦善怒，胁腹胀满，舌红，苔薄黄，脉弦。

证机概要：肝失疏泄，气滞膀胱，水道不利。

治法：疏利气机，通利小便。

代表方：沉香散。

常用药：沉香、橘皮、柴胡、郁金、青皮、乌药、香附疏肝理气；当归、王不留行行下焦气血；石韦、车前子、冬葵子、茯苓通利小便。

若肝郁气滞症状严重，合六磨汤以增强其疏肝理气的作用；气郁化火，见舌红、苔薄黄者，加丹皮、山栀以清肝泻火。

4. 浊瘀阻塞

临床表现：小便点滴而下，或尿如细线，甚则阻塞不通，小腹胀满疼痛，舌紫暗，或有瘀点，脉涩。

证机概要：瘀血败精，阻塞尿道，水道不通。

治法：行瘀散结，通利水道。

代表方：代抵当丸。

常用药：当归尾、炮山甲、桃仁、莪术活血化瘀；大黄、芒硝、郁金通瘀散结；肉桂、桂枝助膀胱气化。

若瘀血较重，加红花、川牛膝；病久气血两虚，面色无华，加黄芪、丹参、当归之类；尿路结石，加金钱草、海金沙、冬葵子、瞿麦、石韦；尿血，吞服三七粉、琥珀粉化瘀止血。

5. 脾气不升

临床表现：小腹坠胀，时欲小便而不得出，或量少而不畅，神疲乏力，食欲不振，气短声低，舌质淡，苔薄，脉细弱。

证机概要：脾虚失运，清气不升，浊阴不降，气化无权。

治法：升清降浊，化气行水。

代表方：补中益气汤合春泽汤加减。前方益气升清，后方益气通阳利水。

常用药：人参、党参、黄芪、白术益气健脾；桂枝、肉桂通阳以助膀胱气化；升麻、柴胡升提中气；茯苓、猪苓、泽泻、车前子利水渗湿。

若血虚者，加熟地黄、当归、鸡血藤以养血；心悸多汗者，加麦冬、五味子、枣仁养心安神。气虚及阴，气阴两虚，改用参苓白术散。

6. 肾阳衰惫

临床表现：小便不通或点滴不爽，排出无力，面色㿠白，神气怯弱，畏寒肢冷，腰膝酸软无力，舌淡胖，苔薄白，脉沉细或弱。

证机概要：肾阳虚衰，气化无权。

治法：温补肾阳，化气利水。

代表方：济生肾气丸。

常用药：附子、肉桂、桂枝温肾通阳；地黄、山药、山茱萸补肾滋阴；车前子、茯苓、泽泻利尿。

若形神委顿，腰脊酸痛，为精血俱亏，病及督脉，多见于老人，治宜香茸丸补养精血，助阳通窍。

7. 肾阴亏耗

临床表现：小便量少或全无，口咽干燥，腰膝酸软，烦躁不安，潮热盗汗，头昏耳鸣，舌绛红，少苔，脉细数。

证机概要：肾阴亏耗，气化无源。

治法：滋补肾阴，育阴利水。

代表方：六味地黄丸合猪苓汤加减。前方补肾滋阴，后方养阴清热利水。

常用药：熟地黄、山药、山茱萸滋补肾阴；茯苓、猪苓、泽泻、滑石祛湿利水，寓泻于补。

若下焦有热，加知母、黄柏，以清热坚阴；阴虚及气，用滋肾通关丸滋阴化气，以利小便。

【临证备要】

1. 重视病证互参。癃闭临床可见于前列腺疾病、肾功能衰竭等多种功能性、器质性疾病。临证应明确是否存在尿潴留，判断有无肾功能损伤及全身病情严重程度，确定癃闭的轻重缓急。癃闭早期，多以膀胱湿热、肺热壅盛或尿路阻塞等所致，多为膀胱气化不利，治疗重点在通利；晚期，脾气不升或肾阳衰惫，多为膀胱气化无权，治疗重点在补益脾肾，以助气化，气化则水行。如晚期伴有恶心呕吐，口有尿臭，甚则神昏谵语者，属湿热蕴结三焦，气化不利，浊毒内陷，宜用黄连温胆汤加车前子、通草、制大黄。晚期癃闭进一步恶化，可转变为关格。

2. 急则治标，速予通利。癃闭多属临床急重病证。水蓄膀胱，欲排不能，小腹胀痛难忍，甚是急迫；小便不通，水毒蓄于内，喘证、心悸、关格、神志昏厥等危重变证相继而生。因此，癃闭的治疗，必须急则治标，缓则治本。对水蓄膀胱之证，内服药缓不济急，可急用导尿、针灸、热敷等法，通利小便。对膀胱无尿之证，可用中药灌肠方（生大黄 30g，生牡蛎 30g，六月雪 30g，丹参 30g，浓煎约 120mL），高位保留灌肠，每日 1 次，10 日为一疗程。本法重在治标，病情缓解后，应立即针对不同病因，或排石，或祛瘀，或疏肝，或温补脾肾，缓图其本，防止其旧病复发。

3. 下病上治，欲降先升。《丹溪心法·小便不通》中载有提壶揭盖法，即在内服药物的同时，加用探吐法。癃闭的形成与肾、肺、脾有关，尿的生成与排泄，除肾的气化外，尚有赖于肺的通调和脾的转输。急性尿潴留，小便点滴不下时，可在辨证论治的基础上稍加开宣肺气、升提中气之桔梗、杏仁、升麻、柴胡等，以寓下病上治、提壶揭盖、升清降浊之意。除了内服药外，取嚏法、探吐法均有此意。

【预防调护】

保持心情舒畅，忌忧思恼怒，积极锻炼身体，注意起居饮食，勿过食肥甘、辛辣、醇酒，勿忍尿、纵欲，避免久坐少动。避免外邪入侵和湿热内生的有关因素。老年人尽量减少使用抗胆碱类药物，如阿托品、颠茄等，以免癃闭发生。

积极治疗淋证、水肿、尿路肿块、结石等疾患。尿潴留需进行导尿的患者，必须严格消毒，规范操作。保留导尿管的患者，应保持会阴部清洁，并鼓励患者多饮水，保证每日尿量；当患者能自动解出小便时，尽快拔除导尿管。

【小结】

癃闭是以小便量少、排尿困难甚则小便闭塞不通为主症的病证。基本病理变化为膀胱气化功能失调，且与肺、脾、肾、肝、三焦有密切关系。临床要根据证候区分虚实，掌握病情之轻重缓急。治疗应以通利为法。膀胱湿热、肺热壅盛、肝郁气滞、浊瘀阻塞致膀胱气化不利者属实证，当清湿热，利气机，散瘀结，以通水道；中气下陷、肾阳虚衰而致膀胱气化无权者属虚证，宜补脾肾，助气化，使气化水行；对虚实夹杂者，应标本同治，切忌一味利尿。癃闭预后，病情轻浅，正气尚无大伤者，若救治及时，尿量逐渐增多，可逐渐治愈。若病情深重，正气衰惫，邪气壅盛者，则可由"癃"至"闭"，出现喘证、心悸、关格、神志昏厥等各种变证，预后多差。

【名医验案】

刘某，女，50 岁。

初诊（1971 年 4 月 12 日）：肠梗阻手术 4 日以来小便点滴不通，经抗炎、针灸及内服五苓散、补中益气汤加减等治疗仍不见效，每日依靠导尿。刻下：小便点滴不通，小腹胀满，口苦咽干，烦渴引饮，舌红少津，舌根苔黄腻，脉沉数。治以滋肾阴、清湿热、助气化为主。处方：黄柏 12g，知母 12g，肉桂 5g（后下），地肤子 9g，百合 30g，沙参 18g，丹皮 9g，白茅根 30g。

服上方药 2 剂，小便已通，尿量不多，但不需导尿。上方加木通 9g，2 剂后小便通畅。

按：术后出现小便点滴不通、小腹胀满为湿热蕴结膀胱，膀胱气化不利所致。口苦咽干为湿热内盛。口渴引饮属热盛伤阴，津不上承。舌红少津，苔根黄腻，脉沉数，为湿热内盛，灼伤阴津之象。脉证合参，病机总属湿热蕴结下焦，灼伤肾阴，膀胱气化失司。方用滋肾通关丸清下焦湿热，助膀胱气化，另加地肤子、白茅根清湿热、利小便，百合、沙参滋水之上源。因术后恐有瘀热，故加丹皮。（张小萍，陈明人.中医内科医案精选.上海中医药大学出版社.2001）

【古籍摘要】

《备急千金要方·膀胱腑方》："凡尿不在胞中，为胞屈僻，津液不通，以葱叶除尖头，纳阴茎孔中深三寸，微用口吹之，胞胀，津液大通便愈。"

《丹溪心法·小便不通》："气虚，用参、芪、升麻等，先服后吐，或参、芪药中探吐之；血虚，四物汤，先服后吐，或芎归汤中探吐亦可；痰多，二陈汤，先服后吐。……若痰气闭塞，二陈汤加木通、香附探吐之。"

《证治汇补·癃闭》："若肺燥不能生水，当滋肾涤热。夫滋肾涤热，名为正治；清金润燥，名为隔二之治；燥脾健胃，名为隔三之治。又有水液只渗大肠，小肠因而燥竭者，分利而已；有气滞不通，水道因而闭塞者，顺气为急。实热者，非咸寒则阳无以化；虚寒者，非温补则阴无以生；痰闭者，吐提可法；瘀血者，疏导兼行；脾虚气陷者，升提中气；下焦阳虚者，温补命门。"

【文献推介】

1. 要全保，彭培初."开后窍以启前窍"治疗癃闭探讨 [J].中国中医基础医学杂志，2007，13（01）：60-61.

2. 李明，颜新，彭文博.中医文献癃闭证病因病机探析 [J].北京中医药，2009，28（04）：276-277.

3. 张春和，杨会志.中医古籍对癃闭证候学规律的认识与探讨 [J].云南中医学院学报，2011，

34（04）：55-57.

附 关格

关格是以脾肾虚衰，气化不利，浊邪壅塞三焦，致小便不通与呕吐并见为主症的一种疾病，属危重病证范围。小便不通谓之关，呕吐时作称之格。西医学中各种原因引起的急慢性肾衰竭终末期均属于本病范围，可参照本节辨证论治。

关格多因水肿、淋证、癃闭等病证久治不愈，或失治误治，迁延日久而引起。基本病机为脾肾衰惫，气化不利，湿浊毒邪内蕴三焦。病理性质为本虚标实，脾肾虚衰为本，湿浊毒邪为标。病位在脾（胃）、肾（膀胱），以肾为关键，涉及肺、肝、心多脏。初起病在脾肾，后期可损及多个脏器。若肾阳衰竭，寒水上犯，凌心射肺，则转为心悸、胸痹；若阳损及阴，肾阴亏耗，肝阳上亢，内风自生，则可致眩晕、中风；若浊邪内盛，内陷心包，则为昏迷、谵妄，甚至阴阳离决，危及生命。

辨证应首辨虚实，本虚主要是脾肾阴阳衰惫，标实主要是湿浊毒邪。以本虚为主者，应分清是脾肾阳虚还是肝肾阴虚；以标实为主者，应区分寒湿与湿热的不同。次辨病位，应分清在脾胃、在肾、在心、在肝的不同。关格的治疗一般治应攻补兼施，标本兼顾。早期以补为先，兼以化浊利水，晚期阶段，应补中有泻，补泻并重，泻后即补，或长期补泻同用，灵活掌握。

1. 脾肾阳虚，湿浊内蕴

临床表现：小便短少，色清，甚则尿闭，面色晦滞，形寒肢冷，神疲乏力，浮肿腰以下为主，纳差，腹胀，泛恶呕吐，大便溏薄，舌淡体胖，有齿印，苔白腻，脉沉细。

证机概要：脾肾阳虚，湿浊内蕴，弥漫三焦。

治法：温补脾肾，化湿降浊。

代表方：温脾汤合吴茱萸汤加减。

常用药：附子、干姜、淫羊藿温补肾阳；人参、白术、茯苓益气健脾；姜半夏、陈皮、制大黄、六月雪化湿降浊；吴茱萸、生姜降逆止呕。

若痰湿壅肺者，合用小青龙汤；水气凌心者，加用己椒苈黄丸；尿少或小便不通者，合用滋肾通关丸。

2. 肝肾阴虚，虚风内动

临床表现：小便短少，呕恶频作，头晕头痛，面部烘热，腰膝酸软，手足抽搐，舌红，苔黄腻，脉弦细。

证机概要：肾阴亏虚，阴不制阳，肝风内动。

治法：滋补肝肾，平肝息风。

代表方：杞菊地黄丸合羚角钩藤汤加减。

常用药：熟地黄、山药、山茱萸、枸杞子滋补肝肾；泽泻、茯苓利湿泄浊；丹皮清肝泻火；羚羊角、钩藤、石决明平肝息风；贝母、竹茹、胆南星、竹沥化痰止呕；制大黄、败酱草、六月雪降浊解毒。

若大便秘结，加生大黄以通腑降浊；浊邪入营动血者，合用犀角地黄汤、清营汤等，同时配合至宝丹或紫雪丹。风阳内动，导致中风者，按中风论治。

3. 肾气衰微，邪陷心包

临床表现：无尿或少尿，全身浮肿，面白唇暗，四肢厥冷，口中尿臭，神志昏蒙，循衣摸床，舌卷缩，淡胖，苔白腻或灰黑，脉沉细欲绝。

证机概要：肾阳虚衰，湿毒内盛，扰动心神。

治法：温阳固脱，豁痰开窍。

代表方：急用参附汤合苏合香丸加减，继用涤痰汤。

常用药：人参、附子回阳固脱；苏合香丸开窍醒神；胆南星、石菖蒲、半夏、竹茹豁痰开窍。

若昏迷不醒者，用醒脑静注射液静脉滴注；见气阴耗竭征象者，用生脉散；狂躁痉厥，服紫雪丹；心阳欲脱者，急用参附龙牡汤。

此外，关格患者，还可用保留灌肠法加强通腑降浊解毒的作用。

第四节　阳　痿

阳痿是指成年男子性交时阴茎痿软不举，或举而不坚，或坚而不久，无法进行正常性生活为主症的疾病。西医学中各种功能性及器质性疾病造成的男子阴茎勃起功能障碍等归属于本病范畴，可参照本节辨证论治。

春秋战国，长沙马王堆汉墓出土的《养生方》中，对本病有"不起""老不起"称谓。《黄帝内经》有"阴痿""宗筋弛纵"和"筋萎"等名，主要病因为虚劳和邪热，与肝关系密切。如《素问·五常政大论》曰："阴痿气大衰而不起不用。"《灵枢·经筋》曰："热则筋弛纵不收，阴痿不用。"《素问·痿论》曰："思想无穷，所愿不得，意淫于外，入房太甚，宗筋弛纵，发为筋痿。"

隋唐医家多从劳伤、肾虚立论，治法多以温肾壮阳为主。隋·巢元方《诸病源候论·虚劳阴痿候》认为："劳伤于肾，肾虚不能荣于阴器，故痿弱也。"唐·孙思邈《备急千金要方》、王焘《外台秘要》等书中记载了治疗阳痿的常用药物，如蛇床子、肉苁蓉、巴戟肉、菟丝子、续断等。

至宋代，"阴痿"病名仍继续沿用，同时又有新的称谓，如《圣济总录》有"阳道痿弱"，《太平惠民和剂局方》有"阳事不举""阳事不兴"等，宋·窦材《扁鹊心书·神方》载有五福丹，"又能壮阳治阳痿，于肾虚之人功效更多。"

明清医家对阳痿的因机证治认识不断深刻。如明·周之干《慎斋遗书·阳痿》有"阳痿多属于寒"认识，首次提出"阳痿"病名并列有专篇。王纶《明医杂著》曰："男子阳痿不起，古方多云命门火衰，精气虚冷，固有之矣。然亦有郁火甚而致痿者。"提出郁火致痿，倡导从肝经湿热和燥热辨治。张景岳《景岳全书·阳痿》谓："亦有湿热炽盛，以致宗筋弛纵。"清·沈金鳌《杂病源流犀烛·前阴后阴源流》提出肝郁致阳痿说。陈士铎《辨证录》主张从心论治阳痿，创治启阳娱心丹等系列方剂。韩善徵《阳痿论》以虚实论阳痿，反对滥用燥烈温补之法。

【病因病机】

本病的病因主要有劳伤久病、情志失调、饮食不节、外邪侵袭等，引起脏腑功能受损，精血不足，或邪气郁滞，宗筋失养而不用。

（一）病因

1.情志失调　情志不遂，忧思郁怒，致肝失条达，疏泄不利，气机不畅，脉络不张，血液不充，宗筋弛纵，则病阳痿。或猝受惊恐，突遭不测，心肾不交，茎失所主，导致痿软不用。如忧思气结，伤及脾胃，水谷不化，精微不布，无以"散精于肝，淫气于筋"，致宗筋失养而阳痿。

2.劳逸失度　劳心劳力，操劳太过，致劳伤心脾，伤精耗气，气血不足，宗筋失荣，故阳痿难举。或过度安逸，多食少劳，多坐少动，气血不运，或身体虚胖，痰湿壅盛，阳事不旺。

3.饮食不节　过食醇酒厚味，损伤脾胃，致脾胃虚弱，气血生化不足，不能输布精微以养宗筋，则宗筋不举而痿软。或脾胃运化失常，聚湿生热，湿热下注肝肾，经络阻滞，气血不荣宗筋，乃成阳痿。

4.禀赋不足或劳欲过度　禀赋不足，或恣情纵欲，房事过度，或少年手淫，或早婚多育，或久病及肾，以致肾精亏损，命门火衰，宗筋失于温养，则痿软不兴。或肾阴损伤太过，相火偏亢，火热内生，灼伤宗筋，导致阴茎痿软不用。此外，久病劳伤，损及脾胃，气血化源不足，致宗筋失养，而成阳痿。

此外，生活不洁，湿热内侵，蕴结肝经，下注宗筋，气机受阻，也可发为阳痿。

（二）病机

阳痿的病位在宗筋，与肝、肾、心、脾关系密切。基本病机是脏腑气血阴阳失调，精血不足，阴络失荣，或邪气郁阻，经络失畅，宗筋失养而不用。肾藏精，寓元阴元阳，主生殖，开窍于阴器，为作强之官，技巧出焉。如肾虚精亏，真阳衰微，精亏失润，阳衰失温，则宗筋不振，无以作强。肝藏血，主疏泄，调畅气机，司宗筋。如肝失疏泄，气机阻滞，气血不达宗筋，则宗筋不聚，阳事难举。心乃君主之官，阳事之举有赖心火之先动，如心火失养，难行君主之令，阴茎软而不举。脾之经筋皆聚于阴器，脾失运化，气血生化乏源，宗筋失养，则阳事失用。

病理性质有虚实之分，且多虚实相兼。病理因素为气滞、湿热、寒湿、痰浊、血瘀。肝郁不疏、湿热下注属实，多责之于肝。命门火衰、心脾两虚、惊恐伤肾属虚，多与心、脾、肾有关。

若久病不愈，常可因实致虚，或因病致郁，加重病情。如湿热下注，湿阻阳气，可致脾肾阳虚之证；湿热灼伤阴精，或肝郁化火伤及肝肾，而成肝肾阴虚之证。如脏腑功能失调，又可因虚致实，如脾虚痰湿内生，或久病入络夹瘀，可致脾虚夹湿夹痰、肾虚夹痰夹瘀之证。久病阳痿，心脾肾虚损，常因欲求不遂，抑郁不欢，久之大多兼夹肝郁不疏之实证，也为本虚标实，病情更加错综复杂。

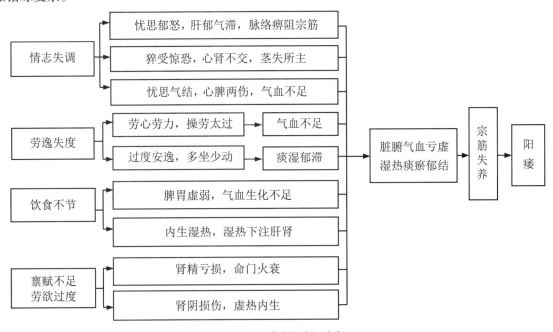

图9-4　阳痿病因病机演变

【诊断与鉴别诊断】

（一）诊断

1. 成年男子性交时，阴茎痿而不举，或举而不坚，或坚而不久，无法进行正常性生活。

2. 常有性欲下降，神疲乏力，腰酸膝软，畏寒肢冷，夜寐不安，精神苦闷，胆怯多疑，或小便不畅，滴沥不尽等症。

3. 常有操劳过度、房事不节、手淫频繁，或有肥胖、消渴、惊悸、郁证等病史。

检查尿常规、前列腺液、血脂、血糖、睾酮、促性腺激素、夜间阴茎勃起试验等有助于鉴别功能性与器质性阳痿，多普勒超声检查、阴茎动脉测压可判断是否有阴茎血流障碍。

（二）鉴别诊断

早泄　阳痿是指欲性交时阴茎不能勃起，或举而不坚，或坚而不久，不能进行正常性生活的病证；早泄是同房时，阴茎能勃起，但因过早射精，射精后阴茎痿软的病证。二者在临床表现上有明显差别，但在病因病机上有相同之处，若早泄日久不愈，可进一步导致阳痿，一般阳痿病情重于早泄。

【辨证论治】

（一）辨证要点

1. 辨虚实　见表 9-2。

表 9-2　阳痿虚实病机辨别表

	实证	虚证
病因	七情所伤，饮食不节，外邪侵袭	恣情纵欲，思虑惊恐，久病体衰
病机	肝气郁结，湿热下注，痰湿阻络	心脾两虚，惊恐伤肾，命门火衰
人群	多见于中青年	多见于中老年
转化	阳痿久病，每多虚实夹杂或久病入络，常见湿热伤肾、肾虚痰瘀	

2. 辨病位　情志所伤，郁怒所致，或肝经湿热者，病在肝；大惊猝恐，房室劳伤，命门火衰者，病在肾；思虑太过，心脾受损，病在心脾；湿热内蕴者，往往先犯脾，后侮肝，继则及肾；久病可见痰湿或瘀滞，则病在血脉与宗筋。

（二）治则治法

阳痿的主要治法为补肾疏肝、宁心健脾、行气活血，恢复前阴宗筋气血正常运行。实证者治肝治心，以清利湿热或祛痰化瘀通络为主。虚证者以治脾肾为主，心脾两虚者当健脾养心，命门火衰者当温肾填精，阴精亏虚者当滋阴养筋，惊恐伤肾者宜益肾宁神。阳痿早期切勿滥用补肾壮阳之法。对于因郁致痿或因痿致郁者，适当加入解郁安神、行气活血之品，可提高疗效。同时注重运用心理疏导方法。

（三）证治分类

1. 肝气郁结

临床表现：临房不举，睡中自举，或举而不坚，情怀抑郁，喜太息，胸胁胀痛，嗳气，脘闷不适，食少便溏，舌质淡，苔薄白，脉弦或弦细。

证机概要：肝郁气滞，血行不畅，宗筋不用。

治法：疏肝解郁，行气起痿。

代表方：柴胡疏肝散。

常用药：柴胡、香附疏肝解郁，调理气机；芍药助柴胡和肝解郁，养血柔肝；陈皮、枳壳、川芎行气活血。

若口干口苦，急躁易怒，头晕目胀，加丹皮、山栀、夏枯草；久病血瘀者，加丹参、当归、鸡血藤，重者加蜈蚣；腰酸肢软者，加沙苑子、枸杞子、淫羊藿；便溏者，可加炒白术、山药、茯苓、木香；失眠，心理压力较大者，加酸枣仁、五味子、合欢皮、石菖蒲、郁金、夜交藤。

2. 湿热下注

临床表现：阳痿不举，阴茎痿软弛长，睾丸坠胀作痛，阴囊瘙痒或潮湿多汗，泛恶口苦，胁胀腹闷，肢体困倦，尿黄灼痛，大便不爽，口黏口苦，舌质红，苔腻黄，脉滑数。

证机概要：湿热下注，蕴结肝经，宗筋不利。

治法：清利湿热。

代表方：龙胆泻肝汤。

常用药：龙胆草、黄芩、山栀子清肝泻火；木通、车前子、泽泻、土茯苓清利湿热；柴胡、香附疏肝理气；当归、生地黄活血凉血坚阴。

若阴部湿痒者，加地肤子、黄柏、苦参、蛇床子；小腹胀痛者，加延胡索、川楝子；热势不甚，湿浊困遏，阳气不振者，加厚朴、苍术、陈皮、砂仁，或用三仁汤；湿热酿痰者，改用黄连温胆汤加胆南星、僵蚕、露蜂房；湿热伤肾，阴虚火旺者，合知柏地黄丸。

3. 命门火衰

临床表现：阳痿不举，性欲减退，或举而不坚，精薄清冷，神疲倦怠，畏寒肢冷，面色㿠白，头晕耳鸣，腰膝酸软，夜尿清长，五更泄泻，阴器冷缩，舌淡胖，苔薄白，脉沉迟或细。

证机概要：命门火衰，宗筋失温。

治法：温肾填精，壮阳起痿。

代表方：赞育丹。

常用药：肉苁蓉、巴戟天、蛇床子、韭菜子、淫羊藿、仙茅、肉桂、杜仲温肾壮阳补火；枸杞子、山茱萸、熟地黄、当归滋阴养血，从阴求阳；白术健脾以补后天。

若滑精频繁，精薄精冷，加覆盆子、金樱子、益智仁补肾固精；火衰不甚，精血薄弱，予左归丸或金匮肾气丸加减；阴阳两虚者，用还少丹加减；阴茎痿软，小腹冷痛，得温则舒，遇寒加重者，多属寒凝肝脉，合暖肝煎加减；久病入络，经络瘀阻者，加蜈蚣、水蛭、九香虫等通络化瘀。

4. 心脾亏虚

临床表现：阳痿不举，遇劳加重，心悸，失眠多梦，神疲乏力，面色萎黄，食少纳呆，腹胀便溏，舌淡，边有齿痕，苔薄白，脉细弱。

证机概要：心脾两虚，气血乏源，宗筋失养。

治法：健脾养心，益气起痿。

代表方：归脾汤。

常用药：党参、黄芪、白术、茯苓、炙甘草健脾益气；枣仁、远志养心安神；熟地黄、当归、龙眼肉养血生血；木香、香附理气解郁。

若气郁血瘀者，加川芎、合欢皮、延胡索；脾肾阳虚者，加淫羊藿、补骨脂、九香虫、露蜂房等；形体肥胖者，加泽泻、荷叶、薏苡仁、苍术、陈皮。

5. 惊恐伤肾

临床表现：临房不举，时有自举，兼见胆怯多疑，言迟声低，心悸惊惕，夜寐多梦，舌质淡，苔白，脉弦细。

证机概要：惊恐伤肾，肾精破散，心气逆乱，气血不畅，宗筋失用。

治法：益肾宁神。

代表方：启阳娱心丹。

常用药：人参、菟丝子、当归、白芍补益肝肾；远志、茯神、石菖蒲、生枣仁宁心安神，交通心肾；柴胡、香附、郁金理气疏郁。

若惊惕不安甚者，加龙齿、磁石；失眠多梦者，加五味子、琥珀、合欢皮；心肾不交者，加黄连、肉桂；腰膝酸软，加杜仲、肉苁蓉、海马、锁阳；有手淫史，伴有遗精、早泄、心悸、烦热、腰膝酸软、头晕耳鸣等，用知柏地黄丸以滋阴降火。

【临证备要】

1. 注重调养心神，整体调治。阳痿的病因复杂，非独肾虚可以致痿，也与多脏腑、多系统，以及社会、心理诸多因素有关。其中心理、情志因素是影响性功能的重要原因。由于心藏神，为五脏六腑之大主。心主神明正常，脏腑功能协调，气血畅顺，性功能才能正常发挥。不良情绪可以诱发和加重性功能障碍，性功能障碍亦可诱发和加重不良情绪。同时，精神紧张，情志内伤，肝气郁结引起阳痿，属"因郁致痿"；而阳痿日久，患者忧郁、悲观、焦虑等心理情绪，亦可加重阳痿，属"因痿致郁"。二者相互影响，往往形成恶性循环。因此，疏肝开郁、养心安神是阳痿的重要治法。

2. 用药不可过于温补。部分医家习用温肾壮阳法治疗阳痿，但若过用温燥之品，非但疗效不佳，反致肝肾阴伤，内生燥热。因肾为水火之脏，治疗应水中补火或补中有清，寓清于补，乃可使火水得其养。如确需温肾，应选用温而不燥，或燥性较小的血肉有情之品，如巴戟天、肉苁蓉、菟丝子、鹿角胶，并加黄精、熟地黄等从阴引阳。此外，牛膝入肝肾，常作为引经药，蜈蚣、僵蚕、露蜂房、水蛭、灵芝等治疗阳痿有一定疗效，可适当选用。

【预防调护】

加强性教育，培养正确性意识，树立良好的性道德。夫妻关系应融洽，应互相理解。节制性欲，避免恣情纵欲、房事过频、手淫过度。清心寡欲，弃除杂念，怡情养心。起居有常，饮食有节，避免过食醇酒肥甘，湿热内生，壅塞经络，造成阳痿。切忌讳疾忌医，隐瞒病情，贻误治疗时机。

患病之后，应正确对待疾病，树立信心，要消除顾虑，调畅情志，怡悦心情，防止精神紧张。调饮食，节房劳，适劳逸，勤锻炼，增强体质，提高整体机能。在感到情绪不快、身体不适、过度疲劳、性能力下降时，应暂停性生活一段时间，使性中枢和性器官得以调节和休息，有利于情志的调节和疾病的恢复。积极治疗易造成阳痿的原发病。避免长期服用某些可影响性功能的药物。

【小结】

阳痿是指成人阴茎痿软，或举而不坚，或坚而不久，不能进行正常性生活而言。其病因有禀赋不足、劳伤久病、七情失调、过食肥甘、湿热内侵等。基本病理变化为肝、肾、心、脾受损，经络空虚或经络失畅，导致宗筋失养而成。临床辨证，应辨清病性之虚实，病位之脏腑，虚实之夹杂。实证当疏利。肝郁不疏者，宜疏肝解郁；湿热下注者，宜清利湿热。虚证应补益。命门火衰者，宜温补下元；心脾血虚，宜补益心脾；惊恐伤肾者，宜益肾宁神。虚实夹杂者，可先治标后治本，亦可标本同治。总之，当辨明脏腑、虚实、寒热、阴阳，随证施治，避免滥用补肾壮阳之品。本病大多预后良好，但对先天不足，天癸缺失，或久病痰瘀阻络，或年高肾气衰微者，则治疗较难。

【名医验案】

李某，男，32岁。

虽然年壮，却患阳痿。自认为是肾虚，遍服各种补肾壮阳之药，久而无功。视其两目炯炯有神，体魄甚佳，而非虚怯之比。切其脉弦有力，视其舌苔则白滑略厚。除阳痿外，兼见胸胁苦满，口苦，心烦，手足冰冷。细询患病之由，乃因内怀忧恚心情，久而不释，发生此病。肝胆气郁，抑而不伸，阳气受阻，《伤寒论》所谓"阳微结"也。气郁应疏之达之，而反服补阳壮火之品，则实其实，郁其郁，故使病不愈也。当疏肝胆之气郁，以通阳气之凝结。处方：柴胡16g，黄芩10g，半夏14g，生姜8g，党参10g，炙甘草10g，白芍15g，枳实12g，大枣7枚。仅服3剂而愈。

按：患者两目炯炯有神，体魄甚佳，胸胁苦满，口苦，心烦，手足冰冷等，询问病史方知病起于肝胆气机郁滞所致，病虽在宗筋，但根本在肝胆，选用小柴胡汤合四逆散，疏利肝胆气机，通阳散结。（陈明.刘渡舟临证验案精选.学苑出版社.1996）

【古籍摘要】

《素问·上古天真论》："七八，肝气衰，筋不能动。"

《灵枢·经筋》："足厥阴之筋……阴器不用，伤于内则不起，伤于寒则阴缩入，伤于热则纵挺不收。"

《景岳全书·阳痿》："凡肝肾湿热，以致宗筋弛纵者，亦为阳痿，治宜清火以坚肾，然必有火证火脉，内外相符者，方是其证。宜滋阴八味丸，或丹溪大补阴丸、虎潜丸之类主之。火之甚者，如滋肾丸、大补丸之类俱可用。"

《证治准绳·阴痿》："阴痿弱，两丸冷，阴汗如水，小便后有余滴，臊气，尻臀并前阴冷，恶寒而喜热，膝亦冷，此肝经湿热，宜固真汤、柴胡胜湿汤。"

【文献推介】

1. 应荐.徐福松治疗阳痿思想探析 [J].湖北中医杂志，2002，24（06）：12-13.

2. 毕焕洲，赵永厚.阳痿中医诊治的循证医学研究 [J].中国性科学，2013，22（01）：47-51.

3. 秦国政.郁是阳痿发病学的重要环节 [J].云南中医学院学报，2001，24（04）：30-31.

第五节 遗 精

遗精是指以不因性活动而精液自行频繁泄出为主症的疾病，常伴有头昏、精神萎靡、腰腿酸软、失眠等。因梦而遗精者称为梦遗；无梦而遗精，或清醒时无性刺激情况下精液流出者称为滑精。西医学中的神经衰弱、神经官能症、前列腺炎、精囊炎等疾病过程中如以遗精为主症者归属于本病范畴，可参照本节辨证论治。

春秋战国时期，《黄帝内经》首次记载了本病，称遗精为"精时自下"。《灵枢·本神》曰："恐惧而不解则伤精，精伤骨酸痿厥，精时自下。"指出遗精与情志内伤有关。东汉·张仲景在《金匮要略·血痹虚劳病脉证并治》称为"失精"，病因于虚劳，谓："夫失精家，少腹弦急，阴头寒，目眩，发落"，"梦失精，四肢酸疼，手足烦热，咽干口燥"，创桂枝加龙骨牡蛎汤以调和阴阳、固涩精液。

隋·巢元方《诸病源候论·虚劳失精候》云："肾气虚损，不能藏精，故精漏失。"唐·孙思邈《备急千金要方·肾藏》对"失精羸瘦""梦泄精""虚劳失精"等分列了方药与灸法。

宋·许叔微首次提出遗精和梦遗，《普济本事方·膀胱疝气小肠精漏》云："梦遗不可全作虚冷，亦有经络热而得之。"宋·严用和《济生方·白浊赤浊遗精论治》认为"心肾不交"为病机关键。元·朱丹溪《格致余论》言"主闭藏者肾也，司疏泄者肝也。二脏皆有相火，而其系上属于心"，倡导"相火"致遗精说。

明清以后，遗精的因机证治理论渐成体系。明·方隅《医林绳墨·梦遗精滑》谓："梦遗精滑，湿热之乘。"王肯堂《证治准绳·遗精》云："盖梦与鬼交为梦遗，不因梦感而自遗者为精滑，然总之为遗精也。""独肾泄者，治其肾。由他脏而致肾之泄者，则两治之。"清·沈金鳌《杂病源流犀烛·遗泄源流》曰："有因脾胃湿热，气化不清，而分注膀胱者，亦混浊稠厚，阴火一动，精随而出。"李用粹《证治汇补·遗精》曰："五脏各有精，肾则受而藏之，故遗精之病，五脏皆有，不独肾也。"程钟龄《医学心悟·遗精》曰："大抵有梦者，由于相火之强，不梦者，由于心肾之虚。"

【病因病机】

本病因由劳心太过、欲念不遂、饮食不节、恣情纵欲等因素，引起肾气不固，或热扰精室，而致肾失封藏，精关不固。

（一）病因

1.劳心太过 烦劳伤神，心阴耗损，心阳独亢，肾水亏虚，心肾不交，虚火妄动，扰动精室而遗精。或思虑太甚，损伤心脾，导致脾气下陷，心神失养，气不摄精，产生遗精。

2.欲念不遂 少年气盛，情动于中，意淫于外，或心有恋慕，所欲不遂，或壮夫久旷，思慕色欲，阴精暗耗，皆令心动神摇，君相火旺，扰动精室而遗精。

3.恣情纵欲 房事不节，或少年无知，频犯手淫，或醉而入房，纵欲无度，日久肾精虚亏，水不制火，相火扰动精室，肾不固精，乃成遗精。如《证治要诀·遗精》言："有色欲过度，而滑泄不禁者。"

4.饮食不节 嗜食醇酒厚味，损伤脾胃，湿浊内生，蕴而生热，湿热循经下注，或郁于肝胆，迫精下泄，均可致遗精。《张氏医通·遗精》谓："脾胃湿热之人，及饮食厚味太过，与酒客辈，痰火为殃，多致不梦而遗泄。"

（二）病机

遗精的基本病机为肾气不固，或热扰精室，而致肾失封藏，精关不固。病位在肾，与心、肝、脾三脏密切相关。肾为封藏之本，受五脏六腑之精而藏之，正常情况下肾精不会外泄，如肾脏自病，或其他因素影响肾之封藏功能，则精关不固，精液外泄，发生遗精。心为君主之官，主神明，性欲之萌动，精液之蓄泄，无不听命于心，神安才可精固，故精之主宰在心。若劳心太过，心有欲念，以致君火摇于上，心失主宰，则精自遗。肝主疏泄，对肾之封藏有调节作用，且肝肾内寄相火，若君火妄动，相火随而应之，扰动精室，影响肾之封藏，而成遗泄。脾主运化，为气血生化之源，水谷入胃，脾气散精，下归于肾，化为肾中所藏之精。若久嗜醇酒厚味，脾胃湿热内生，下扰精室，则迫精外泄。或思虑伤脾，脾气虚弱，气不摄精，而成遗精。

病理性质有虚实之别，且多虚实夹杂，病理因素不外乎湿与火。因君相火旺，湿热下注，扰动精室而遗者多属实；肾脏亏损，封藏失职而泄者多属虚。初起多因于火旺、湿热，以实证为主；久病则相火、湿热伤阴，而致肾阴亏虚，甚或阴损及阳而成阴阳两虚，或肾阳衰惫，或气阴两虚。此外，在病理演变过程中常出现阴虚火旺、阴虚湿热，或肾虚兼夹痰湿或痰瘀，皆为虚实夹杂证。

遗精初起病情大多轻浅，若调理得当，多可痊愈。若讳疾忌医，久病不治，或调治不当，日久肾精耗伤，阴阳俱虚，或命门火衰，下元衰惫，则会转变成早泄、阳痿、不育或虚劳等病。

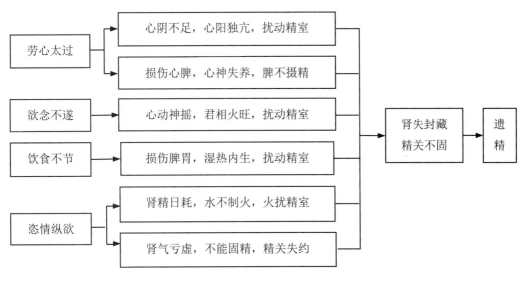

图 9-5 遗精病因病机演变

【诊断与鉴别诊断】

（一）诊断

1. 男子梦中遗精，每周超过 2 次，或清醒时，不因性生活而遗泄精液者。

2. 常伴有情绪不稳、精神不振、体倦乏力、腰腿酸软、头晕心悸、失眠多梦、记忆力减退等症。

3. 常有恣情纵欲、情志内伤、久嗜醇酒厚味等病史。

体检有无包茎、包皮过长、包皮垢刺激，并进行直肠指诊、前列腺液常规检查、前列腺和精囊 B 超等检查有助于本病诊断。

（二）鉴别诊断

1. 早泄 早泄是性交时精液过早泄出，而影响性生活。诚如《沈氏尊生书》所言："未交即泄，或乍交即泄。"明确指出了早泄的特征，以此可与遗精鉴别。

2. 精浊 精浊常在大便时或排尿终了时发生，尿道口有米泔样或糊状分泌物溢出，并伴有茎中作痒作痛，痛甚如刀割火灼。

【辨证论治】

（一）辨证要点

1. 辨虚实 新病遗精有虚有实，常多虚实并见。久病精滑则虚多实少。由君相火旺所致者，为本虚标实；由心脾两虚、肾虚不藏所致者，多以虚证为主；由湿热下注所致者，多为实证为主。前人尚有梦遗多火、滑精多虚的认识。《医学心悟》曰："大抵有梦者，由于相火之强；不梦者，由于心肾之虚。"但临床也有部分遗精无梦属实、有梦属虚者，因此，辨别遗精虚实应当四诊合参。

2. 辨病位 劳心过度，邪念妄想梦遗者，多责于心；精关不固，无梦滑泄者，多由于肾。对肾虚不藏者还应辨别肾阴虚、肾阳虚的主次。《医宗必读·遗精》云："若乎五脏各得其职，则精藏而治。苟一脏不得其正，甚者则必害心肾之主者焉……如心病而遗者，必血脉空虚，本纵不收；肺病而遗者，必皮革毛焦，喘息不利；脾病而遗者，色黄肉消，四肢懈惰；肝病而遗者，色青而筋萎；肾病而遗者，色黑而髓空。"

（二）治则治法

实证治以清泄为主，针对君火、相火、湿热等不同，采用清心安神、清泄相火、清利湿热等法；虚证宜以补益固涩为主，如滋阴温肾、调补心脾、固涩精关等法；虚实夹杂者，治疗当清补兼施。此外，久病夹瘀者，清补之中佐以祛瘀。阴虚湿热者，用药宜化湿不伤阴，养阴不助湿。

（三）证治分类

1. 君相火旺

临床表现：多梦遗精，阳事易举易泄，心烦，潮热，颧红，腰酸，头晕，耳鸣，口干多饮，溲黄，便结，舌红苔少或薄黄，脉细数。

证机概要：君相火动，迫精妄泄。

治法：清心泻肝。

代表方：黄连清心饮合三才封髓丹加减。

常用药：黄连、山栀清心泻火；知母、黄柏清泄相火；天冬、生地黄滋阴清热宁神；当归、熟地黄、枣仁和血安神；黄柏泻火坚阴；砂仁行滞醒脾；茯神、远志宁神养心；人参、甘草宁心益气；莲子补益心脾。

若心中烦热，小溲短赤灼热者，加淡竹叶、灯心草；久病肝肾阴伤者，遗精频作，潮热颧红，合知柏地黄丸或大补阴丸滋阴降火；滑泄日久者，加桑螵蛸、益智仁、山茱萸益肾固精。

2. 湿热下注

临床表现：遗精频作，小溲黄赤，热涩不畅，口苦而黏，舌质红，苔黄腻，脉濡数或滑数。

证机概要：湿热内蕴，下扰精室。

治法：清热利湿。

代表方：程氏萆薢分清饮。

常用药：萆薢、黄柏、茯苓、车前子清热利湿；莲子心、石菖蒲、丹参清心安神；白术、薏苡仁健脾化湿。

若口苦口黏，加茵陈、佩兰、草果。肝经湿热，症见阴囊湿痒，小溲短赤，口苦胁痛者，用龙胆泻肝汤；痰湿郁热者，用苍术二陈汤加黄柏。

3. 劳伤心脾

临床表现：遗精时作，劳则加重，失眠健忘，心悸气短，四肢倦怠，纳少腹胀，面色萎黄，大便溏薄，舌质淡胖，边有齿印，舌苔薄白，脉细弱。

证机概要：心脾两虚，气不摄精。

治法：调补心脾，益气摄精。

代表方：妙香散。

常用药：人参、黄芪、山药益气生精；茯神、远志清心调神；木香、桔梗、升麻理气升清。

如遗精频繁者，加鸡内金、莲子、山药、芡实；中气下陷者，可加升麻、柴胡、糯米根须，或用补中益气汤加减。若心脾血虚显著者，可改用归脾汤治疗。

4. 肾气不固

临床表现：遗精频作，多为无梦而遗，甚而滑精不禁，伴见头昏，腰膝酸软，形寒肢冷，面色㿠白，阳痿早泄，精液清冷，夜尿清长，舌质淡胖而嫩，苔白滑，脉沉细。

证机概要：肾元虚衰，封藏失职。

治法：补肾益精，固涩止遗。

代表方：金锁固精丸。

常用药：沙苑子、杜仲、菟丝子、山药补肾益精；莲须、龙骨、牡蛎涩精止遗；金樱子、芡实、莲子、山茱萸补肾涩精。

若因情志失调，肝失条达，肾失固摄所致者，应疏肝益肾，合逍遥散；滑泄久遗，阳痿早泄，阴部有冷感，以肾阳虚为主者，加枸杞子、菟丝子、杜仲、鹿角胶、肉桂、锁阳、附子；头晕耳鸣，五心烦热，形瘦盗汗，以肾阴虚为主者，加熟地黄、黄柏、金樱子、龟甲、阿胶，或合左归丸。遗精日久，阴阳失调者，用桂枝加龙骨牡蛎汤；阴损及阳，或阳损及阴，阴阳两虚者，用右归丸。

【临证备要】

1. 详辨虚实主次，把握用药宜忌。如对君相火动、心肾不交之遗精，治疗以育阴潜阳、清泻君相、清热利湿为主，但养阴不可过于滋腻碍胃，以免助生湿热，清热不宜过于苦泄，以免伤阴损脾。湿热下注之遗精，不宜过早固涩，以免恋邪。若精滑致虚，需视虚实、先后酌情施治，既不宜专事滋腻涩摄，恐碍湿的泄化，又不能太过寒凉，以防苦寒败胃。脾胃虚弱者，益气之中稍事升提，有助于提高疗效；肾虚不固者，又需从阴中求阳，以求阴平阳秘。阳虚者也当阴阳两调，不宜单纯使用温肾助阳之品，避免刚燥劫阴。

2. 久遗不愈，标本兼顾，注重祛湿通络法。久病遗精，病机多为虚实夹杂，虚者多为脾肾不足或气阴两虚，实者常见湿热浊瘀阻滞精窍等。临证可在补益脾肾、养阴清热、育阴潜阳基础上，结合清热利湿、活血通络、养心安神等法，复法组方。大凡有忍精史，手淫过频，少腹、会阴部及睾丸坠胀疼痛，射精不畅或疼痛，精液黏稠或有硬颗粒状物夹杂其中等特点者，多为败精阻窍，精道瘀阻，可用血府逐瘀汤加减，行气活血，化瘀通精，通因通用。

【预防调护】

注意精神调养，排除杂念，不接触不健康影像信息，不贪恋女色。避免过度脑力劳动，做到劳逸结合，饮食有节，起居有常，不可以酒为浆，少食醇酒厚味及辛辣刺激性食品。切勿恣情纵欲，手淫过度，保持外性器清洁。

已病者应注意消除恐惧心理，生活起居有度，节制性欲，戒除手淫。夜晚进食不宜过饱，睡前用温水洗脚，被褥不宜过厚、过暖，衬裤不宜过紧，养成侧卧习惯。发生遗精时不可强忍或挤压阴茎，遗精后不可立即用冷水洗浴以免寒邪内侵。包茎、包皮过长或外性器有炎症时及早就医。

【小结】

遗精是不因性生活而精液遗泄的病证。多因劳心太过、欲念不遂、饮食不节、恣情纵欲等引起，基本病机为肾失封藏，精关不固。病变脏腑责之于心、肾、肝、脾。临床辨证应分虚实。常用治法是"上则清心安神；中则调其脾胃，升举阳气；下则益肾固精"。始病时以君相火旺，心肾不交为多，病机虚实参见，以清心泻相火和清下焦湿热为主；遗精日久，精滑不固者须治以补肾固涩，劳伤心脾者则以补益心脾、益气固摄为法。总之，谨守病机，不可一见遗精即予以补涩。

【名医验案】

郭某，男，23 岁。

初诊（1997 年 7 月 4 日）：近 8 年来遗精频作，5 ～ 6 天一次，严重时每天一次，伴有尿频，后尿道疼痛，小腹胀痛，腰酸不适，睾丸发凉，头痛（两颞部），寐差，舌质淡红，苔薄黄，脉弦滑。前列腺指诊：偏大，质偏硬，压痛。前列腺液常规检查：pH 值 6.7，白细胞满视野，卵磷脂小体（＋）。中医诊断为遗精，为热毒内蕴、瘀浊阻滞所致。治以清热解毒，祛瘀排浊。处方：当归 10g，浙贝母 10g，苦参 10g，虎杖 15g，败酱草 15g，冬瓜仁 15g，鸡内金 10g，乌药 10g，黄柏 10g。

二诊（7 月 20 日）：药后患者遗精 1 次，尿频、后尿道疼痛明显减轻，腰仍感不适，睾丸发凉，舌淡红，苔薄黄，脉弦。继以前方。

三诊（8 月 4 日）：遗精未作，诸症明显缓解，偶有小腹胀及腰部不适，舌质淡，苔薄黄，脉弦。前列腺液常规检查：pH 值 7.1，白细胞 10 ～ 15/HP，卵磷脂小体（＋）。继用上方巩固。

按：患者遗精，伴有尿频，后尿道疼痛，小腹胀痛，头痛，脉弦滑等，属热毒内蕴、瘀浊阻滞之象，药用当归贝母苦参丸为主方，加虎杖、败酱草以增强清化湿热瘀滞之功，加冬瓜子化痰散结，乌药温通下焦气机，黄柏苦寒，针对下焦湿热，多法并举，标本兼顾。（骆斌，吴少刚．王琦治疗遗精的思路与经验．北京中医药大学学报．1998，21（04）：42-43）

【古籍摘要】

《格致余论·阳有余阴不足论》："主闭藏者，肾也；司疏泄者，肝也。二脏皆有相火，而其系上属于心。心，君火也，为物所感则易动，心动则相火亦动，动则精自走，相火翕然而起，虽不交会，亦暗流而疏泄矣。"

《类证治裁·遗泄诊治》："凡脏腑之精，悉输于肾，而恒扰于火，火动则肾之封藏不固。心为君火，肝肾为相火，君火一动，相火随之，而梦泄焉。"

《折肱漫录·遗精》："梦遗之证……大半起于心肾不交。凡人用心太过则火亢而上，火亢则水不升而心肾不交矣！"

《景岳全书·遗精》："治遗精之法，凡心火盛者，当清心降火；相火盛者，当壮水滋阴；气陷者，当升举；滑泄者，当固涩；湿热相乘者，当分利；虚寒冷利者，当温补；下元元阳不足精气两虚，当专培根本。"

【文献推介】

1. 姜德友，杜文章. 遗精源流考 [J]. 天津中医药大学学报，2015，34（05）：257-260.
2. 孙志兴. 徐福松教授治疗遗精的学术思想初探 [J]. 云南中医中药杂志，2011，32（04）:7-8.

附　早泄

早泄是指性交时射精过早，甚至未交即泄或乍交即泄，以致不能进行正常性交的一种病证。早泄是男子性机能障碍的一种常见症状，多与遗精、阳痿相伴出现。

病因多由情志内伤、湿热侵袭、纵欲过度、久病体虚所致。精关封藏失职为基本病机，责之于心、肝、肾。临床以虚多实少或本虚标实多见。虚证以补脾肾为主，或滋阴降火，或温肾益气，或补益心脾，佐以固涩，可选加刺猬皮、金樱子、五倍子、芡实、五味子、龙骨、牡蛎、沙苑子等固涩之品；实证以清热利湿为主，慎用补涩，忌苦寒太过，以防伤正。阴阳两虚者，应阴阳双补。

1. 肝经湿热

临床表现：早泄，阴茎易举，伴口苦咽干，胸闷胁痛，阴囊湿痒，小便黄浊，舌红，苔黄腻，脉弦滑而数。

证机概要：湿热下注，扰动精室。

治法：清泻肝经湿热。

代表方：龙胆泻肝汤。

常用药：龙胆草、泽泻、木通、车前子、当归、柴胡、生地黄、黄芩、栀子等。

若湿热壅盛者，加苦参、白花蛇舌草、黄柏；阴囊潮湿、瘙痒者，加土茯苓、地肤子、蛇床子。

2. 心脾两虚

临床表现：早泄，心悸怔忡，健忘多梦，食少，腹胀便溏，神疲乏力，舌淡，脉细弱。

证机概要：气血亏虚，心脾失养。

治法：补益心脾。

代表方：归脾汤。

常用药：人参、黄芪、白术、茯神、酸枣仁、龙眼肉、木香、炙甘草、当归、远志等。

若伴有肾虚者，加山萸肉、杜仲、菟丝子、金樱子、芡实；心阴不足者，合用生脉散。

3. 相火妄动

临床表现：早泄，阳事易举，腰膝酸软，五心烦热，潮热盗汗，舌红少苔，脉细数。

证机概要：肾阴不足，虚火妄动。

治法：滋阴降火。

代表方：知柏地黄丸。

常用药：知母、黄柏、熟地黄、山茱萸、山药、茯苓、丹皮、泽泻等。

若遗精明显者，加金樱子、沙苑子、女贞子、旱莲草、龟甲；五心烦热明显者，加鳖甲、地骨皮；肾虚腰酸者，加续断、狗脊、杜仲。

4. 肾气不固

临床表现：早泄遗精，性欲减退，腰膝酸软，小便清长，夜尿多，面色㿠白，舌淡苔白，脉沉弱。

证机概要：肾气亏虚，精液不固。

治法：益肾固精。

代表方：金匮肾气丸。

常用药：桂枝、附子、干地黄、山茱萸、山药、茯苓、牡丹皮、泽泻等。

若遗精明显者，加龙骨、牡蛎、杜仲、肉苁蓉、菟丝子、金樱子、芡实；若早泄而精液清冷，改用赞育丹；夜尿频多者，加益智仁、乌药。

第十章

气血津液病证

扫一扫，查阅本章数字资源，含PPT、音视频、图片等

气、血、津、液是构成人体五脏六腑的基本物质，也是维持生命活动的重要精微物质。《素问·调经论》云："人之所有者，血与气耳。"此处的"血"包含了津液的概念。气、血、津、液遍布全身，无处不到。气、血、津、液之间在生理上关系密切，病理上相互影响。

气和血既是人体生命活动的动力和源泉，又是脏腑功能活动的产物。《难经·二十二难》概括了气与血的生理功能："气主煦之，血主濡之。"两者相互依存，相互资生，相互为用。《石室秘录·论气血》云："气生血，而血无奔轶之忧；血生气，而气无轻躁之害。此气血之两相须而相得也。"津、液是人体正常水液的总称，对维持人体生理活动至为重要，诸如脏腑之濡润、肌肤之润泽、关节之滑利、骨髓之充盈，无不与津液的濡润滋养有关。津液代谢失常多继发于脏腑病变，而由津液代谢失常所形成的病理产物又可加重脏腑病变，使病情进一步发展。外感或内伤等致病因素导致脏腑功能失调，进而出现气、血、津、液运行失常、输布失度、生成不足或亏损过度，是气血津液病证的基本病机。

五脏六腑病证均与气血津液失常有关。本章着重讨论气机郁滞引起的郁证，血溢脉外引起的血证，水液停聚引起的痰饮，津液输布失常引起的消渴，阴阳失调、腠理不固、营卫失和引起的汗证，气血阴阳失衡引起的内伤发热，气机逆乱、升降乖戾、气血阴阳不相顺接的厥证，气血阴阳亏损、日久不复引起的虚劳，气虚痰湿偏盛引起的肥胖，以及正虚邪结，气、血、痰、湿、毒蕴结引起的癌病等。临床应将气血津液病证与他系病证互参，审证求机，详辨主次，灵活运用。

气血津液病证的辨证当分清虚实。气血津液运行失常者多属实证，当以通导疏利为原则；气血津液亏虚耗损者多属虚证，当以滋补助益为原则。本章病证繁多，病机复杂，临床治疗需注意疾病虚实之间的转化，根据疾病不同阶段的病机特点，进行辨证论治。

第一节　郁　证

郁证是以心情抑郁，情绪不宁，胸部满闷，胁肋胀痛，或易怒易哭，或咽中如有异物梗阻为主症的疾病。郁有广义和狭义之分。广义的郁，包括外邪、情志、饮食等因素所致之郁；狭义的郁，单指情志不舒之郁。本节所论主要为狭义之郁。西医学中的神经官能症、抑郁症、癔症、更年期综合征及反应性精神病等多属于本病范畴，可参考本节辨证论治。

《黄帝内经》首先记载了五运之郁及情志致郁。《素问·六元正纪大论》云："木郁达之，火郁发之，土郁夺之，金郁泄之，水郁折之。"《素问·举痛论》云："思则心有所存，神有所归，正气留而不行，故气结矣。"《灵枢·本神》云："愁忧者，气闭塞而不行。"论述了情志失调引起气机郁滞，导致郁证发生。

东汉·张仲景《金匮要略·妇人杂病脉证并治》云："妇人脏躁，喜悲伤欲哭，像如神灵所作，数欠伸，甘麦大枣汤主之。""妇人咽中如有炙脔，半夏厚朴汤主之。"其治疗脏躁和梅核气的方药沿用至今。

宋·陈无择《三因极一病证方论·三因论》提出七情致郁为内因。元·朱丹溪《丹溪心法·六郁》谓："气血冲和，万病不生，一有怫郁，诸病生焉。故人生诸病，多生于郁。"首倡"六郁"之说，属广义之郁，创制越鞠丸等治郁诸方，至今仍为临床常用。

明代之后，情志之郁逐渐成为郁证的主要内涵。明·虞抟《医学正传·郁证》首先采用"郁证"这一病名。徐春甫《古今医统大全·郁证门》云："郁为七情不舒，遂成郁结，既郁之久，变病多端。"《景岳全书·郁证》谓："凡五气之郁，则诸病皆有，此因病而郁也；至若情志之郁，则总由乎心，此因郁而病也。"倡导因病而郁、因郁而病，对后世影响较大。其对怒郁、思郁、忧郁的证治方药论述全面。清·李用粹《证治汇补·郁症》云："心郁昏昧健忘，肝郁胁胀嗳气，脾郁中满不食，肺郁干咳无痰，肾郁腰胀淋浊，不能久立，胆郁口苦晡热，怔忡不宁。"提出五脏郁证的病名与症状特点。叶天士《临证指南医案·郁》谓："七情之郁居多。""郁症全在病者能移情易性。"其倡导移情易性的调护方法，仍为现代医家沿用。王清任《医林改错·血府逐瘀汤所治症目》阐发了郁证中"血行郁滞"的病机特点，突出了活血理气法在治疗郁证中的应用。

【病因病机】

郁证的病因有情志所伤和体质等因素两个方面，由于情志刺激导致肝失疏泄、脾失健运、心失所养，脏腑阴阳气血失调，而成郁证。

（一）病因

1.情志内伤　七情过极，尤其悲忧思怒，超过机体的调节能力，气机郁滞，导致郁证发生。如清·尤在泾《金匮翼·积聚统论》所说："凡忧思郁怒，久不得解者，多成此疾。"

2.体质因素　郁证的发生亦与机体自身的状况有着极为密切的关系，如体质素弱，机体的调节能力低下，如遇情志刺激，多易发为郁证。如罹患重症顽疾，脏腑气血失调，因病而郁，也可导致郁证的发生。《杂病源流犀烛·诸郁源流》云："诸郁，脏气病也。其原本由思虑过深，更兼脏气弱，故六郁之病生焉。"

（二）病机

郁证的基本病机为气机郁滞，脏腑功能失调。

病理因素以气、血、痰、湿、食、火为主。本病多为情志所伤，始于肝失条达，气失疏泄，故以气郁为先。气为血帅，气行则血行，气郁则血行不畅，由气及血，而成血郁；肝病及脾，脾失健运，或气滞湿阻，聚湿生痰，而成痰郁。痰气郁结，湿易停留，湿浊不化，则食滞不消，于是痰、湿、食郁亦随之而起，而痰、湿、食郁又可进一步影响气血郁结。此外，气、痰、湿、食久郁，还可化火而成火郁。故六郁易相因为病或错杂互见。

本病病位主要在肝，涉及心、脾、肾。愤恨恼怒，肝失条达，气机不畅，则肝气郁结，日久化火，症见情志不舒，精神抑郁，或急躁易怒，胸胁胀满。忧思伤脾，脾失健运，聚湿成痰，则痰气郁结，症见咽中如有异物梗塞，吞之不下，咯之不出。情志过极伤心，心失所养，神失所藏，则心神失常，症见心神不宁，喜怒无常。心之气血不足，加之脾失健运，气血生化乏源，则心脾两虚，症见心悸胆怯，失眠健忘。郁火伤阴，肾阴亏耗，心神失养，则心肾阴虚，症见五心烦热，腰膝酸软。

病理性质初起以六郁邪实为主，日久转虚或虚实夹杂。郁证初起多以气滞为主，进而引起化火、血瘀、痰结、食滞、湿停等病机变化，多为实证；日久伤及心、脾、肾等，致使脏腑功能失调，出现心脾两虚、心神失养、心肾阴虚，由实转虚。气郁化火多因火热伤阴，阴不涵阳，易转化为心肾阴虚。

郁证日久不愈，病机演变多端，在因郁而病、因病而郁的过程中，每多因果错杂，从无形之气到有形之痰瘀，甚则酿毒。清·林珮琴《类证治裁·郁证》云："七情内起之郁，始而伤气，继必及血，终乃成劳。"

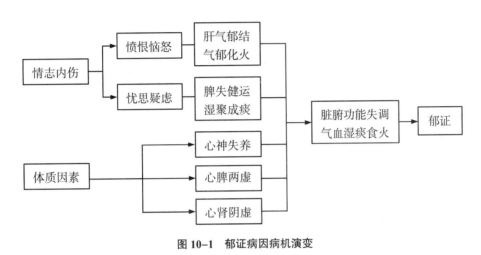

图 10-1 郁证病因病机演变

【诊断与鉴别诊断】

（一）诊断

1. 以心情抑郁、情绪不宁、善太息、胁肋胀满疼痛为主要临床表现，或有易怒易哭，或有咽中有异物感、吞之不下、咯之不出的特殊症状。

2. 有愤怒、忧愁、焦虑、恐惧、悲哀等情志内伤的病史。

3. 多发于中青年女性，无其他病证的症状及体征。

抑郁量表、焦虑量表测定有助于郁证的诊断及鉴别诊断。有吞之不下、咯之不出等以咽部症状为主要表现时，食道的 X 线及内镜检查有助于排除咽喉或食管疾病。

（二）鉴别诊断

1. 梅核气与虚火喉痹 梅核气为自觉咽中有物梗塞，咽之不下，咯之不出，但无咽痛，进食无阻塞，不影响吞咽。咽中梗塞的感觉与情绪波动有关，当心情抑郁或注意力集中于咽部时，则梗塞感觉加重。虚火喉痹，咽部除有异物感外，尚觉咽干、灼热、咽痒。咽部症状与情绪无关，但过度辛劳或感受外邪则易加剧。

2. 脏躁与癫证 脏躁多在精神因素刺激下呈间歇性发作，在不发作时可如常人，主要表现为烦躁不宁、易激惹、易怒易哭、时作欠伸等情绪不稳定症状，但有自知自控能力。癫证主要表现为表情淡漠、沉默痴呆、出言无序或喃喃自语、静而多喜，缺乏自知自控能力，病程迁延，症状极少自行缓解。

【辨证论治】

（一）辨证要点

1. 辨受病脏腑　郁证的症状纷杂，临床应根据病史及主症特点，辨明其受病脏腑侧重之差异。六郁皆以气郁为主，但有兼血瘀、化火、痰结、湿阻、食积等不同。一般来说，气郁、血郁、火郁主要关系于肝；食郁、湿郁、痰郁主要关系于脾；而虚证则与心、肾的关系最为密切。

2. 辨证候虚实　实证病程较短，症见精神抑郁，胸胁胀痛，咽中梗塞，时欲太息，脉弦或滑。虚证病已久延，症见精神不振，心神不宁，虚烦不寐，悲忧善哭。如气血不足，或阴精亏虚，同时又伴有气滞、血瘀、痰结、火郁等病变，则成为虚实夹杂之证。

（二）治则治法

理气开郁、调畅气机、怡情易性是治疗郁证的基本原则。对于实证，首当理气解郁，并应根据是否兼有血瘀、火郁、痰结、湿滞、食积等而分别采用活血、降火、祛痰、化湿、消食等法。虚证则应根据损及的脏腑及气、血、阴精亏虚的不同情况而补之，或养心安神，或补益心脾，或滋养肝肾。对于虚实夹杂者，又当兼顾。除药物治疗外，精神调摄、心理治疗对郁证亦有极为重要的作用。

（三）证治分类

1. 肝气郁结

临床表现：精神抑郁，情绪不宁，善太息，胸部满闷，胁肋胀痛，痛无定处，脘闷嗳气，不思饮食，大便不调，女子月事不行，舌质淡红，苔薄腻，脉弦。

证机概要：肝郁气滞，脾胃失和。

治法：疏肝解郁，理气和中。

代表方：柴胡疏肝散。

常用药：柴胡、香附、枳壳、陈皮疏肝解郁，理气畅中；郁金、青皮、苏梗、合欢皮调气解郁；川芎理气活血；芍药、甘草柔肝缓急。

若肝气犯胃，胃失和降，而见嗳气频作、脘闷不舒者，加旋覆花、代赭石、苏梗、半夏；脘腹胀满，嗳气酸腐异味者，为兼食郁，加神曲、麦芽、山楂、鸡内金、连翘、莱菔子；身重，口腻，腹胀，便溏者，为兼湿郁，加苍术、白豆蔻、厚朴、茯苓；妇女经前乳胀腹痛者，加当归、丹参、益母草、红花，或改用血府逐瘀汤加减。

2. 气郁化火

临床表现：急躁易怒，胸闷胁胀，口苦而干，或头痛、目赤、耳鸣，或嘈杂吞酸，大便秘结，舌质红，苔黄，脉弦数。

证机概要：肝郁化火，横逆犯胃。

治法：疏肝解郁，清肝泻火。

代表方：丹栀逍遥散。

常用药：柴胡、薄荷、郁金、香附疏肝解郁；当归、白芍养血柔肝；白术、茯苓、甘草健脾和中；丹皮、栀子清肝泻火。

若口苦、便秘者，加龙胆草、大黄清肝泄热；肝火犯胃，症见胁肋疼痛、嘈杂吞酸、嗳气、呕吐者，加黄连、吴茱萸；肝火上炎，而见头痛、目赤、耳鸣者，加菊花、夏枯草、钩藤；热盛伤阴，见舌红少苔、脉细数者，去当归、白术，加生地黄、麦冬、山药，或改用滋水清肝饮。

3. 痰气郁结

临床表现：精神抑郁，胸部满闷，胁肋胀满，咽中如有异物梗塞，吞之不下，咯之不出，苔白腻，脉弦滑。《金匮要略·妇人杂病脉证并治》载有"妇人咽中如有炙脔，半夏厚朴汤主之"，明·孙一奎《赤水玄珠·咽喉门》称此为"梅核气"。

证机概要：肝气郁滞，痰气互结，停聚于咽。

治法：行气开郁，化痰散结。

代表方：半夏厚朴汤。

常用药：厚朴、枳壳、紫苏理气宽胸，开郁畅中；半夏、茯苓、生姜化痰散结，和胃降逆。

若湿郁气滞，见胸脘痞闷、嗳气、苔腻者，加香附、佛手、苍术；痰郁化热，见烦躁、舌红苔黄者，加竹茹、郁金、石菖蒲、胆南星、黄芩、黄连；病久入络，见胸胁刺痛、舌质偏暗或有瘀点瘀斑、脉涩者，加郁金、丹参、降香、姜黄。

4. 心神失养

临床表现：精神恍惚，心神不宁，多疑易惊，悲忧善哭，喜怒无常，时时欠伸，或手舞足蹈，喊叫骂詈，舌质淡，脉弦。多见于女性，常因精神刺激而诱发，临床表现多种多样，但同一患者每次发作多为同样几种症状的重复。《金匮要略·妇人杂病脉证并治》将此种证候称为"脏躁"。

证机概要：营阴暗耗，心神失养。

治法：甘润缓急，养心安神。

代表方：甘麦大枣汤。

常用药：甘草甘润缓急；小麦补益心气；大枣益脾养血；郁金、合欢花解郁安神。

若血虚生风，手足蠕动或抽搐者，加当归、生地黄、珍珠母、钩藤；躁扰失眠者，加酸枣仁、柏子仁、茯神等宁心安神；喘促气逆者，合五磨饮子解郁降气。

5. 心脾两虚

临床表现：多思善虑，心悸胆怯，失眠健忘，头晕神疲，面色无华，纳差，舌质淡，苔薄白，脉细弱。

证机概要：脾虚血亏，心失所养。

治法：健脾养心，益气补血。

代表方：归脾汤。

常用药：党参、茯苓、白术、甘草益气健脾；黄芪、当归补气养血；酸枣仁、远志、茯神、龙眼肉养心安神；木香、神曲理气醒脾，并使诸药补而不滞。

若心胸郁闷，情志不舒者，加合欢花、郁金、佛手行气解郁；舌红、口干、心烦者，加生地黄、麦冬、黄连清热生津。

6. 心肾阴虚

临床表现：虚烦少寐，惊悸，健忘，多梦，头晕耳鸣，五心烦热，腰膝酸软，盗汗，口干咽燥，男子遗精，女子月经不调，舌红，苔少或无，脉细数。

证机概要：阴精亏虚，阴不涵阳。

治法：滋养心肾。

代表方：天王补心丹合六味地黄丸加减。前方滋阴降火，养心安神，后方滋补肾阴。

常用药：熟地黄、山药、山茱萸滋补心肾；人参、茯苓、五味子、当归益气养血；柏子仁、酸枣仁、远志、丹参养心安神；天冬、麦冬、玄参、牡丹皮滋阴降火。

若心肾不交而见心烦失眠、多梦遗精者，合交泰丸；遗精较甚者，加芡实、莲须、金樱子补肾固涩。

【临证备要】

1. 重视精神调摄。由于本病多因情志刺激所引起，在疏肝理气解郁等药物治疗的基础上，强调精神治疗对于本证具有重要意义。《临证指南医案·郁》华岫云按语云："盖郁症全在病者能移情易性。"努力去除致病原因，使患者正确认识和对待自己的疾病，增强治愈疾病的信心，保持心情舒畅，主动增加户外运动，对促进疾病的好转乃至痊愈甚有裨益。

2. 治法以理气解郁为先，用药宜轻灵。《黄帝内经》谓"木郁达之"，郁证的治疗多以理气解郁为先，但理气药多辛香燥烈，久用耗气伤血，在临证选药时宜注意忌刚用柔，以防香燥耗阴，尤其对久病阴血不足之体，更当谨慎。可用合欢花、香橼、佛手、绿萼梅、玫瑰花等药性平和之品，理气而不伤阴，无论郁证新久，均可选用。

3. 郁证的调治切忌急于求成。由于本病的病程较长，用药不宜峻猛，宜轻灵，苦辛凉润宣通，勿投敛涩呆补、重浊滋腻。《临证指南医案·郁》华岫云按语指出："不重在攻补，而在乎用苦泻热而不损胃，用辛理气而不破气，用滑润濡燥涩而不滋腻气机，用宣通而不揠苗助长。"此外，郁证的治疗尚可配合针灸、推拿、运动、音乐、读书及七情疗法等。

【预防调护】

正确对待各种事物，以良好心态处理人际关系，增强体质，规律运动，重视饮食调摄，避免忧思郁怒，对情志刺激应尽量防患于未然，未病先防。

应熟悉郁证病史，细致解释病情，使患者能正确认识和对待疾病，增强信心，并解除情志致病的原因，以促进郁证的好转乃至痊愈。饮食宜清淡，以蔬菜和营养丰富的鱼、水果、瘦肉、乳类为宜，忌生冷、辛辣、油腻、烟酒等。建立良好的生活作息习惯。读书、打太极拳、练八段锦、练气功等有助于患者静心凝神，有利于疾病恢复。

【小结】

郁证以心情抑郁，情绪不宁，胸部满闷，胁肋胀痛，或易怒易哭，或咽中如有异物梗阻为主症。病因与情志内伤、体质因素密切相关；基本病机为气机郁滞，脏腑功能失调；其病位主要在肝，可涉及心、脾、肾等脏；基本病理因素为气、血、火、痰、食、湿。初病多实，以六郁邪实为主，其中以气郁为病变的基础，病久则伤及心、脾、肾等脏腑，由实转虚，而成为虚证。郁证实证，以气机郁滞为基本病变，治疗以疏肝理气为主。气郁化火者，配合清肝泻火；气郁夹痰，痰气交阻者，配合化痰散结；气病及血，气郁血瘀者，配合活血化瘀；兼有湿滞者，配合健脾燥湿或芳香化湿；夹食积者，配合消食和胃。虚证宜补，针对病情分别采用补益心脾、养心安神、滋阴益肾等法。虚实互见者，则当虚实兼顾。经过积极治疗，一般预后良好。

【名医验案】

张某，男，42岁。

初诊（1964年5月27日）：一年前自觉咽喉不舒畅，渐有梗阻之象，继则食道天突穴处似有阻物，咯之不出，咽之不下，数医院皆疑为肿瘤，心情更加忧郁。据述曾有中医认为系工作繁忙，劳累致虚，服中药二百多剂，病情未见改善。自觉梗阻之物增大如鸡子，妨碍吞咽，甚则微痛，不能吃硬的食物，大便秘结，不思饮食，胸部不适，平时常有头晕头痛，形体渐瘦。在北京某医院检查已排除食管癌，唯十二指肠有痉挛现象，自觉症状依然如上，近四日未大便，脘腹胀满，嗳气厌食，得矢气较舒，睡眠不实，多梦，小便黄，舌质正红，苔薄白带秽，脉沉弦迟。病属气滞热郁，三焦不利，治宜开胸降逆。处方：全瓜蒌 15g，薤白 9g，法半夏 9g，黄连 3g，炒枳实 3g，郁李仁 6g，川厚朴 4.5g，降香 3g，路路通 6g，姜黄 3g。3 剂。

二诊（6 月 1 日）：服药后喉部堵塞感减轻，肠鸣矢气多，腹胀减轻，食欲好转，大便每日一次，量少成形，睡眠略安，舌质正常，秽腻苔减，脉沉弦有力。续调三焦，宣通郁热，原方加通草 3g，续服 5 剂。

此后三诊、四诊皆根据病情药味略有加减，进药 10 剂之后，精神转佳，患者自觉病除八九，脉缓有力，舌质正常，郁热已解，肠胃渐和。嘱改变急躁性情，并继服越鞠丸 1 个月善后。

按：本案症似梅核气，但又有不同，病机总属气滞热郁，三焦不利，痰气郁热，因此治疗开胸降逆为主，合理气宽胸、清热化痰、宣通郁热于一体，则上至咽喉，中至胸脘，下则肠腑，三焦气机通畅，故见显效。后用越鞠丸缓服以资巩固。（高辉远，等 . 蒲辅周医案 . 人民卫生出版社 .1972）

【古籍摘要】

《景岳全书·郁证》："若初病而气结为滞者，宜顺宜开；久病而损及中气者，宜修宜补。然以情病者，非情不解。"

《证治汇补·郁症》："郁病虽多，皆因气不周流，法当顺气为先，开提为次。至于降火化痰消积，犹当分多少治之。"

《类证治裁·郁症论治》："七情内起之郁，始而伤气，继必及血，终乃成劳，主治宜苦辛凉润宣通。"

《医林改错·血府逐瘀汤所治之症目》："瞀闷，即小事不能开展，即是血瘀。""急躁，平素和平，有病急躁，是血瘀。""俗言肝气病，无故爱生气，是血府血瘀。"

【文献推介】

1. 张国松，易法银 . 中医之"郁"探讨 [J]. 中医杂志，2020，61（03）：261-263.

2. 畅洪昇，段晓华，梁吉春，等 . 中医郁证学说源流探析 [J]. 北京中医药大学学报，2011，34（10）：653-658，661.

3. 周家璇，王浩，陈晓宇，等 . 中医对梅核气的认识、治疗思路和研究现状 [J]. 中国医药科学，2012，2（22）：25-27.

第二节　血　证

血证是血液不循常道，或上溢于口鼻诸窍，或下泄于前后二阴，或渗出于肌肤所形成的一类出血性疾病，常见有鼻衄、齿衄、咳血、吐血、便血、尿血、紫斑等。西医学中多种急慢性疾病所引起的出血，包括多系统疾病有出血症状者以及造血系统病变所引起的出血性疾病，可参照本节辨证论治。

《黄帝内经》对血溢、血泄、衄血、咳血、呕血、尿血、便血等病证均有记载，并对出血原因及预后有所论述。《灵枢·百病始生》云："阳络伤则血外溢，血外溢则衄血；阴络伤则血内溢，血内溢则后血。"东汉·张仲景《金匮要略·惊悸吐衄下血胸满瘀血病脉证治》对吐血、衄血、便血进行辨证论治，创泻心汤、柏叶汤、黄土汤等方剂，沿用至今。隋·巢元方《诸病源候论·血病诸候》将血证称为血病。唐·孙思邈《备急千金要方》以犀角地黄汤治疗血热出血证，至今仍为经典。

宋代《太平圣惠方》《圣济总录》等书，对血证分门别类，汇集了众多的治疗方剂，丰富了血证的治疗体系。宋·严用和《济生方·失血论治》谓："夫血之妄行也，未有不因热之所发。盖血得热则淖溢，血气俱热，血随气上，乃吐衄也。"认为失血可由多种原因导致，强调因于热者多。金·刘完素《素问玄机原病式·热类》也认为失血主要由热盛所致。元·朱丹溪《金匮钩玄·血属阴难成易亏论》指出，阴虚火旺是出血的主要病机。《丹溪心法·吐血》云："诸见血，身热脉大者难治，是火邪胜也。身凉脉静者易治，是正气复也。"对判断血证的预后有着一定指导意义。

明·虞抟《医学正传·血证》率先以"血证"之名概括各种出血病证，并为后世医家所采用。缪希雍《先醒斋医学广笔记·吐血》提出了治吐血三要法，强调了行血、补肝、降气在治疗吐血中的重要作用。张景岳《景岳全书·血证》将引起出血的病机提纲挈领地概括为"火盛"及"气虚"两个方面。赵献可《医贯·血症论》有"血脱必先益气"的主张，认为"有形之血，不能速生，无形之气，所当急固"，对血证的治疗有一定的指导意义。清·唐容川《血证论》是论述血证的专书，对各种血证的病因病机、辨证论治均有精辟论述，提出的止血、消瘀、宁血、补虚的治血四法，作为通治血证的大纲。

【病因病机】

血证由感受外邪、情志过极、饮食不节、劳倦过度、久病或热病等多种原因所导致。病机可以归结为火热熏灼、迫血妄行，气虚不摄、血溢脉外等。

（一）病因

1.感受外邪　外邪侵袭以风、热、燥、火之邪为主，如损伤上部脉络（阳络），则引起衄血、咳血、吐血；热邪或湿热之邪损伤下部脉络（阴络），则引起尿血、便血。

2.饮食不节　饮酒过多或过食辛辣厚味，滋生湿热，热伤脉络，引起衄血、吐血、便血，或损伤脾胃，脾胃气虚，血失统摄，而引起吐血、便血。

3.情志过极　恼怒过度，肝郁化火，上逆犯肺，灼伤肺络，则引起衄血、咳血；肝火横逆犯胃，灼伤胃络，则引起吐血或便血。

4.劳欲太过　神劳伤心，体劳伤脾，房劳伤肾，劳欲过度，可导致心、脾、肾气阴的损伤。若损伤于气，则气虚不能摄血，以致血液外溢，而形成衄血、吐血、便血、紫斑；若损伤于阴，则阴虚火旺，虚火迫血妄行，而致衄血、尿血、紫斑。

5.久病体虚　久病阴精伤耗，阴虚火旺，迫血妄行，而致出血，或久病正气亏损，气虚不摄，血溢脉外，而致出血，或久病入络，血脉瘀阻，血不循经，而致出血。

（二）病机

血证的基本病机可归结为火热熏灼、迫血妄行，气虚不摄、血溢脉外两大类。《景岳全书·血证》云："血本阴精，不宜动也，而动则为病。血主荣气，不宜损也，而损则为病。盖动者多由于火，火盛则逼血妄行；损者多由于气，气伤则血无以存。"火热有实火及虚火之分，外感风热燥火、湿热内蕴、肝郁化火等，均属实火，而阴虚火旺之火，则属虚火。气虚之中，又有气虚、气损及阳和阳气亏虚之别。

病理性质有虚实两端。血证由外感风热燥火、湿热内蕴、肝郁化火等所致者，属于实证；由阴虚火旺及气虚不摄所致者，属于虚证。久病入络，血脉瘀阻，血不循经而致者，为虚实夹杂。实证和虚证虽各有其不同的病因病机，但可以相互转化，一般实证向虚证转化为多。如始为火盛气逆，迫血妄行，但在反复出血之后，则会导致阴血亏损，虚火内生，或因出血过多，血去气伤，以致气虚阳衰，不能摄血。因此，阴虚火旺及气虚不摄，既是引起出血的病理因素，又是出血所导致的结果。

此外，出血之后，倘若离经之血未排出体外，留积体内，蓄结而为瘀血，瘀血又会妨碍新血的生长和气血的正常运行，使出血反复难止。

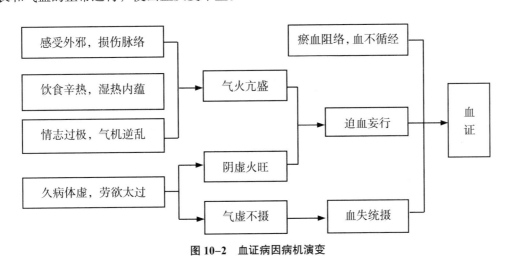

图 10-2 血证病因病机演变

【诊断与鉴别诊断】

（一）诊断

出血表现为血液或从口、鼻，或从尿道、肛门，或从肌肤而外溢。应根据出血的不同临床表现进行诊断。

1.鼻衄 凡血自鼻道外溢，而非因外伤、倒经所致者。

2.齿衄 血自齿龈或齿缝外溢，且排除外伤所致者。

3.咳血 血由肺、气道而来，经咳嗽而出，或觉喉痒胸闷，一咯即出，血色鲜红，或夹泡沫，或痰血相兼，痰中带血。多有慢性咳嗽、痰喘、肺痨等病史。

4.吐血 发病急骤，吐血前多有恶心、胃脘不适、头晕等症。血随呕吐而出，常夹有食物残渣等胃内容物。血色多为咖啡色或紫暗色，也可为鲜红色。大便呈暗红色或黑如柏油。常有胃痛、胁痛、黄疸、癥积等病史。

5.便血 大便色鲜红、暗红或紫暗，或黑如柏油样，次数增多。常有胃肠或肝病病史。便血有远近之别，远血指病位在上消化道（食道、胃、十二指肠），血与粪便相混，血色如黑漆色或暗紫色；近血指病位在下消化道（结肠、直肠、肛门），血便分开或便外裹血，血色多鲜红或暗红。

6. 尿血 小便中混有血液或夹有血丝，排尿时无疼痛。

7. 紫斑 肌肤出现青紫斑点，小如针尖，大者融合成片，压之不褪色。好发于四肢，尤以下肢为甚，常反复发作。可伴有鼻衄、齿衄、尿血、便血及崩漏。

红细胞、白细胞计数及分类、血小板计数、血红蛋白测定以及凝血功能、骨髓穿刺等检查有助于血证的诊断与鉴别诊断。

（二）鉴别诊断

1. 鼻衄与经行衄血 经行衄血又名倒经、逆经，其发生与月经周期有密切关系，多于经行前期或经期出现，与内科所论鼻衄机理不同。

2. 齿衄与舌衄 齿衄为血自齿缝、牙龈溢出，舌衄为血出自舌面，舌面上常有如针眼样出血点，与齿衄不难鉴别。

3. 咳血与吐血、口腔出血 血液均从口而出，但咳血之血由肺而来，咳血之前多有咳嗽、胸闷、喉痒等症，血色多鲜红，经气道随咳嗽而出，常混有痰液；大量咳血后，可见痰中带血数天；少量咳血或没有将较多咳到口腔的血吞咽入胃则粪便不呈黑色。吐血之血自胃而来，吐血之前多有胃脘不适或胃痛、恶心等症，血经呕吐而出，常夹有食物残渣，色鲜红或紫暗，粪便多呈黑色，吐血之后无痰中带血。口腔出血是鼻咽部、齿龈及口腔其他部位的出血，常为纯血或随唾液而出，血量少，并有口腔、鼻咽部病变相应症状可寻，不伴咳嗽。

4. 吐血与鼻腔、口腔及咽喉出血 吐血经呕吐而出，血色紫暗，常夹有食物残渣，多有胃病史。鼻腔、口腔及咽喉出血，血色鲜红，不夹食物残渣，五官科做相关检查即可明确具体部位。

5. 便血与痢疾、痔疮 痢疾为脓血相兼，且有腹痛、里急后重、肛门灼热等症，初起有发热、恶寒等。便血无腹痛、里急后重、脓血相兼，与痢疾不同。痔疮属外科疾病，其大便下血的特点为便时或便后出血，常伴有肛门异物感或疼痛，做肛门直肠检查时，可发现内痔或外痔。

6. 远血与近血 便血之远近是指出血部位距肛门的远近而言。除便色、便与血的混合状况外，清·吴谦《医宗金鉴·订正仲景全书·金匮要略·惊悸吐衄下血胸满瘀血病脉证并治》云："先便后血，此远血也，谓血在胃也，即古之所谓结阴，今之所谓便血也；先血后便，此近血也，谓血在肠也，即古之所谓肠澼为痔下血，今之所谓脏毒、肠风下血也。"

7. 肠风与脏毒 两者均属近血，但肠风血色鲜泽清稀，其下如溅，属风热为患。脏毒血色暗浊黏稠，点滴不畅，因湿热（毒）所致。明·戴思恭《证治要诀·大小腑门·肠风脏毒》曰："血清而色鲜者为肠风，浊而暗者为脏毒。"

8. 尿血与血淋、石淋 三者均有血随尿出，但尿血与血淋以小便时痛与不痛为鉴别要点，不痛者为尿血，痛（滴沥刺痛）者为血淋。石淋则为尿中时有砂石夹杂，小便涩滞不畅，时有小便中断，尿道窘迫疼痛，或伴腰腹绞痛等症，可与二者鉴别。

9. 紫斑与出疹 紫斑与出疹均有局部肤色的改变，紫斑呈点状者需与出疹的疹点区别。紫斑隐于皮内，压之不褪色，触之不碍手；疹高出于皮肤，压之褪色，摸之碍手。且两者成因、病位均有不同。

10. 紫斑与温病发斑、丹毒 温病发斑发病急骤，常伴有高热烦躁、头痛如劈、昏狂谵语、四肢抽搐、鼻衄、齿衄、便血、尿血、舌质红绛等，病情险恶多变。杂病发斑（紫斑）不如温病发斑急骤，常有反复发作史，也有突然发生者，虽时有热毒亢盛表现，但不具有温病传变急速的特点。丹毒属外科皮肤病，以皮肤色红如涂丹而得名，轻者压之褪色，重者压之不褪色，其局部皮肤灼热肿痛，与紫斑皮肤无灼热肿痛有别。

【辨证论治】

（一）辨证要点

1. 辨病证的不同　血证以出血为主症，但由于引起出血的原因以及出血部位的不同，应注意辨清不同的病证。从口中而出的血液，有吐血与咳血之分；小便出血有尿血与血淋之别；大便下血则有便血、痔疮、痢疾之异。应根据临床表现、病史等加以鉴别。

2. 辨脏腑病变之异同　同一血证，可以由不同的脏腑病变引起。如同属鼻衄，但病变脏腑有在肺、在胃、在肝的不同；吐血有病在胃、在肝之别；齿衄有病在胃、在肾之分；尿血则有病在膀胱、在肾或在脾的不同。

3. 辨证候之虚实　一般初病多实，久病多虚。由火热迫血所致者属实，由阴虚火旺、气虚不摄甚至阳气虚衰所致者属虚。实热证，病势急，病程短，血色鲜紫深红，质浓稠，血涌量多，体质多壮实，兼见实热症状。阴虚证，病势缓，病程长，血色鲜红或淡红，时作时止，血量一般不多，形体偏瘦，兼见阴虚内热症状。气（阳）虚证，病多久延不愈，血色暗淡，质稀，出血量少，亦可暴急量多，体质虚弱，伴阳气亏虚症状。

（二）治则治法

治疗血证，应针对各种出血的病因、病机及相关脏腑，结合证候虚实及病情轻重而辨证论治。《景岳全书·血证》云："凡治血证，须知其要，而血动之由，唯火唯气耳。故察火者但察其有火无火，察气者但察其气虚气实，知此四者而得其所以，则治血之法无余义矣。"概而言之，血证的治疗可归纳为治火、治气、治血三个原则。

1. 治火　火热熏灼，损伤脉络，是血证最常见的病机。根据证候虚实的不同，实火当清热泻火，虚火当滋阴降火，并应结合受病脏腑的不同，分别选用适当的方药。

2. 治气　气为血帅，气能统血。《医贯·血证论》云："血随乎气，治血必先理气。"实证当清气降气，虚证当补气益气。

3. 治血　在治血过程中，当遵循《血证论》提出的止血、消瘀、宁血、补虚"治血四法"。要达到治血的目的，要根据各种证候的病因病机进行辨证论治，并适当选用凉血止血、收敛止血或祛瘀止血的方药。血止之后，还要消除离经之瘀血，并注意宁血，预防再次出血，最后是补虚，补养虚损的气血以善后。

（三）证治分类

1. 鼻衄

鼻腔出血即为鼻衄，多由火热迫血妄行所致，其中以肺热、胃热、肝火为常见，但也可因血失统摄或阴虚火旺引起。对于鼻衄的辨证论治，应着重辨明火热之有无、证候之虚实、脏腑之不同，在此基础上采用清热泻火、凉血止血、益气摄血、滋阴降火等治法。

鼻衄可因鼻腔局部疾病及全身疾病而引起。内科范围的鼻衄主要见于某些传染病、发热性疾病、血液病、风湿热、高血压、维生素缺乏症、化学药品及药物中毒等引起的鼻出血。至于鼻腔局部病变而引起者，属于五官科范畴。

（1）热邪犯肺

临床表现：鼻燥衄血，其色鲜红，口干咽燥，或伴恶风身热，咳嗽头痛，口干痰少，舌红，苔薄，脉数。

证机概要：燥热伤肺，血热妄行，上溢清窍。

治法：清泄肺热，凉血止血。

代表方：桑菊饮。

常用药：桑叶、菊花、薄荷、连翘辛凉轻透，宣散风热；桔梗、杏仁、甘草宣降肺气，利咽止咳；芦根清热生津；牡丹皮、白茅根、墨旱莲、侧柏叶凉血止血。

若肺热盛而无表证者，去薄荷、桔梗，加黄芩、栀子；阴伤较甚，口、鼻、咽干燥显著者，加玄参、麦冬、生地黄。

（2）胃热炽盛

临床表现：鼻干衄血，血色鲜红，或兼齿衄，伴口渴欲饮，口中臭秽，烦躁便秘，舌红，苔黄，脉数。

证机概要：胃火上炎，迫血妄行。

治法：清胃泻火，凉血止血。

代表方：玉女煎。

常用药：石膏、知母清胃泻火；生地黄、麦冬养阴清热；牛膝引血下行；大蓟、小蓟、白茅根、藕节凉血止血。

若大便秘结者，加生大黄清热通腑；阴伤较甚，口渴，舌红苔少，脉细数者，加天花粉、石斛、玉竹。

（3）肝火上炎

临床表现：鼻衄，血色鲜红，伴口苦，烦躁易怒，两目红赤，耳鸣目眩，舌红，苔黄，脉弦数。

证机概要：火热上炎，迫血妄行，上溢清窍。

治法：清肝泻火，凉血止血。

代表方：龙胆泻肝汤。

常用药：龙胆草、柴胡、栀子、黄芩清肝泻火；泽泻、车前子清利湿热；生地黄、当归、甘草滋阴养血；白茅根、蒲黄、大蓟、小蓟、藕节凉血止血。

若阴液亏耗，口鼻干燥，舌红少津，脉细数者，去车前子、泽泻、当归，加玄参、麦冬、女贞子、旱莲草；阴虚内热，手足心热者，加玄参、龟甲、地骨皮、知母。

（4）气血两虚

临床表现：鼻血淡红，时作时休，或兼齿衄、肌衄，伴神疲乏力，面色㿠白，头晕心悸，夜寐不宁，舌淡，脉细无力。

证机概要：气虚不摄，血溢清窍，血去气伤，气血两亏。

治法：补气摄血。

代表方：归脾汤。

常用药：党参、茯苓、白术、甘草补气健脾；当归、黄芪益气生血；酸枣仁、远志、龙眼肉补心益脾，安神定志；木香理气醒脾；阿胶、仙鹤草、茜草养血止血。

对以上各种证候的鼻衄，除内服汤药治疗外，应结合局部用药治疗，及时止血。可选用：①局部用云南白药止血；②用棉花蘸青黛粉塞入鼻腔止血；③用湿棉条蘸塞鼻散（百草霜15g，龙骨 15g，枯矾 60g，共研极细末）塞鼻等。

2. 齿衄

齿龈出血即为齿衄，又称为牙衄、牙宣。胃热、肾虚是其最主要的病机，尤以胃热所致者多见。齿衄的辨证应着重辨明病变所累及的脏腑和证候的虚实。阳明热盛属实，发病多急，伴牙龈红肿疼痛；肾虚火旺属虚，起病较缓，病程较长，常伴齿摇不坚。实证宜清胃泻火，虚证宜滋阴降火，但均宜伍用凉血止血之品。

齿衄可由齿龈局部病变或全身疾病所引起。内科范围的齿衄，多由血液病、维生素缺乏症及肝硬化等疾病所引起。至于齿龈局部病变引起者，属于口腔科范围。

（1）胃火炽盛

临床表现：齿龈出血，血色鲜红，伴齿龈红肿疼痛，口渴口臭，舌红，苔黄，脉洪数。

证机概要：胃火内炽，循经上犯，灼伤血络。

治法：清胃泻火，凉血止血。

代表方：加味清胃散合泻心汤加减。前方清胃凉血，后方泻火解毒。

常用药：生地黄、牡丹皮、水牛角清热凉血；大黄、黄连、黄芩、连翘清热泻火；当归、甘草养血和中；白茅根、大蓟、小蓟、藕节凉血止血。

若身热口渴者，加石膏、知母清热泻火。

（2）阴虚火旺

临床表现：齿龈出血，血色淡红，起病较缓，常因受热及烦劳而诱发，伴齿摇不坚，舌红，苔少，脉细数。

证机概要：肾阴不足，虚火上炎，络损血溢。

治法：滋阴降火，凉血止血。

代表方：六味地黄丸合茜根散加减。前方滋阴补肾，后方养阴清热，凉血止血。

常用药：熟地黄、山药、山茱萸、茯苓、丹皮、泽泻养阴补肾，滋阴降火；茜草根、黄芩、侧柏叶凉血止血；阿胶养血止血。

如衄血重者，加白茅根、仙鹤草、藕节以加强凉血止血的作用；虚火较甚而见低热、手足心热者，加地骨皮、白薇、知母。

3. 咳血

血由肺及气管外溢，经口咳出，表现为痰中带血，或痰血相兼，或纯血鲜红，兼夹泡沫，均称为咳血，亦称为嗽血或咯血。咳血总由肺络受损所致，感受热邪，热伤肺络，是咳血最常见的原因。其次为情志郁结，郁久化火，肝火犯肺，以及肺肾阴虚，虚火内炽，损伤肺络而致。治则为清热润肺，凉血止血，但应据其分属外感、内伤、实火、虚火的不同，采用不同的方药。此外咳血大多伴有咳嗽，因而不同程度兼夹肺失清肃、宣降失调的病变，治疗时应予兼顾。

咳血见于多种内伤杂病及外感温热病。内科范围的咳血，主要见于支气管扩张症、急性气管 – 支气管炎、慢性支气管炎、肺炎、肺结核、肺癌等。其中由肺结核、肺癌所致者，尚需参阅肺痨及癌病两节。温热病中的风温、暑温导致的咳血，详见《温病学》有关内容。

（1）燥热伤肺

临床表现：喉痒咳嗽，痰中带血，血色鲜红，伴口干鼻燥，或有身热，舌红，苔薄黄少津，脉数。

证机概要：燥热伤肺，肺失清肃，肺络受损。

治法：清热润肺，宁络止血。

代表方：桑杏汤。

常用药：桑叶、栀子、淡豆豉清宣肺热；沙参、梨皮养阴清热；贝母、杏仁肃肺止咳；白茅根、茜草、藕节、侧柏叶凉血止血。

若见发热，头痛，咳嗽，咽痛等症，为风热犯肺，加银花、连翘、牛蒡子；津伤较甚，见干咳无痰，或痰黏不易咯出，苔少舌红乏津者，加麦冬、玄参、天冬、天花粉；痰热蕴肺，肺络受损，见发热，面红，咳嗽，咳血，咳痰黄稠，舌红苔黄，脉数者，加桑白皮、黄芩、知母、栀子、大蓟、小蓟、茜草；热势较甚，咳血较多者，加连翘、黄芩、白茅根、芦根，冲服三七粉。

（2）肝火犯肺

临床表现：咳嗽阵作，痰中带血或纯血鲜红，伴胸胁胀痛，烦躁易怒，口苦目赤，舌红，苔薄黄，脉弦数。

证机概要：木火刑金，肺失清肃，肺络受损。

治法：清肝泻肺，凉血止血。

代表方：泻白散合黛蛤散加减。前方清泻肺热，后方清肝凉血。

常用药：青黛、黄芩清肝凉血；桑白皮、地骨皮清泻肺热；海蛤壳、甘草清肺化痰；墨旱莲、白茅根、大小蓟凉血止血。

若肝火较甚，头晕目赤，心烦易怒者，加牡丹皮、栀子；痰黄黏稠，咯之不畅，加鱼腥草、肺形草；咳血量较多，纯血鲜红，用犀角地黄汤（犀角以水牛角替代）加三七粉（冲服），以清热泻火，凉血止血。

（3）阴虚肺热

临床表现：咳嗽痰少，痰中带血，或反复咳血，血色鲜红，伴口干咽燥，颧红，潮热盗汗，舌红苔少，脉细数。

证机概要：虚火灼肺，肺失清肃，肺络受损。

治法：滋阴润肺，宁络止血。

代表方：百合固金汤。

常用药：百合、麦冬、玄参、生地黄、熟地黄滋阴清热，养阴生津；当归、白芍柔润养血；贝母、甘草肃肺化痰止咳；白及、藕节、白茅根、茜草止血。

本证常合用十灰散凉血止血。反复咳血，且咳血量较多者，加阿胶珠、三七养血止血；潮热，颧红者，加青蒿、鳖甲、地骨皮、白薇清退虚热；盗汗者，加糯稻根、浮小麦、五味子、牡蛎收敛固涩。

4. 吐血

血由胃来，经呕吐而出，血色红或紫暗，常夹有食物残渣，称为吐血，亦称为呕血。清·何梦瑶《医碥·吐血》云："吐血即呕血。旧分无声曰吐，有声曰呕，不必。"多由胃络受损所致。胃腑本身或他脏疾患，导致胃络损伤，血溢胃内，血随气逆，经口吐出。其中以胃中积热，胃络受损，或肝气郁结，脉络阻滞，郁久化火，逆乘于胃，胃络损伤，以及中气亏虚，气不摄血，血溢胃内等三种情况为多见。吐血的治疗当辨证候之缓急、病性之虚实、火热之有无。吐血初起以热盛所致者为多，当清火降逆，但应注意治胃、治肝之别；吐血量多时容易导致气随血脱，当急用益气固脱之法；气虚不摄者，当大剂益气固摄之品，以复统摄之权；吐血之后或日久不止者，则需补养心脾，益气生血。

吐血主要见于上消化道出血，其中以消化性溃疡出血及肝硬化所致的食管、胃底静脉曲张破裂出现为多见，其次见于食管炎、急慢性胃炎、胃黏膜脱垂症以及某些全身性疾病（如血液病、尿毒症、应激性溃疡）引起的出血。

（1）胃热壅盛

临床表现：吐血色红或紫暗，常夹有食物残渣，伴脘腹胀闷，嘈杂不适，甚则作痛，口臭便秘，大便色黑，舌红，苔黄，脉滑数。

证机概要：胃热内郁，热伤胃络。

治法：清胃泻火，化瘀止血。

代表方：泻心汤合十灰散加减。前方清胃泻火，后方清热凉血，收涩止血。

常用药：黄芩、黄连、大黄苦寒泻火；牡丹皮、栀子清热凉血；大蓟、小蓟、侧柏叶、茜草根、白茅根清热凉血止血；棕榈皮收敛止血。且大蓟、小蓟、茜草根、大黄、牡丹皮兼有活血化瘀作用，止血而不留瘀。

若胃气上逆，见恶心呕吐者，加代赭石、竹茹、旋覆花；热伤胃阴，见口渴、舌红而干、脉象细数者，加麦冬、石斛、天花粉。

（2）肝火犯胃

临床表现：吐血色红或紫暗，伴口苦胁痛，心烦易怒，寐少梦多，舌红，苔黄，脉弦数。

证机概要：肝火横逆，胃络损伤。

治法：泻肝清胃，凉血止血。

代表方：龙胆泻肝汤。

常用药：龙胆草、柴胡、黄芩、栀子清肝泻火；泽泻、车前子清热利湿；生地黄、当归滋阴养血；白茅根、藕节、墨旱莲、茜草凉血止血。

若胁痛甚者，加郁金、制香附理气活络定痛；见有积块者，加鳖甲、龟甲、牡蛎软坚散结；血热妄行，吐血量多，加水牛角、丹皮、赤芍、大黄炭。

（3）气虚血溢

临床表现：吐血缠绵不止，时轻时重，血色暗淡，伴神疲乏力，心悸气短，面色苍白，舌淡，脉细弱。

证机概要：中气亏虚，统血无权，血液外溢。

治法：健脾益气摄血。

代表方：归脾汤。

常用药：党参、茯苓、白术、甘草补气健脾；当归、黄芪益气生血；木香理气醒脾；阿胶、仙鹤草养血止血；炮姜炭、白及、乌贼骨温经固涩止血。

若气损及阳，脾胃虚寒，症见肤冷、畏寒、便溏者，治宜温经摄血，改用柏叶汤，以侧柏叶止血，艾叶、炮姜炭温经止血。

吐血若出血量多，易致气随血脱。若出现面色苍白、汗出肢冷、脉微欲绝等症，亟当用独参汤等益气固脱，并结合西医方法积极救治。

5. 便血

便血系胃肠脉络受损，血不循经，溢入胃肠，随大便而下，或大便色黑呈柏油样。若病位在胃，因其远离肛门，血色变黑，又称远血；若病位在肠，出血色多鲜红，则称近血。便血的原因多样，但以热灼血络和脾虚不摄两类所致者为多，清热凉血、益气摄血为便血的主要治法。

内科杂病的便血主要见于胃肠道的炎症、溃疡、肿瘤、息肉、憩室炎等。

（1）肠道湿热

临床表现：大便状若柏油，或色红黏稠，伴大便黏滞不爽，或有腹痛，口苦口臭，舌红，苔黄腻，脉濡数。

证机概要：湿热蕴结，脉络受损，血溢肠道。

治法：清化湿热，凉血止血。

代表方：地榆散合槐角丸加减。两方均能清热化湿，凉血止血，但地榆散清化湿热之力较强，槐角丸兼能理气活血。

常用药：地榆、茜草、槐角凉血止血；栀子、黄芩、黄连清热燥湿，泻火解毒；茯苓淡渗利湿；防风、枳壳、当归疏风理气活血。

若便血日久，湿热未尽而营阴已亏，应清热除湿与补益阴血双管齐下，虚实兼顾，扶正祛邪，可选用清脏汤或脏连丸。

（2）热灼胃络

临床表现：便色如柏油，或稀或稠，常有饮食伤胃史，伴胃脘疼痛，口干尿赤，舌红苔黄，脉数。

证机概要：胃热内郁，热伤胃络，血溢肠道。

治法：清胃止血。

代表方：泻心汤合十灰散加减。前方清胃泻火，后方清热凉血，收涩止血。

常用药：黄芩、黄连、大黄苦寒泻火；牡丹皮、栀子清热凉血；大蓟、小蓟、侧柏叶、茜草根、白茅根清热凉血止血；棕榈皮收敛止血。

若出血较多，增加大小蓟的用量，加仙鹤草、白及、地榆炭、紫草、三七等。亦可选用生大黄粉调蜂蜜口服。

（3）气虚不摄

临床表现：便血淡红或紫暗不稠，伴倦怠食少，面色萎黄，心悸少寐，舌淡，脉细。

证机概要：中气亏虚，气不摄血，血溢胃肠。

治法：益气摄血。

代表方：归脾汤。

常用药：党参、茯苓、白术、甘草补气健脾；当归、黄芪益气生血；酸枣仁、远志、龙眼肉补心益脾，安神定志；木香理气醒脾；阿胶、槐花、地榆、仙鹤草养血止血。

若中气下陷，神疲气短，肛坠者，加柴胡、升麻、黄芪益气升陷。

（4）脾胃虚寒

临床表现：便血紫暗，甚则色黑状如柏油，反复发作，伴脘腹隐痛，素喜热饮，面色不华，神倦懒言，平素便溏，舌淡，苔白滑，脉细。

证机概要：中焦虚寒，统血无力，血溢胃肠。

治法：健脾温中，养血止血。

代表方：黄土汤。

常用药：灶心土、炮姜温中止血；白术、附子、甘草温中健脾；地黄、阿胶珠养血止血；黄芩苦寒坚阴以反佐；白及、乌贼骨收敛止血；三七、花蕊石活血止血。

若阳虚较甚，畏寒肢冷者，去黄芩、地黄之苦寒滋润，加鹿角霜、干姜、艾叶温阳止血。

便血严重时应予禁食。轻症便血应注意休息，重症者则应卧床。应注意观察便血的颜色、性状及次数。若出现头昏、心慌、烦躁不安、面色苍白、脉细数等，常为大出血的征兆，应积极救治。

6. 尿血

小便中混有血液，甚或伴有血块的病证，称为尿血。因出血量及病位不同，而使小便呈淡红色、鲜红色或茶褐色。尿血的病位在肾及膀胱，其主要病机是热伤脉络或脾肾不固，血入水道而成尿血。治疗当辨证候之缓急、病性之虚实、火热之旺盛。实热多由感受热邪所致，治应清热泻火；虚热则多由烦劳过度，耗伤阴精，或热邪耗阴，正虚邪恋所致，治应滋阴降火。脾肾不固所致则主要由饮食不节、劳伤过度、年老体衰及久病迁延等原因引起。脾虚则中气不足，统血无权，血随气陷，治当补脾摄血；肾虚则下元空虚，封藏失职，血随尿出，治当补肾固摄。

尿血一般指肉眼血尿而言，出血量小的"镜下血尿"，也属于尿血范围。西医学中的尿路感染、肾结核、肾小球肾炎、泌尿系肿瘤以及全身性疾病（如血液病、结缔组织病等）出现的血尿，均可参照本病辨证论治。

（1）下焦湿热

临床表现：小便黄赤灼热，尿血鲜红，伴心烦口渴，面赤口疮，夜寐不安，舌红，脉数。

证机概要：热伤阴络，血渗膀胱。

治法：清热利湿，凉血止血。

代表方：小蓟饮子。

常用药：小蓟、生地黄、藕节、蒲黄凉血止血；栀子、通草、竹叶清热泻火；滑石、甘草利水清热，导热下行；当归养血活血。

若热盛而心烦口渴者，加黄芩、天花粉清热生津；尿血较甚者，加槐花、白茅根凉血止血；尿中夹有血块者，加桃仁、红花、牛膝活血化瘀；大便秘结，加大黄通腑泄热。

（2）肾虚火旺

临床表现：小便短赤带血，时作时止，伴头晕耳鸣，颧红潮热，腰膝酸软，舌红，苔少，脉细数。

证机概要：虚火内炽，灼伤脉络。

治法：滋阴降火，凉血止血。

代表方：知柏地黄丸。

常用药：生地黄、山药、山茱萸、茯苓、泽泻、牡丹皮滋补肾阴，"壮水之主，以制阳光"，其中生地黄、牡丹皮又可凉血化瘀以止血；知母、黄柏滋阴降火；墨旱莲、大蓟、小蓟、藕节、蒲黄凉血止血。

若颧红潮热者，加地骨皮、白薇清退虚热。

（3）脾不统血

临床表现：久病尿血，量多色淡，甚或兼见齿衄、肌衄，伴食少便溏，体倦乏力，气短声低，面色不华，舌淡，脉细弱。

证机概要：中气亏虚，统血无力，血渗膀胱。

治法：补中健脾，益气摄血。

代表方：归脾汤。

常用药：党参、茯苓、白术、甘草补气健脾；当归、黄芪益气生血；酸枣仁、远志、龙眼肉补心益脾，安神定志；木香理气醒脾；熟地黄、阿胶、仙鹤草、槐花养血止血。

若气虚下陷而少腹坠胀者，加升麻、柴胡，配合原方中的党参、黄芪、白术，以起到益气升阳的作用。

（4）肾气不固

临床表现：久病尿血，血色淡红，伴头晕耳鸣，精神困惫，腰脊酸痛，舌淡，脉沉弱。

证机概要：肾虚不固，血失藏摄。

治法：补益肾气，固摄止血。

代表方：无比山药丸。

常用药：熟地黄、山药、山茱萸、怀牛膝补肾益精；肉苁蓉、菟丝子、杜仲、巴戟天温肾助阳；茯苓、泽泻健脾利水；五味子、赤石脂益气固涩；仙鹤草、蒲黄、槐花、紫珠草止血。

若尿血较严重者，加牡蛎、金樱子、补骨脂固涩止血；腰脊酸痛，畏寒神怯者，加鹿角片、狗脊温补督脉。

7. 紫斑

血液溢出于肌肤之间，皮肤表现青紫斑点或斑块的病证，称为紫斑，亦称肌衄。由外感温毒所致者称葡萄疫。紫斑多发生在四肢，尤以下肢多见。皮肤呈点状或片状青紫斑块，大小不等，形状不一，用手指按压紫斑处，其色不褪，部分患者可伴有发热、头痛、纳差、腹痛、肢体关节疼痛等症。紫斑的治疗，应根据紫斑的数量、颜色及有无其他部位出血等情况，辨识病情的轻重。紫斑常伴有齿衄、鼻衄，甚或尿血或便血。紫斑的治则是清热解毒、滋阴降火、益气摄血及宁络止血。本病由火热熏灼，血溢脉外所致，属实火者，当着重清热解毒，属虚火者，着重养阴清热。虚实二者皆可配伍凉血止血、化瘀消斑的药物。对于反复发作，久病不愈，或气血亏虚，气不摄血者，又当益气摄血，并适当配伍养血止血、化瘀消斑的药物。

多种外感及内伤的原因都会引起紫斑。外感温热病热入营血所出现的发斑，可参阅《温病学》有关内容。本篇主要讨论内科杂病范围的紫斑，常见于西医学的原发性血小板减少性紫癜及过敏性紫癜。药物、化学和物理因素等引起的继发性血小板减少性紫癜，亦可参考本病辨证论治。

（1）血热妄行

临床表现：皮肤出现青紫斑点或斑块，斑色偏红，甚则鼻衄、齿衄、便血、尿血，伴发热口渴，便秘尿赤，舌红，苔黄，脉弦数。

证机概要：热壅经络，迫血妄行。

治法：清热解毒，凉血止血。

代表方：犀角地黄汤合十灰散加减。前方重在清热解毒，凉血散瘀，后方偏于凉血止血。

常用药：水牛角、生地黄、赤芍、牡丹皮、栀子清营凉血；大蓟、小蓟、侧柏叶、茜草根、白茅根清热凉血止血；棕榈皮收敛止血；大黄通腑泄热。

若热毒炽盛，发热，出血广泛者，加生石膏、龙胆草、紫草，冲服紫雪丹；热壅胃肠，气血郁滞，症见腹痛、便血者，加白芍、甘草、地榆、槐花；邪热阻滞经络，关节肿痛者，加秦艽、木瓜、桑枝。

（2）阴虚火旺

临床表现：皮肤出现青紫斑点或斑块，时发时止，斑色偏暗，常兼鼻衄、齿衄或经量色红质稠，伴颧红头晕，口渴心烦，手足心热，或有潮热盗汗，舌红，苔少，脉细数。

证机概要：虚火内炽，灼伤脉络。

治法：滋阴降火，宁络止血。

代表方：茜根散。

常用药：茜草根、黄芩、侧柏叶清热凉血止血；生地黄、阿胶滋阴养血止血；甘草和中解毒。

若阴虚较甚者，加玄参、龟甲、女贞子、墨旱莲养阴清热止血；潮热者，加地骨皮、白薇、秦艽清退虚热；肾阴亏虚而虚火不甚，症见腰膝酸软，头晕乏力，手足心热，舌红少苔，脉细数者，用六味地黄丸，加茜草根、大蓟、槐花、紫草凉血止血，化瘀消斑。

（3）气不摄血

临床表现：皮肤青紫斑点或斑块反复发生，其色偏淡，伴神疲乏力，头晕目眩，面色苍白或萎黄，食欲不振，舌淡，脉细弱。

证机概要：中气亏虚，统摄无力。

治法：补气摄血。

代表方：归脾汤。

常用药：人参、茯苓、白术、甘草补气健脾；当归、黄芪益气生血；酸枣仁、远志、龙眼肉补心益脾，安神定志；木香理气醒脾；仙鹤草、棕榈炭、地榆、蒲黄、茜草根、紫草止血消斑。

若肾气不足而见腰膝酸软者，加山茱萸、菟丝子、续断补益肾气。

上述各种证候的紫斑，兼有齿衄且较甚者，合用漱口药（生石膏30g，黄柏15g，五倍子15g，儿茶6g，浓煎漱口，每次5～10分钟）。

【临证备要】

1. "治吐血三要法"与"治血四法"。明·缪希雍《先醒斋医学广笔记·吐血》强调行血、补肝、降气在治疗吐血中的重要作用，提出"宜行血不宜止血""宜补肝不宜伐肝""宜降气不宜降火"的治吐血三要法。这是对吐血治法的新发展，并带有补偏救弊的性质。应根据病情辩证地对待行血－止血、补肝－伐肝、降气－降火这三对治法。《血证论·吐血》中提出止血、消瘀、宁血、补虚的"治血四法"，认为治疗血证时"唯以止血为第一要法。血止之后，其离经而未吐出者，是为瘀血，既与好血不相合，反与好血不相能……必亟为消除，以免后来诸患，故以消瘀为第二治法。止血消瘀之后，又恐血再潮动，则须用药安之，故以宁血为第三法。邪之所凑，其正必虚，去血既多，阴无有不虚者矣，阴者阳之守，阴虚则阳无所附，久且阳随而亡，故又以补虚为收功之法。四者乃通治血证之大纲。"止、消、宁、补治血四法，确实是通治血证之大纲，值得临床借鉴参考。

2. 注意辨证与辨病互参。血证包括鼻衄、齿衄、咳血、吐血、便血、尿血、紫斑等，涉及西医学中的多种疾病，尤其是一些危重疾病，在诊治过程中宜辨证论治的同时，与辨病相结合，以提高疗效。

3. 在急性上消化道出血（可表现为吐血及便血）的现代治疗中，大黄、白及、云南白药、三七、地榆等药常被选用。现代药理研究证实大黄具有多方面的止血作用。因此，治疗急性上消化道出血，大黄常作为首选药物。常取生大黄粉，每次3～5g，每日4次，温水调服，或用蜂蜜调成浆液状（黄蜜浆）口服，可以起到很好的止血消瘀作用，且蜂蜜可以减少大黄苦寒伤正之弊。

4. 根据出血部位有针对性地选用止血药。火热与瘀血是鼻衄的主要原因，祛瘀凉血是常用的治法，在辨证的基础上加川牛膝、白茅根、仙鹤草等，可以起到引血归经、活血止血的作用；咳血可选白茅根、藕节；齿衄可选茜草根、墨旱莲；吐血和便血（远血）除大黄粉外，还可选白及、云南白药或灶心土；便血（近血）选生槐花、生地榆；尿血选用白茅根、小蓟、石韦、琥珀等药，既有止血作用，又能利小便。患者临床表现大便潜血试验阳性者可归入便血，而尿液显微镜下见红细胞者可归入尿血论治。

【预防调护】

注意气候变化，应"虚邪贼风，避之有时"。注意饮食有节，宜进食清淡、易于消化、富有营养的食物，如新鲜蔬菜、水果、瘦肉、蛋类等，忌食辛辣香燥、油腻炙煿之品。避免情志过极。保持精神愉快，劳逸适度，防止气机郁滞。

根据出血量多少辨别疾病轻重缓急辨证施护。要注意消除血证患者的紧张、恐惧、忧虑等不良情绪。注意休息，严密观察病情的发展和变化，若出现头昏、心慌、汗出、面色苍白、四肢湿冷、脉芤或细数等，应及时救治。若吐血量大或频频吐血者，应暂予禁食，积极抢救。

【小结】

血证以血液不循常道，溢于脉外为共同特点。常见的有鼻衄、齿衄、咳血、吐血、便血、尿血、紫斑等。外感、内伤的多种病因均会导致血证。基本病机可归纳为火热熏灼及气虚不摄两大类。治火、治气、治血是治疗血证的基本原则。治火应清热泻火或滋阴降火；治气应清气降气或补气益气；治血则当遵循《血证论》提出的止血、消瘀、宁血、补虚四原则。各种血证均可酌情选用凉血止血、收敛止血或活血止血的药物。并严密观察病情，做好调摄护理，对促进血证的治愈有重要意义。血证的预后有三个方面：与出血量最为密切。出血量少者病轻，出血量多者病重，甚至可形成气随血脱的危急重症。外感易治，内伤难愈。新病易治，久病难疗。与伴随症状有关。伴有发热、咳喘、脉数等症者，一般病情较重。

【名医验案】

王某，女，35岁，工人。

初诊：患者素有慢性支气管炎，10年来时常咳血。昨起略有咳嗽且痰中带血甚多，胸闷痛，上身热，大便干燥，苔薄，脉细弦而数。此为肝火犯肺，灼伤阳络，拟清肺平肝，和络止血，用泻白散合黛蛤散加味。处方：桑白皮12g，地骨皮12g，仙鹤草30g，麦冬9g，侧柏叶9g，竹茹9g，枇杷叶12g，白茅根30g，制川军9g，黛蛤散15g。7剂。

二诊：服药后咳血已止，胸闷痛、身热均减，大便亦转润，苔、脉如前。再守原意，前方去竹茹，加郁金9g。7剂。

服后，病情大减，继续巩固治疗一个时期，以防复发。

按：本案久病反复咯血，肺阴已虚，气失清肃。素体肝火偏旺，阴虚火扰，灼伤肺络，炼液为痰，故见咳痰带血，胸痛身热。方用泻白散清肺热，黛蛤散平肝火，用仙鹤草、侧柏叶、白茅根、制大黄凉血止血。二诊时咳血虽止而胸闷、胸痛未除，增郁金以解郁宽胸。（上海中医学院附属龙华医院.黄文东医案.上海人民出版社.1977.）

【古籍摘要】

《三因极一病证方论·失血叙论》："夫血犹水也，水由地中行，百川皆理，则无壅决之虞。血之周流于人身荣、经、府、俞，外不为四气所伤，内不为七情所郁，自然顺适，万一微爽节宣，必至壅闭，故血不得循经流注，荣养百脉，或泣或散，或下而亡反，或逆而上溢，乃有吐、衄、便、利、汗、痰诸证生焉。"

《医学入门·杂病提纲·内伤》："血随气行，气行则行，气止则止，气温则滑，气寒则凝。

故凉血必先清气，知血出某经，即用某经清气之药，气凉则血自归队。若有瘀血凝滞，又当先去瘀而后调气，则其血立止。或元气本虚，又因生冷劳役，损胃失血者，却宜温补，敛而降之，切忌清凉，反致停瘀胸膈不散，量之。"

《先醒斋医学广笔记·吐血》："吐血三要法：宜行血不宜止血。血不行经络者，气逆上壅也，行血则血循经络，不止自止。止之则血凝，血凝则发热恶食，病日痼矣。宜补肝不宜伐肝。经曰：五脏者，藏精气而不泻者也。肝为将军之官，主藏血。吐血者，肝失其职也。养肝则肝气平而血有所归，伐之则肝虚不能藏血，血愈不止矣。宜降气不宜降火。气有余即是火，气降即火降，火降则气不上升，血随气行，无溢出上窍之患矣。降火必用寒凉之剂，反伤胃气，胃气伤则脾不能统血，血愈不能归经矣。"

【文献推介】

1. 林平，施婧瑶，黄铭涵，等 . 五运六气理论与上消化道出血相关性研究 [J]. 中华中医药杂志，2012，27（10）：2568-2570.

2. 张曙光 .《金匮要略》血证证治源流研究 [D]. 辽宁中医药大学，2010.

3. 姜德友，罗正凯 . 血证源流考 [J]. 安徽中医学院学报，2008，（05）：1-4.

第三节 痰 饮

痰饮是指体内水液输布、运化失常，停积于某些部位为主症的疾病。痰，古通"淡"，是指水一类可以"淡荡流动"的物质。饮也指水液，作为致病因素，则指病理性质的液体。为此，古代所称的"淡饮""流饮"，实均指痰饮而言。痰饮有广义和狭义之分，广义痰饮包括痰饮、悬饮、溢饮、支饮四类，是诸饮的总称。饮停胃肠则为狭义的痰饮；饮流胁下则为悬饮；饮溢肢体则为溢饮；饮撑胸肺则为支饮。痰饮所涉及的临床病种广泛，表现复杂。西医学中的慢性支气管炎、支气管哮喘、渗出性胸膜炎、慢性胃炎、心力衰竭、肾炎水肿等出现痰饮表现者属本病范畴，可参照本节辨证论治。

先秦《神农本草经》中有"留饮痰癖，大腹水肿""胸中痰结""留饮宿食"等记载。《黄帝内经》对"水饮""溢饮""积饮"等已有认识，该书对水液代谢生理、病理有全面论述，认为脾肾功能失调，湿邪淫溢，发生停饮之病。《素问·脉要精微论》云："溢饮者渴暴多饮，而易入肌皮肠胃之外也。"这些都为后世痰饮学说的形成和发展奠定了理论基础。

汉代始有"痰饮"之称，东汉·张仲景《金匮要略》中有专篇论述，首次将广义痰饮分为痰饮、悬饮、溢饮、支饮四类，提出"病痰饮者，当以温药和之"治疗原则，列有苓桂术甘汤、己椒苈黄丸、小青龙汤等多个方剂，对后世医家影响巨大。

隋唐至金元时期逐渐形成了以广义的痰为核心的痰饮病证体系。多以痰概饮或痰饮并提，同时保留了狭义痰饮概念。南梁·陶弘景《名医别录·上品》说旋覆花消"心胁痰水"，东晋·葛洪《肘后备急方·卷四》列"治胸膈上痰饮诸方"等。隋·巢元方《诸病源候论·痰饮病诸候》论述了痰饮病因、证候、所生诸病及治疗原则。唐·孙思邈《备急千金要方·胆虚实》创制了治痰名方温胆汤。

宋·严用和《济生方·痰饮论治》中提出："人之气道贵乎顺，顺则津液流通，决无痰饮之患。调摄失宜，气道闭塞，水饮停于胸府。"杨士瀛《仁斋直指方论》首次将痰饮分为"痰涎"和"水饮"，提出饮清稀而痰稠浊。元·朱丹溪《丹溪心法》提出"百病中多有兼痰者""痰夹瘀血，遂成窠囊"，首先倡导痰瘀同病。

明·张景岳《景岳全书·杂证谟》云："五脏之病，虽俱能生痰，然无不由乎脾肾。"强调了脾肾在致痰病因中的主导地位。清·叶天士《临证指南医案》总结前人治疗痰饮病的经验，提出"外饮治脾，内饮治肾"之说。

【病因病机】

外感寒湿、饮食不当或劳欲所伤等，引起肺、脾、肾功能失调，津液不归正化，或代谢失常，或停于局部，形成无形或有形的复杂痰饮病证。

（一）病因

1. 外感寒湿　因气候湿冷，或冒雨涉水，坐卧湿地，寒湿之邪侵袭肌表，困遏卫阳，致使肺不能宣布水津，脾无以运化水湿，水津停滞，积而成饮、成痰。

2. 饮食不当　如暴饮过量、恣饮冷水、进食生冷，或炎夏受热以及饮酒后，因热伤冷，冷热交结，中阳被遏，脾失健运，湿从内生，水液停积，而为痰饮。《金匮要略·痰饮咳嗽病脉证并治》所论"夫病人饮水多，必暴喘满。凡食少饮多，水停心下，甚者则悸，微者短气"，即指此类。

3. 劳欲体虚　劳倦、纵欲太过，伤及脾肾之阳，水液失于输化，停而成饮。体虚气弱，或劳倦太过，多易伤于水湿，水饮停蓄为病。《儒门事亲·饮当去水温补转剧论》提出"人因劳役远来，乘困饮水，脾胃力衰"为饮停之因素。

（二）病机

痰饮的基本病机主要为三焦气化失职，肺、脾、肾功能失调，阳虚阴盛，津液停聚。三焦司全身气化，为内脏之外府、水液运行之道路，气化则水行。若三焦失通失宣，阳虚水液不运，必致水饮停积为患。如《圣济总录·痰饮统论》云："三焦者，水谷之道路，气之所终始也。三焦调适，气脉平匀，则能宣通水液，行入于经，化而为血，溉灌周身。若三焦气涩，脉道壅闭，则水饮停滞，不得宣行，聚成痰饮。"

五脏之伤皆可生痰，但与肺、脾、肾功能失调最为密切。肺居上焦而主气，又主宣发肃降和通调水道。或外感邪气伤肺，或气郁气滞，或血瘀气滞，或阳气不足，均致肺气失于宣达，通调失职，津液失于布散，聚而为痰。脾居中州，主运化，布散水谷精微以养五脏。若湿邪困脾，则脾失运化，或脾阳、脾气亏虚而致脾虚不运，均使水谷精微不归正化，聚而为痰。肾居下焦，主气化水液，司膀胱而泌清浊。若肾气肾阳不足，蒸化失司，水湿泛滥，亦可导致痰饮内生。此三脏之中，以脾运失司最为关键。因脾所居为升降之枢，太阴脾土阳气易伤，脾阳既伤，上不能输精微以养肺，水谷不归正化，反为痰饮而干肺，下不能助肾以制水，水寒之气反伤肾阳，由此则致水液内停中焦，流溢四处，波及五脏。

痰饮的病理性质，总属阳虚阴盛，输化失调，因虚致实，水饮停积为患。水饮属于阴类，非阳不运，若阳气虚衰，气不化津，则阴邪偏盛，寒饮内停。饮邪具有流动之性，饮留胃肠，则为痰饮；饮流胁下，则为悬饮；饮流肢体，则为溢饮；聚于胸肺，则为支饮。故中阳素虚，脏气不足，实是发病的内在病理基础。若因时邪与里水相搏，或饮邪久郁化热，则表现为饮热相杂之候。若因气滞、血瘀而生痰、积饮，可见痰气相搏、痰瘀互结。此外，也有虚实错杂，或貌实而本虚，或因实致虚，虚实错杂者。

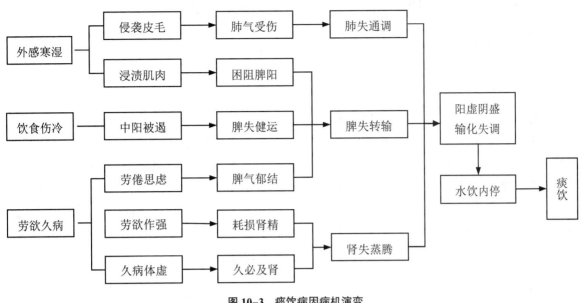

图 10-3　痰饮病因病机演变

【诊断与鉴别诊断】

（一）诊断

根据四饮的不同临床特征，并结合病因、病史进行诊断。

1. 痰饮　心下满闷，呕吐清水痰涎，胃肠沥沥有声，形体昔肥今瘦，属饮停胃肠。

2. 悬饮　胸胁饱满，咳唾引痛，喘促不能平卧，或有肺痨病史，属饮流胁下。

3. 溢饮　身体疼痛而沉重，甚则肢体浮肿，汗当出而不出，或伴咳喘，属饮溢肢体。

4. 支饮　咳逆倚息，短气不得平卧，其形如肿，属饮邪支撑胸肺。

胸部 X 线及 CT 检查有助于慢性支气管炎、支气管哮喘、渗出性胸膜炎的诊断；胃镜检查可明确慢性胃炎诊断；有心功能不全的临床表现者，颈静脉压或肺毛细血管楔压（PCWP）增高，有助于右心衰或左心衰的诊断；尿常规、肾功能等检查有助于肾炎等疾病的诊断。

（二）鉴别诊断

1. 痰饮与痰证　广义痰饮四种类型各有其病位和表现，悬饮、溢饮、支饮都不难区别。狭义痰饮其病位应在胃肠，主要表现是心下满闷，呕吐清水痰涎，胃肠沥沥有声。而其他疾病中所出现的痰证，则应以相应疾病的特有表现为主，痰证常作为阶段性病情而出现，病位也不局限在胃肠。

2. 溢饮与风水证　风水证即水肿之风水相搏证，可分为表实、表虚两个类型。表实者，水肿而无汗，身体疼重，与水泛肌表之溢饮基本相同。如见肢体浮肿而汗出恶风，则属表虚，与溢饮有异。

3. 支饮、伏饮与肺胀、喘证、哮病　这些病证均有咳逆上气、喘满、咳痰等表现。但肺胀是肺系多种慢性疾患日久渐积而成；喘证是多种急慢性疾病的重要表现；哮病是呈反复发作的一个独立疾病；支饮是痰饮的一个类型，因饮邪支撑胸肺而致；伏饮是指伏而时发的饮证。其发生、发展、转归均有不同，但其间亦有一定联系。如肺胀在急性发病阶段，可以表现支饮证候；喘证的肺寒、痰饮两证，又常具支饮特点；哮证又属于伏饮范围。

【辨证论治】

（一）辨证要点

1. 辨痰、悬、溢、支四饮 从病位而言，痰饮病在胃肠，悬饮病在胸胁，溢饮病在四肢，支饮病在肺脏。从临床表现来看，痰饮以脘痞、肠鸣、吐清涎为主；悬饮以胸胁不适、咳嗽时引起胸胁疼痛为特点；溢饮以四肢肿胀重痛为主症；支饮主要表现为咳逆倚息、短气不得卧。

2. 辨虚实 痰饮为病，本虚标实，虚多实少。本虚为阳气不足，标实指水饮留聚。因饮为阴邪，易于闭遏阳气，常表现为阳虚阴盛之证候。又有偏于阳虚，或偏于阴盛饮聚，或阳虚与阴盛俱显之不同，此与患者平素正气的强弱有关。

3. 辨寒热 本病临床所见以寒证居多，但也有郁久化热者。初起若有寒热见症，为夹表邪；饮积不化，气机升降受阻，常兼气滞饮郁化热。

此外，还当注意区分痰饮是病理产物，还是导致当前病证的因素。一般而言，素有伏饮而发病者，是因饮而致病；先病而后出现痰饮者，是因病生饮。

（二）治则治法

痰饮的治疗当以温化为原则。因饮为阴邪，遇寒易聚，得温则行，通过温阳以化气，则饮易化且水易行，饮随水散。此即《金匮要略》提出的"病痰饮者，当以温药和之"治疗原则。具体治法，要根据表里虚实不同，灵活运用温清消补之法。如水饮壅盛者，应祛饮以治标；邪在表者，当温散发汗；在里者，应温化利水；正虚者补之；邪实者攻之。如属邪实正虚，则当消补兼施；饮热相杂者，又当温清并用。

（三）证治分类

1. 痰饮

多由素体脾虚，运化不健，复加饮食不当，或为外湿所伤，而致脾阳虚弱，饮留胃肠引起。

（1）脾阳虚弱

临床表现：胸胁支满，心下痞闷，胃中有水声，伴脘腹喜温畏冷，泛吐清水痰涎，饮入易吐，口渴不欲饮水，头晕目眩，心悸气短，食少，大便或溏，形体逐渐消瘦，舌苔白滑，脉弦细而滑。

证机概要：脾阳虚弱，清阳不升，水饮停胃。

治法：温脾化饮。

代表方：苓桂术甘汤合小半夏加茯苓汤加减。前方温阳化饮，健脾利水，后方止呕降逆，温胃蠲饮。

常用药：桂枝、生姜温脾化饮；茯苓、白术淡渗利水，与甘草补气健脾；陈皮、半夏理气化痰降逆。

若胸满，心下痞者，加薤白、瓜蒌祛痰宽胸消痞；泛吐清水者，加吴茱萸温脾散寒；心悸气短者，加黄芪补气升阳；便溏者，加薏苡仁健脾利水；苔白滑而灰，气短重者，加制附子加强温阳散寒化饮。

（2）饮留胃肠

临床表现：心下坚满或痛，自利，利后反快，或虽利，但心下续坚满，或水走肠间，沥沥有声，腹满，排便不畅，舌苔腻，色白或黄，脉沉弦或伏。

证机概要：水饮壅结，留于胃肠，郁久化热。

治法：攻下逐饮。

代表方：甘遂半夏汤或己椒苈黄丸加减。前方化痰逐饮，散结通脉，后方涤饮泻热，前后分消。

常用药：甘遂、半夏逐饮降逆；白芍、蜂蜜酸甘缓中，以防伤正；甘草与甘遂相反相激，驱逐留饮；大黄、葶苈子攻坚决壅，泻下逐水；防己、椒目辛宣苦泄，通利小便。

若心下坚而满者，加陈皮、厚朴行气散饮；心下痛者，加木香理气止痛；利下腹满反复者，为正气已伤，加干姜温脾助阳，加黄芪、白术补中益气；肠鸣腹满者，加枳壳、大腹皮理气；口干舌燥者，加天花粉、葛根生津；苔腻者，加砂仁、陈皮化湿。

2. 悬饮

多因素体不强，或原有其他慢性疾病，肺虚卫弱，时邪外袭，肺失宣通，饮停胸胁，络气不和。如若饮阻气郁，久则可以化火伤阴或耗损肺气。

（1）邪犯胸肺

临床表现：咳痰胸痛，咳甚气急，伴寒热往来，身热起伏，汗少，或发热不恶寒，有汗而热不解，咳嗽，痰少，呼吸、转侧则疼痛加重，心下痞硬，舌苔薄白或黄，脉弦数。

证机概要：邪犯胸肺，枢机不利，肺失宣降。

治法：和解宣利。

代表方：柴枳半夏汤。

常用药：柴胡、黄芩清解少阳；瓜蒌、半夏宽胸化痰；青皮、枳壳理气开结；赤芍和络止痛；桔梗、杏仁宣肺止咳。

若痰饮内结，肺失肃降，见咳逆气急者，加白芥子、桑白皮；咳嗽而痰难出者，加浙贝母、鲜竹沥清化痰热；胁痛较甚者，加郁金、桃仁、延胡索通络止痛；心下痞硬，口苦，干呕者，加黄连以配半夏、瓜蒌苦辛开痞散结；身热盛而汗出，咳嗽气粗者，去柴胡，加麻黄、杏仁、石膏清热宣肺化痰。

（2）饮停胸胁

临床表现：胸胁疼痛，咳唾引痛，痛势较前减轻，而呼吸困难加重，伴咳逆气喘，息促不能平卧，或仅能偏卧于停饮一侧，病侧肋间胀满，甚则可见偏侧胸廓隆起，舌苔白，脉沉弦或弦滑。

证机概要：饮停胸胁，脉络受阻，肺气郁滞。

治法：泻肺祛饮。

代表方：椒目瓜蒌汤合十枣汤加减。前方泻肺降气，化痰逐饮，后方攻逐水饮。

常用药：葶苈子、桑白皮泻肺逐饮；苏子、瓜蒌皮、杏仁、枳壳降气化痰；椒目、茯苓、猪苓、泽泻、冬瓜皮、车前子利水导饮；甘遂、大戟、芫花攻逐水饮。

如用十枣汤或控涎丹峻下逐水，剂量均应从小量递增，一般连服3～5日，必要时停二三日后再服。应注意顾护胃气，如药后呕吐、腹痛、腹泻过剧，宜减量或停服。

若痰浊偏盛，胸部满闷，舌苔浊腻者，加薤白、杏仁通阳宽胸宣肺；水饮久停难去，胸胁支满，体弱，食少者，加桂枝、白术、甘草等通阳健脾化饮，不宜再予峻攻，徒劳伤正；咳喘不减者，加桔梗、枇杷叶、杏仁宣发肺气。

（3）络气不和

临床表现：胸胁疼痛，如灼如刺，伴胸闷不舒，呼吸不畅，或有闷咳，甚则迁延，经久不已，阴雨天更甚，可见病侧胸廓变形，舌暗，苔薄，脉弦。

证机概要：饮邪久郁，气机不利，络脉痹阻。

治法：理气和络。

代表方：香附旋覆花汤。

常用药：旋覆花、半夏、苏子降气化痰；柴胡、香附、枳壳疏肝理气解郁；郁金、当归、赤芍、延胡索活血止痛；茯苓、薏苡仁健脾祛饮。

若痰气郁阻，胸闷苔腻者，加瓜蒌、陈皮行气化痰；久痛入络，痛势如刺者，加桃仁、红花、乳香、没药活血通络；饮留不净者，胁痛迁延，经久不已，加通草、路路通、冬瓜皮；病久多正气已伤，加黄芪、人参。

（4）阴虚内热

临床表现：咳呛时作，胸胁闷痛，咯吐少量黏痰，伴口干咽燥，或午后潮热，颧红，心烦，手足心热，盗汗，或伴胸胁闷痛，病久不复，形体消瘦，舌偏红，少苔，脉稍数。

证机概要：饮阻气郁，化热伤阴，肺气不利。

治法：滋阴清热。

代表方：沙参麦冬汤合泻白散加减。前方清肺润燥，养阴生津，后方泻肺清热，止咳平喘。

常用药：沙参、麦冬、玉竹、白芍滋养肺阴；桑白皮、桑叶、地骨皮、甘草清肺降火止咳。

若潮热甚者，加鳖甲、功劳叶清虚热；虚热灼津成痰，咳嗽咯痰者，加百部、川贝母；胸胁闷痛者，加瓜蒌皮、郁金、丝瓜络化痰通络；日久积液未尽，加牡蛎、泽泻利水化饮；神疲、气短、易汗者，加太子参、黄芪、五味子补气敛阴助肺。

3. 溢饮

多因外感风寒，玄府闭塞，以致肺脾输布失职，水饮流溢四肢肌肉，寒水相杂为患，或宿有痰饮，复加外寒客表而致者，多属表里俱寒。若饮邪化热，可见饮溢体表而热郁于里之候。

表寒里饮

临床表现：身体沉重而疼痛，甚则肢体浮肿，伴恶寒无汗，或有咳喘，痰多白沫，胸闷，干呕，口不渴，苔白，脉弦紧。

证机概要：肺脾失调，寒水内留，泛溢肢体。

治法：解表化饮。

代表方：小青龙汤。

常用药：麻黄、桂枝解表散寒；半夏、干姜、细辛温化寒饮；五味子、芍药收敛肺气，以缓和麻、桂辛散太过；炙甘草甘缓和中。

若表寒外束，内有郁热，伴有发热、烦躁、苔白兼黄者，加石膏；表寒之象已不显著，用大青龙汤；水饮内聚，见肢体浮肿明显、尿少者，加茯苓、猪苓、泽泻；饮邪犯肺，喘息痰鸣不得卧者，加杏仁、射干、葶苈子。

4. 支饮

多由受寒饮冷，饮邪留伏，或因久咳致喘，迁延反复伤肺，肺气不能布津，阳虚不运，饮邪留伏，支撑胸膈，上逆迫肺。此证多反复发作，在感寒触发之时，以邪实为主，缓解期以正虚为主。

（1）寒饮伏肺

临床表现：咳逆喘满不得卧，伴痰吐白沫量多，经久不愈，天冷受寒加重，甚至引起面浮跗肿，或平素伏而不作，遇寒即发，发则寒热，背痛，腰痛，目泣自出，身体振振瞤动，舌苔白滑或白腻，脉弦紧。

证机概要：寒饮伏肺，遇寒引动，肺失宣降。

治法：宣肺化饮。

代表方：小青龙汤。

常用药：麻黄、桂枝、干姜、细辛温肺散寒化饮；半夏、厚朴、苏子、杏仁理气化痰；五味子收敛肺气。

若饮邪壅实，咳逆喘急，胸痛烦闷者，加甘遂、大戟峻逐水饮以缓其急；无寒热、身痛等表证，动则喘甚，易汗出，为肺气已虚，用苓甘五味姜辛汤；饮多寒少，外无表证，喘咳痰稀或不得息，胸满气逆者，用葶苈大枣泻肺汤加白芥子、莱菔子以泻肺祛饮；久病邪实正已虚，饮郁化热，喘满胸闷，心下痞坚，烦渴，面色黧黑，苔黄而腻，脉沉紧，或经吐下而不愈者，当行水散结，补虚清热，用木防己汤加减；水邪结实者，去石膏，加茯苓、芒硝导水破结；痰饮久郁，酿生痰热，损伤肺阴，喘咳咳痰，稠厚而黄，口干咽燥，舌红少津，脉细滑数者，用麦门冬汤加瓜蒌、川贝母、木防己、海蛤粉、黄芩养肺生津，清化痰热。

（2）脾肾阳虚

临床表现：喘促动则为甚，心悸气短，或咳而气怯，痰多胸闷，伴怯寒肢冷，神疲，少腹拘急不仁，脐下动悸，小便不利，足跗浮肿，或吐涎沫而头目昏眩，舌体胖大，质淡，苔白润或腻，脉沉细而滑。

证机概要：支饮日久，脾肾阳虚，饮凌心肺。

治法：温脾补肾，以化水饮。

代表方：金匮肾气丸合苓桂术甘汤加减。前方温肾化气行水，后方温阳健脾利水。

常用药：桂枝、附子温阳化饮；黄芪、山药、白术、炙甘草补气健脾；苏子、干姜、款冬花化饮降逆；钟乳石、沉香、补骨脂、山茱萸补肾纳气；泽泻、茯苓利水化饮。

若痰涎壅盛，食少痰多者，加半夏、陈皮化痰和中；水湿偏盛，足肿，小便不利，四肢沉重疼痛者，加薏苡仁、猪苓、泽兰利水除湿；津血同源，痰瘀互生，久病多唇舌发绀，加泽兰、川牛膝、益母草化瘀行水。脐下悸，吐涎沫，头目昏眩，是饮邪上犯，虚中夹实之候，用五苓散化气行水。

【临证备要】

1.扶正与祛邪相宜。痰饮为病，阴盛阳虚者，健脾温肾为正治之法，发汗、利水、攻逐，乃属治标权宜，待水饮渐去，仍当温补脾肾，扶正固本。若痰饮壅盛，其证属实，可相机采用攻下逐饮、理气分消等法，以祛其邪。因攻下伤正，因此在攻下之后又当扶脾益气以固其本。

2.注意病证转化。痰饮的病机常表现为脾病及肺、脾病及肾、肺病及肾。若肾虚开阖不利，痰饮也可凌心、射肺、犯脾。此外，痰饮多为慢性病，病程日久，常有寒热虚实之间的相互转化。而且饮积可以生痰，痰瘀互结，证情更加缠绵。故应注意对本病的早期治疗，久病者应痰瘀并治。

3.辨别痰的形质。痰的形质，可分为有形之痰和无形之痰。本节之痰饮属有形之痰。无形之痰，亦由体内水液不归正化所致，并以无形的形式反映疾病过程中多种复杂症状、体征的内在本质。如痰滞在经所导致的或痒或麻或痛痹，痰浊上犯清窍所致头昏、眩晕、耳鸣、口眼歪斜，痰闭胸阳所致胸痹胸痛等，均属无形之痰。古人所谓百病多有兼痰者、怪病多从痰治等，多指无形之痰。

【预防调护】

预防本病应在平时避免风寒湿冷，注意劳逸适度，增强体质，饮食宜清淡，忌肥甘、生冷，戒烟、酒。既病之后，尤其要注意防寒保暖，调畅情志，加强护理，避免病情反复或迁延，耗伤正气。

【小结】

痰饮是体内水液不得温化，停聚在某些部位而形成的一类病证。痰饮有广义、狭义之分。广义痰饮是诸饮之总称，可根据饮停部位再分为痰饮、悬饮、溢饮、支饮四类；狭义者仅为四饮中的痰饮。病机主要为三焦气化失常，肺、脾、肾通调、转输、蒸化无权，阳虚阴盛，津液停聚而成。辨证应先从部位分别四饮：痰饮病在胃肠，悬饮病在胁下，溢饮外溢肌表，支饮病在胸肺。其次抓住正虚邪实的特点，分清标本虚实的主次。治疗应以温化为原则，有治标、治本、善后调理等区别。发汗、利水、攻逐为治标之法，只可权宜用之；健脾温肾为治本之法，亦用作善后调理。本病早期及时治疗，多能控制病情，预后良好。但若饮邪内伏或久留体内，正气不复，则其病多缠绵难愈，且易因感受外邪、饮食不当、劳欲过度等因素而反复发作，导致病势逐渐加重。

【名医验案】

唐某，男，46岁，农民。

初诊（1999年3月2日）：10天前因受凉感冒咳嗽，未予重视。昨日开始全身酸软乏力，往来寒热，右侧胸胁苦满，心烦，口苦，咽干，咳嗽，有少量泡沫痰，气短，心悸较前几日更甚，咳嗽、喷嚏时右侧胸胁更痛，饮食不香。形体偏瘦，精神不振，面色萎黄，口唇微紫暗，呼吸短气，呈抑制性咳嗽，咳时呈痛苦面容。察其右侧胸廓明显高于左侧，右侧胸廓语颤消失，呼吸音明显减弱，舌苔白而干，脉濡数。CT检查："自发性气胸，胸腔积液（少量），慢性支气管炎"。辨治为少阳不和，痰热结滞，形成悬饮。处方：柴胡20g，黄芩20g，法半夏15g，泡参20g，炙甘草6g，黄连10g，全瓜蒌15g，生姜10g，大枣10g。每日1剂，每剂浓煎2次，每日分4次服。

二诊（1999年3月8日）：寒热尽除，精神好转，很少咳嗽，胸胁疼痛亦显著减轻，口苦、咽干等症消失，饮食知味，仍觉心悸、气短，其右侧胸廓仍无语颤，呼吸音未闻及，苔白润，脉细数。仍以小柴胡汤输转气机，合小陷胸汤、葶苈大枣泻肺汤、栝蒌薤白汤化裁。处方：柴胡10g，黄芩15g，法半夏15g，泡参20g，炙甘草6g，大枣20g，全瓜蒌15g，黄连10g，葶苈子15g，白芥子15g，茯苓15g，薤白15g，苏子15g。每日1剂，服4剂。

三诊（1999年3月16日）：自觉心悸、气短大减，已全日上班工作，右侧胸语颤明显，呼吸音清晰可闻及，且较前平坦，但比左胸仍略高起，苔白润，脉细有力。原方加谷芽30g，服4剂。

患者至4月16日，共服二诊方16剂，自觉已无任何不适，恢复体力动工作。

按：本例患者为表邪不解，与宿饮相合，内陷胸胁，结于少阳半表半里之位，形成悬饮之证。初诊以小柴胡和解少阳为主，略加小陷胸汤辛开苦降。至二诊，半表之邪已解，着重攻逐胸胁结滞之痰热，除续用小柴胡汤输转气机之外，方中实际包括小陷胸汤、葶苈大枣泻肺汤、三子养亲汤、栝蒌薤白汤诸方之意，集逐痰散结之大成，疗效卓著。（黄学宽主编．全国著名中医经验集丛书·郭子光临床经验集．人民卫生出版社．2009）

【古籍摘要】

《儒门事亲·饮当去水温补转剧论》："此论饮之所得，其来有五：有愤郁而得之者，有困乏而得之者，有思虑而得之者，有痛饮而得之者，有热时伤冷而得之者。饮证虽多，无出于此。"

《证治要诀·停饮伏痰》："故善治痰者，不治痰而治气，气顺则一身津液，亦随气而顺矣。……病痰饮而变生诸证，不当为诸证牵掣，妄言作名，且以治饮为先，饮消则诸证自愈。"

《赤水玄珠》："津液者，血之余，行乎脉外，流通一身，如天之清露。若血浊气滞，则凝聚为痰，痰乃津液之变，遍身上下，无处不到。"

《临证指南医案·痰饮》邹滋九按语："总之痰饮之作，必由元气亏乏及阴盛阳衰而起，以致津液凝滞，不能输布，留于胸中。水之清者，悉变为浊，水积阴则为饮，饮凝阳则为痰……阳盛阴虚则水气凝而为痰，阴盛阳虚则水气溢而为饮。"

《医宗金鉴》："稠浊为痰，阳之盛也；稀清为饮，阴之盛也。有痰无饮，当以凉药治之；有饮无痰，当以热药温之。若痰而兼饮者，此不可纯凉，又不可纯热，故当以温药和之可也。"

【文献推介】

1. 徐艳玲．论《金匮要略方论》痰饮的证治析"病痰饮者当以温药和之"[J].辽宁中医杂志，2010，37（11）：2147-2149.

2. 任爽，刘妍彤，张杰．"水、湿、痰、饮"实质及治疗原则探析[J].中国中医基础医学杂志，2021，27（01）：13-16.

3. 林绍基．论痰饮实质[J].天津中医，1994，（02）：41-42.

第四节　消　渴

消渴是以多饮、多食、多尿、乏力、消瘦或尿有甜味为主症的疾病。西医学中的糖尿病、尿崩症，或其他疾病出现以消渴为主症特点者，可参考本节辨证论治。

《黄帝内经》首先提出消渴之名，根据病机及症状的不同，载有消瘅、消渴、肺消、膈消、消中等病名，病因包括五脏柔弱、过食肥甘、情志失调等，主要病机为内热，并指出本病应禁食燥热伤津之品。东汉·张仲景《金匮要略》设消渴专篇，认为胃热、肾虚是消渴的主要病机，并创白虎加人参汤、肾气丸、文蛤散等治疗方药。

隋·巢元方《诸病源候论·消渴候》指出本病易并发痈疽、水肿。唐·孙思邈《备急千金要方》强调生活调摄对消渴的治疗意义，明确提出："其所慎有三：一饮酒，二房室，三咸食及面。"王焘《外台秘要·消中消渴肾消》引《古今录验》云："渴而饮水多，小便数……甜者，皆是消渴病也。"又云"每发即小便至甜"，"焦枯消瘦"，对消渴临床特点做了明确的论述。

金·刘完素和张子和等提倡"三消"燥热学说，主张治当以清热泻火、养阴生津为要，并对消渴变证进行了论述。刘完素《宣明论方·消渴总论》言消渴一证"可变为雀目或内障"。张子和《儒门事亲·三消论》云："夫消渴者，多变聋盲、疮癣、痤痱之类"，"或蒸热虚汗，肺痿劳嗽"。元·朱丹溪《丹溪治法心要》谓："消渴之证，乃三焦受病也，东垣有法，分上、中、下治。上消者，肺也，多饮水而少食，大小便如常，或云小便清利，其燥在上焦也，治宜流湿润燥；中消者，胃也，渴多饮水，而小便赤黄，宜下至不饮而愈；下消者，肾也，小便浊淋如膏之状，宜养血而肃清，分其清浊而自愈。"对三消不同的病变脏腑进行了论述。

明·戴思恭《证治要诀》谓："上消消心，心火炎上，大渴而小便多。中消消脾，脾气热燥，饮食倍常，皆消为小便。下消消肾，肾衰不能摄水，故小便虽多而渴。"王肯堂《证治准绳·消瘅》曰："渴而多饮为上消（经谓膈消），消谷善饥为中消（经谓消中），渴而便数有膏为下消（经谓肾消）。"对三消的临床分类进行了规范。

【病因病机】

消渴是由于禀赋不足、饮食失节、情志失调、劳欲过度等原因，引起人体阴津亏损，燥热偏盛所致。

（一）病因

1. 禀赋不足　先天禀赋不足，肾精亏虚，易发消渴。其中肾阴亏虚是消渴病机中最为关键的因素。先天禀赋不足，阴虚体质者最易罹患本病。《灵枢·五变》云："五脏皆柔弱者，善病消瘅。"

2. 饮食失节　过食肥甘厚味、辛辣香燥之品，易伤脾胃，致运化失职，湿浊内生，湿热内蕴，伤津耗液，而致口渴多饮。

3. 情志失调　长期情志刺激，如郁怒伤肝，肝气郁结不得疏泄，或劳心竭虑，营谋强思等，郁久化火伤阴，或木旺克土，脾胃损伤，积热化燥，或消灼肺胃阴津，发为消渴。《灵枢·五变》云："怒则气上……转而为热，热则消肌肤，故为消瘅。"

4. 劳欲过度　房事不节，精气亏损，虚火内生，火因水竭益烈，水因火烈益干，终致肾虚、肺燥、胃热俱现，可见"三多一少"表现。《外台秘要》云："房室过度，致令肾气虚耗，下焦生热，热则肾燥，肾燥则渴。"

（二）病机

消渴的基本病机为阴虚燥热。其中，阴虚为本，燥热为标，二者互为因果，阴愈虚则燥热愈盛，燥热愈盛则阴愈虚。

病变脏腑主要在肺、胃、肾，但以肾为关键，三者之间互相影响，又有所偏重。肺为水之上源，敷布津液，燥热伤肺，则津液不能敷布而直趋下行，故小便频数量多。肺不布津则口渴多饮。胃主腐熟水谷，脾主运化，为胃行其津液。燥热伤及脾胃，胃火炽盛，脾阴不足，则口渴多饮、多食善饥；脾虚失运，水谷精微下流注入小便，则小便味甘。水谷精微亏耗，则形体日渐消瘦。肾为先天之本，寓元阴元阳，主藏精。肾阴亏虚则虚火内生，上燔心肺则烦渴多饮，中灼脾胃则胃热消谷。肾失濡养，开阖固摄失权，则水谷精微直趋下泄，随小便而排出体外，故尿多味甜。肺燥津伤，津液敷布失调，致脾胃失养，肾精不得滋助；脾湿胃燥，燥湿同病者，上可灼伤肺津，下可耗伤肾阴；肾阴虚则火旺，上灼肺胃，终致肺燥胃热肾虚，故三多之症常可相互并见。《临证指南医案·三消》云："三消一证，虽有上中下之分，其实不越阴虚阳亢，津涸热淫而已。"《圣济总录·消渴》指出："原其本则一，推其标有三。"即是此意。

消渴病日久，常见出现两类病机演变：一是阴损及阳，可见气阴两伤，或阴阳俱虚，甚则肾阳虚衰。二是病久入络，脉络瘀阻。因阴虚燥热，耗津灼液，热郁血瘀；血液凝滞，或因阴伤及气，气虚阳弱，气血运行失畅，血脉瘀滞。此时，血瘀与燥热相合，可见瘀热相搏，多致病情加重或变证丛生。《血证论·发渴》云："瘀血发渴者，以津液之生，其根出于肾水……胞中有瘀血，则气为血阻，不得上升，水津因不能随气上布。"

消渴病变涉及多个脏腑经络，失治误治及病情严重的患者，可见变证百出。如肺失滋润，日久可并发肺痨；肾阴亏损，肝失濡养，肝肾精血不足，不能上承耳目，可并发白内障、雀目、耳聋等；燥热内结，营阴被灼，络脉瘀阻，蕴毒成脓，发为疮疖、痈疽；阴虚燥热，炼液为痰，煎熬血脉为瘀，痰瘀阻滞经络，可致胸痹；亦可引起脑脉闭阻或血溢脉外，可发为中风；阴损及阳，脾肾衰败，水湿潴留，泛溢肌肤，则发为水肿；严重者因阴液极度耗损，虚阳浮越，而见面红、烦躁、头痛、呕恶、呼吸深快等症，甚则出现昏迷、肢厥、脉微欲绝等阴竭阳亡危象。

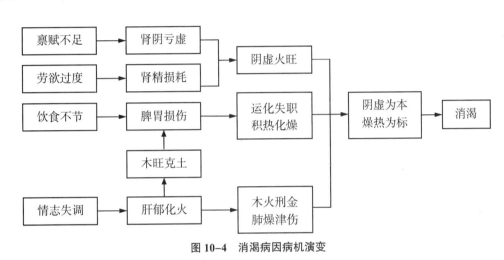

图 10-4　消渴病因病机演变

【诊断与鉴别诊断】

（一）诊断

1.以口渴多饮、多食易饥、尿频量多、形体消瘦或尿有甜味等为主症。

2.如"三多"症状不显著，但中年之后，嗜食膏粱厚味、醇酒炙煿，出现眩晕、肺痨、胸痹、中风、雀目、疮痈等病证者，应考虑消渴的可能性。

3.本病的发生与禀赋不足有关。

空腹血糖测定、随机血糖测定、口服葡萄糖耐量试验（OGTT）、糖化血红蛋白（HbA1c）测定、胰岛素–C肽释放试验及小便常规检查等有助于本病诊断。

（二）鉴别诊断

1.口渴症　两者均可出现口渴多饮的表现，但口渴症指口渴饮水的一个临床症状，可出现于多种疾病过程中，尤以外感热病多见，随其所患病证的不同而出现相应伴随症状，不伴多食、多尿、尿甜、消瘦等消渴的特点。

2.瘿病　消渴之中消与瘿病之气郁化火、阴虚火旺证，两者均可出现多食易饥、消瘦等表现，瘿病以情绪激动、心悸、眼突、颈部一侧或两侧肿大为特征，且无消渴病的多饮、多尿、尿甜等症。

【辨证论治】

（一）辨证要点

1. 辨病位 消渴如有典型"三多"症状，可根据其程度的轻重不同，分为上、中、下三消，病机分别为肺燥、胃热、肾虚。以肺燥为主，多饮症状较突出者，称为上消；以胃热为主，多食症状较为突出者，称为中消；以肾虚为主，多尿症状较为突出者，称为下消。如临床三消症状不明显，可从体质和主症特点详辨病位所属。

2. 辨标本 本病以阴虚为本，燥热为标，两者互为因果。常以病程长短及病情轻重的不同，而阴虚和燥热之表现各有侧重。一般初病多以燥热为主，久则以阴虚为主，进而由于阴损及阳，导致阴阳俱虚。病程较长者则阴虚与燥热互见，且常见耗气津伤，脉络瘀阻。此外，本病亦有初起即见脾气亏虚者。

3. 辨本症与并发症 多饮、多食、多尿和乏力、消瘦为消渴病的本症表现，但其显著程度有较大的个体差异，临证当注意细心分析辨别。多数患者先见本症，随病情的发展而出现并发症。少数中老年患者，本症不明显，常因痈疽、眼疾、心脑病证等为线索，确诊为本病。

（二）治则治法

消渴应以养阴生津、润燥清热为基本治法。《医学心悟·三消》云："治上消者，宜润其肺，兼清其胃……治中消者，宜清其胃，兼滋其肾……治下消者，宜滋其肾，兼补其肺。"可谓深得治疗消渴之要旨。同时针对病机演变及并发症特点，分别采用活血化瘀、清热解毒、健脾益气、温补肾阳等治法。

（三）证治分类

1. 上消

肺热津伤

临床表现：口渴多饮，口舌干燥，尿频量多，烦热多汗，舌边尖红，苔薄黄，脉洪数。

证机概要：肺脏燥热，津液失布。

治法：清热润肺，生津止渴。

代表方：消渴方。

常用药：天花粉、葛根、麦冬、生地黄、藕汁生津清热，养阴增液；黄连、黄芩、知母清热降火。

若烦渴不止，小便频数，脉数乏力者，为肺热津亏，气阴两伤，用玉泉丸或二冬汤。玉泉丸中以人参、黄芪、茯苓益气，天花粉、葛根、麦冬、乌梅、甘草等清热生津止渴。二冬汤中重用人参益气生津，天冬、麦冬、天花粉、黄芩、知母清热生津止渴。二方同中有异，前者益气作用较强，而后者清热作用较强。

2. 中消

（1）胃热炽盛

临床表现：多食易饥，口渴，尿多，形体消瘦，大便干燥，苔黄，脉滑实有力。

证机概要：胃火内炽，消灼水谷，耗伤津液。

治法：清胃泻火，养阴增液。

代表方：玉女煎。

常用药：生石膏、知母、黄连、栀子清胃泻火；玄参、生地黄、麦冬滋肺胃之阴；川牛膝活血化瘀，引热下行。

若大便秘结不行，用增液承气汤润燥通腑，"增水行舟"，待大便通后再转上方治疗；口渴难耐，舌苔少津，加乌梅滋阴生津；火旺伤阴，舌红而干，脉细数，方用竹叶石膏汤。本证亦可选用白虎加人参汤，方中以生石膏、知母清肺胃，除烦热，人参益气扶正，甘草、粳米益胃护津，共奏益气养胃、清热生津之效。

（2）气阴亏虚

临床表现：口渴引饮，能食与便溏并见，或饮食减少，精神不振，四肢乏力，体瘦，舌质淡红，苔白而干，脉弱。

证机概要：气阴不足，脾失健运。

治法：益气健脾，生津止渴。

代表方：七味白术散。

常用药：黄芪、党参、白术、茯苓、山药、甘草益气健脾；木香、藿香醒脾行气散津；葛根升清生津；天冬、麦冬养阴生津。

若肺有燥热，加地骨皮、知母、黄芩；口渴明显，加天花粉、生地黄、乌梅养阴生津；气短汗多，加五味子、山茱萸敛气生津；食少腹胀，加砂仁、鸡内金健脾助运。

3. 下消

（1）肾阴亏虚

临床表现：尿频量多，浑浊如脂膏，或尿甜，腰膝酸软，乏力，头晕耳鸣，口干唇燥，皮肤干燥，瘙痒，舌红苔少，脉细数。

证机概要：肾阴亏虚，肾失固摄。

治法：滋阴固肾。

代表方：六味地黄丸。

常用药：熟地黄、山茱萸、枸杞子、五味子固肾益精；山药滋补脾阴，固摄精微；茯苓健脾渗湿；泽泻、牡丹皮清泄火热。

若五心烦热，盗汗，失眠者，加知母、黄柏滋阴泻火；尿量多而浑浊者，加益智仁、桑螵蛸益肾缩尿；烦渴，头痛，唇红舌干，呼吸深快者，用生脉散加天冬、鳖甲、龟甲育阴潜阳；神昏、肢厥、脉微细者，合参附龙牡汤益气敛阴，回阳救脱。

（2）阴阳两虚

临床表现：小便频数，浑浊如膏，甚至饮一溲一，面容憔悴，耳轮干枯，腰膝酸软，四肢欠温，畏寒肢冷，阳痿或月经不调，舌苔淡白而干，脉沉细无力。

证机概要：阴损及阳，肾阳衰微，肾失固摄。

治法：滋阴温阳，补肾固涩。

代表方：金匮肾气丸。

常用药：熟地黄、山茱萸、枸杞子、五味子补肾固精；山药滋补脾阴，固摄精微；茯苓健脾渗湿；附子、肉桂温肾助阳。

若尿多而浑浊者，加益智仁、桑螵蛸、覆盆子、金樱子益肾收涩；肢体困倦，气短乏力者，加党参、黄芪、黄精补益正气；阳痿者，加巴戟天、淫羊藿、肉苁蓉温补肾阳；畏寒者，加鹿茸粉 0.5g 冲服，以启动元阳，助全身阳气之生化。

【临证备要】

1.重视早诊断、早治疗、合理用药。消渴包括西医学中的糖尿病，后者多起病隐匿，为难治之病，也有患者"三多一少"症状并不显著，甚至出现并发症后方被确诊，失去防治先机，故强调早诊断、早治疗尤为重要。中医药在改善消渴症状、防治并发症方面有自身特色与优势，但单就降低血糖效果而言不如西药见效迅速，对于血糖难以纠正的患者，常需配合降糖药物综合治疗，避免因血糖过高而发生呕吐、痉证、厥证等危象。此外，本病治疗应注意清热不可过用苦寒，避免败伤脾胃，耗津伤气；对脾气亏虚者，益气不可过用温燥，可甘温益气与养阴合用，重在健脾升清、益肾摄精。

2.生活方式指导是消渴治疗之首要策略。首先是消渴病与饮食不节密切相关，因此控制饮食对于消渴病的治疗具有重要意义。少数患者经过严格而合理的饮食控制，即能收到良好的效果。《景岳全书》云："消渴……皆富贵人病之，而贫贱者鲜有也。"其次是适当运动是防治消渴病的有效措施之一，应"以不疲劳为度"，根据病情选择散步、导引、游泳、舞蹈等健身方式。第三要进行情志疏导。注重"节喜怒"，"减思虑"，保持情志调畅，有利于病情的控制和康复。

3.重视凉血化瘀法。消渴及其并发症多在阴虚燥热的基础上，合并络热血瘀，可在辨证论治基础上，配伍凉血化瘀通络之品，如丹参、川芎、郁金、红花、泽兰、鬼箭羽等，甚者加水蛭等虫类中药，可提高疗效。

4.重视消渴并发症的防治。并发白内障、雀盲、耳聋者，病机为肝肾精血不足，不能上承耳目，宜滋补肝肾，益精补血，用杞菊地黄丸。并发疮毒痈疽者，治宜清热解毒，消散痈肿，用五味消毒饮化裁。在痈疽的恢复阶段，治疗上应重视托毒生肌。并发肺痨、水肿、胸痹、中风者，可参考有关章节辨证论治。

【预防调护】

调节脾胃、保护胃气对消渴的预防十分重要。平日应注意饮食，不饮酒，少食肥甘，并适当多食健脾利湿的食物。日常生活中注意情志的舒畅，保持精神乐观。对于中年肥胖之人，加强运动，改善痰湿体质，对消渴的预防也具有积极的意义。

既已发病，宜注重生活调摄，要长期坚持合理的饮食控制并结合饮食疗法，要养成正确、有规律的饮食习惯，不偏食，不挑食。副食荤素搭配，种类要多；主食粗细搭配，数量应少。少食多餐，不饮酒，不吃零食。平素应适当多食用豆类和新鲜蔬菜等食物。适当运动，保持情志平和。

【小结】

消渴是以多饮、多食、多尿、消瘦或尿有甜味为临床特征的一种慢性内伤性疾病，临床主要以多饮、多食、多尿三个症状侧重不同作为上消、中消、下消临床分类的依据。其病位主要在肺、胃（脾）、肾。病机以阴虚燥热为主，可伴有湿热、痰热、瘀热等。在治疗上，以清热润燥、养阴生津为基本治则，对上、中、下消有侧重润肺、养胃（脾）、益肾之别。但三消之间常可互相转化。病机演变可发展为气阴两伤或阴阳俱虚，或病久入络，脉络瘀阻等。消渴病若早期发现，坚持治疗，生活饮食规律，预后较好。若失治误治，病变累及多个脏腑，未及时医治或病情严重的患者，常易并发多种疾患，预后较差。

【名医验案】

沈某，女，54 岁

初诊：多食易饥、小便有沫 6 个月。患者 6 个月因出现饥饿感、小便有沫，去某医院检查发现血糖增高，诊为糖尿病，先后用过美吡哒等西药，血糖未完全控制。目前查餐后 2 小时血糖 9.1mmol/L。体重逐渐下降，视力下降，头晕头痛，口苦口干，寐差，乏力，多饮善饥，肩臂腿膝酸痛，尿浑，大便干，阴下瘙痒，性情急躁，声音嘶哑 1 月余，苔黄腻，脉细滑。证属气阴两虚，燥热、湿热与瘀热互结，但络热血瘀为甚。治以益气养阴润燥，活血通络，处方：桑叶15g，地骨皮 20g，玄参 12g，天花粉 15g，知母 10g，炙僵蚕 10g，鬼箭羽 20g，黄连 4g，北沙参 12g，麦冬 10g，玉米须 15g，炙水蛭 3g，生地黄 12g，夜交藤 25，太子参 10g。14 剂。

二诊：药后症状稍有改善，睡眠可，疲乏、头晕头痛稍缓，尿转清，大便能解，仍口干，多饮，视物模糊，周身酸痛，苔黄腻，脉细滑。原方去夜交藤、麦冬，加葛根 12g，石斛 10g，桑寄生 12g。14 剂。

三诊：药后无明显自觉症状，复查空腹血糖 6.67mmol/L，餐后 2 小时血糖 8.2mmol/L，原方继进服 30 剂。

按：本案病机为本虚标实。在标为燥热、湿热与瘀热三者互结，在本为气阴两虚、肝肾不足，遂立清燥泻热、清利芳化、凉血化瘀及益气养阴、培补肝肾治法。[叶丽红，王敬卿 . 周仲瑛治疗糖尿病经验 . 中医杂志，2003，44（12）900-901.]

【古籍摘要】

《素问·奇病论》："此肥美之所发也，此人必数食甘美而多肥也，肥者令人内热，甘者令人中满，故其气上溢，转为消渴。"

《金匮要略·消渴小便不利淋病脉证并治》："趺阳脉浮而数，浮则为气，数即为消谷而大坚，气盛则溲数，溲数即坚，坚数相搏，即为消渴。"

《素问病机气宜保命集·消渴论》："论曰：消渴之疾，三焦受病也，有上消、中消、肾消。上消者，上焦受病，又谓之膈消病也，多饮水而少食，大便如常，或小便清利，知其燥在上焦也，治宜流湿润燥。中消者，胃也，渴而饮食多，小便黄。经曰热能消谷，知热在中。法云宜下之，至不欲饮食则愈。肾消者，病在下焦。初发为膏淋，下如膏油之状，至病成而面色黧黑，形瘦而耳焦，小便浊而有脂。治法宜养血以肃清，分其清浊而自愈也。"

《石室秘录·消渴》："消渴之证，虽分上中下，而肾虚以致渴则无不同，故治消渴之法以治肾为主，不必问其上中下三消也。"

【文献推介】

1. 柳红芳，仝小林，朴信映 . 肝胃郁热证在消渴病治疗中的辨识 [J]. 中国中医基础医学杂志，2002，（03）：65-67.

2. 赵昱，周丽波，董柳，等 .《黄帝内经》消渴相关病名考辨 [J]. 中国中医基础医学杂志，2007，（08）：574-576.

3. 吴以岭 . 以络病理论为指导从脾论治 2 型糖尿病研究——消渴病从脾论治探讨 [J]. 北京中医药，2016，35（06）：507-509.

第五节 汗 证

汗证是以汗液外泄失常为主症的疾病。不因外界环境因素的影响，白昼时时汗出，动辄益甚者，称为自汗；寐中汗出，醒来即止者，称为盗汗。西医学中的甲状腺功能亢进、自主神经功能紊乱、风湿热、低血糖、虚脱、休克及结核病、肝病等所致的自汗、盗汗均属本病范畴，可参照本节辨证论治。

《黄帝内经》对"汗"的生理及病理已有一定的认识，明确指出汗液为人体津液的一种，并与血液有密切关系，即"血汗同源"，故血液耗伤之人，不可再发其汗。其还明确指出生理性汗出与气温高低及衣着厚薄有密切关系。《灵枢·五癃津液别论》云："天暑衣厚则腠理开，故汗出；寒留于分肉之间，聚沫则为痛；天寒则腠理闭，气湿不行，水下流于膀胱，则为溺与气。"《素问·宣明五气》云："五脏为液，心为汗。"指出汗与心的关系最为密切。在出汗异常的病证方面，有多汗、寝汗、绝汗等称谓。

东汉·张仲景《金匮要略·水气病脉证治》首次记载了盗汗的名称，并认为由虚劳所致者较多。宋·陈无择《三因极一病证方论·自汗证治》鉴别自汗、盗汗："无问昏醒，浸浸自出者，名曰自汗，或睡着汗出，即名盗汗，或云寝汗。"元·朱丹溪认为自汗属气虚、血虚、阳虚、痰，盗汗属血虚、阴虚，在病理属性上做了概括。

明·张景岳《景岳全书·汗证》对汗证做了系统的整理，认为"自汗盗汗亦各有阴阳之证，不得谓自汗必属阳虚，盗汗必属阴虚也"。清·叶天士《临证指南医案·汗》谓："阳虚自汗，治宜补气以卫外；阴虚盗汗，治当补阴以营内。"指出自汗重在补气，盗汗重在补阴。王清任《医林改错·血府逐瘀汤所治之症目》对血瘀所致自汗、盗汗的治疗方药做了补充。

【病因病机】

汗证常因体虚久病、肺卫表虚受风、思虑烦劳过度、情志失调、饮食不节等导致肌表疏松，表虚不固，腠理开泄而出汗，或津液不能自藏而外泄。

（一）病因

1.体虚久病 素体不强，或劳欲太过，或久病耗伤气血阴阳，均可使营卫不足。若营阴不足，阴虚生内热，则迫津外泄，可见盗汗。若卫气不足，腠理不固，则津液外泄，表现为时时汗出，动辄益甚。若营卫不足，阴阳失调，还可使营卫失和，腠理不密，而致汗泄失常，表现为汗出恶风，周身酸楚，时寒时热，也可表现为半身或局部汗出。或久患咳喘，耗伤肺气，肺与皮毛相表里，肺气不足之人，肌表疏松，表虚不固，腠理开泄，而致自汗。

2.情志失调 若情志不舒，肝郁化火，邪热郁蒸，迫津外泄，表现为腋下、阴部汗出，甚或衣服黄染。若思虑烦劳过度，耗伤心血，阴血不足，虚火内生，迫津外泄，而致汗出，表现为盗汗或自汗。

3.饮食不节 嗜食辛辣厚味，损伤脾胃，酿湿郁热，湿热内蕴，迫津外泄，表现为蒸蒸汗出，头面部汗出较甚，食后尤显。

（二）病机

汗证的基本病机为阴阳失调，腠理不固，营卫失和，而致津液外泄失常。主要包括两个方面：一是肺气不足或营卫不和，以致卫外失司，津液外泄；二是阴虚火旺或邪热郁蒸，迫津外泄。

病理性质有虚实之分，但以虚居多，一般自汗多为气虚，盗汗多为阴虚。属实证者，多由肝火或湿热郁蒸所致。虚实之间每可兼见或相互转化。如邪热郁蒸，久则伤阴耗气，转为虚证；虚证亦可兼有火旺或湿热。虚证自汗日久可伤阴，盗汗久延则伤阳，以致出现虚实兼夹之证等。

病变脏腑涉及肝、心、脾、胃、肺、肾。肺卫不固，腠理不密，容易出汗；若脾胃失调，肺气虚弱，均可自汗或盗汗；汗为心之液，由精气所化，若汗证持续时间较长，累及于肾，肾阳不煦，以致出现神情倦怠、汗出等症。

汗证常有三类病机演变：一是表卫失司，涉及肺、营卫，可见汗出恶风，体倦乏力，面色少华；二是心液不藏，可致心悸怔忡，失眠多梦；三是阴虚火旺或邪热郁蒸，逼津外泄，可见五心烦热，或兼午后潮热，两颧色红，口渴等阴虚症状，或出现蒸蒸汗出，汗黏，面赤烘热等邪热郁蒸之症状。

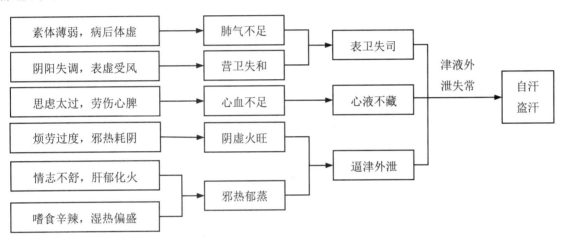

图 10-5 汗证病因病机演变

【诊断与鉴别诊断】

（一）诊断

1.不因外界环境的影响，头面、颈胸或四肢、全身汗出为本病的主要临床症状。

2.白昼时时汗出，动辄益甚者为自汗；寐中汗出，醒来即止者为盗汗。

3.有病后体虚、表虚受风、烦劳过度、情志不舒、嗜食辛辣等易引起自汗、盗汗的病因存在。

血沉、抗链"O"、血清甲状腺激素和性激素测定、胸部 X 线摄片、痰培养等检查有助于本病的诊断。

（二）鉴别诊断

1.脱汗 脱汗发生于病情危重之时，正气欲脱，阳不敛阴，以致汗液大泄，表现为大汗淋漓或汗出如珠，常同时伴有声低息短、精神疲惫、四肢厥冷、脉微欲绝或散大无力等症状，为病势危急的征象，又称"绝汗"。其汗出的情况及病情的程度均较汗证为重。

2.战汗 战汗发生于急性热病过程中，症见发热烦渴，突然全身恶寒战栗，继而汗出，热势渐退。此为正气拒邪的表现。若正胜邪退，则病趋好转。与阴阳失调、营卫不和之汗证迥然有别。

3. 黄汗 黄汗则以汗出色黄如柏汁、染衣着色为特点，多因湿热内蕴所致。可以为汗证中的邪热郁蒸型，但汗出色黄的程度较重。

【辨证论治】

（一）辨证要点

1. 辨阴阳虚实 自汗多属气虚不固，盗汗多属阴虚内热。因肝火、湿热等邪热郁蒸所致者，则属实证。病程较久或病重者，会出现阴阳虚实错杂的情况。自汗久则可以伤阴，盗汗久则可以伤阳，出现气阴两虚或阴阳两虚之证。

2. 辨自汗、盗汗 不因外界环境因素的影响，而白昼时时汗出，动辄益甚者为自汗；寐中汗出，醒来自止者为盗汗。

3. 辨伴随症状 动辄汗出，气短，平时易患感冒，多属肺卫气虚；汗出，伴有恶风，周身酸楚，时寒时热，多属营卫不和；盗汗，伴有五心烦热，潮热，颧红，口干，多属阴虚火旺；自汗或者盗汗，伴有心悸失眠，头晕乏力，面色不华，多属心血不足；汗出，伴有脘腹胀闷，大便燥结，或口苦，烦躁，多属湿热肝火。

4. 辨汗出部位 头面汗出，食后尤甚，手足汗出，多为湿热蕴蒸；腋下、阴部汗出，多属肝经有热；半身或局部汗出，为营卫不和；心胸部汗出，多为心脾两虚，心血不足；遍身汗出，鼻尖尤甚，多为肺气不足。

（二）治则治法

汗证以虚为主者，虚证当根据证候的不同而治以益气、养阴、补血、调和营卫；以实为主者，当清肝泄热、化湿和营；虚实夹杂者，则根据虚实的主次而适当兼顾。此外，汗证均以腠理不固、津液外泄为共同病理变化，故皆可配伍固涩、敛汗之法，以增强止汗的功能。

（三）证治分类

1. 肺卫不固
临床表现：汗出恶风，稍劳尤甚，易于感冒，或表现半身、某一局部出汗，体倦乏力，面色少华，苔薄白，脉细弱。

证机概要：肺气不足，表虚失固，营卫不和，汗液外泄。

治法：益气固表。

代表方：玉屏风散。

常用药：黄芪、党参、白术、黄精益气固表敛汗；防风散表邪以助固表。

若气虚甚，加党参、白术健脾补肺；阴虚，舌红，脉细数者，加麦冬、五味子；阳虚者，加附子；汗多者，加浮小麦、糯稻根、龙骨、牡蛎固涩敛汗；半身或局部出汗者，合甘麦大枣汤甘润以缓急。

2. 阴虚火旺
临床表现：夜寐盗汗，或有自汗，五心烦热，或兼午后潮热，两颧色红，口渴，舌红少苔，脉细数。

证机概要：虚火内灼，逼津外泄。

治法：滋阴降火。

代表方：当归六黄汤。

常用药：当归、生地黄、熟地黄滋阴养血，壮水之主，以制阳光；黄连、黄芩、黄柏苦寒清热，泻火坚阴；五味子、乌梅敛阴止汗。

若汗出多者，加牡蛎、浮小麦、糯稻根收敛止汗；潮热甚者，加秦艽、银柴胡、白薇清退虚热。以阴虚为主，而火热不甚，潮热、脉数等不显著者，用麦味地黄丸。

3. 心血不足

临床表现：睡则汗出，醒则自止，心悸怔忡，失眠多梦，神疲气短，面色少华，舌质淡，苔白，脉细。

证机概要：心血耗伤，心液不藏。

治法：养血补心。

代表方：归脾汤。

常用药：人参、黄芪、白术、茯苓益气健脾；当归、龙眼肉补血养血；酸枣仁、远志养心安神；五味子、牡蛎、浮小麦收涩敛汗。

若血虚甚者，加制何首乌、枸杞子、熟地黄。

4. 邪热郁蒸

临床表现：蒸蒸汗出，汗黏，易使衣服黄染，面赤烘热，烦躁，口苦，小便色黄；苔薄黄，脉弦数。

证机概要：湿热内蕴，逼津外泄。

治法：清肝泄热，化湿和营。

代表方：龙胆泻肝汤。

常用药：龙胆草、黄芩、栀子、柴胡清肝泄热；泽泻、木通、车前子清利湿热；当归、生地黄滋阴养血和营；糯稻根清热利湿，敛阴止汗。

若里热较甚，小便短赤者，加茵陈清解郁热；湿热内蕴而热势不盛者，用四妙丸；胃火上攻，头部蒸蒸汗出者，用竹叶石膏汤。

【临证备要】

1. 汗证是临床杂病中较为常见的一个病证，也可作为虚劳、痨瘵、失血、妇人产后血虚等病证中的一个常见症状出现，在辨证论治时要加以区别。而对于后者的治疗，在止汗的同时更应侧重于原发病的控制。

2. 自汗多属气虚，盗汗多属阴虚，但亦有阳虚盗汗、阴虚自汗者，因此，必须四诊合参，才能辨证准确。此外，应注意临床由郁火、湿热、瘀血等导致的汗证并不少见，故清泄郁火、清热化湿、活血化瘀等法也应应用。《医林改错·血府逐瘀汤所治之症目》云："竟有用补气、固表、滋阴、降火，服之不效，而反加重者，不知血瘀亦令人自汗、盗汗，用血府逐瘀汤。"

【预防调护】

加强体育锻炼，注意劳逸结合，避免思虑烦劳过度，保持精神愉快，少食辛辣厚味，是预防汗证的重要措施。汗出之时，当避风寒，以防感冒。汗出之后，应及时用干毛巾将汗擦干。汗多者，需经常更换衣物，注意保持衣服、卧具干燥清洁。由热邪而引起的汗证，应按发热患者观察和护理。

【小结】

不因天暑、衣厚、劳作而白昼时时汗出者，称为自汗；寐中出汗，醒来自止者，称为盗汗。汗证应着重与脱汗、战汗鉴别。汗证以属虚者为多，自汗多由气虚不固，盗汗多因阴虚内热。由邪热郁蒸所致者，则属实证。益气固表、调和营卫、滋阴降火、清热化湿是治疗汗证的主要方法，可在辨证处方的基础上酌加固涩敛汗之品，也可结合四诊适当采用清泻郁火、活血化瘀之法以提高疗效。汗证一般预后较好，经过治疗大多可在短时间内治愈或好转。伴见于其他疾病过程中的自汗、盗汗，应针对原发疾病，且常需待原发病好转、痊愈，自汗、盗汗才会减轻或消失。

【名医验案】

叶某，女，17岁，学生。

初诊：自幼即患盗汗，平时傍晚面部升火，手心灼热，寐中出汗，胃纳甚差，每餐进食二两，多食即腹胀，嗳气，大便干燥，二三日一次，口干黏而苦，舌苔薄腻，脉细数。治拟滋阴清热，润燥通腑。处方：元参12g，北沙参12g，制川军6g，知母12g，瓜蒌皮9g，大腹皮9g，青陈皮各9g，佛手6g。6剂。

二诊：前方服6剂后，大便已润，略有泛恶，入暮升火，手心汗出而凉，口微苦。再守原意，原方去北沙参，制川军改为4.5g，加地骨皮12g。6剂。

三诊：面部升火烘热已减，盗汗已少，胃纳渐香，午餐可进三两，但大便干结不爽，苔薄腻，脉细。阴液渐复，内热渐清，肠燥未润，再予滋阴降火润腑之法。处方：元参12g，北沙参12g，制川军6g，知母12g，瓜蒌皮9g，大腹皮9g，地骨皮12g，白薇12g，青陈皮各9g。7剂。

按：本案因肺胃阴虚，虚火上炎，灼伤肺胃阴津，需标本兼治，予养阴、清热、润燥、通腑之剂。大便已通而虚火未退，加入养阴清虚热之品扶正祛邪。阴液渐复，内热渐清，肠燥未润，则可复用滋阴降火润腑之法，切忌通腑过度。（上海中医学院附属龙华医院.黄文东医案.上海人民出版社.1977.）

【古籍摘要】

《伤寒明理论·自汗》："自汗之证，又有表里之别焉，虚实之异焉。"

《证治要诀·盗汗自汗》："眠熟而汗出者，曰盗汗，又名寝汗。不分坐卧而汗者，曰自汗。伤风、伤暑、伤寒、伤湿、痰嗽等自汗，已各载本门。其无病而常自汗出，与病后多汗，皆属表虚，卫气不固，荣血漏泄。"

《医学正传·汗证》："其自汗者，无时而濈濈然出，动则为甚，属阳虚，胃气之所司也；盗汗者，寐中而通身如浴，觉来方知，属阴虚，营血之所主也。大抵自汗宜补阳调卫，盗汗宜补阴降火。"

《医宗必读·汗》："心之所藏，在内者为血，在外者为汗。汗者心之液也，而肾主五液，故汗证未有不由心肾虚而得者。"

【文献推介】

1. 姜德友，张志刚，彭抖. 汗证源流考 [J]. 长春中医药大学学报，2009，25（05）：662-664.

2. 代晓光，陈晶. 国医大师张琪教授治疗一例疑难病案体会 [J]. 中医药信息，2011，28（03）：

34-35.

3.陈旭，宁少华.中医药治疗汗证研究概况 [J].中国中医药现代远程教育，2018，16（17）：148-150.

第六节　内伤发热

内伤发热是以内伤为病因，脏腑功能失调，气血阴阳失衡所致，以发热为主症的疾病。一般起病较缓，病程较长，热势轻重不一，但以低热为多，或自觉发热而体温并不升高。西医学中的功能性低热、肿瘤、血液病、结缔组织病、内分泌疾病、部分慢性感染性疾病和某些原因不明的发热等属本病范畴，可参照本节辨证论治。

《黄帝内经》有内伤发热的记载，对其病因病机及治疗有了较为系统的认识。《素问·刺志论》提出"气虚身热"，《素问·调经论》提出"阴虚生内热"，并指出劳倦过度，阴阳失调可致发热，《素问·至真要大论》提出"诸寒之而热者取之阴"的治疗原则。东汉·华佗《中藏经·寒热论》认为阳不足则先寒后热，阴不足则先热后寒。张仲景《金匮要略·血痹虚劳病脉证并治》中以小建中汤治疗阴阳两虚的虚热症状，开甘温除热法之先河。

宋·钱乙《小儿药证直诀》提出了五脏热病的效方，如心热用导赤散，肝热用泻青丸，脾热用泻黄散，肺热用泻白散等，创六味地黄丸，为阴虚内热的治疗提供了重要的方剂。金·李东垣《脾胃论·饮食劳倦所伤始为热中论》提出脾胃气虚可导致发热，并运用甘温除大热之法，创立补中益气汤治疗气虚发热。元·朱丹溪《格致余论·恶寒非寒病恶热非热病论》对阴虚发热有较为深入的认识，认为阳有余而阴不足，强调泻火以保阴，反对滥用辛燥。

明·张景岳《景岳全书》对内伤发热的病因做了比较详细的论述，提出："阳虚者亦能发热，此以元阳败竭，火不归原也。"对阳虚发热的治法及方剂都有记载。秦景明《症因脉治·内伤发热》最先明确提出"内伤发热"的病名。清·李用粹《证治汇补·发热》将外感发热以外的发热分为郁火、阳郁、骨蒸、内伤（气虚发热）、阳虚、阴虚、血虚、痰证、伤食、瘀血、疮毒共11 种，为辨证论治内伤发热提供了思路。程钟龄《医学心悟》将外感之火称为"贼火"，内伤之火称为"子火"，并将治疗"子火"之法概括为达、滋、温、引。王清任《医林改错》及唐容川《血证论》对瘀血发热的特点进行深入阐述。

【病因病机】

内伤发热主要是因久病体虚、饮食劳倦、情志失调、外伤出血等引起脏腑功能失调，气血阴阳亏虚所致。

（一）病因

1.久病体虚　由于久病或原本体虚，失于调理，以致机体气、血、阴、阳亏虚，阴阳失衡而引起发热。若中气不足，阴火内生，引起气虚发热；久病心肝血虚，或脾虚不能生血，或长期慢性失血，以致血虚阴伤，无以敛阳，导致血虚发热；素体阴虚，或热病日久，耗伤阴液，或治病过程中误用、过用温燥药物，导致阴精亏虚，阴衰则阳盛，水不制火，引起阴虚发热；寒证日久，或久病气虚，气损及阳，脾肾阳气亏虚，虚阳外浮，导致阳虚发热。

2.饮食劳倦　由于饮食不节，劳倦过度，使脾胃受损，水谷精气不充，以致中气不足，阴火内生，导致气虚发热，或脾虚不能化生阴血，阴虚内热，而引起阴虚发热；脾胃受损，运化失职，可致痰湿内生，郁而化热，进而引起湿郁发热。

3.情志失调　情志抑郁，肝气不能条达，郁而化火，或恼怒过度，肝火内盛，导致气郁发热。《丹溪心法·火》言："凡气有余便是火。"情志失调亦是导致瘀血发热的原因之一。气为血之帅，在气机郁滞的基础上，日久不愈，气不畅则血不行，瘀血内生，导致血瘀发热。

4.外伤出血　外伤、出血等原因导致发热主要有两个方面：一是外伤、出血导致血循不畅，瘀血阻滞经络，气血壅遏不通，因而引起瘀血发热。二是外伤以及血证时出血过多，或长期慢性失血，以致阴血不足，无以敛阳，而引起血虚发热。

（二）病机

内伤发热的基本病机主要为脏腑功能失调，阴阳失衡，气血阴阳亏虚，或气、血、湿郁遏化热。病变涉及多个脏腑，包括肺、脾（胃）、心、肝、肾，而以肝、脾、肾为主。

大致可归纳为虚实两类。由气机郁结、瘀血阻滞及痰湿停聚所致者属实，气、血、湿等郁结，壅遏化热，而引起发热；由中气不足、血虚失养、阴精亏虚及阳气虚衰所致者属虚，或因阴血不足，阴不制阳，水不济火而发热，或因中气不足，阴火内生而发热，或因阳气虚衰，虚阳外浮而发热。

不同病机之间可以相互转化，久病往往由实转虚，或因虚致实，后期症见虚实夹杂，疾病由轻转重。如气郁发热日久伤阴，可转化为气郁阴虚之发热；气虚发热日久，病损及阳，阳气虚衰，则发展为阳虚发热；气滞、痰湿、瘀血病久，损及气、血、阴、阳而分别兼见气虚、血虚、阴虚或阳虚，而以虚实兼夹之证较为多见。虚证亦可转为实证，如阴虚内热，血津稠厚，运行不畅，或气虚发热，气虚无力推动血行，或阳虚寒凝，均可致瘀血形成，而成虚实夹杂之证。又如气虚阳虚之发热，水失温化，痰湿内停，也可在本虚的基础上形成标实。此类变证，证候复杂，但总属脏腑功能失调，阴阳失衡所导致。

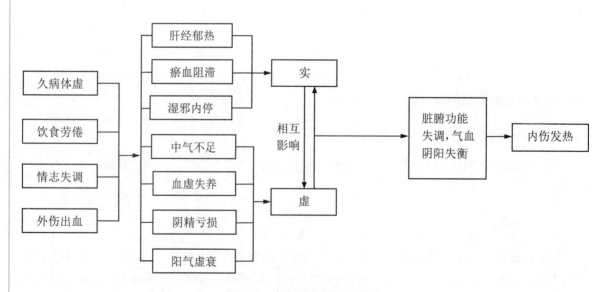

图10-6　内伤发热病因病机演变

【诊断与鉴别诊断】

（一）诊断

1.内伤发热起病缓慢，病程较长，多为低热，或自觉发热而体温并不升高，表现为高热者较少。不恶寒，或虽有怯冷，但得衣被则温。常兼见头晕、神疲、自汗、盗汗、脉弱等症。

2.多有气、血、阴、阳亏虚，或气郁、血瘀、湿阻的病史，或有反复发热史。

3.无感受外邪所致的头身疼痛、鼻塞、流涕、脉浮等症。

临床诊疗时需监测体温，完善血、小便、大便三大常规检查，血生化、心电图、胸片等检查，必要时检查甲状腺功能、肿瘤标志物、免疫学、风湿三项、狼疮细胞、骨髓穿刺等。

（二）鉴别诊断

外感发热　外感发热起病较急，病程较短，发热初期大多伴有恶寒，其恶寒得衣被而不减。发热的程度（体温）大多较高，发热的类型随病种的不同而有所差异。初起常兼有头身疼痛、鼻塞、流涕、咳嗽、脉浮等表证。外感发热由感受外邪，正邪相争所致，属实证者居多。

表 10-1　外感与内伤发热的鉴别表

	外感发热	内伤发热
病因	感受外邪	内伤因素
虚实	实证居多	虚证居多
发热特点	起病急，病程短	起病缓，病程较长，或有反复发作史
临床表现	发热程度较高，病初多恶寒，得衣被不减，初起常兼有头身疼痛、鼻塞、流涕、咳嗽、脉浮等表证	以低热为主，或自觉发热而体温并不升高，不恶寒，或虽有怯冷，但得衣被则温，常兼见头晕、神疲、自汗、盗汗、脉弱等症

【辨证论治】

（一）辨证要点

1.辨证候虚实　应依据病史、症状、脉象等辨明证候虚实，由气郁、血瘀、痰湿所致的内伤发热属实，由气虚、血虚、阴虚、阳虚所致的内伤发热属虚。若邪实伤正或因虚致实，表现虚实夹杂证候者，应分辨其主次。

2.辨气血病位　内伤发热，有病在气分、血分之别。病在气分者，如虚热中的气虚、阳虚发热，实热中的气郁、痰郁发热；病在血分者，如虚热中的血虚发热，实证中的瘀血发热即是。气血分之间亦可相兼出现。气分病变主要关乎脾、肾、肝及胃肠，血分病变涉及心、肝，其虚证与脾相关。

3.辨病情轻重　病程长久，热势亢盛，持续发热，或反复发作，经治不愈，胃气衰败，正气虚甚，兼夹证多，均为病情较重的表现，反之则病情较轻。若内脏无实质性病变，仅属一般体虚所致者，病情亦轻。

（二）治则治法

内伤发热的治疗原则为审机辨治。属实者，治宜解郁、活血、除湿、化痰，适当配伍清热之法。属虚者，治宜益气、养血、滋阴、温阳，除阴虚发热可适当配伍清退虚热的药物外，其余均应以补为主。虚实夹杂者，当两者兼顾，临证时应综合联系分析，分主次处理。《景岳全书·火证》云："实火宜泻，虚火宜补，固其法也。然虚中有实者，治宜以补为主，而不得不兼乎清……若实中有虚者，治宜以清为主，而酌兼乎补。"

（三）证治分类

1. 阴虚发热

临床表现：午后潮热，或夜间发热，不欲近衣，手足心热，烦躁，少寐多梦，盗汗，口干咽燥，舌质红，或有裂纹，苔少甚至无苔，脉细数。

证机概要：阴液亏损，阴不制阳，虚热内生。

治法：滋阴清热。

代表方：清骨散。

常用药：鳖甲、知母、当归滋阴养血；秦艽、银柴胡、胡黄连、地骨皮、青蒿清热除蒸；乌梅敛阴。

若盗汗较甚，去青蒿，加牡蛎、浮小麦、糯稻根；阴虚较甚，加玄参、生地黄；失眠者，加酸枣仁、柏子仁、首乌藤养心安神；气虚而见头晕气短、体倦乏力者，加人参、麦冬、五味子。

2. 血虚发热

临床表现：发热，热势多为低热，头晕眼花，身倦乏力，心悸不宁，面白少华，唇甲色淡，舌质淡，脉细弱。

证机概要：血虚失养，阴不配阳。

治法：益气养血。

代表方：归脾汤。

常用药：黄芪、人参、白术益气健脾；当归补血养血；木香理气醒脾；炙甘草补气调中；姜、枣调和脾胃，以资化源。

若血虚较甚者，加熟地黄、枸杞子、制首乌；由慢性失血所致的血虚，仍有少许出血者，加三七粉、仙鹤草、茜草、棕榈炭止血；脾虚失健，纳差腹胀者，去黄芪，加陈皮、神曲、谷麦芽。

3. 气虚发热

临床表现：发热，热势或低或高，常在劳累后发作或加剧，倦怠乏力，气短懒言，自汗，易于感冒，食少便溏，舌质淡，苔薄，脉细弱。

证机概要：中气不足，阴火内生。

治法：益气健脾，甘温除热。

代表方：补中益气汤。

常用药：黄芪补中益气，升阳固表；人参、炙甘草、白术补气健脾；当归养血和营；陈皮理气和胃；升麻、柴胡升阳举陷。

若自汗甚者，加牡蛎、浮小麦、糯稻根敛汗；时冷时热，汗出恶风者，加桂枝、芍药调和营卫；胸闷脘痞，舌苔白腻者，加苍术、厚朴、藿香健脾除湿。

4. 阳虚发热

临床表现：发热而欲近衣，形寒怯冷，四肢不温，少气懒言，头晕嗜卧，腰膝酸软，纳少便溏，面色㿠白，舌质淡胖，或有齿痕，苔白润，脉沉细无力。

证机概要：肾阳亏虚，火不归原。

治法：温补阳气，引火归原。

代表方：金匮肾气丸。

常用药：附子、桂枝温补阳气；山茱萸、地黄补养肝肾；山药、茯苓补肾健脾；牡丹皮、泽泻清泻肝肾。

若阳虚甚者，加仙茅、淫羊藿；短气甚者，加人参大补元气；便溏者，加白术、干姜温补脾阳。

5. 气郁发热

临床表现：发热，多为低热或潮热，热势常随情绪波动而起伏，精神抑郁，胁肋胀满，烦躁易怒，口干而苦，纳呆，舌红，苔黄，脉弦数。

证机概要：情志抑郁，肝失条达，郁而化火。

治法：疏肝理气，解郁泻热。

代表方：丹栀逍遥散。

常用药：牡丹皮、栀子清肝泄热；柴胡、薄荷疏肝解热；当归、白芍养血柔肝；白术、茯苓、甘草培补脾土。

若气郁较甚，加郁金、香附、青皮；口干便秘，舌红者，去白术，加龙胆草、黄芩清肝泻火；妇女若兼月经不调，加泽兰、益母草活血调经。

6. 痰湿郁热

临床表现：发热，午后热甚，心内烦热，胸闷脘痞，不思饮食，渴不欲饮，呕恶，大便稀薄或黏滞不爽，舌苔白腻或黄腻，脉濡数。

证机概要：痰湿内蕴，壅遏化热。

治法：燥湿化痰，清热和中。

代表方：黄连温胆汤合中和汤。前方理气化痰，燥湿清热，后方清热燥湿，理气化痰。

常用药：半夏、厚朴燥湿化痰；枳实、陈皮理气和中；茯苓、通草、竹叶清热利湿；黄连清热除烦。

若呕恶，加竹茹、藿香、白蔻仁和胃泄浊；湿热所致者，症见胸闷脘痞，身热不扬，苔腻，加佩兰芳香化湿，或用三仁汤及甘露消毒丹加减；寒热往来如疟，寒轻热重，口苦呕逆者，加青蒿、黄芩清解少阳。

7. 血瘀发热

临床表现：午后或夜晚发热，或自觉身体某些部位发热，口燥咽干，但不多饮，肢体或躯干有固定痛处或肿块，面色萎黄或晦暗，舌质青紫或有瘀点、瘀斑，脉弦或涩。

证机概要：血行瘀滞，瘀热内生。

治法：活血化瘀。

代表方：血府逐瘀汤。

常用药：当归、川芎、赤芍、地黄养血活血；桃仁、红花、牛膝活血祛瘀；柴胡、枳壳、桔梗调畅气机。

若发热较甚者，加秦艽、白薇、牡丹皮清退虚热；肢体肿痛者，加丹参、郁金、延胡索活血散肿定痛。

【临证备要】

1. 详审病机，阴阳虚实并调。《医学心悟·火字解》将外邪引起的发热称为"贼火"，认为"贼可驱而不可留"，由久病伤正、情志不舒、饮食失调、劳倦过度等引起的内伤发热称为"子火"，"子可养而不可害"。总体而言，内伤发热主要由气、血、痰湿的郁滞壅遏，或气、血、阴、阳的亏损失调所导致，故在发热的同时，分别伴有气滞、血瘀、湿热，或气虚、血虚、阴虚、阳虚的症状，这是掌握内伤发热辨证及治疗的关键，应重视针对病情补益气血阴阳，以促进脏腑功能及阴阳平衡的恢复。此外，临床内伤发热常见以湿热郁蒸，少阳枢机不和，邪在半表半里者多，治疗当以和解清化为基础，随症加减。切不可一见发热，便用发散解表及苦寒泻火之剂，以致耗气伤阴或伤败脾胃。

2. 甘温除热法的应用。该法源于《黄帝内经》，创于东垣，为中医治疗气虚发热的有效方法。西医学所称的功能性发热多见于女性，体质偏弱，常兼有多汗、怕冷、心悸、失眠等气血不足的症状。中医学认为，气血相关，阴阳互根，血虚者多兼气虚，阳虚为气虚之极，阳虚者必见气虚。故对于相当部分的功能性发热，在甘温除热法的基础上，针对病情加减化裁，常能收到较好的效果。

【预防调护】

内伤发热患者应注意休息，体温高者应卧床，部分长期低热的患者，在体力允许的情况下，可做适当户外活动以增强体质。要保持情绪乐观，避免不良情绪的刺激。饮食宜进清淡、富于营养而易于消化之品。若因卫表不固而有自汗、盗汗，应注意保暖、避风，防止感受外邪。

【小结】

内伤发热以内伤为主要病因，由久病体虚、饮食劳倦、情志失调以及外伤出血导致脏腑功能失调，气血阴阳亏虚，阴阳失调，或气血水湿郁遏所致，临证当注意辨其虚实。虚证以气、血、阴、阳亏虚为主，实证以气郁、瘀血以及痰湿为主。当根据本病的虚实而治，调理阴阳，补虚泻实，予以益气、养血、滋阴、温阳、行气、活血、化湿之法。禁用发散解表药物，以防耗气伤津；慎用苦寒泻火之药，以防损伤中阳，化燥伤阴。本病病程较短，证候单一，胃气尚未衰败者，预后较佳；病程迁延，病势缠绵，证候兼杂转化，正虚邪恋，胃气衰败，格阳戴阳者，预后不佳。

【名医验案】

郭某，女，40岁。

初诊（1973年6月17日）：3年来下午低烧，体温常达37.7～38.8℃，每到夜间两腿发麻，精神委顿不振，经西医检查原因未明，久治无效，舌无苔略红，脉细稍数，左关稍弦。有阴虚肝阳旺现象，都气丸加柴、芍、桂，以滋肾调肝。处方：生地黄24g，山茱萸12g，怀山药12g，丹皮12g，泽泻9g，茯苓9g，柴胡6g，五味子6g，白芍9g，肉桂6g。水煎服，7剂。

二诊（1973年6月26日）：体温下降到37℃，嘱再服前方十余剂，以巩固疗效。

按：本案下午低烧，夜间腿麻，为真阴亏损，又是女性，故以六味地黄丸为基础，入五味子成都气丸，以益气强阴，加柴胡疏理滞气，抑肝散火，益白芍以敛虚热、护营阴，加桂作反佐，

使引火归原，以退久虚低烧。（中医研究院编 . 岳美中医案集 . 人民卫生出版社 .1978）

【古籍摘要】

《金匮要略·血痹虚劳病脉证并治》："虚劳里急，悸，衄，腹中痛，梦失精，四肢酸疼，手足烦热，咽干口燥，小建中汤主之。"

《景岳全书·寒热》："凡微热之气，宜凉以和之；大热之气，宜寒以制之；郁热在经络者，宜疏之发之；结热在脏腑者，宜通之利之；阴虚之热者，宜壮水以平之；无根之热者，宜益火以培之。"

《医学心悟·火字解》："外火，风、寒、暑、湿、燥、火及伤热饮食，贼火也，贼可驱而不可留。内火，七情色欲，劳役耗神，子火也，子可养而不可害。""养子火有四法：一曰达……所谓木郁则达之，如逍遥散之类是也，以此一方治水郁而诸郁皆解也；二曰滋……所谓壮水之主，以镇阳光，如六味汤之类是也；三曰温……经曰劳者温之，又曰甘温能除大热，如补中益气之类是也；四曰引……以辛热杂于壮水药中，导之下行，所谓导龙入海，引火归原，如八味汤之类是也。"

《医林改错·血府逐瘀汤所治之症目》："身外凉，心里热，故名灯笼病，内有瘀血。认为虚热，愈补愈瘀；认为实火，愈凉愈凝。""晚发一阵热，每晚内热，兼皮肤热一时。"

【文献推介】

1. 王方方，陈家旭 . 内伤发热的沿革及辨治探要 [J]. 中医杂志，2017，58（18）：1534–1537.
2. 周仲瑛，周学平，李柳，等 ."无名热"辨治探析 [J]. 江苏中医药，2020，52（07）：1–3.
3. 李玲玲，程丹，李鑫洁，等 . 论甘温除热法代表方应为补脾胃泻阴火升阳汤 [J]. 环球中医药，2020，13（06）：1036–1038.

第七节　厥　证

厥证是以突然昏倒，不省人事，伴有四肢逆冷为主症的疾病。病情轻者，可在短时间内苏醒，清醒后无偏瘫、失语、口眼㖞斜等后遗症；病情重者，昏厥时间较长，严重者甚至一厥不复而死亡。本节重点介绍内伤杂病过程中所见厥证，外感病中以手足逆冷为主者或由感受暑热之邪发为暑厥者，不属本节讨论范围。西医学中多种原因所致之晕厥，如癔症、高血压脑病、脑血管痉挛、低血糖、出血性或心源性休克等属于本病范畴，可参考本节辨证论治。

《黄帝内经》中厥的含义与范围较广，有以暴死为厥，有以四末逆冷为厥，有以气血逆乱病机为厥，有以病情严重为厥，概括起来可分为两类：一是指突然昏倒，不省人事。《素问·大奇论》云："暴厥者不知与人言。"二是指肢体和手足逆冷。《素问·厥论》云："寒厥之为寒也，必从五指而上于膝。"东汉·张仲景《伤寒论·辨厥阴病脉证并治》言："凡厥者，阴阳气不相顺接，便为厥。厥者，手足逆冷是也。"阐明了厥证的基本病机和主要临床表现，并用厥、手足厥冷、手足厥逆等来表示其程度的不同。

隋·巢元方《诸病源候论·中恶病诸候》对尸厥的表现进行了描述，"其状如死，犹微有息而不恒，脉尚动而形无知也"，并认为其病机是"阴阳离居，营卫不通，真气厥乱，客邪乘之"。元·刘完素《素问玄机原病式·六气为病》云："阳气极甚而阴气极衰，则阳气怫郁，阴阳偏倾而不能宣行，则阳气蓄聚于内而不能营运于四肢，则手足厥冷，谓之阳厥。"认为病热甚则厥。

张子和《儒门事亲·指风痹痿厥近世差玄说》认为该病由邪气乱、阳气逆所致，并根据病因及症状将厥证分为尸厥、痰厥、风厥、酒厥、气厥等。

明·李梴《医学入门》首次将厥证明确分为外感发厥与内伤杂病致厥。张景岳《景岳全书·厥逆》总结了明代以前对厥证的认识，提出以虚实论治厥证。此后医家对厥证的理论不断充实，提出了气、血、痰、食、暑、尸、酒、蛔等厥，并以此作为辨证的重要依据，指导临床治疗。

【病因病机】

引起厥证的病因较多，常在素体亏虚或素体气盛有余的基础上，因情志内伤、久病体虚、亡血失津、饮食不节等因素诱发，引起气机突然逆乱，升降乖戾，气血阴阳不相顺接。

（一）病因

1.情志内伤 七情中尤以暴怒引发本病者最为多见，如《素问·生气通天论》谓："阳气者，大怒则形气绝，而血菀于上，使人薄厥。"或所愿不遂，肝气郁结，郁久化火，肝火上炎，致气血郁滞，以致阴阳不相顺接而发为厥证。此外，若平素体弱胆怯，加上突如其来的外界影响，如见死尸，或见鲜血喷涌，或闻巨响等，亦可使气血逆乱，发为厥证。

2.体虚劳倦 元气素虚，复加饥饿劳累，以致中气不足，髓海失养，或长期睡眠不足，气血阴阳暗耗，而发为厥证。如《诸病源候论·虚劳病诸候上》云："三曰强力举重，久坐湿地伤肾，肾伤，少精，腰背痛，厥逆下冷。"

3.亡血失津 因大汗吐下，气随液耗，或因创伤出血，或血证失血过多，以致气随血脱，阳随阴消，津血亏虚，不能上荣，神明失主，而发为厥证，如《伤寒论·辨厥阴病脉证并治》云："大汗出，热不去，内拘急，四肢疼，又下利厥逆而恶寒者，四逆汤主之。"

4.饮食不节 暴饮暴食，饮食积滞，停于中焦，气机阻滞，胃失和降，脾失升清，上下痞隔，发为厥证。或嗜食酒酪肥甘，脾胃受损，运化失常，以致聚湿生痰，痰浊阻滞，气机不畅，日积月累，痰愈多则气愈阻，气愈滞则痰更盛，如痰浊一时上壅，清阳被阻，则可发为昏厥。

（二）病机

厥证的基本病机是气机逆乱，升降乖戾，气血阴阳不相顺接。《景岳全书·厥逆》言："盖厥者尽也，逆者乱也，即气血败乱之谓也。"情志异常、精神刺激、素体虚弱等致气机上冲逆乱，清窍壅塞，神明失养，发为气厥；肝阳偏亢，遇暴怒肝之气血逆乱于上，或大量失血后血不荣窍，发为血厥；体虚湿盛，饮食不节，以致气机升降失调，或痰随气升，阻滞神明，发为痰厥。

由于体质和病机转化的不同，病理性质有虚实之别。大凡气盛有余，气逆上冲，血随气逆，或夹痰浊、瘀血壅滞于上，以致清窍闭塞，不省人事，皆为厥之实证；气虚不足，清阳不升，气陷于下，或大量出血，气随血脱，血不上达，气血一时不相顺接，以致神明失养，不省人事，为厥之虚证。

病变所属脏腑主要在于心、肝，涉及脑（清窍），与肺、脾、肾密切相关。心主神明，心病则神明失用，而致昏厥。厥之实证与肝的关系密切，肝郁则全身之气皆郁，肝气逆则全身之气皆逆，气血并走于上则昏不知人，阳郁不达则四肢逆冷。厥之虚证与肺脾的关系密切，肺脾气虚，清阳不升，气陷于下，血不上达，致神明失主，而发为厥证。肾为元气之根，肾虚精气不能上注，导致神明失养，亦可发为厥证。

厥证之病理转归主要有三：一是阴阳气血相失，进而阴阳离决，发展为一厥不复之死证。二是阴阳气血失常，或为气血上逆，或为中气下陷，或气血痰浊内闭，气机逆乱，而阴阳尚未离决，此类厥证之生死，取决于正气来复与否及治疗措施是否及时、得当。若正气来复，治疗得当，则气复返而生，反之，气不复返而死。三是表现为各种证候之间的转化。如气厥和血厥之实证，常转化为气滞血瘀之证；失血致厥的血厥虚证，严重者转化为气随血脱之脱证等。

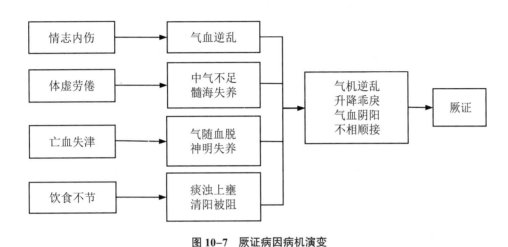

图 10-7　厥证病因病机演变

【诊断与鉴别诊断】

（一）诊断

1. 以突然昏仆，不省人事，或伴四肢逆冷等为主症，具有急骤性、突发性和一时性的特点。

2. 发病前常有先兆症状，如头晕、恶心、心悸、视物模糊、面色苍白、出汗等，而后突然发生昏仆，不省人事，移时苏醒。发病时常伴有恶心、汗出，或伴有四肢逆冷，醒后感头晕、疲乏、口干，但无失语、偏瘫等后遗症。

3. 发病前多有明显的诱发因素，如精神刺激、情绪波动等，或有大失血病史，或有饮食不节史，或有痰盛宿疾，应了解既往有无类似病证发生。注意询问发作时的体位、持续时间以及昏厥前后的表现。

血压、血糖、脑血流图、脑电图、脑干诱发电位、动态心电图、颅脑 CT、MRI 等检查有助于本病的诊断。

（二）鉴别诊断

1. 中风　中风以中老年人为多见，常有素体肝阳亢盛。其中脏腑者，突然昏仆，并伴有口眼㖞斜、偏瘫等症；若神昏时间较长，苏醒后有偏瘫、口眼㖞斜及失语等后遗症。厥证可发生于任何年龄，昏倒时间较短，醒后无后遗症，但血厥之实证重者可发展为中风。

2. 昏迷　昏迷为多种疾病发展到一定阶段所出现的危重证候。多发生缓慢，存在昏迷前的临床过程，先轻后重，多由烦躁、嗜睡渐次发展，昏迷后持续时间一般较长，恢复较难，苏醒后原发病仍然存在。厥证多为突然发生，昏倒时间较短，常因情志刺激、饮食不节、劳倦过度、亡血失津等诱发。

【辨证论治】

（一）辨证要点

1. 辨病因 厥证的发生常有明显的病因可寻。如气厥虚证，多发生于平素体质虚弱者，厥前常有过度疲劳、睡眠不足、饥饿受寒、突受惊恐等诱因；血厥虚证，则与失血有关，常继发于大出血之后；气厥实证及血厥实证，多发生于形壮体实者，而发作多与急躁恼怒、情志过极密切相关；痰厥好发于恣食肥甘、体丰湿盛之人，而恼怒及剧烈咳嗽常为其诱因。

2. 辨虚实 厥证不外虚实二端。实证者表现为突然昏仆，面红气粗，声高息促，口噤握拳，或痰涎壅盛，舌红苔黄腻，脉洪大有力。虚证者表现为眩晕昏厥，面色苍白，声低息微，口开手撒，或汗出肢冷，舌胖或淡，脉细弱无力。

3. 分气血 厥证以气厥、血厥为多见，应重点辨别气厥实证及血厥实证之不同。气厥实者，乃肝气升发太过所致。体质壮实之人，肝气上逆，由惊恐而发，表现为突然昏仆，呼吸气粗，口噤握拳，头晕头痛，舌红苔黄，脉沉而弦。血厥实者，乃肝阳上亢，阳气暴张，血随气升，气血并走于上，表现为突然昏仆，牙关紧闭，四肢厥冷，面赤唇紫，或鼻衄，舌质暗红，脉弦有力。

（二）治则治法

厥证乃危急之候，当以及时救治为要，发作时的治疗原则是回厥醒神，醒后则需辨证论治，调治气血。气厥实证顺气开郁，气厥虚证补气回阳；血厥实证活血顺气，血厥虚证补养气血；痰厥行气豁痰；食厥和中消导。对于失血、失津过急过多者，还应配合止血、输血、补液，以挽其危。

（三）证治分类

1. 气厥

（1）实证

临床表现：常由情志异常、精神刺激而诱发，突然昏倒，不省人事，或四肢厥冷，呼吸气粗，口噤握拳，舌苔薄白，脉伏或沉弦。

证机概要：肝郁不舒，气机上逆，壅阻心胸，内闭神机。

治法：开窍，顺气，解郁。

代表方：通关散合五磨饮子加减。前方辛香通窍，散剂吹鼻取嚏以促其苏醒，后方开郁畅中，降气调肝。

常用药：沉香、乌药降气调肝；槟榔、枳实、木香行气破滞；檀香、丁香、藿香理气宽胸。必要时可先鼻饲苏合香丸宣郁理气，开闭醒神。

若肝阳偏亢，头晕而痛，面赤躁扰者，加钩藤、石决明、磁石；兼有痰热，见喉中痰鸣，痰壅气塞者，加胆南星、贝母、橘红、竹沥；醒后哭笑无常，睡眠不宁者，加茯神、远志、酸枣仁等安神宁志。

（2）虚证

临床表现：发病前有明显的情绪紧张、恐惧、疼痛或站立过久等诱发因素，发作时眩晕昏仆，面色苍白，呼吸微弱，汗出肢冷，舌淡，脉沉细微。

证机概要：元气素虚，清阳不升，神明失养。

治法：补气，回阳，醒神。

代表方：生脉饮、参附汤、四味回阳饮加减。三方均能补益正气，生脉饮重在益气生津，参附汤及四味回阳饮重在益气固阳。

常用药：临床可先急用生脉注射液或参附注射液静脉推注或滴注，补气摄津醒神。苏醒后用四味回阳饮加味补气温阳，药用人参大补元气，附子、炮姜温里回阳，甘草调中缓急。

若汗出多者，加黄芪、白术、煅龙骨、煅牡蛎益气固涩止汗；心悸不宁者，加远志、柏子仁、酸枣仁养心安神；纳谷不香，食欲不振者，加白术、茯苓、陈皮健脾和胃。

2. 血厥

（1）实证

临床表现：多因急躁恼怒而诱发，突然昏倒，不省人事，牙关紧闭，面赤唇紫，舌质暗红，脉弦有力。

证机概要：怒而气上，血随气升，菀阻清窍。

治法：平肝潜阳，理气通瘀。

代表方：羚角钩藤汤或通瘀煎加减。前方平肝潜阳息风，后方活血顺气。

常用药：羚羊角粉（可先吞服）清心肝，息风潜阳；钩藤、桑叶、菊花、泽泻、生石决明平肝息风；乌药、青皮、香附、当归理气通瘀。

若急躁易怒者，加菊花、牡丹皮、龙胆草清泻肝火；眩晕头痛者，加生地黄、枸杞子、珍珠母育阴潜阳。

（2）虚证

临床表现：常因失血过多诱发，突然昏厥，面色苍白，口唇无华，四肢震颤，自汗肢冷，目陷口张，呼吸微弱，舌质淡，脉芤或细数无力。

证机概要：气随血脱，神明失养。

治法：补养气血。

代表方：急用独参汤灌服，继服人参养荣汤。前方益气固脱，后方补益气血。

常用药：独参汤即重用一味人参，大补元气，所谓"有形之血不能速生，无形之气所当急固"。后以人参养荣汤补养气血。人参、黄芪益气；当归、熟地黄养血；白芍、五味子敛阴；白术、茯苓、远志、甘草健脾安神；肉桂温养气血；生姜、大枣和中补益；陈皮行气。

若自汗肤冷，呼吸微弱者，加附子、干姜回阳救逆；口干少津者，加麦冬、玉竹、沙参养阴生津；心悸少寐者，加龙眼肉、酸枣仁养心安神。

3. 痰厥

临床表现：素有咳喘宿痰，多湿多痰，恼怒或剧烈咳嗽后，突然昏厥，喉有痰声，或呕吐涎沫，呼吸气粗，舌苔白腻，脉沉滑。

证机概要：肝郁肺痹，痰随气升，上闭清窍。

治法：行气豁痰。

代表方：导痰汤。

常用药：陈皮、枳实理气降逆；半夏、胆南星、茯苓燥湿祛痰；苏子、白芥子化痰降气。

若痰湿化热，症见便秘，舌苔黄腻，脉滑数者，加黄芩、栀子、竹茹、瓜蒌仁。

4. 食厥

临床表现：暴饮暴食，突然昏厥，脘腹胀满，呕呃酸腐，头晕，舌苔厚腻，脉滑。

证机概要：食填中脘，胃气不降，气逆于上，清窍闭塞。

治法：和中消导。

代表方：昏厥若在食后未久，应用盐汤探吐以去实邪，再用神术散合保和丸加减治之。

常用药：山楂、神曲、莱菔子消食；藿香、苍术、厚朴、砂仁理气化浊；半夏、陈皮、茯苓和胃化湿。

若腹胀而大便不通者，用小承气汤导滞通腑。

【临证备要】

1. 起病急骤，尽早诊断，综合救治。本病的发病有急骤性、突发性和一时性的特点。急骤发病，突然昏倒，移时苏醒。往往在发病前有明显的诱发因素，如暴怒、紧张、恐惧、惊吓等。发作前有头晕、恶心、面色苍白、出汗等先期症状。发作时昏仆，不知人事，或伴有四肢逆冷。除四诊合参外，还应及时全面检查，迅速诊断，明确病因，辨虚实之证，而及时正确施治尤为重要。重症患者应采取中西医结合疗法，即中成药、针灸等综合应急措施，及时救治。此外，由于厥证的发作常由明显的情志精神因素诱发，且部分患者有类似既往病史，因此平时可服用柴胡疏肝散、逍遥散、越鞠丸之类，理气解郁，调和肝脾。

2. 不同类型厥证辨治应互相参考，气血兼顾。各型之厥，特点不同，但也有其内在的联系，这种联系主要是脏腑气血的关联和阴阳气血不相顺接的共性。例如气厥与血厥，因气为血帅，血为气母，而互相影响；又如痰厥与气厥，由于痰随气动而互相联系。至于情志过极以致气血逆乱而发厥，则与气厥、血厥、痰厥均有密切关系。因此临床上既要注意厥证不同类型的特点，又要把握厥证的共性，全面兼顾，方能提高疗效。

3. 活用开窍法。开窍法适用于邪实窍闭之厥证，以辛香走窜之品通关开窍，通过开泄痰浊闭阻、温通辟秽化浊、宣窍通利气机而达到苏醒神志的目的。在使用剂型上应选择丸、散、气雾、含化以及注射类药物，宜吞服、鼻饲、注射。本法系急救治标之法，苏醒后应按病情辨证治疗。注意气血亏虚者不可妄用辛香开窍之品。

【预防调护】

预防厥证，应避免情志过极，使其心情舒畅。对于情绪容易激动，思想狭隘者，平时注意加强思想修养，避免病情反复发作或加重。改变不良饮食起居习惯，加强锻炼，增强体质。注意劳逸结合，保持充足的睡眠，勿使过度疲劳或饥饿等。

已发厥证者，宜采取针对性调护措施，密切观察病情的发展变化，注意保持呼吸道通畅，促进排痰，防止窒息。患者苏醒后，要消除其紧张情绪，针对不同的病因予以不同的康复指导。所有厥证患者均应严禁烟酒及辛辣香燥之品，以免助热生痰，加重病情。

【小结】

厥证是一种急性病证，临床上以突然出现一时性昏倒，不省人事，或伴有四肢逆冷为主症。轻者短时间内即可苏醒，重者昏厥时间较长，甚则一厥不醒而死亡。病因与情志内伤、体虚劳倦、亡血失津、饮食不节有关，病机主要是气机逆乱，升降乖戾，气血阴阳不相顺接。厥证常见气厥、血厥、痰厥，病理性质有虚实之分。厥证属危急重症，当以及时救治为要，醒神回厥是主要的治疗原则，实证宜开窍、化痰、辟秽而醒神，虚证宜益气、回阳、救逆而醒神。苏醒之后，按病情的不同辨证治疗。本病预后主要取决于正气的强弱、病情的轻重以及抢救治疗是否及时得当。发病之后，若呼吸比较平稳，脉象有根，表示正气尚强，预后良好；若气息微弱，脉象沉伏，多属危候，预后不良。

【名医验案】

钱某，女，53 岁。

7 个月前曾因情志刺激出现头晕耳鸣，继之四肢麻木，进而发生短暂性晕厥，此后每月发作 1 ～ 2 次不等，发作后倍感疲乏、头晕。曾在当地医院用中西医治疗无效，专程来沪就诊。

初诊：短暂性晕厥时作，精神抑郁，头晕耳鸣，夜分少寐，乱梦纷纭，胸宇不畅，右肩疼痛，眼睑及眶周黧黑，唇爪青紫，舌红，苔薄腻，脉细弦。中医诊断：晕厥。辨证：肝气郁滞，兼有血瘀。治法：和畅气机，疏肝活血。处方：厥证方加减。姜汁炒川连 2.4g，代赭石 30g，吴茱萸 1.5g，当归 9g，姜半夏 9g，川芎 9g，赤芍 9g，红花 9g，桃仁 9g，柴胡 9g，枳壳 6g，桔梗 6g，牛膝 6g，甘草 3g。水煎服，14 剂。

二诊：晕厥未见，唯头晕耳鸣之象不能骤去，舌红，苔薄腻，脉细弦。上方加灵磁石 30g，葛根 9g，青葱 3 支。

14 剂后患者精神日渐复原。随访半年，未再发作。

按：本案属癔症性晕厥，治疗务在和畅气机，疏肝活血。血为百病之母，由瘀而郁，郁久则痰涎上扰清窍，情志失寄，难以自持。五脏之气之偏，唯以平衡气血为首务。此方内含左金丸、旋覆代赭汤、血府逐瘀汤诸方，全方熔疏肝、清肝、镇肝、活血、化瘀于一炉，收效甚捷。（卢祥之 . 国医大师颜德馨经验良方赏析 . 人民军医出版社 .2013.）

【古籍摘要】

《儒门事亲·厥》："热厥者，寒在上也；寒厥者，热在上也。寒在上者，以温剂补肺金；热在上者，以凉剂清心火则愈矣。若尸厥、痿厥、风厥、气厥、酒厥，可以涌而醒，次服降火益水、和血通气之药，使粥食调养，无不瘥者。"

《景岳全书·厥逆》："气厥之证有二，以气虚、气实皆能厥也。气虚猝倒者，必其形气索然，色清白，身微冷，脉微弱，此气脱证也……气实而厥者，其形气愤然勃然，脉沉弦而滑，胸膈喘满，此气逆证也。""血厥之证有二，以血脱、血逆皆能也。血脱者，如大崩大吐，或产血尽脱，则气亦随之而脱，故致卒仆暴死……血逆者，即经所云血之与气并走于上之谓，又曰大怒则形气绝而血菀于上之类也。"

《石室秘录·厥症》："人有忽然发厥，口不能言，眼闭手撒，喉中作鼾声，痰气甚盛，有一日即死者，有二三日而死者，此厥多犯神明，然亦因素有痰气而发也。"

【文献推介】

1. 杨涛，沈劼 . 金元四大家论治厥证 [J]. 中国中医急症，2020，29（10）：1858-1860，1863.

2. 彭榕华，高驰，段逸山 . 释"厥"[J]. 中华中医药杂志，2016，31（08）：2899-2904.

3. 郭江水，史哲新 . 从《伤寒论》厥证探讨临床感染性休克与低血容量休克的证治 [J]. 天津中医药大学学报，2015，34（01）：4-6.

第八节　虚　劳

虚劳又称虚损，是因脏腑亏损，气血阴阳虚衰，久虚不复成劳，以多种慢性虚弱表现为主症的疾病。西医学中各系统、各器官发生的多种慢性消耗性和功能衰退性疾病等属于本病范畴，可参照本节辨证论治。

早在《黄帝内经》《难经》就有关于虚、劳、损的论述，《素问·通评虚实论》有"精气夺则虚"、《素问·玉机真藏论》有"五虚死"、《素问·宣明五气》有"五劳所伤"等诸多记载。《素问·三部九候论》的"虚则补之"、《素问·至真要大论》的"劳者温之""损者益之"等治则，一直为后世遵循。《难经·十四难》以五损立论，根据五脏所主及特性提出虚损的治法。东汉·张仲景《金匮要略·血痹虚劳病脉证并治》首次提出"虚劳"病名，详述证因脉治，制有小建中汤、黄芪建中汤、肾气丸等温补脾肾。还提出干血致虚，宜用化瘀生新的治法，对后世启发很大。

隋·巢元方《诸病源候论·虚劳病诸候》用五劳、六极、七伤概括虚劳的病因。五劳指心劳、肝劳、肺劳、脾劳、肾劳；七伤指大饱伤脾，大怒气逆伤肝，强力举重、久坐湿地伤肾，形寒寒饮伤肺，忧愁思虑伤心，风雨寒暑伤形，大恐惧不节伤志；六极指气极、血极、筋极、骨极、肌极、精极。唐·孙思邈《备急千金要方》将虚劳分述脏腑证治之中。

宋·严用和《济生方·五劳六极论治》提出"补脾不如补肾"说，指出虚劳不能与传染性瘵瘵混淆。金元时期，李东垣长于甘温补中，从脾胃论治虚劳；朱丹溪重视摄养精血，从肝肾论治，创大补阴丸、三补丸等方。

明·张景岳提出"阴中求阳，阳中求阴"的治则，创制左、右归丸，对虚劳论治具独到之处。汪绮石所著《理虚元鉴》是关于虚劳病诊治的重要专著，系统地阐述了虚劳的病因病机、防治与护理，指出："治虚有三本，肺、脾、肾是也。"清·吴澄《不居集》系统收集、整理了历代虚劳的相关资料。吴谦在《医宗金鉴》提出虚、损、劳、极是虚劳病的四个慢性发展阶段，虚劳与急性病证过程中的一时性阴阳气津损伤及血脱、神散等虚证不同，应予区分。

【病因病机】

多种病因作用于人体，引起脏腑气血阴阳的亏虚，日久不复，均可成为虚劳。《理虚元鉴·虚证有六因》云："有先天之因，有后天之因，有痘疹及病后之因，有外感之因，有境遇之因，有医药之因。"

（一）病因

1. 先天不足 包括先天禀赋不足、体质衰弱、素体阴阳偏盛偏衰。如父母体虚、胎孕失养、生育过多、喂养不当等，使禀赋不足，精气不充，体质不强，易患疾病。且患病后易致久病不复，使脏腑、气血、阴阳亏虚日甚，发为虚劳。

2. 重病久病，失于调理 罹患大病重病，邪气偏盛，耗伤脏气，气血阴阳亏损，或久病迁延不愈，精气耗伤，或病后失于调养，正气难复，均可演变为虚劳。久病而成虚劳者，可因病性差异造成不同损伤。如热病日久，耗伤阴血；寒病日久，伤气损阳；瘀结日久，新血不生，阴血暗耗。如此迁延，阴精或者阳气受损难复，导致虚劳。

3. 误治失治 辨治失误，或用药不当，可使精气损伤。如苦寒太过，损伤脾胃，耗伤阳气；燥热太过，损耗津液；攻伐太过，伤阴耗阳。误治失治亦延误救治时机，加重阴精、阳气耗损，更使正气难复。不当使用金石、虫类、有毒之品，或长期、过度接触化学有害物质，使阴精气血耗损，渐成虚劳。

4. 烦劳过度，损伤五脏 烦劳过度，因劳致虚，日久成损，以劳神过度及房劳为多见。如忧郁思虑、积思不解、所欲未遂等过度劳神，易使心失所养，脾失健运，心脾两伤，气血亏损，久则成劳。或早婚多育、恣情纵欲、房事不节、频繁手淫等，易致肾精亏虚，肾气不足，阴阳两损，渐成虚劳。

5. 饮食不节　暴饮暴食，饥饱不调，饮食偏嗜，营养不良，或饮酒过度，均致脾胃损伤，不能化生水谷精微，气血来源不充，脏腑经络失于濡养，日久形成虚劳之病。

（二）病机

虚劳病证，门类繁多，病机复杂，总括起来，基本病机为五脏气血阴阳的亏损。幼年患虚劳者，常以先天为主因；成年以后患虚劳者，常以后天为主因。虚劳虽有因虚致病，因病成劳，或因病致虚，久虚不复成劳的不同，而其病理性质，以本虚为主，表现为气、血、阴、阳的亏损，可兼见同病。病位涉及五脏，可互相传变。

由于虚劳的病因不一，常先发生某脏腑气血阴阳的亏损，但由于五脏相关，气血同源，阴阳互根，所以在病变过程中常相互影响，出现一脏受病，累及他脏，互为转化的状况。《素问·玉机真藏论》云："五脏相通，移皆有次……五脏受气于其所生，传之于其所胜，气舍于其所生，死于其所不胜。"《难经》谓："上损及下，下损及上。"而且，气虚日久阳也渐衰，血虚日久阴也不足，阳损日久累于阴，阴虚日久累及于阳，以致病势日渐发展，病情趋于复杂。因病损的脏腑各有不同，相互之间的影响转化也因此而异，《医宗金鉴·杂病心法要诀》云："阳虚外寒损肺经，阴虚内热从肾损，饮食劳倦自脾成。"多脏同病时，还有主次之分。但亦有始终仅见某一脏病变，而不病及他脏者。一般而言，气虚以肺、脾为主，但病重者每可影响心、肾；血虚以心、肝为主，并与脾之化源不足有关；阴虚以肾、肝、肺为主，涉及心、胃；阳虚以脾、肾为主，重者每易影响到心。

此外，虚劳也可见正虚邪实错杂情况。如因气虚卫弱，外邪易侵，风邪犯肺，正不达邪，表现为虚中夹实。若营血内虚，气血运行涩滞，瘀血内结，影响新血的生化，表现为血虚瘀结的干血劳。

本病后期，虚象毕露，大肉尽脱，五脏俱损，而厌食不饥，或稍食即脘胀不适，腹泻便溏者，为脾胃衰败，化源告竭的严重情况，即"无胃气则死""失谷者亡"之意。

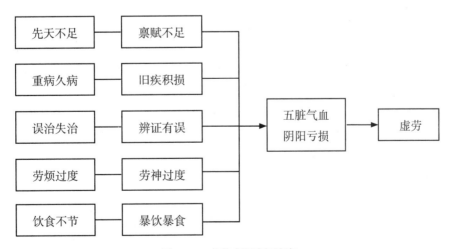

图 10-8　虚劳病因病机演变

【诊断与鉴别诊断】

（一）诊断

1.脏腑、气血、阴阳的亏虚以一组或多组有内在联系的证候群出现，并呈慢性演变的过程。起病多缓慢或隐匿，亦可明显、急骤，但以前者为多见。

2.可见消瘦憔悴，面色无华，身体羸弱，甚或形神衰败，大肉尽脱，食少便溏，心悸气促，呼多吸少，自汗盗汗，或五心烦热，或畏寒肢冷，男性阳痿遗精，女性不孕，白带如水，质清稀量多，舌质淡胖，或伴舌边有齿痕，脉虚无力等诸多证候。

3.有长期慢性病史，或存在引起虚劳的其他致病因素，多见于大病、久病之后。

4.应排除内科其他疾病中出现的虚证。

（二）鉴别诊断

内科其他疾病虚证　内科其他病证中出现的虚证属"证"的范畴，为证候诊断，有其固定的主症，以脏腑气血阴阳某一部分的损害为主，病变脏腑单一，以该病的主要症状为突出表现。如泄泻病的脾胃虚弱证，虽有脾胃亏虚的症状，但以泄泻为最突出、最基本的表现，治疗相对容易，预后亦良好。虚劳属"病"的范畴，为病名诊断，无固定的主症，为脏腑气血阴阳多方位、多层次的损害，以出现一系列精气亏虚的症状为特征，往往呈慢性演变性发展，治疗难取速效，甚或难以取效，故预后较差。虚劳病的辨治以虚证为基础，虚证是组成虚劳病的基本单位，证与证之间的多种组合方式呈现虚劳病的本质。若虚证病情不断发展至脏腑精气亏损时，可转变成虚劳。

【辨证论治】

（一）辨证要点

1.辨别五脏气血阴阳亏虚　虚劳的证候虽多，但总不离乎五脏，而五脏之辨，又不外乎气、血、阴、阳，故对虚劳的辨证应以气、血、阴、阳为纲，五脏虚证为目。并掌握五脏相关、气血同源、阴阳互根的规律，判断病位及脏腑虚损的性质。《杂病源流犀烛·虚损痨瘵源流》云："五脏虽分，而五脏所藏无非精气，其所以致损者有四，曰气虚，曰血虚，曰阳虚，曰阴虚。"所以各种原因所致的虚损往往互相影响，由一虚渐致多虚，由一脏而累及他脏，使病情趋于复杂和严重，辨证时须悉心分析。

2.辨证候的标本主次　虚劳之病，阳损及阴者，阳虚为本，阴虚为标；气虚及血者，气病为本，血病为标；若血虚及气者，血病为本，气病为标；虚损及于脾肾者，脾肾之损为本，他脏之损为标；虚劳复有新感外邪者，虚损为本，新感为标；虚损不甚而又兼有积聚、痰瘀等宿病者，宿病为本，虚损为标。

3.辨有无兼夹病证　虚劳多有较长的病程，可存在兼夹病证，辨治时应注意几种情况：其一，对因病致虚、久虚不复者，应辨明原有疾病是否还继续存在，如因热病、寒病或瘀结致虚者，原发疾病是否已经治愈。其二，有无因虚致实的表现，如因气虚运血无力，形成瘀血，或阳虚水气不化，以致水饮停滞，发为水肿，或脾气虚不能运化水湿，以致水湿内停等。其三，是否兼夹外邪，因虚劳之人卫外不固，易感外邪为患，且感邪之后不易恢复，治疗用药也与常人感邪有所不同。

（二）治则治法

虚劳的治疗当根据"虚则补之""损则益之"的理论，以补益为基本原则，同时还需根据病性之不同，分别采取益气、养血、滋阴、温阳等治法，并要结合五脏病位的不同而选方用药，以加强治疗的针对性。

重视补益脾肾。因脾胃为后天之本，为气血生化之源，脾胃健运，五脏六腑、四肢百骸方能得以滋养；肾为先天之本，寓元阴元阳，为生命的本源。只有重视补益脾肾，方能促进各脏虚损的恢复。

因虚感邪或因虚致实，虚实夹杂时，治当权衡标本、轻重、缓急，选用扶正祛邪、攻补兼施等法。虚不受补者，应先扶养脾胃之气，用药尤贵轻灵不滞。因病致虚者既要补正以复其虚，又要求因以治其病。

（三）证治分类

虚劳的证候繁多，但总不离乎五脏，而五脏之伤，又不外乎阴、阳、气、血，因此以气、血、阴、阳为纲，五脏虚证为目，分类辨证施治。

1. 气虚

气虚是气血阴阳亏虚中最常见的一类，其中尤以肺、脾气虚为多，而心、肾气虚亦不少见。主要证候有面色白或萎黄，气短懒言，语声低微，头昏神疲，肢体无力，舌苔淡白，脉细软弱。

（1）肺气虚

临床表现：咳嗽无力，痰液清稀，短气自汗，声音低怯，时寒时热，平素易于感冒，面白，舌质淡，脉弱。

证机概要：肺气不足，表虚不固。

治法：补益肺气。

代表方：补肺汤。

常用药：人参、黄芪、沙参益气补肺；熟地黄、五味子、百合益肾敛肺。

若肺卫不固，易于感冒者，加防风、白术；自汗甚者，加牡蛎、麻黄根；气阴两虚，见潮热、盗汗者，加鳖甲、地骨皮、秦艽。

（2）心气虚

临床表现：心悸，气短，劳则尤甚，神疲体倦，自汗，舌质淡，脉弱。

证机概要：心气不足，心失所养。

治法：益气养心。

代表方：七福饮。

常用药：人参、白术、炙甘草益气养心；熟地黄、当归滋补阴血；酸枣仁、远志宁心安神。

若自汗甚者，加黄芪、五味子固表敛汗；食少便溏者，加山药、砂仁健脾醒脾。

（3）脾气虚

临床表现：饮食减少，食后胃脘不舒，倦怠乏力，大便溏薄，面色萎黄，舌淡，苔薄，脉弱。

证机概要：脾虚失健，生化乏源。

治法：健脾益气。

代表方：加味四君子汤。

常用药：人参、黄芪、白术、甘草益气健脾；茯苓、扁豆健脾除湿。

若胃失和降，见胃脘满闷，恶心呕吐，嗳气者，加半夏、陈皮；脘腹胀满，食积不化者，加神曲、麦芽、山楂、鸡内金；气虚及阳，脾阳渐虚，见腹痛即泻，手足欠温者，加肉桂、炮姜；中气不足，气虚下陷，见脘腹坠胀，气短，脱肛者，用补中益气汤。伴各种出血者，用归脾汤。

（4）肾气虚

临床表现：神疲乏力，腰膝酸软，小便频数而清，白带清稀，舌质淡，脉弱。

证机概要：肾气不充，腰督失养，固摄无权。

治法：益气补肾。

代表方：大补元煎。

常用药：人参、山药、炙甘草益气固肾；杜仲、山茱萸温补肾气；熟地黄、枸杞子、当归补养精血。

若神疲乏力甚者，加黄芪补中益气；尿频较甚及小便失禁者，加菟丝子、五味子、益智仁固肾缩尿；大便溏薄者，去熟地黄、当归，加肉豆蔻、补骨脂涩肠止泻。

2. 血虚

以心、肝血虚为多，脾血虚常与心血虚并见。主要证候有面色淡黄或淡白无华，唇、舌、指甲色淡，头晕目花，肌肤枯糙，舌质淡红，苔少，脉细。

（1）心血虚

临床表现：心悸怔忡，健忘，失眠，多梦，面色不华，舌质淡，脉细或结代。

证机概要：心血亏虚，心失所养。

治法：养血宁心。

代表方：养心汤。

常用药：人参、黄芪、茯苓、五味子、甘草益气生血；当归、川芎、柏子仁、酸枣仁、远志养血宁心；肉桂、半夏曲温中健脾。

由于心血虚往往与脾血虚并存，称为心脾血虚，临证时常用归脾汤加减治疗，使得补脾与养心并进，益气与养血相融。

（2）肝血虚

临床表现：头晕目眩，胁痛，肢体麻木，筋脉拘急，或肌肉𥆧动，妇女月经不调甚则闭经，面色不华，舌质淡，脉弦细或细涩。

证机概要：肝血亏虚，筋脉失养。

治法：补血养肝。

代表方：四物汤。

常用药：熟地黄、当归补血养肝；芍药、川芎和营调血。

若血虚甚者，加制何首乌、枸杞子、阿胶；胁痛者，加柴胡、郁金、香附、丝瓜络行气止痛；目失所养，视物模糊者，加楮实子、枸杞子、决明子；干血瘀结，新血不生，症见羸瘦、腹满、腹部触有癥块、肌肤甲错、经闭、两目暗黑、舌紫暗有瘀点瘀斑、脉细涩者，可同服大黄䗪虫丸。

3. 阴虚

五脏均见阴虚，但以肺、肝、肾为主。主要证候有面颧红赤，唇红，低烧潮热，手足心热，虚烦不安，盗汗，口干，舌质光红少津，脉细数无力。

（1）肺阴虚

临床表现：干咳，咽燥，甚或失音，咯血，潮热，盗汗，面色潮红，舌红少津，脉细数。

证机概要：肺阴亏虚，肺失清润。

治法：养阴润肺。

代表方：沙参麦冬汤。

常用药：沙参、麦冬、玉竹滋养肺阴；天花粉、桑叶、甘草清热润燥。

若咳嗽甚者，加百部、款冬花止咳化痰；咳血者，加白及、仙鹤草、小蓟收敛止血；潮热者，加地骨皮、银柴胡、秦艽、鳖甲清退虚热；盗汗者，加牡蛎、浮小麦收敛止汗。肺阴虚日久，出现肺肾阴虚，用麦味地黄丸。

（2）心阴虚

临床表现：心悸，失眠，烦躁，潮热，盗汗，或口舌生疮，面色潮红，舌红少津，脉细数。

证机概要：心阴亏耗，心失濡养。

治法：滋阴养心。

代表方：天王补心丹。

常用药：生地黄、玄参、麦冬、天冬养阴清热；人参、茯苓、五味子、当归益气养血；丹参、柏子仁、酸枣仁、远志养心安神。

若火热偏盛，见烦躁不安，口舌生疮者，去当归、远志，加黄连、淡竹叶、莲子心；潮热者，加银柴胡、地骨皮、秦艽清退虚热。

（3）脾胃阴虚

临床表现：口渴，唇舌干燥，不思饮食，甚则干呕，呃逆，大便燥结，面色潮红，舌红少苔，脉细数。

证机概要：脾胃阴伤，失于濡养。

治法：养阴和胃。

代表方：益胃汤。

常用药：沙参、麦冬、生地黄、玉竹滋阴养液。

若津亏甚者，加石斛、天花粉；呃逆者，加刀豆、柿蒂降气止呃；大便干结甚者，加蜂蜜。

（4）肝阴虚

临床表现：头痛，眩晕，耳鸣，目干畏光，视物不明，急躁易怒，或肢体麻木，筋惕肉瞤，面潮红，舌干红，脉弦细数。

证机概要：阴虚阳亢，上扰清窍。

治法：滋养肝阴。

代表方：补肝汤。

常用药：地黄、当归、芍药、川芎、酸枣仁养血柔肝；木瓜、甘草酸甘化阴。

若风阳内盛，症见头痛，眩晕，耳鸣，或筋惕肉瞤较甚者，加石决明、菊花、钩藤、刺蒺藜；肝火亢盛，症见急躁易怒，尿赤便秘者，加夏枯草、牡丹皮、栀子。肝络失养，症见胁痛隐隐，口燥咽干，烦热，舌红少苔者，用一贯煎加减。

（5）肾阴虚

临床表现：腰酸，遗精，两足痿弱，眩晕，耳鸣，甚则耳聋，口干，咽痛，颧红，舌红少津，脉沉细。

证机概要：肾精不足，失于濡养。

治法：滋补肾阴。

代表方：左归丸。

常用药：熟地黄、龟甲胶、枸杞子、山药、菟丝子、牛膝滋补肾阴；山茱萸、鹿角胶温补肾气。

若潮热、口干、咽痛等虚火甚者，去鹿角胶、山茱萸，加知母、黄柏、地骨皮；腰酸、遗精甚者，加牡蛎、金樱子、芡实、莲须补肾固肾。

4. 阳虚

阳虚常由气虚进一步发展而成，以心、脾、肾的阳虚为多见。主要证候有面色苍白或晦暗，怕冷，手足不温，出冷汗，精神疲倦，气息微弱，或有浮肿，下肢为甚，舌质胖嫩，边有齿印，苔淡白而润，脉细微、沉迟或虚大。

（1）心阳虚

临床表现：心悸，自汗，神倦嗜卧，心胸憋闷疼痛，形寒肢冷，面色苍白，舌淡或紫暗，脉细弱或沉迟。

证机概要：心阳不振，心气亏虚，运血无力。

治法：益气温阳。

代表方：保元汤。

常用药：人参、黄芪益气扶正；肉桂、甘草、生姜温通阳气。

若心胸疼痛者，加郁金、川芎、丹参、三七行气活血；阳虚较甚，形寒肢冷者，加附子、巴戟天、仙茅、淫羊藿、鹿茸。

（2）脾阳虚

临床表现：面色萎黄，食少，形寒，神倦乏力，少气懒言，大便溏薄，肠鸣腹痛，每因受寒或饮食不慎而加剧，舌淡，苔白，脉弱。

证机概要：中阳亏虚，温煦乏力，运化失常。

治法：温中健脾。

代表方：附子理中汤。

常用药：人参、白术、甘草益气健脾；附子、干姜温中祛寒。

若寒凝气滞，腹中冷痛较甚者，加高良姜、香附，或丁香、吴茱萸；胃寒气逆，症见食后腹胀及呕逆者，加砂仁、半夏、陈皮；阳虚寒甚，腹胀冷痛，便溏，完谷不化，加肉豆蔻、补骨脂、薏苡仁。

（3）肾阳虚

临床表现：腰背酸痛，遗精，阳痿，多尿或不禁，面色苍白，畏寒肢冷，下利清谷或五更泄泻，舌淡，舌边齿痕，脉沉迟。

证机概要：肾阳亏虚，失于温煦，固摄无权。

治法：温补肾阳。

代表方：右归丸。

常用药：附子、肉桂温补肾阳；杜仲、山茱萸、菟丝子、鹿角胶温补肾气；熟地黄、山药、枸杞子、当归补益精血。

若遗精者，加金樱子、桑螵蛸补肾固精，或合金锁固精丸；脾虚而致下利清谷者，去熟地黄、当归，加党参、白术、薏苡仁；命门火衰而致五更泄泻者，合用四神丸；阳虚水泛以致浮肿、尿少者，加茯苓、泽泻、白术、车前子，或合五苓散；肾不纳气而见喘促、短气，动则更甚者，加补骨脂、五味子、蛤蚧。

【临证备要】

1. 虚劳病虽归纳为气、血、阴、阳亏损四类，但临证常有错综复杂的状况。病程短者，多伤及气血，可见气虚、血虚及气血两虚之证；病程长者，多伤及阴阳，可见阴虚、阳虚及阴阳两虚之证。气血与阴阳的亏损既有联系，又有区别。如津液、血液都属于阴的范畴，但血虚主要表现为血脉不充，失于濡养的症状，阴虚则多表现为阴虚生内热的症状。而阳虚可以包括气虚在内，且往往由气虚进一步发展而成，但气虚表现为短气乏力、自汗、舌淡、脉弱等症，阳虚则症状进一步加重，且出现阳虚里寒的症状，如倦怠嗜卧、形寒肢冷、舌质淡胖、脉虚弱或沉迟等。

2. 虚劳病常两脏或多脏气血阴阳亏损合并出现，故常采取复合证辨治。例如，心肺气虚证见久咳、心悸、气短、咳痰，治以补心益肺，化痰通脉；肺肾阴虚证见咳嗽痰少、形体消瘦、腰膝酸软、潮热盗汗，治以滋肾养肺，清热止咳；心脾肾三阳俱虚证见心悸惕动、面浮踝肿、小便不利、畏寒肢冷、唇舌暗紫，治以扶助心阳，温补脾肾等。对气血同病，阴阳两虚，或数脏均损，须分清主次，兼顾治疗。

3. 虚劳的治疗应以平调阴阳为主，即用药不可峻烈，剂量宜因病、因人、因时而异，不可墨守，亦不可过激，目的是以平为期，不可因温伤阴、因凉伤阳。虚劳病兼外感时，不可独补其虚，以防留寇之弊，可借鉴吴氏解托法或补托法。

4. 补血需兼补气。补血养血是治疗血虚的治则，但由于血为气之母，故血虚均会伴有不同程度的气虚症状，《脾胃论》云：“血不自生，须得生阳气之药，血自旺矣。”所以血虚不宜单用补血药，应适当配伍黄芪、人参、党参、白术等补气药，以达到益气生血的目的。

5. 在补阴补阳时注意阴阳互根。阴虚应补阴，阳虚应补阳，此为治疗常法，但须注意“阴阳互根”的问题。《景岳全书·新方八略》云：“善补阳者，必于阴中求阳，则阳得阴助而生化无穷；善补阴者，必于阳中求阴，则阴得阳升而泉源不竭。”张景岳所创治肾阴虚的左归丸及治肾阳虚的右归丸正体现了这一治疗原则。

【预防调护】

消除并避免诱因是预防虚劳的重要措施。因此，须顺应四时，调节情志，不妄劳作，保养正气，以防止病邪侵袭。对已病患者及早施治，防治病情传变。治疗以固护脾肾为本，积极照顾未受邪之脏。此外初愈之时气血未充，谨防调治不当而致反复。

由于正气不足，卫外不固，虚劳患者易感受外邪，应尽量减少外邪感触。饮食调理以富于营养、易于消化、不伤脾胃为佳，戒除烟酒，少食辛辣厚味、滋腻、生冷之物。起居规律，动静结合，节制房事，劳逸适度，调畅情志，均有助于虚劳的康复。

【小结】

虚劳是多种慢性虚弱性证候的总称，由禀赋薄弱、劳倦过度、饮食损伤、久病失治等多种原因引发五脏功能衰退，气、血、阴、阳亏损，久虚不复而致病。辨证以气、血、阴、阳为纲，五脏虚损为目。由于阴阳互根，气血同源，五脏相关，虚劳常形成五脏交亏，相互转变的情况，但皆以脾肾为主。补益为虚劳的基本治则，根据病性的不同，分别选用益气、养血、滋阴、温阳的治法，依五脏病位的不同用方遣药。虚劳要重视调理脾胃，对于虚中夹实者，治疗当补中有泻，补泻兼施。虚劳一般病程较长，多为久病痼疾，病情持续，短期不易康复。预后与脾肾的盛衰、致病因素的解除，以及能否得到有效治疗、护理是否得当等因素密切相关。若治疗不当，气血阴阳俱虚，累及多脏，脾肾俱败，预后不良。

【名医验案】

秦某，女，45岁。

初诊（2005年4月15日）：主诉因"周身乏力3年"来诊。患者3年前出现周身乏力，伴有头晕，心悸，气短，汗出，在市医院诊断为贫血，服用西药病情好转，但停药后又反复。现症：周身乏力，心悸，气短，汗出，头晕，动则尤甚，月经量少，舌淡，苔白，脉弱无力。查体：口唇色淡，面色淡白。查血红蛋白74g/L。辨证属心脾两虚，气血不足，肾阳亏虚。治予补气健脾，养血补血，温补肾阳。处方：黄芪30g，党参15g，麦冬15g，当归15g，川芎10g，熟地黄15g，益母草30g，阿胶10g（烊化），砂仁10g，茯苓15g，五味子5g，鹿角片10g，甘草10g。15剂。水煎450mL，分早、中、晚3次温服，每日1剂。

二诊（5月4日）：药后诸症减轻，唯偶有胃胀。上方加陈皮6g。30剂。

三诊（6月3日）：诸症皆无，经量增加，复查血红蛋白101g/L。二诊方取30剂，改为两日1剂。

8月份又来就诊取药30剂，仍两日1剂。服药完后来电告知病已痊愈，血常规检查已正常。随访2年，病未复发。

按：方中鹿角片可温补肾阳、益精养血，起到精血互生之作用。加健脾养心、补气养血之品，使贫血逐渐改善。二诊中加少量陈皮起到调畅气机，防补药壅滞之作用。（寇子祥，陈慧娟主编.陈宝贵医案选萃.中国中医药出版社.2015.）

【古籍摘要】

《素问·阴阳应象大论》："形不足者，温之以气；精不足者，补之以味。"

《难经·十四难》："损其肺者，益其气；损其心者，调其荣卫；损其脾者，调其饮食，适其寒温；损其肝者，缓其中；损其肾者，益其精。此治损之法也。"

《医醇賸义·虚劳最重脾肾论》："虚劳内伤，不出气血两途。治气血虚者，莫重于脾肾。水为天一之元，气之根在肾；土为万物之母，血之统在脾。气血旺盛，二脏健康，他脏纵有不足，气血足供挹注，全体相生，诸病自已。……孙思邈云补脾不如补肾，许叔微谓补肾不如补脾，盖两先哲深知两脏为人生之根本，有相资之功能，其说似相反，其旨实相成也。"

《医宗必读·虚劳》："夫人之虚，不属于气，即属于血，五脏六腑，莫能外焉。而独举脾肾者，水为万物之源，土为万物之母，二脏安和，一身皆治，百疾不生。"

《理虚元鉴·治虚有三本》："治虚有三本，肺、脾、肾是也。肺为五脏之天，脾为百骸之母，肾为性命之根，治脾、治肺、治肾，治虚之道毕矣。"

【文献推介】

1.徐云生.虚劳病不同于虚证——虚劳病的病因病机与治疗[J].江苏中医药，2006，27（01）：18-19.

2.徐景藩.叶天士诊治虚劳学术思想[J].江苏中医杂志，1986，7（06）：44-45.

3.王维武.《金匮》虚劳证治特色浅探[J].陕西中医，2003，24（12）：1144-1145.

第九节　肥　胖

肥胖是以体重超过一定范围、形体肥胖为主症的疾病，可伴有头晕乏力、神疲懒言、少动气短等症状，是多种其他疾病发生的基础。西医学中的单纯性（体质性）肥胖、代谢综合征等属于本病范畴，可参照本节辨证论治。

《黄帝内经》最早系统地记载了肥胖病的病因病机及症状，并对肥胖进行了分类。如《素问·通评虚实论》有"肥贵人"的描述。《灵枢·卫气失常》根据皮肉气血的多少将肥胖分为"有脂""有膏""有肉"三种类型："人有脂、有膏、有肉。黄帝曰：别此奈何？伯高曰：腘肉坚，皮满者脂。腘肉不坚，皮缓者膏。皮肉不相离者肉。"在病因方面，《素问·奇病论》记载"数食甘美而多肥"，《素问·异法方宜论》记载"西方者……其民华食而脂肥"，已发现肥胖的发生与过食肥甘、地理环境等多种因素有关。除此之外，《黄帝内经》还认识到肥胖可转化为消渴，与仆击、偏枯、痿厥、气满发逆等多种疾病有关。东汉·张仲景《金匮要略·血痹虚劳病脉证并治》云"夫尊荣人骨弱肌肤盛"，发现肥胖者易于发生骨的病变。

金·李东垣《脾胃论·脾胃胜衰论》云："脾胃俱旺，则能食而肥；脾胃俱虚，则不能食而瘦。或少食而肥，虽肥而四肢不举，盖脾实而邪气盛也。"指出了脾胃功能与肥胖之间的密切联系。元·朱丹溪《丹溪心法·中湿》云："凡肥人沉困怠惰，是湿热，宜苍术、茯苓、滑石；凡肥白之人沉困怠惰，是气虚，宜二术、人参、半夏、草果、厚朴、芍药。"认为肥胖应从湿热、气虚两方面论治。

明·张景岳《景岳全书·杂证谟·非风》记载了肥人多气虚、多痰湿，易致气道不利，故多非风之证。清·陈士铎《石室秘录·肥治法》认为"肥人多痰，乃气虚也"，提出治痰须补气兼消痰，并补命火，使气足则痰消。

【病因病机】

年老体弱、饮食不节、劳逸失调、先天禀赋、情志所伤等导致湿浊痰瘀内聚，留着不行，形成肥胖。

（一）病因

1. 年老体弱　肥胖的发生与年龄有关，中年以后，正气由盛转衰，脾胃运化功能减退，或加以过食肥甘，运化不及，聚湿生痰，痰湿壅结，或肾阳虚衰，不能化气行水，酿生水湿痰浊，故成肥胖。

2. 饮食不节　过食肥甘厚味，久则致脾之运化功能受损，水谷不得化为精微，遂变生膏脂，随郁气流窜而停于筋膜腔隙，形成肥胖。也有服用某些药物，致痰浊浊瘀内蕴，而成肥胖者。

3. 劳逸失调　《素问·宣明五气》有"久卧伤气，久坐伤肉"之说，伤气则气虚，伤肉则脾虚，脾气虚弱，运化失司，水谷精微不能输布，水湿内停，形成肥胖。

4. 先天禀赋　肥胖与先天体质有关。痰湿体质易于出现气血津液失调，水湿停聚，聚湿生痰而生肥胖。阳热体质多胃热偏盛，若食欲亢进，脾运不及，亦可致膏脂痰湿堆积，形成肥胖。

5. 情志所伤　七情内伤，脏腑气机失调，伤及中焦枢纽，脾胃升降功能，水谷运化失司，水湿内停，痰湿聚积，亦成肥胖。

（二）病机

肥胖的基本病机总属阳气虚衰，痰湿偏盛。病位在脾与肌肉，与肾关系密切，涉及肝、心、肺。脾气虚弱则运化转输无力，水谷精微失于输布，化为膏脂和水湿，留滞体内；胃热食纳太过，壅滞脾土，转化痰湿膏脂，留滞体内；脾肾阳气虚衰，水液气化失常，痰湿水饮内停；肝失疏泄，或心肺气虚，致使津血失于输布，血行迟缓，水湿内停，均可导致肥胖。

病理因素以痰湿为主，与气滞、血瘀、郁热有关。病理性质有虚实之分。本虚多为脾肾阳气虚衰，或兼心肺气虚；标实为痰湿膏脂内停，或兼水湿、血瘀、气滞、郁热等。临床常有偏于本虚及标实之不同。前人有"肥人多痰""肥人多湿""肥人多气虚"之说，即是针对其不同病机而言。

肥胖的病机转化常见有三种情况。一是虚实之间的转化。如胃强者过食肥甘，水谷精微超过机体的需要而化为痰湿，聚为膏脂，形成肥胖，为大多数肥胖者的初期阶段，属于实证。但如长期饮食太过，加上痰湿郁遏，则可损伤脾胃，使脾阳不振，脾虚不运，也可导致胃失受纳，后天失养，正气因之而渐耗，病性逐渐由实转虚，久则脾病及肾，终致脾肾两虚。脾虚失于运化，痰湿内生，停于脏腑，阻于经络，气因湿阻，瘀因痰生，而致痰湿、气郁、瘀血相杂，从而转为以邪实为主之证，或正虚与邪实兼夹。二是各种病理产物之间的相互转化。如痰湿内停日久，阻滞气血的运行，可导致气滞或（和）血瘀。而气滞、痰湿、瘀血日久，常可化热，转化为郁热、痰热、湿热或瘀热互结。三是肥胖病变日久，常变生他病。《内经》中已经认识到肥胖与消瘅等病证有关，极度肥胖者，常易合并消渴、头痛、眩晕、胸痹、中风、胆胀、痹证等。

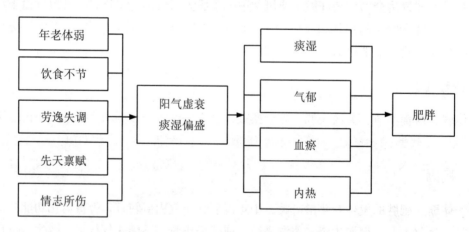

图 10-9　肥胖病因病机演变

【诊断与鉴别诊断】

（一）诊断

1. 以形体肥胖为主要临床表现。

2. 起病缓慢，病程长，常伴有身体沉重、头晕乏力、行动迟缓，甚或动则喘促等症状。一旦形成肥胖，不易短时间内减轻体重。

3. 常有嗜食肥甘、缺乏运动的习惯，或有肥胖病的家族史。可因长期过重的精神压力以及不适当地服用药物诱发。

4.肥胖病变日久，常变生他病，易合并消渴、眩晕、中风等。

测量体重、身高、腰围、腹围、血压，进行血脂、血糖、血清胰岛素、黄体生成素、皮质醇、睾酮等检查，可明确诊断及分析病因。计算体重指数可反映身体肥胖程度，腰围或腰臀比可反映脂肪分布，必要时行 CT 或 MRI 检查计算皮下脂肪厚度或内脏脂肪量，也可通过身体密度测量法、生物电阻抗法、双能 X 线吸收法测定体脂总量。

（二）鉴别诊断

1.水肿 两者均形体肥胖甚则臃肿。肥胖多因饮食不节、缺乏运动、先天禀赋等原因引起，经治疗体重可减轻，但较慢。水肿多因风邪袭表、疮毒内犯、外感水湿、久病劳倦等导致，以颜面、四肢浮肿为主，严重者可见腹部胀满、全身皆肿，经治疗体重可迅速减轻并降至正常。

2.黄胖 两者均有面部肥胖。肥胖多由于年老体弱、饮食不节、缺乏运动、情志所伤、先天禀赋等原因引起。黄胖多与虫证和食积有关，诸虫尤其是钩虫居于肠内，耗伤气血，脾虚生湿，导致水湿停聚，肌肤失养，以面部肿胖色黄、好食异物为特征。

【辨证论治】

（一）辨证要点

1.辨虚实 本病辨证虽有虚实之分，但由于实邪停滞是导致体重增加的根本，总体上为虚少实多。早期以实为主，病久可由实致虚，证见虚实夹杂。邪实者有痰湿、胃热、气郁、血瘀之不同。正虚者主要为脾气亏虚，进而可出现脾肾阳气不足。虚实相兼者，当细辨虚实之多少，一般而言，本病初期年轻体壮者以实证为主，中年以上肥胖患者以虚证为主。

2.辨标本 本病之标主要是膏脂堆积，可同时兼有水湿、痰湿壅郁。导致膏脂堆积的根本，在于胃热消灼、脾虚失运、脾肾阳气不足等。痰湿、气郁、瘀血久留是导致膏脂堆积的直接原因。

3.辨脏腑 病位以脾、胃为主，涉及五脏。肥胖而多食，或伴口干、大便偏干，病多在胃。肥胖伴乏力、少气懒言、疲倦少动，或伴大便溏薄、四肢欠温，病多在脾。伴腰酸背痛，或腿膝酸软，尿频清长，畏寒足冷，病多在肾。伴心悸气短，少气懒言，神疲自汗等，则病及心肺。伴胸胁胀闷，烦躁眩晕，口干口苦，大便秘结，脉弦等，则病及肝胆。

（二）治则治法

补虚泻实是本病治疗的基本原则。虚则补之，多用健脾益气；脾病及肾，则结合益气补肾。实则泻之，常用清胃降浊或祛湿化痰法，并结合消导通腑、行气利水、行气化痰或痰瘀同治等法，以消除膏脂、痰浊、水湿、瘀血及郁热。虚实夹杂者，当补虚泻实并举。

（三）证治分类

1.胃热火郁

临床表现：肥胖多食，消谷善饥，大便不爽，甚或干结，尿黄，或有口干口苦，喜饮水，舌质红，苔黄，脉数。

证机概要：阳明火热内郁，耗伤津液，膏脂瘀积。

治法：清胃泻火，佐以消导。

代表方：白虎汤合小承气汤加减。前方清泄阳明胃腑郁热，后方通腑泄热，行气散结。

常用药：知母、石膏清泄阳明胃腑郁热；大黄清泄阳明大肠之热；芒硝逐痰消积；香附、枳壳理气疏郁；甘草、山药甘缓以助胃阴。

若消谷善饥、口苦、嘈杂较甚，加黄连苦寒泻火；口干多饮较甚，加天花粉、葛根清热生津；疲乏无力者，加太子参或西洋参补气。

2. 痰湿内盛

临床表现：形体肥胖，身体沉重，肢体困倦，脘痞胸满，可伴头晕，口干而不欲饮，大便黏滞不爽，嗜食肥甘醇酒，喜卧懒动，舌质淡胖或大，苔白腻或白滑，脉滑。

证机概要：痰湿内盛，困遏脾运，阻滞气机。

治法：化痰利湿，理气消脂。

代表方：导痰汤合四苓散加减。前方燥湿化痰和胃，理气开郁消痞，后方利水渗湿。

常用药：茯苓、白术、泽泻、猪苓、薏苡仁淡渗利湿；半夏、陈皮、胆南星、枳实理气消痰；苍术、佩兰芳香化湿。

若胸满、胸闷甚者，加薤白、瓜蒌皮化痰通阳，理气宽胸；脘痞甚者，加砂仁、豆蔻芳香化湿；舌质胖大明显者，加桂枝温化水气；湿邪偏盛，加苍术、薏苡仁、赤小豆、防己、车前子；痰湿化热，症见心烦少寐，纳少便秘，舌红苔黄，脉滑数，加竹茹、浙贝母、黄芩、黄连、瓜蒌仁；痰湿郁久，壅阻气机，以致痰瘀交阻，伴见舌暗或有瘀斑者，加当归、赤芍、川芎、桃仁、红花、丹参、泽兰。

3. 气郁血瘀

临床表现：肥胖懒动，喜太息，胸闷胁满，面晦唇暗，肢端色泽不鲜，甚或青紫，可伴便干、失眠，男子性欲下降甚至阳痿，女性月经不调、量少甚或闭经，经血色暗或有血块，舌质暗或有瘀斑瘀点，舌苔薄，脉弦或涩。

证机概要：气郁不畅，血行不利，气瘀壅阻。

治法：理气解郁，活血化瘀。

代表方：血府逐瘀汤。

常用药：枳壳、柴胡、白芍、香附理气疏郁；桃仁、当归、红花、川芎、川牛膝活血化瘀；赤芍、生地黄活血养血。

本证易于化热，若舌苔偏黄，加栀子、知母；兼见便干难排者，加三棱、莪术、大黄破瘀降浊通便；失眠者，加首乌藤、合欢皮宁心安神；阳痿者，加水蛭、蜈蚣破瘀通脉；月经稀少者，加月季花、泽兰、益母草活血通经。

无论痰湿内盛证还是气郁血瘀证，病延日久，均可转化为痰瘀互结证。治疗当以活血化瘀、祛痰通络为主，用导痰汤合血府逐瘀汤，或栝蒌薤白半夏汤合桃红四物汤加减，常用瓜蒌、薤白、半夏、川芎、当归、赤芍、郁金、陈皮、竹茹、枳实、苍术、僵蚕等。

4. 脾虚不运

临床表现：肥胖臃肿，神疲乏力，身体困重，脘腹痞闷，或有四肢轻度浮肿，晨轻暮重，劳则尤甚，饮食如常或偏少，既往多有暴饮暴食史，小便不利，大便溏或便秘，舌质淡胖，边有齿印，苔薄白或白腻，脉濡细。

证机概要：脾虚气弱，运化无力，水湿内停。

治法：健脾益气，渗利水湿。

代表方：参苓白术散合防己黄芪汤加减。前方健脾益气渗湿，后方益气健脾利水。

常用药：太子参、白术、黄芪、山药健脾益气；茯苓、莲子、白扁豆、薏苡仁淡渗利湿以实脾；陈皮、砂仁燥湿醒脾。

若身体困重甚者，加佩兰、广藿香芳香醒脾；浮肿者，加泽泻、猪苓淡渗利湿；脘腹痞闷者，加半夏消痞，或合用平胃散宽中消痞。

5. 脾肾阳虚

临床表现：形体肥胖，易于疲劳，四肢不温，甚或四肢厥冷，喜食热饮，小便清长，舌淡胖，舌苔薄白，脉沉细。

证机概要：脾肾阳虚，气化温煦失职。

治法：补益脾肾，温阳化气。

代表方：真武汤合苓桂术甘汤加减。前方温阳利水，后方健脾利湿，温阳化饮。

常用药：制附子、桂枝温肾阳，补脾阳，化气行水；白术、茯苓健脾益气行水；生姜温阳散寒；白芍敛阴而制姜、桂、附之燥性；甘草和中。

若气虚明显，乏力困倦者，加太子参、黄芪；表里俱寒，肢冷加重，畏寒喜热，厚衣多被，舌质淡胖，脉沉缓，用金匮肾气丸合理中汤或济生肾气丸加减。

【临证备要】

1. 肥胖日久病机多变。肥胖属于痰湿、气郁、血瘀者，常可化热，进而伤阴，胃腑郁热也常伤阴。因此，本病后期可出现阴虚阳亢证，表现为体胖，情绪急躁，心烦易怒，食欲旺盛，头晕胸闷，大便干结，舌质红，苔少，脉弦细，可合用平肝潜阳之法，治以镇肝息风汤。至于痰湿体质者，痰湿阻滞气机，气滞则血瘀，血行不畅，瘀血内停，形成气滞血瘀痰阻证，可以气滞为主，或兼肝胆郁热内结，或湿热内蕴等，应随证选药。

2. 药食结合。临证时在辨证论治的基础上，可酌情选用荷叶、泽泻、赤小豆、薏苡仁、猪苓、茯苓、芦荟、决明子、番泻叶、冬瓜皮、车前子等健脾除湿、利尿逐水之品，并可在茶饮、药膳、食疗中适当运用。

3. 综合应用非药物疗法。健康的生活方式是治疗肥胖的根本，良好的饮食习惯、规律的生活作息、适当的运动锻炼相配合，长此以往，才能取得持久的效果。合理运用针灸、穴位贴敷、穴位埋线、推拿点穴、循经刮痧等中医非药物疗法可有助于改善患者的肥胖体征。

【预防调护】

肥胖的预防非常重要。饮食宜清淡，忌肥甘醇酒，膳食均衡，忌多食、暴饮暴食，忌食零食。平素要积极主动锻炼，持之以恒。

肥胖的调护是治疗的有益补充，也是巩固治疗成果的关键。要积极参加体育锻炼，可根据情况选择导引、散步、快走、慢跑、骑车等运动方式。但运动不可太过，贵在持之以恒，勿中途中断。减肥须循序渐进，使体重逐渐减轻，接近正常体重。不宜骤减，以免损伤正气，降低体力。可有针对性地配合药膳疗法。

【小结】

肥胖是由先天禀赋、年老体弱、饮食不节、劳逸失调以及情志所伤等原因，损伤脾胃，脾胃运化失调，五脏失养，导致痰饮、水湿内停，气滞血瘀的本虚标实证。本病早期以脾虚不运为主，久病可由脾及肾，导致脾肾两虚，或肝失疏泄，心肺失调，可见气滞、痰湿、瘀血相杂，导致病情复杂。临床以胃火炽盛、痰湿内生、气郁血瘀、脾虚不运、脾肾阳虚为主。应注意早期预防，治疗应配合生活调理，以补虚泻实为主要治疗原则，注重调理脾胃，同时结合消导通腑、行气利水、行气化痰或痰瘀同治等法，以标本兼治。本病早期综合治疗，可获痊愈，但也易复发。久胖者，常并见胸痹、消渴、眩晕、水肿等多种病证。

【名医验案】

董某，女，38岁。

初诊（1978年7月10日）：五六载来形体逐渐肥胖，并伴眩晕、闭经、漏乳等症，至1976年年底体重增至88千克。患者形体呈均匀性肥胖，眩晕耳鸣，步履不实，时欲倾跌，肢体重滞不利，手握不紧，心悸间作，咯吐大量白色稠黏细沫痰，痰出则神清气爽，口干欲饮，月经常延期或闭，舌苔腻，脉沉滑。辨证属水谷成痰，痰凝气滞血瘀。治以运脾燥湿化痰，执中央以运上下。处方：炒苍术6g，炒白术6g，法半夏9g，陈皮6g，茯苓15g，黑豆皮9g，生薏苡仁12g，石菖蒲3g，竹茹9g，荷叶15g，梗通草3g。

服药17剂，形肥减，腹围小，眩悸均轻，大便三四日一行，月汛后期旬日来潮，量较多，五天告尽，咯痰减而不已，质稠黏，苔脉同前。拟初议增其制，参入活血通瘀。处方：制半夏9g，茯苓12g，陈皮5g，炒枳壳9g，竹茹6g，风化硝4g（分冲），全瓜蒌12g，大麻仁12g，川贝母5g，桃仁6g，石菖蒲3g，荷叶15g。

连投药24剂，体重已降至76.5千克，肢体灵活，两手伸摄自如，体力增加。又间断服用上方药30剂，最后来诊，已无不适。

按语：本案患者正值青壮年，肥胖五六年，以痰湿郁结为主要病机，治疗重在运脾燥湿化痰，二诊加桃仁活血通便，经治两月余，体重下降十多千克。（董建华等主编.中国现代名中医医案精华·周筱斋医案.北京出版社，1990）

【古籍摘要】

《丹溪心法·中湿》："凡肥人，沉困怠惰，是湿热，宜苍术、茯苓、滑石。凡肥白之人，沉困怠惰，是气虚，宜二术、人参、半夏、草果、厚朴、芍药。"

《景岳全书·非风》："肥人多有非风之证，以肥人多气虚也。何以肥人反多气虚？盖人之形体，骨为君也，肉为臣也。肥人者，柔胜于刚，阴胜于阳者也。且肉以血成，总皆阴类，故肥人多有气虚之证。然肥人多湿多滞，故气道多有不利。"

《石室秘录·肥治法》："肥人多痰，乃气虚也。虚则气不能营运，故痰生之，则治痰焉可仅治痰哉？必须补其气，而后带消其痰为得耳。然而气之补法，又不可纯补脾胃之土，而当兼补命门之火，盖火能生土，而土自生气，气足而痰自消。不治痰，正所以治痰也。"

【文献推介】

1.杨玲玲，倪诚，李英帅，等.王琦治疗肥胖经验[J].中医杂志，2013，54（21）：1811-1813.

2.仝小林，段娟.肥胖新论[J].同济大学学报（医学版），2010，31（03）：6-8.

3.许伟明，胡镜清，彭锦，等.肥胖与痰瘀互结病机关系论析[J].环球中医药，2015,8（06）：654-657.

第十节 癌 病

癌病是由于脏腑组织发生异常增生，以肿块逐渐增大、表面高低不平、质地坚硬、时有疼痛、发热，常伴乏力、纳差、消瘦并进行性加重为主症的疾病。现代医学中的各种恶性肿瘤可参照本节辨证论治，也可与积聚、噎膈、瘿病等互参。

历代医著中的"积聚""瘰疬""噎膈""癥""癖""岩""菌""痕""瘤"等与癌病有相似之处。殷墟甲骨文有"瘤"的记载。《黄帝内经》认为"瘤"与"营气不通""寒气客于肠外与卫气相搏""邪气居其间""正气虚""邪气胜之"有关，记载了昔瘤、筋瘤、肠覃、石瘕、积聚、噎膈等。《素问·玉机真藏论》言："大骨枯槁，大肉陷下，胸中气满，喘息不便，内痛引肩项，身热，脱肉破䐃，真藏见，十月之内死。"所述类似癌病晚期的临床表现，并指出预后不良。东汉·张仲景《金匮要略》记载了鳖甲煎丸、大黄䗪虫丸、抵当丸、旋覆代赭汤、桂枝茯苓丸等方剂，至今仍被用于癌病的治疗。

东晋·葛洪《肘后备急方·治卒心腹癥坚方》云："凡癥坚之起，多以渐生，如有卒觉，便牢大自难治也。腹中癥有结积，便害饮食，转羸瘦。"唐·孙思邈《备急千金要方》记载了五瘿、七瘤的治疗方药，对肉瘤提出"凡肉瘤勿治，治则杀人，慎之"的告诫。《晋书·帝纪第二·景帝文帝》载："初，帝目有瘤疾，使医割之。"为中医手术治疗癌病的最早记载。宋《圣济总录》云："瘤之为义，留滞不去也。"进一步阐释了瘤的含义。东轩居士《卫济宝书》中首次出现了"癌"字，该书将癌作为痈疽五发之一，非专指恶性病证。金·李东垣强调"人以胃气为本"，对于指导肿瘤治疗具有较大意义。元·朱丹溪《丹溪心法》认为"凡人身上、中、下有块者，多是痰"，提出"痰夹瘀血，遂成窠囊"，高度概括了癌病病机。

明清时期，中医对癌病治则治法的认识进一步深化。明·王肯堂《证治准绳·积聚》提出"治疗是病分初、中、末三法"；张景岳《景岳全书·积聚》提出积聚治疗的"攻、消、散、补"四法；李中梓《医宗必读·积聚》把攻、补两大治法与癌病病程初、中、末三期有机结合，指出治积不能急于求成，可以"屡攻屡补，以平为期"。清·吴谦《医宗金鉴·外科心法要诀》归纳了"乳岩""肾岩""茧唇""舌菌"和"失荣"外科五大绝症，认为由于阴阳失调、七情郁结、脏腑受损等原因，导致气滞血瘀而成积聚。王清任《医林改错·方叙》云："气无形不能结块，结块者必有形之血也。血受寒，则凝结成块，血受热，则煎熬成块。"并创制膈下逐瘀汤治疗腹内积聚。

【病因病机】

癌病的发生多由正气内虚、感受邪毒、情志怫郁、饮食失调、宿有旧疾等因素导致脏腑功能失调，气血津液运行失常，产生气郁、血瘀、痰凝、湿浊、毒聚等病理变化，蕴结于脏腑，相互搏结，日久渐积而成。

（一）病因

1.素体内虚 素体虚弱，或宿有旧疾，久病正虚，或年高体衰，正气内虚，阴阳失衡，脏腑失调，客邪留滞不去，终致痰瘀互结而成肿块。《医宗必读·积聚》曰："积之成也，正气不足，而后邪气踞之。"

2.六淫邪毒 外感六淫之邪，或烟毒、工业废气、放射性物质等邪毒之气，由外入里，深伏久滞，酿生癌毒，正不胜邪，脏腑气血阴阳失调，气郁、痰浊、血瘀等与癌毒互结，形成肿块。

3. 饮食失调　饮食不节，饥饱失常，如嗜食醇甘、辛辣、腌炸、烧烤，或海腥发物，或食物过热过冷等，久伤脾胃，痰湿内生，浊毒郁热，日久耗气伤阴，脏腑功能失调，气血津液紊乱，邪盛生毒而致癌病。《医宗必读·痰饮》云："脾土虚湿，清者难升，浊者难降，留中滞膈，淤而成痰。"

4. 内伤七情　情志不遂，七情怫郁，气机郁结，或气不布津，痰湿内生，或气滞血瘀，或郁热伤阴，虚实夹杂，终致痰湿与血瘀互结，渐成肿块。《类证治裁·郁证》云："七情内起之郁，始而伤气，继必及血。"

（二）病机

癌病的基本病机是正气亏虚，脏腑功能失调，气机郁滞，痰瘀久羁，酿生癌毒，相互搏结，成为有形之肿块。病理因素有郁、痰、湿、热（火）、瘀、毒等，其中癌毒是导致癌病发生发展的主要病理因素。病理性质为标实本虚，虚实夹杂，常见全身属虚而局部属实。发病初期，癌毒偏盛而正虚不显；中晚期由于癌毒耗伤人体气血津液，多出现气虚、阴伤、气血亏虚或阴阳两虚等。由于邪愈盛而正愈虚，本虚标实，病变错综复杂，病势日益深重。

不同癌病的病机各有特点。如脑癌标实为风火痰瘀毒，本虚以肝肾亏虚、气血两亏多见；肺癌标实为痰瘀热毒，本虚以气阴两伤多见；大肠癌标实为湿热浊瘀毒，本虚以脾肾两虚多见；肾癌及膀胱癌标实为湿热瘀毒，本虚以肝肾亏虚多见等。

不同的癌病病变部位不同，如脑瘤病位在脑，肺癌病位在肺，大肠癌病位在肠，肾癌病位在肾等。但由于肝藏血，主疏泄，条达气机，脾为气血生化之源，肾藏精，藏元阴元阳，因此各种癌病的发生发展，都与肝、脾、肾三脏功能失调密切相关。

癌毒致病具有隐匿、凶顽、多变、损正、难消等特性。癌肿一旦形成，常生长迅速，难以遏制；病势凶猛，易走注他脏，传变无常。随着病情的进展，毒恋正虚，胶着难解，恶化迅速，形体逐渐消瘦，神疲乏力，食欲不振，甚则出现大肉下陷、大骨枯槁、面枯神衰等危重证候。气血阴阳俱衰败，病情危重，预后往往不良。

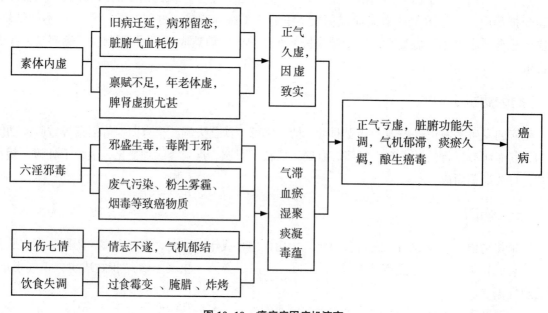

图 10-10　癌病病因病机演变

【诊断与鉴别诊断】

（一）诊断

1.病程早期可能发生与病变部位有关的局部表现。如脑瘤患者常以头痛、呕吐、视力障碍为主；肺癌患者以顽固性干咳或痰中带血，以及胸痛、气急、发热多见；肝癌患者可见右胁疼痛、乏力、纳差、黄疸等；大肠癌患者可有大便习惯改变，如腹泻或便秘等；肾癌患者可有腰部不适、尿血等。

2.病变局部可有坚硬、表面不平的肿块，肿块进行性增大，伴乏力、纳差、疼痛，或不明原因发热及消瘦，并进行性加重，多为癌病诊断的主要依据。

实验室痰、血、大小便检查，胸片、B 超、CT、MRI 等影像学检查，胃镜、肠镜、支气管镜等器械检查，以及手术或病灶穿刺活组织病理学检查，可有助于明确诊断。

（二）鉴别诊断

癌病的有关鉴别诊断复杂，不同癌病需要与之鉴别的病证不同，但癌病与良性肿瘤的鉴别尤为重要。

表 10-2　癌病与良性肿瘤鉴别表

鉴别要点	良性肿瘤	恶性肿瘤（癌病）
发展速度	生长缓慢，可几年甚至十几年	生长较快，呈进行性、倍数级生长
皮肤改变	除皮脂腺囊肿外，与皮肤无粘连	常与皮肤粘连，凹陷，或形成溃疡
肿块表面	光滑，与周围不粘连，边界清，活动度好	表面粗糙，无包膜，常与周围或皮肤粘连，活动度差或固定
肿块硬度	一般质地较软	质地硬，无弹性
全身状况	一般无症状，肿瘤体积较大或发生于特殊部位，可产生压迫症状	早期症状隐匿，可见不明原因的消瘦、发热、出血，或发病部位的相应症状

【辨证论治】

（一）辨证要点

临床首辨癌病的脏腑病位；次辨病程阶段，明确患者处于早、中、晚期的不同，以选择适当的治法和评判预后；再辨标本虚实，分清虚实标本的主次，正确处理扶正与祛邪的关系。

1.辨疾病分期

表 10-3　癌病疾病不同分期证候特点

疾病分期	证候特点
早期	邪实为主，痰瘀郁毒互结成癌块，正虚不显
中期	正虚渐甚，癌块增大、变硬，侵及范围增大
晚期	正衰为主，邪气侵凌范围广泛，或有远处转移，呈大虚大实状态

2. 辨正虚

表 10-4　癌病正虚辨证要点

病性	证候特点
阴虚	干咳或痰少，口咽干燥，形体消瘦，潮热盗汗，颧红目涩，舌红少津，脉细数。多见于放疗之后
气虚	咳喘无力，短气，动则加重，声音低怯，神疲体倦，自汗，纳食不馨，腹胀，腰膝酸软。多见于放化疗或手术之后
血虚	面黄无华，口唇淡白，疲劳乏力，不寐，头昏心悸，眼睑苍白，舌淡，脉细。多见于癌病中晚期或手术、放化疗之后
阳虚	形寒肢冷，面色㿠白，小便清长，夜尿频多，五更腹泻，舌淡胖有齿印，脉沉细。多见于癌病晚期

3. 辨邪实

表 10-5　癌病邪实辨证要点

病性	证候特点
郁毒	情志抑郁，或性情急躁，胁肋胀痛，或胸闷，或咽部有异物感，嗳气，泛恶，纳食减少，或乳房胀痛。多见于甲状腺癌、乳腺癌等
痰毒	咳嗽咯痰（注意痰的颜色、性状、稀稠度、气味等），固定部位肿块，质地不甚坚硬，形体肥胖，肢体关节僵硬或疼痛，舌胖苔白腻，脉滑。多见于肺癌、甲状腺癌、淋巴癌等
湿毒	口黏，身重，苔厚浊腻，大便溏烂不爽，小便不畅，白带偏多等。多见于胃癌、肠癌、膀胱癌、子宫颈癌等
瘀毒	肿块部位固定，疼痛，出血，发绀，舌质紫暗或有瘀点瘀斑，脉涩等。多见于癌病中晚期或手术之后
热毒	发热，口苦，口干多饮，大便干结，体表癌病局部红肿灼热，舌质深红，舌苔黄燥等。多见于头面部癌、肺癌等，或放疗之后
寒毒	畏寒怕冷，脘腹冷痛，便溏，小便清长，面色晦暗，肿块色白或暗，舌质暗淡，舌苔白腻水滑等。多见于癌病晚期，或素体阳虚，或久用苦寒者

（二）治则治法

癌病的治疗原则是扶正祛邪，攻补兼施。要结合病史、病程、证候、实验室检查等综合分析，辨证论治，重点把握不同癌病及不同病程阶段，扶正与祛邪的主次先后。早期邪盛正虚不明显，重在祛邪抗癌，重攻轻补；中期正气日渐耗损，宜攻补兼施；晚期正气虚弱，重在补虚扶正，辅以祛邪抗癌。手术之后机体虽正气亏虚，但常余邪未尽，易于复发转移，仍当扶正与祛邪结合。

扶正分别采用补气、养血、滋阴、温阳之法；祛邪分别采用理气解郁、化痰散结、化瘀软坚、清火（热）败毒、化湿泄浊、润燥解毒、利水泄毒之法，并可结合所在病位及癌毒性质，配伍相应抗癌中药综合治疗。同时，应将顾护脾胃的理念贯穿治疗的始终，以期运脾健胃，调畅腑气，确保气血生化有源，扶助正气。切忌过度治疗损正，伤脾败胃损中。

（三）证治分类

1. 气郁痰瘀

临床表现：胸膈痞闷，脘腹胀满，或胀痛不适，或隐痛或刺痛，善太息，神疲乏力，纳呆食少，便溏，或呕血、黑便，或咳嗽咳痰，痰质稠黏，痰白或黄白相兼，舌质暗隐紫，苔薄腻，脉弦或细涩。

证机概要：气机郁滞，痰瘀交阻。

治法：行气解郁，化痰祛瘀。

代表方：越鞠丸合化积丸加减。前方行气解郁，化痰散结，后方活血化瘀，软坚消积。

常用药：香附、槟榔行气活血；苍术、半夏燥湿祛痰行气；三棱、莪术、瓦楞子、五灵脂、川芎、苏木活血化瘀，行气消癥；炒谷麦芽、神曲消食行气。

若疼痛明显者，加郁金、延胡索、石见穿活血定痛；肿块明显者，加桃仁、半夏、浙贝母、土鳖虫破血逐瘀，软坚散结；呕血、黑便者，加三七粉、白及、仙鹤草止血。

2. 热毒炽盛

临床表现：局部肿块灼热疼痛，发热，口咽干燥，心烦寐差，或热势壮盛，久稽不退，咳嗽，无痰或少痰，或痰中带血，甚则咳血不止，胸痛或腰酸背痛，小便短赤，大便秘结或便溏泄泻，舌质红，苔黄腻或薄黄少津，脉细数或弦细数。

证机概要：热毒炽盛，热阻血瘀。

治法：清热解毒，凉血散瘀。

代表方：犀角地黄汤合犀黄丸加减。前方清热解毒，凉血散瘀，后方清热解毒，活血止痛。

常用药：水牛角清心、凉血、解毒；丹皮、石上柏、半枝莲、白花蛇舌草凉血散瘀；土茯苓、苦参、藤梨根清热祛湿，解毒散结；山慈菇清热解毒，化痰散结；龙葵、红藤清热解毒，活血抗癌；重楼清热解毒，消肿止痛；冬凌草清热解毒，散瘀消肿。

若热毒伤阴，口咽干燥，咳嗽少痰者，加天冬、麦冬、生地黄、北沙参；热毒久稽，损伤络脉，痰中带血或尿血者，加大蓟、小蓟、藕节炭、侧柏叶、白茅根；热毒壅盛，腑气不通者，加生大黄、芒硝。

3. 湿热郁毒

临床表现：时有发热，恶心，胸闷，口干口苦，心烦易怒，胁痛或腹部阵痛，身黄，目黄，尿黄，便中带血或黏液脓血便，里急后重，或大便干稀不调，肛门灼热，舌质红，苔黄腻，脉弦滑或滑数。

证机概要：湿阻化热，蕴结成毒。

治法：清热利湿，解毒散结。

代表方：龙胆泻肝汤合五味消毒饮加减。前方泻肝胆实火，清下焦湿热，后方清热解毒，消散肿结。

常用药：龙胆草、黄芩、栀子清热除湿，泻火解毒，兼以利胆退黄；泽泻、木通、车前子清热利湿；金银花、野菊花、蒲公英、紫花地丁、天葵子清热解毒，消肿散结。

若大便脓血黏液，泻下臭秽者，加白头翁、败酱草、苦参、马齿苋清热解毒；身目发黄，尿黄，便秘者，合用茵陈蒿汤加金钱草、田基黄清热利湿退黄。

4. 瘀毒内阻

临床表现：局部肿块，质地坚硬，面色晦暗，或肌肤甲错，胸痛或腰腹疼痛，痛有定处，如锥如刺，痰中带血或尿血，血色暗红，口唇紫暗，舌质暗或有瘀点、瘀斑，苔薄或薄白，脉涩或细弦或细涩。

证机概要：瘀血蓄结，壅阻气机。

治法：化瘀软坚，理气止痛。

代表方：血府逐瘀汤。

常用药：桃仁、红花、五灵脂、丹皮、赤芍、当归、川芎活血通经，化瘀止痛；香附、乌药、枳壳调理气机。

若发热者，加丹皮、丹参、白薇清热凉血；反复咳血者，去桃仁、红花，加蒲黄、三七、藕节、仙鹤草、茜草根祛瘀止血；肢体麻木疼痛者，加桂枝、鸡血藤活血通络。

5. 气阴两虚

临床表现：神疲乏力，口咽干燥，盗汗，头晕耳鸣，视物昏花，五心烦热，腰膝酸软，纳差，大便秘结或溏烂，舌质淡红，少苔，脉细或细数。

证机概要：阴伤气耗，气阴两伤。

治法：益气养阴，扶正抗癌。

代表方：生脉地黄汤。

常用药：人参大补元气；麦冬养阴生津；五味子敛补肺津；生地黄、熟地黄、玄参滋阴补肾；百合、麦冬、甘草滋阴润肺。

若阴虚甚者，加沙参、石斛、炙鳖甲；气虚甚者，加生黄芪、太子参、白术；口渴明显者，加芦根、天花粉、知母滋阴生津；咳痰不利，痰少而黏者，加贝母、百部、杏仁润肺化痰；五心烦热，潮热盗汗者，加知母、地骨皮、煅龙骨、煅牡蛎清退虚热，安神敛汗。

6. 气血两虚

临床表现：形体消瘦，面色无华，唇甲色淡，气短乏力，动则尤甚，伴头昏心悸，目眩眼花，动则多汗，口干舌燥，纳呆食少，舌质红或淡，脉细或细弱。

证机概要：久病伤正，气虚血亏。

治法：补益气血，扶正抗癌。

代表方：十全大补丸。

常用药：人参、生黄芪补气；炒白术、茯苓、炙甘草健脾益气；当归、白芍、熟地黄、川芎养血补血和血。

若血虚甚者，加阿胶、首乌、鸡血藤；纳呆食少者，加砂仁、薏苡仁、焦山楂、神曲、炒谷麦芽运脾开胃；下利清谷，腰酸膝冷者，加补骨脂、肉豆蔻、吴茱萸、五味子温补脾肾，涩肠止泻。

【临证备要】

1. 病证结合，多法并举，综合治疗。首先，要重视对癌病的早期诊断，明确癌病的病情程度、病程分期及预后。熟知当前国内外中西医各种治疗手段和规范化治疗方案，及时确定个体化综合治疗措施。其次，癌病的治疗包括手术、放疗、化疗、生物靶向治疗、中医药治疗等多种手段，根据患者的具体情况选择不同的方法，强调综合治疗。中医药能提高综合治疗的疗效，对其他疗法有减毒增效的作用，并可改善症状，提高生存质量，延长生存期。癌病患者手术后，常出现发热、盗汗或自汗、纳差、神疲乏力等症状，加中药治疗可加快机体恢复，预防复发，常以健脾益气、滋阴养血为治法，代表方如参苓白术散、八珍汤、十全大补丸、六味地黄丸等。癌病放化疗的患者，常出现消化障碍、骨髓抑制、机体衰弱及炎症反应等毒副反应，中医辨证以阴虚毒热、气血损伤、脾胃虚弱、肝肾亏虚等为常见，常用清热解毒、生津润燥、补益气血、健脾和胃、滋补肝肾等治法，代表方如黄连解毒汤、沙参麦冬汤、圣愈汤、香砂六君子汤、左归丸、右归丸等。

2.整体观念指导下辨证求机用药。整体观念下，辨证辨病相结合，是优选肿瘤用药的理论基础。辨病用药是采用抗癌通用性药物的依据，应与辨证用药融为一体；辨证求机用药能适应个体的病情，根据其病机特性，把握癌毒不同类别的病理特性选药，使治疗更具针对性。如风毒常选用白附子、露蜂房、蛇蜕、地龙、全蝎、蜈蚣等；寒毒选用制川乌、制草乌、肉桂、细辛等；火（热）毒选用白花蛇舌草、半枝莲、蜀羊泉、藤梨根、龙葵、石见穿、重楼、青黛、漏芦、山豆根等；痰毒选用山慈菇、制南星、夏枯草、炙僵蚕、白芥子、葶苈子、桑白皮、杏仁、猫爪草、泽漆、半夏、旋覆花、昆布、牡蛎等；瘀毒选用莪术、片姜黄、王不留行、凌霄花、水蛭、刺猬皮、蒲黄、桃仁、仙鹤草、薜荔、鳖甲等；湿浊毒选用苦参、茯苓、猪苓、薏苡仁、土茯苓、墓头回、菝葜、椿根白皮等；燥毒选用天冬、天花粉、知母、石斛等；郁毒选用八月札、枸橘李、乌药、天仙藤、合欢皮等。

3.谨慎使用以毒攻毒法。由于癌病形成缓慢，癌毒深伏脏腑经遂，潜藏骨髓血脉，胶着难解，除常规抗癌解毒法外，可考虑以毒攻毒法，即采用性峻力猛的有毒之品，尤其是虫类药，搜毒剔毒，以毒攻毒，适用于毒邪较甚且正气未虚者。常用药如红豆杉、蟾皮、蜈蚣、露蜂房、全蝎、土鳖虫、蛴螬、守宫、斑蝥、水蛭等。可依据中医理论，结合患者病情、体质因素，把握好攻毒药的剂量和使用时间，辨证选用，合理配伍与炮制，使其更好地发挥抗癌作用。

【预防调护】

针对癌病的病因，采取相应的预防措施，如虚邪贼风，避之有时，起居有节，调畅情志，饮食适宜，不妄作劳，戒烟戒酒，对预防本病有重要意义。应加强普查工作，做到早期发现、早期诊断、早期治疗，对预后有积极意义。做好预防对减少发病有重要意义。

既病之后，要使患者树立战胜疾病的信心，积极配合治疗。起居有节，调畅情志，饮食清淡并易于消化，适当锻炼。治疗用药要"衰其大半而止"，过度放化疗或使用中药攻邪之品常易耗伤正气。一般宜"缓缓图之"，最大限度地延长患者生存期，减少痛苦，提高生活质量。

【小结】

癌病是多种恶性肿瘤的统称，在脏腑阴阳气血津液失调的基础上，外感内伤，虚实相因，渐积而成。基本病机是正气亏虚，脏腑功能失调，气机郁滞，痰瘀久羁，酿生癌毒，相互搏结，成为有形之肿块。病理因素有郁、痰、湿、热（火）、瘀、毒，其中癌毒是导致癌病发生发展的主要病理因素。病理性质为标实本虚，虚实夹杂。诊断强调中西医互参。治疗原则为扶正祛邪，攻补兼施。扶正主要包括补气、养血、滋阴、温阳之法；祛邪包括理气解郁、化痰散结、化瘀软坚、清火（热）败毒、化湿泄浊、润燥解毒、利水泄毒之法。临床应依据病期、病位和病机主次选方用药，并适当配伍有抗肿瘤作用的中药。癌病的预后较差，强调早期发现、早期诊断、早期治疗，加强对个体化治疗方案的合理选择，采用包括中医药在内的综合疗法，对于提高疗效、减少毒副反应、提高生存质量、延长生存期等具有积极意义。

【名医验案】

陶某，男，42岁。

初诊（2017年1月19日）：患者因"肛门坠胀伴间断性黏液便及血便半月余"于2016年11月29日就诊于西南医院，肠镜检查提示直肠近乙状结肠癌，予以手术治疗，病理结果提示为直肠低分化腺癌（T4N1M1b），并口服吉替奥化疗（50mg，每日2次，2周）后出院。1个月后继续返院化疗。现患者感腹痛，大便不成形，肢软乏力，精神状态差，纳眠差，舌暗淡，苔厚腻，脉沉细。辨证为"肠蕈"，治以化瘀消癥，益气扶正。处方：醋鳖甲20g（先煎），莪术10g，白头翁20g，白附片10g（先煎），薏苡仁20g，败酱草20g，草豆蔻20g，黄精20g，肉苁蓉20g。15剂，两天1剂，水煎服。

二诊：患者感诸症较前减轻，继续在前方基础上加减治疗。

三诊：患者未诉特殊不适，复查腹部CT腹部肿块有所减小，故予以肿瘤稳定期基础方治疗，拟方如下：醋鳖甲20g（先煎），莪术10g，白头翁20g，冬凌草20g，猫爪草20g，葎草20g，黄精20g，肉苁蓉20g，蜈蚣4条。并嘱其注意养护机体，注意饮食，忌食发物，适度锻炼，定期复查腹部CT、肿瘤标记物等。

按：本案治疗思路为益气扶正，化瘀消癥，体现"引疡入瘤"之理。[李娟，杨柱，龙奉玺，等.国医大师刘尚义教授薏苡附子败酱散医案举隅.成都中医药大学学报，2017，40（04）：66-68]

【古籍摘要】

《难经·五十六难》："肝之积，名曰肥气，在左胁下，如覆杯，有头足。久不愈，令人发咳逆，痎疟，连岁不已……脾之积，名曰痞气，在胃脘，覆大如盘。久不愈，令人四肢不收，发黄疸，饮食不为肌肤……肺之积，名曰息贲，在右胁下，覆大如杯。久不已，令人洒淅寒热，喘咳，发肺壅。"

《仁斋直指方论·癌》："癌者，上高下深，岩穴之状，颗颗累垂，裂如瞽眼，其中带青，由是簇头各露一舌，毒根深藏，穿孔透里，男则多发于腹，女则多发于乳，或项或肩或臂。"

《杂病源流犀烛·积聚癥瘕痃癖痞源流》："邪积胸中，阻塞气道，气不宣通，为痰，为血，皆得与正相搏，邪既胜正，不得制之，遂结成形而有块。"

【文献推介】

1. 孙燕.中医中药在肿瘤综合治疗中的应用[J].中国中西医结合杂志，1997，17（06）：323-324.

2. 吕玉萍，安丰辉，吕玉红，等.肿瘤中医病机各家杂谈[J].环球中医药，2010，3（03）：225-226.

3. 周仲瑛，程海波，周学平，等.中医药辨治肿瘤若干理念问题的探讨[J].南京中医药大学学报，2014，30（02）：101-104.

扫一扫,查阅本章数字资源,含PPT、音视频、图片等

肢体即四肢和外在的躯体,与经络相连,具有防御外邪、保护内在脏腑组织的作用,在生理上以通利为顺,在病理上因瘀滞或失养而为病。

经络是经脉和络脉的总称。经脉纵行人体上下,沟通脏腑表里;络脉横行经脉之间,交错分布在全身各处。《灵枢·本脏》云:"经脉者,所以行血气而营阴阳,濡筋骨,利关节者也。"经络既是疾病传变的反应系统,抗御外邪的防卫系统,又是运行气血的循环系统,主束骨而利关节的运动系统,同时经络又是躯体各部的联络系统,《灵枢·海论》云:"夫十二经脉者,内属于腑脏,外络于肢节。"经络在人体,内联五脏六腑,外络四肢百骸,是沟通内外、联系上下、运行气血、输布营养、维持机体生命活动的网络系统。经络与脏腑、骨骼、筋脉、肌表等有机相连。在病理状态下,经络受邪,闭阻不通,脏腑戕伤,诸病丛生。

肢体经络病证以肢体功能障碍为外在症状表现,以经络失养或闭阻不通及脏腑功能失常为内在病理基础。一般包括不通、不荣两个方面。如因风、寒、湿、热等邪气痹阻经络,影响气血运行,则发痹证;外邪壅络,阴血亏虚,筋脉失养,则发痉证;精津不足,气血亏耗,肌肉筋脉失养,则发痿证;气血阴精亏虚,或痰瘀壅阻经脉,扰动筋脉,则发颤证;经脉痹阻,腰府失养,则发腰痛。

肢体经络病证涉及的范围较广,虽然症状表现在肢体,但其病机常涉及多个脏腑,不便归属于某个单一脏腑系统进行讨论,故单列一章。临床应将肢体经络病证与他系病证互参,审证求机,详辨主次,灵活施治。

肢体经络病证的辨治当分虚实,经脉失养者多虚证,以补虚为主,邪壅经脉者多实证,以祛邪为主。补虚有补肾、健脾、益气、养血诸法,祛邪有疏风、散寒、除湿、清热、活血、化瘀、通络等法,临床上可针对不同病证,辨证施用。

第一节 痹 证

痹证是以肢体关节、筋骨、肌肉等处发生疼痛、酸楚、重着、麻木,或关节屈伸不利、僵硬、肿大、变形及活动障碍为主症的疾病。西医学中的风湿性关节炎、类风湿关节炎、骨关节炎、强直性脊柱炎、痛风、坐骨神经痛、肩关节周围炎等属本节范畴,可参照本节辨证论治。

《黄帝内经素问》设"痹论"专篇,对痹证的病因病机及证候分类即有明确的认识。《素问·痹论》曰:"所谓痹者,各以其时,重感于风寒湿之气也。""风寒湿三气杂至,合而为痹,其风气胜者为行痹,寒气胜者为痛痹,湿气胜者为着痹也。""痹在于骨则重,在于脉则血凝而不流,在于筋则屈不伸,在于肉则不仁,在于皮则寒。"指出病因以感受风、寒、湿邪为主,体现

痹证可因病邪偏盛进行分类的思想。此外，按感邪病位分为五体痹（皮痹、肌痹、脉痹、筋痹和骨痹）。如病邪深入，内传于五脏六腑，可致五脏痹。

东汉·张仲景《金匮要略·中风历节病脉证并治》有湿痹、血痹、历节病名，认为"历节疼，不可屈伸""疼痛如掣""诸肢节疼痛，身体尪羸，脚肿如脱"为主症，病机由肝肾不足，筋骨痿缓，风寒湿邪乘虚侵袭，客于经脉筋骨关节，气血运行不利所致。载有乌头汤、桂枝芍药知母汤、防己黄芪汤等方剂，至今仍为临床常用。

唐·孙思邈《备急千金要方·治诸风方》首载独活寄生汤、犀角汤治疗痹证，且为临床常用。王焘《外台秘要·白虎方五首》述其症为痛如虎咬，昼轻夜重，称为"白虎病"。宋·严用和《济生方》有"白虎历节"病名。元·朱丹溪《格致余论·痛风论》首次用"痛风"病名，将其病机概括为："此恶血入经络证。血受湿热，久必凝浊，所下未尽，留滞隧道，所以作痛。"朱丹溪《丹溪心法·痛风》记载二妙丸、趁痛散、上中下痛风通用方，倡导按病位选药。

明·王肯堂《证治准绳》有"鹤膝风""鼓槌风"病名。张景岳《景岳全书·痹》认为痹证须分阴证、阳证，提出"有寒者宜从温热，有火者宜从清凉"，且"寒证多而热证少"。李中梓《医宗必读·痹》认为治疗痹证不仅要祛风、除湿、散寒，还提倡治行痹参以补血、痛痹参以补火、着痹参以补脾补气之法，倡导"治风先治血，血行风自灭"治则，影响广泛。清·叶天士《临证指南医案》对痹久不愈者，倡用活血通络及虫类药物。吴鞠通《温病条辨》提出痹证"大抵不越寒热两条，虚实异治"。王清任《医林改错》有"痹症有瘀血"说，创立身痛逐瘀汤，沿用至今。

【病因病机】

外感风、寒、湿、热之邪，乘虚侵袭机体，痹阻肢体筋脉，或内伤痰湿浊瘀，深入关节筋骨，经脉气血运行不畅，发为痹证。久则耗伤气血，伤及肝肾，甚则影响脏腑。

（一）病因

1.感受外邪　久处湿地，涉水淋雨，或长期水下作业，或出入于冷库，或阴雨潮湿季节汗出入水，三气杂合外袭，气血痹阻，发为风寒湿痹。《素问·痹论》曰："所谓痹者，各以其时，重感于风寒湿之气也。"如外感风热，与湿相并，或风寒湿痹，郁久化热，而致风湿热三气杂合，痹阻经络、关节，发为风湿热痹。

2.饮食不节　过食肥甘厚味，嗜酒或辛辣，脾失运化，水湿化热，湿热内生，流注肢体关节，发为痹证。《中藏经·论痹》云："肉痹者，饮食不节，膏粱肥美之所为也。"

3.劳逸不当　劳倦过度，耗伤正气，机体防御功能低下，或劳后汗出当风，或汗后用冷水淋浴，外邪乘虚入侵，痹阻经络，发为痹证。

4.体质亏虚　禀赋不足，素体虚弱，病后或产后气血不足，腠理空疏，卫外不固，外邪乘虚而入，痹阻经络，发为痹症。《灵枢·五变》云："粗理而肉不坚者，善病痹。"清·李用粹《证治汇补·痹症》谓："由元精内虚，而三气所袭，不能随时祛散，流注经络，久而成痹。"

（二）病机

痹证的基本病机主要为风、寒、湿、热外邪侵袭肢节、肌肉，经脉痹阻，气血运行失畅，"不通则痛"，发为痹证。外邪侵袭机体，常因禀赋素质不同，寒热病机转化各异。如素体阳气偏盛，内有蓄热者，外邪易从阳化热或邪郁化热，发为风湿热痹；阳气虚弱，内有寒邪者，外邪每从阴化寒，发为风寒湿痹。

痹证的病理性质，初起以邪实为主，久则虚实夹杂。病理因素以风、寒、湿、热、痰、瘀为主。风邪偏盛者为行痹，寒邪偏盛者为痛痹，湿邪偏盛者为着痹，热邪偏盛者为热痹。因于风寒湿者，易伤阳气，寒湿痹阻关节，或因正虚而反复感邪，引起气血耗伤；因于风湿热者，热从火化，伤阴耗液，终致肝肾亏虚；又因于病邪久留，气血运行不畅，血滞而为瘀，津停而为痰，形成痰瘀互阻。《临证指南医案》谓："经以风寒湿三气合而为痹，然经年累月，外邪留着，气血皆伤，其化为败瘀凝痰，混处经络，盖有诸矣。"

病位初在肌表经络，久则深入筋骨，病及五脏。病初因邪痹肌表、经络之间，多为五体痹，以肢体关节、肌肉疼痛、肿胀、酸楚、重着为主要表现；久则病邪深入筋骨，以关节疼痛、麻木僵直、骨节变形、活动障碍为主症。或病邪由表入里，经病及脏，肝肾损伤，病情顽固难愈，或发为五脏痹。

痹证迁延日久，常有三类病机演变：一是瘀血、痰浊痹阻经络，深入骨骱，可见皮肤瘀斑、关节周围结节、关节肿大、僵硬、变形、屈伸不利；二是病久耗伤阴阳气血津液，可致气血亏虚，肝肾不足；三是病邪由经络而内舍脏腑，出现脏腑痹，尤以心痹较为常见。《素问·痹论》云："心痹者，脉不通，烦则心下鼓，暴上气而喘。"

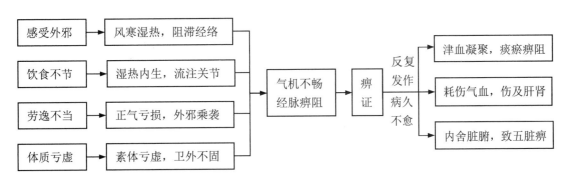

图 11-1　痹证病因病机演变

【诊断与鉴别诊断】

（一）诊断

1. 肢体关节、肌肉疼痛、酸楚、麻木、重着，屈伸不利，或疼痛游走不定，甚则关节剧痛、肿大、强硬、变形、活动障碍等临床表现是痹证诊断的主要依据。

2. 发病及病情的轻重常与先天禀赋、劳累以及气候的寒冷、环境的潮湿、饮食不当有关。

3. 不同年龄的发病与疾病的类型有一定的关系。某些痹证的发病与禀赋不足有关。

抗链球菌溶血素 "O"、红细胞沉降率、C 反应蛋白、类风湿因子、血清抗核抗体、血尿酸检测以及 X 线和 CT 等检查常有助于本病的诊断，亦可明确病变部位与损伤程度。

（二）鉴别诊断

痿证　痹证是由风、寒、湿、热之邪侵袭肌腠经络，痹阻筋脉关节而致；痿证则以邪热伤阴，五脏精血亏损，经脉肌肉失养为患。二者的鉴别要点首先在于痛与不痛。痹证以关节疼痛为主，而痿证则为肢体痿弱不用，一般无疼痛症状。其次要观察肢体的活动障碍，痿证是无力运动，痹证是因痛而影响活动。此外，部分痿证病初即有肌肉萎缩，而痹证则是由于疼痛甚或关节僵直不能活动，日久废而不用导致肌肉萎缩。

【辨证论治】

（一）辨证要点

1. 辨病邪偏盛　大凡痹痛，游走不定者为行痹，属风邪盛；痛势较甚，痛有定处，遇寒加重者为痛痹，属寒邪盛；关节酸痛、重着、漫肿者为着痹，属湿邪盛；关节肿胀，肌肤红，灼热疼痛为热痹，属热邪盛；关节疼痛日久，肿胀局限，或见皮下结节者为痰；关节疼痛部位固定，僵硬，变形，疼痛不移，肌肤紫暗或有瘀斑者为瘀。

2. 辨别虚实　痹证初起，多以邪实为主，有风寒湿与风湿热之不同；病久多属正虚邪实，虚中夹实。其正虚者，有气血亏虚、肝肾不足主次不同。邪实者，痰瘀痹阻，或兼风寒湿热之邪。

（二）治则治法

痹证治疗应以祛邪通络、宣痹止痛为基本原则。根据邪气的性质，分别予以祛风、散寒、除湿、清热、化痰、行瘀、舒筋通络之法。久痹正虚者，应重视扶正，以补益肝肾、益气和血为法。虚实夹杂者，宜标本兼顾。此外，还当注重多法联用，杂合以治。李中梓提出"治风先治血，血行风自灭"思想，可供临床参考。

（三）证治分类

1. 风寒湿痹
临床表现：肢体关节、肌肉疼痛，或游走不定，或遇寒加重，得热痛缓，或肢体关节酸楚、重着，肿胀散漫，或肌肤麻木不仁，关节屈伸不利，舌质淡，苔薄白或白腻，脉弦紧或濡缓。
证机概要：风寒湿邪留滞经络，气血闭阻不通。
治法：祛风散寒，除湿通络。
代表方：蠲痹汤。
常用药：羌活、独活、秦艽、海风藤、桑枝祛风除湿通络；桂枝温经散寒；苍术、薏苡仁祛湿健脾；当归、川芎活血通络；乳香活血定痛；甘草缓急止痛。
若风邪偏盛，疼痛游走者，为行痹，合防风汤；寒邪偏盛，疼痛固定，拘急冷痛者，为痛痹，加麻黄、细辛、制附子，或合乌头汤；湿邪偏重，关节肿胀重着者，为着痹，合薏苡仁汤。痛在颈项、上肢者，加姜黄、葛根；痛在下肢者，加牛膝、木瓜。

2. 风湿热痹
临床表现：关节疼痛，局部灼热红肿，痛不可触，得冷则舒，或疼痛游走不定，活动不利，或见肌肤红斑，发热，汗出，口渴，烦躁，溲赤，舌质红，苔黄或黄腻，脉滑数或浮数。
证机概要：风湿热邪壅滞经脉，气血闭阻不通。
治法：清热通络，祛风除湿。
代表方：白虎加桂枝汤或宣痹汤加减。前方清热宣痹，用于风湿热痹，热象明显者；后方清热利湿，宣痹通络，适用于风湿热痹，关节疼痛明显者。
常用药：生石膏、知母、黄柏、连翘清热坚阴；桂枝疏风解肌通络；防己、杏仁、薏苡仁、滑石、赤小豆、蚕砂清利湿热，通络宣痹。

若发热、咽痛者，加重楼、薄荷、牛蒡子、桔梗疏风清热，解毒利咽；关节肿痛甚者，加海桐皮、桑枝、忍冬藤、肿节风祛风除湿通络；湿热偏盛，加土茯苓、萆薢、豨莶草，或加四妙丸；皮肤有红斑者，加水牛角、丹皮、赤芍、生地黄、凌霄花以凉血散瘀；邪热化火，热毒炽盛，加犀角散。

3. 寒热错杂

临床表现：关节灼热肿痛，遇寒加重，或关节冷痛喜温，手心灼热，恶风怕冷，口干口苦，尿黄，舌红，苔白或黄，脉弦或紧或数。

证机概要：寒郁化热，或经络蓄热，客寒外侵，闭阻经脉。

治法：温经散寒，清热除湿。

代表方：桂枝芍药知母汤。

常用药：桂枝、防风、秦艽、羌活祛风胜湿，温经通络；麻黄、细辛温经散寒；苍术、木防己、蚕砂除湿宣痹；芍药、知母、黄柏、忍冬藤清热化湿通络。

若寒重热轻者，加制川乌、威灵仙、伸筋草；热重于寒者，加生石膏、络石藤、豨莶草、海桐皮；关节疼痛，恶风怕冷明显，加制附子、淫羊藿温阳散寒；手心灼热，舌红少苔者，加生地黄、地骨皮养阴清热。

4. 痰瘀痹阻

临床表现：关节肌肉刺痛，固定不移，或关节肌肤紫暗、肿胀，按之较硬，肢体顽麻或重着，甚则关节僵硬变形，屈伸不利，有硬结、瘀斑，或胸闷痰多，舌质紫暗或有瘀斑，舌苔白腻，脉弦滑或涩。

证机概要：痰瘀互结，闭阻经络，留滞肌肤。

治法：化痰行瘀，蠲痹通络。

代表方：双合汤。

常用药：桃仁、红花活血化瘀，通络止痛；当归、川芎、白芍养血活血；茯苓、半夏、陈皮、白芥子、竹沥、姜汁健脾化痰。

若痰浊滞留，皮下有结节者，加制南星、白芥子、僵蚕；瘀血偏重，关节疼痛、肿大、强直、畸形，活动不利，加三七、鸡血藤、地鳖虫、乳香、延胡索，或合身痛逐瘀汤；疼痛久治不已者，加白花蛇、全蝎、蜈蚣搜剔络道。

5. 气血虚痹

临床表现：关节疼痛、酸楚，时轻时重，气候变化、劳倦活动后加重，神疲乏力，面色少华，形体消瘦，肌肤麻木，短气自汗，唇甲淡白，头晕目花，舌淡苔薄，脉细弱。

证机概要：风寒湿邪久留经络，气血亏虚，经脉失养。

治法：益气养血，和营通络。

代表方：黄芪桂枝五物汤。

常用药：黄芪、党参益气；当归、白芍养血活血；桂枝和营通络；川芎、姜黄、鸡血藤、五加皮、海风藤行气和血通络，"气血流畅，痹痛自已"。

若血虚明显者，重用当归，加生地黄、熟地黄；阴虚者，加玄参、石斛、山茱萸；兼寒象者，加附子温阳散寒；便溏者，加炒白术、苍术、茯苓、炒薏仁健脾化湿；久病迁延，或产后体虚，关节酸痛，加鹿衔草、石楠藤、徐长卿祛风湿，强筋骨。

6. 肝肾虚痹

临床表现：关节疼痛经久不愈，时轻时重，腰膝酸软，疲劳时加重，关节屈伸不利，肌肉瘦削。或伴畏寒肢冷，阳痿，遗精；或伴骨蒸劳热，心烦，口干。舌质淡红，苔薄白或少津，脉沉细或细数。

证机概要：肝肾不足，筋骨失养。

治法：培补肝肾，通络止痛。

代表方：独活寄生汤。

常用药：独活、桑寄生祛风湿，补肝肾，强筋骨，除痹痛；防风、秦艽祛风化湿止痛；杜仲、牛膝补益肝肾；桂枝、细辛温经通络；当归、川芎、生地黄、白芍养血活血；党参、白术、茯苓、甘草健脾益气。

若肾气虚，腰膝酸软，加鹿角霜、续断、狗脊；肾阳虚，加附子、鹿角片、淫羊藿、巴戟天；肝肾阴亏，加熟地黄、龟甲、枸杞子、女贞子，或合河车大造丸；骨节疼痛，乏力较著，加黄芪、鹿衔草、千年健、石楠藤、骨碎补补气强筋通络；低热心烦，或午后潮热，加鳖甲、功劳叶、青蒿、地骨皮养阴退热。

从痹证的病变过程来看，风寒湿痹、风湿热痹多见于病之初起。体虚者亦可起病即见虚实夹杂。日久不愈者，可见痰瘀痹阻和气血、肝肾亏虚，本虚标实。也可因病邪随体质从化或郁化，呈现寒热错杂之证。临证应综合分析，按主次处理，诸法复合应用。

【临证备要】

1. 注重内外、动静结合。①内外结合。除内服汤药外，还可应用膏剂、丸剂、散剂、酒剂等剂型，配合外治疗法，如煎汤熏洗、药物外敷、针灸、推拿、按摩等多法综合应用，杂合以治，以提高疗效。②动静结合。发作期，症情较重，宜以静卧休息为主；病情缓解后，可逐步增加活动；恢复期，宜以动为主，加强关节功能锻炼，使经络气血流通，体质增强，有助于关节功能的恢复。

2. 活用舒筋通络法。在辨证治疗的基础上，重视选用有舒筋通络以止痛作用的药物，有助于提高疗效。①藤类中药，如鸡血藤、海风藤、络石藤、忍冬藤、钩藤、青风藤、穿山龙、天仙藤、鸡屎藤、大血藤、威灵仙等。藤类药物盘根错节，缠绕蔓延，形如络脉，具舒展、蔓延之性，多善走经络，有"引经通络止痛"之用。如《本草便读》云："藤蔓之属，皆可通经入络。此物味苦平，善治风疾，故一切历节麻痹皆治之。"②虫类中药，如全蝎、蜈蚣、地龙、水蛭、白花蛇、乌梢蛇、露蜂房等。对痹证久病入络，抽掣疼痛，肢体拘挛者，使用虫类药，可搜风通络止痛。叶天士谓："邪留经络，须以搜剔动药。"但虫类药物性多辛温，作用较猛，有一定毒性，用量不可太大，不宜久服。

3. 注重辨病位用药。根据痹证的病位不同，在辨证的基础上有针对性地使用药物，以提高疗效。如痹在上肢可用片姜黄、羌活、桂枝、桑枝、秦艽以通经达络，祛风胜湿；下肢疼痛者可用独活、川牛膝、木瓜以引药下行；痹证累及颈项，出现颈部僵硬不适、疼痛者，可用葛根、伸筋草、桂枝以舒筋通络，祛风止痛；腰部疼痛、僵硬，弯腰活动受限者，可用桑寄生、杜仲、巴戟天、䗪虫以补肾强腰，化瘀止痛；两膝关节肿胀，或有积液者，可用土茯苓、薏苡仁、天仙藤、白芥子、白芷等。

4. 谨慎应用有毒药物。治疗顽固性痹痛，选择具有毒性的药物，如附子、川乌、草乌、雷公藤等，容易增效，但在运用时，应注意炮制法。如雷公藤须去皮，川草乌应制用，先煎1小时以上以减毒。要严格掌握用量，药量应根据病情、体质而定，从小剂量开始递增。如制川草乌初用3～5g，无反应者，可渐增至6～12g。为防止中毒，可加甘草同煎，可缓解毒性。同时还要注意药后反应，如有唇舌发麻、恶心、头晕、心悸、脉迟有歇止者等中毒反应，应停药并予解毒处理。

【预防调护】

改善生活与工作环境，避免久处湿地，感受风寒湿邪。对于水下或潮湿环境中作业者，平时应注意生活调摄，多晒阳光，防寒保暖，加强锻炼，养护正气。

痹证初发，应积极治疗，防止病邪传变。疼痛剧烈，病情较重者，应卧床休息，适当对患处进行药物热熨、冷敷等，亦可配合针灸、推拿等进行治疗；关节畸形，活动不利者，应防止跌仆，以免发生骨折。鼓励和帮助患者对病变肢体进行功能锻炼，有助于痹证康复。

【小结】

痹证以肢体筋骨、关节、肌肉等处发生疼痛、酸楚、麻木、重着，或关节肿大、僵硬、变形、屈伸不利及活动障碍为主症。病因与禀赋不足、外邪入侵、饮食不节、年老久病、劳逸不当有关。基本病机为外邪乘虚侵袭肢体，经络痹阻，气血运行失畅，"不通则痛"。病理因素以风、寒、湿、热、痰、瘀为主。病位在经脉，累及肢体、关节、肌肉、筋骨，久则深入筋骨，病及五脏，基本治法为祛邪通络，宣痹止痛。急性期常以风、寒、湿、热等实证多见，治以祛风散寒、除湿清热为法；间歇期或慢性期则以痰瘀互结、肝肾不足或气血亏虚较多，治以化痰除瘀、补益肝肾、益气养血为法。虚实夹杂者又当祛邪扶正并用。本病预后与感邪轻重、体质强弱和治疗是否得当有关。如病情迁延日久，可见关节肿胀变形，肢体功能障碍，甚则损伤内脏。

【名医验案】

陈某，男，57岁，教师。

初诊：四肢关节反复肿痛1年，迭进中西药治疗效果不佳，已全休半年。刻下四肢关节疼痛不已，上肢为著，腕、指小关节尤甚，红肿灼热，手指梭形肿胀，局部色素加深，形体消瘦，步履困难，口干苦，舌苔黄厚腻，前部中空，质暗红，脉小弦滑。辨证为风湿热毒留着，痰瘀互结。治予清热化湿、解毒宣痹法。处方：秦艽12g，防己12g，鬼箭羽12g，白薇12g，防风10g，黄柏10g，苍术10g，炙僵蚕10g，广地龙10g，土茯苓20g，苍耳草15g，炮山甲6g。

二诊：前方服用8剂后，肿势减轻，疼痛好转，原方加生地黄12g，炙全蝎3g，乌梢蛇10g。30剂。

三诊：药后肿痛显减，仅觉酸楚，关节活动恢复正常，苔化未净，舌红中空，脉小弦数。证属湿热不净，阴伤气耗。处方：生黄芪15g，生地黄15g，土茯苓15g，透骨草15g，石斛、木防己、漏芦各12g，广地龙10g，乌梢蛇10g，黄柏10g，知母10g，当归10g，炙全蝎3g，炒苍术6g，炮山甲5g。25剂。

药后关节肿痛基本消失。

按：本案因风湿热毒留着，痰瘀互结，伤阴耗气，实中夹虚，属热痹、顽痹。先予祛风、化湿、清热解毒、消痰、祛瘀之剂，病邪渐退，继之正虚较显，分步加入养阴益气之品扶正祛邪。若起手即大剂补益，恐有助邪之弊。（周仲瑛著.周仲瑛临床经验辑要.中国医药科技出版社.1998）

【古籍摘要】

《素问·痹论》："五脏皆有合，病久而不去者，内舍于其合也。故骨痹不已，复感于邪，内舍于肾。筋痹不已，复感于邪，内舍于肝。脉痹不已，复感于邪，内舍于心。肌痹不已，复感于邪，内舍于脾。皮痹不已，复感于邪，内舍于肺。"

《诸病源候论·风湿痹身体手足不随候》："人腠理虚者，则由风湿气伤之，搏于气血，血气不行则不宣，真邪相击，在于肌肉之间，故其肌肤尽痛。"

《医宗必读·痹》："治行痹者，散风为主，御寒利湿仍不可废，大抵参以补血之剂，盖治风先治血，血行风自灭也。治痛痹者，散寒为主，疏风燥湿仍不可缺，大抵参以补火之剂，非大辛大温，不能释其凝寒也。治着痹者，利湿为主，祛风解寒亦不缺，大抵参以补脾补气之剂，盖土强可以胜湿，而气足自无顽麻也。"

【文献推介】

1. 焦树德，刘志明，朱良春，等. 痹证证治 [J]. 中医杂志，1989，30（04）：4–10.
2. 李靖，高想. 朱良春教授治疗痹证药对举要 [J]. 中国实验方剂学杂志，2011，（02）：265–266.
3. 刘学文，简晖，张启明，等. 从历代医家治疗痹证医案探讨痹证中医四诊信息的规律性. 中国中医基础医学杂志，2017，13（07）：526–528.

第二节　痉　证

痉证是以项背强直，四肢抽搐，甚至口噤、角弓反张为主症的疾病，古亦称为"痉"。西医学中的流行性脑脊髓膜炎、流行性乙型脑炎、中毒性脑炎、癫痫等属于本病范畴，可参照本节辨证论治。

痉的病名，首见于《五十二病方》。《黄帝内经》指出痉证的发生与风、寒、湿、热等邪相关。如《素问·至真要大论》曰："诸痉项强，皆属于湿。""诸暴强直，皆属于风。"《灵枢·经筋》曰："经筋之病，寒则反折筋急。"《素问·骨空论》曰："督脉为病，脊强反折。"《素问·气厥论》曰："肺移热于肾，传为柔痉。"

东汉·张仲景《金匮要略》称外感表实无汗者为刚痉，表虚有汗者为柔痉，并认为表证过汗、风寒误下、疮家误汗以及产后血虚、汗出中风等误治、失治也可以致痉，其有关津液受伤、筋脉失养致痉的认识，对后世医家有重要启迪。

隋·巢元方《诸病源候论·风痉候》谓："风痉者，口噤不开，背强而直，如发痫之状。其重者，耳中策策痛；卒然身体痉直者，死也。由风邪伤于太阳经，复遇寒湿，则发痉也。"

明·张景岳《景岳全书·痉证》曰："凡属阴虚血少之辈，不能养营筋脉，以致搐挛僵仆者，皆是此证。""其病在筋脉，筋脉拘急，所以反张；其病在血液，血液枯燥，所以筋挛。"强调阴虚精血亏损致痉。清·华岫云在《临证指南医案·肝风》按语中谓："倘精液有亏，肝阴不足，血燥生热，热则风阳上升，窍络阻塞，头目不清，眩晕跌仆，甚则瘛疭痉厥矣。"阐述了痉证与肝脏的关系。吴鞠通《温病条辨·痉有寒热虚实四大纲论》则进一步将痉证病机概括为虚、实、寒、热四大纲领。王清任《医林改错·论抽风不是风》提出气虚血瘀可以致痉。王孟英《温热经纬·薛生白湿热病篇》在外邪致痉中补充了"湿热侵入经络脉隧中"的病机。

【病因病机】

痉证的病因可分为外感和内伤两个方面。外感由于感受风、寒、湿、热之邪，壅阻经络，气血不畅，或热盛动风而致痉。内伤是因肝肾阴虚，肝阳上亢，阳亢化风，或阴虚血少，筋脉失养，虚风内动而致痉。

（一）病因

1.感受外邪　外感风、寒、湿邪，壅阻脉络，气血运行不利，筋脉失养，拘挛抽搐而成痉。外感温热之邪，或寒邪郁而化热，里热炽盛，消灼津液，筋脉失于濡养，或热病伤阴，邪热内传营血，热盛动风，而发痉证。清·叶天士《临证指南医案·痉厥》曰："五液劫尽，阳气与内风鸱张，遂变为痉。"

2.久病过劳　久病不愈，气血耗伤，气血运行不畅，瘀血内阻，筋脉失于濡养。久病脏腑功能失调，脾虚不化水湿，或肝火灼伤津液，或肺热蒸灼津液，痰浊内生，阻滞经脉，筋脉失养。先天禀赋不足，操劳过度，日久肝肾阴虚，阴不制阳，水不涵木，肝阳上亢，或情志不畅，肝气郁结，气郁化火，阳亢化风而致痉证。

3.亡血伤津　素体阴虚血虚，或大病伤津、亡血，或误用或过用汗、吐、下法，致津亏液脱，亡血失津，筋脉失养，发为痉证。

（二）病机

痉证的病位在筋脉，属肝所主，与心、脾、胃、肾等脏腑密切相关。基本病机为阴阳失调，阳动而阴不濡。肝主疏泄、藏血，又主身之筋膜，如阴血不足，肝失濡养，筋脉刚劲太过，失却柔和之性，则发为痉证。如热陷心包，逆乱神明，或脾失健运，痰浊阻滞，或胃热腑实，阴津耗伤，或肾精不足，阴血亏虚等，均与痉证发生有关。明·汪机《医学原理·痉门》曰："虽有数因不同，其于津血有亏，无以滋荣经脉则一。"

病理因素有风（寒、湿）、热、痰、瘀、虚五端。风、寒、湿邪侵袭，壅滞经脉，气血运行不利，筋脉拘急；外感热邪，或寒湿之邪郁而化热，消灼阴津，引动肝风，甚则内结阳明，窜犯心营，闭塞筋脉，可致高热发痉。此外，痰瘀阻滞，筋脉失养，或气血津液亏虚，阴不制阳，致筋脉失于濡养而发痉。

病理性质有虚实两方面，虚为脏腑虚损，气血津液不足，实者为邪气壅盛。外感风、寒、湿、热致痉者，以实为主，内伤久病、误治失治所致者，以虚为主。邪气往往伤正，常呈虚实夹杂状态，如热盛伤津，经脉失养，痰浊瘀血，阻滞经脉等。

本病日久，病机演变常见虚实夹杂，或因实致虚，或因虚致实。此外，若久治不当，可出现肢体不利、半身不遂、头痛、痴呆等症状，甚则危及生命。

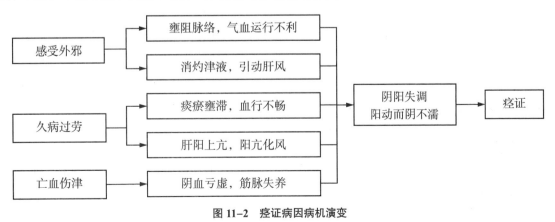

图 11-2　痉证病因病机演变

【诊断与鉴别诊断】

（一）诊断

1. 多突然起病，以项背强急、四肢抽搐甚至角弓反张为特征。
2. 部分危重患者可有神昏谵语等意识障碍。
3. 发病前多有外感或内伤等病史。
头颅 CT、MRI、脑电图或脑脊液检查等，有助于本病的诊断。

（二）鉴别诊断

1. 痫证 是一种发作性的神志异常疾病，以突然仆倒、昏不知人、口吐涎沫、两目上视、四肢抽搐，或口中如作猪羊声为特征，大多发作片刻即自行苏醒，醒后如常人，既往有类似发病史；而痉证的抽搐、痉挛发作多呈持续性，不经治疗难以恢复，多有发热、头痛等伴发症状。

2. 厥证 是由于阴阳失调，气机逆乱，以致突然昏倒、不省人事、四肢逆冷为主要表现的一种疾病。四肢逆冷，无项背强硬、四肢抽搐等表现，此为其鉴别要点。

3. 颤证 通常起病较慢，以头颈、手足不自主颤动、振摇为主要症状，手足颤抖幅度小，频率较快，多呈持续性，无发热、神昏等症状。痉证肢体抽搐幅度大，多呈持续性，有时伴短阵性间歇，手足屈伸牵引，部分患者可有发热、两目上视、神昏等症状。

4. 破伤风 古称"金疮痉"，现属外科疾病范畴。因金疮破伤，伤口不洁，感受风毒之邪致痉，发痉多始于头面部，肌肉痉挛，口噤，苦笑面容，逐渐延及四肢或全身，病前有金疮破伤、伤口不洁病史，可与痉证鉴别。

【辨证论治】

（一）辨证要点

1. 辨外感与内伤 外感致痉多有恶寒、发热、脉浮等表证，即使热邪直中，可无恶寒，但必有发热。内伤发痉则多无恶寒发热。

2. 辨实证与虚证 颈项强直，牙关紧闭，角弓反张，四肢抽搐频繁有力而幅度较大者，多属实证；手足蠕动，或抽搐时休时止，神疲倦怠者，多属虚证。

（二）治则治法

依据"急则治其标，缓则治其本"原则，痉证的治疗常用祛风散寒、清热祛湿、清肝息风、清胃存阴、活血通窍、豁痰息风等法。津伤血少者，应以养血滋阴、舒筋止痉等为主。本虚标实者，应标本兼顾，灵活施治。

（三）证治分类

1. 邪壅经络
临床表现：头痛，项背强直，恶寒发热，无汗或汗出，肢体酸重，甚至口噤不能语，四肢抽搐，舌苔薄白或白腻，脉浮紧。
证机概要：风寒湿邪，侵于肌表，壅滞经络。

治法：祛风散寒，燥湿和营。

代表方：羌活胜湿汤。

常用药：羌活、独活、防风、藁本、川芎、蔓荆子祛风胜湿，散寒通络；葛根、白芍、甘草解肌和营，缓急止痉。

若寒邪较重，项背强急，肢痛拘挛，苔薄白，脉浮紧，病属"刚痉"，以葛根汤为主治疗；风邪偏盛，项背强急，发热不恶寒，汗出头痛，苔薄白，脉沉细，病属"柔痉"，以栝蒌桂枝汤为主治疗；湿热偏盛，筋脉拘急，胸脘痞闷，身热，渴不欲饮，小便短赤，苔黄腻，脉滑数，用三仁汤加地龙、丝瓜络、威灵仙。

2. 肝经热盛

临床表现：高热头痛，口噤齘齿，手足躁动，甚则项背强急，四肢抽搐，角弓反张，舌质红绛，舌苔薄黄或少苔，脉弦细而数。

证机概要：邪热炽盛，动风伤津，筋脉失和。

治法：清肝潜阳，息风镇痉。

代表方：羚角钩藤汤。

常用药：水牛角、钩藤、桑叶、菊花凉肝息风止痉；川贝母、竹茹清热化痰以通络；茯神宁神定志；白芍、生地黄、甘草酸甘化阴，补养肝血，缓急止痉。

若口苦，苔黄，加龙胆草、栀子、黄芩；口干渴甚，加南沙参、天花粉、麦冬；痉证反复发作，加全蝎、蜈蚣、僵蚕、蝉衣；神昏痉厥，用安宫牛黄丸或至宝丹或紫雪丹。

3. 阳明热盛

临床表现：壮热汗出，项背强急，手足挛急，甚则角弓反张，腹满便结，口渴喜冷饮，舌质红，苔黄燥，脉弦数。

证机概要：阳明胃热亢盛，腑气不通，热盛伤津，筋脉失养。

治法：清泄胃热，增液止痉。

代表方：白虎汤合增液承气汤加减。前方以清泄阳明实热为主，后方重在滋阴增液，泻热通便。

常用药：生石膏、知母、玄参、生地黄、麦冬清热养阴生津，濡润筋脉；大黄、芒硝荡涤胃腑积热，软坚润燥；粳米、甘草和胃养阴。

若热邪伤津而无腑实证者，用白虎加人参汤；抽搐甚者，加天麻、地龙、全蝎、菊花、钩藤；热甚心烦者，加淡竹叶、栀子、黄芩；热入营血，斑疹显现者，加水牛角、牡丹皮。

4. 心营热盛

临床表现：高热烦躁，神昏谵语，项背强急，四肢抽搐，甚则角弓反张，舌质红绛，苔黄少津，脉细数。

证机概要：热入心营，扰动神明，灼伤阴津，筋脉失养。

治法：清心透营，开窍止痉。

代表方：清营汤。

常用药：水牛角、莲子心、淡竹叶、连翘清心泻热，凉血解毒；玄参、生地黄、麦冬滋阴养津。

若高热烦躁，加丹皮、栀子、生石膏、知母；四肢抽搐，角弓反张，加全蝎、蜈蚣、僵蚕、蝉衣。神昏谵语，躁动不安，四肢挛急抽搐，角弓反张，用安宫牛黄丸或至宝丹或紫雪丹。营血热毒重者，用化斑汤、神犀丹化裁。肢体抽搐无力，面色苍白，四肢厥冷，气短汗出，舌淡，脉细弱，属亡阳脱证，当予急服独参汤、生脉散。

5. 瘀血内阻

临床表现：头痛如刺，痛有定处，形体消瘦，项背强直，四肢抽痛，舌质紫暗，边有瘀斑、瘀点，脉象细涩。

证机概要：瘀血阻滞，脉络不通，筋脉失养。

治法：活血化瘀，通窍止痉。

代表方：通窍活血汤。

常用药：桃仁、红花、川芎、赤芍活血通络；麝香开窍通闭，解毒活血；老葱、生姜通阳入络。

若筋脉拘急，瘀血较重，加郁金、地龙、当归尾、水蛭、鸡血藤等。

6. 痰浊阻滞

临床表现：头痛昏蒙，神志呆滞，项背强急，四肢抽搐，胸脘满闷，呕吐痰涎，舌苔白腻，脉滑或弦滑。

证机概要：痰浊中阻，上蒙清窍，经络阻塞，筋脉失养。

治法：豁痰开窍，息风止痉。

代表方：导痰汤。

常用药：半夏、石菖蒲、陈皮、胆南星、姜汁、竹沥豁痰化浊开窍；枳实、茯苓、白术健脾化湿；全蝎、地龙、蜈蚣息风止痉。

若言语不利者，加白芥子、远志；痰郁化热，身热，烦躁，舌苔黄腻，脉滑数，加瓜蒌、黄芩、天竺黄、竹茹、青礞石；痰浊上壅，蒙蔽清窍，突然昏厥抽搐，急用竹沥加姜汁冲服安宫牛黄丸。

7. 阴血亏虚

临床表现：项背强急，四肢麻木，抽搐或筋惕肉瞤，直视口噤，头目昏眩，自汗，神疲气短，或低热，舌质淡或舌红无苔，脉细数。

证机概要：失血或伤津，阴血亏耗，筋脉失养。

治法：滋阴养血，息风止痉。

代表方：四物汤合大定风珠加减。前方以补血和血为主，后方重在滋液育阴，柔肝息风。

常用药：生地黄、熟地黄、白芍、麦冬、阿胶、五味子、当归、麻子仁补血滋阴，柔肝荣筋；生龟甲、生鳖甲、生牡蛎息风止痉；鸡子黄养阴宁心。

若五心烦热，加白薇、青蒿、黄连、淡竹叶；阴虚多汗，时时欲脱，加人参、沙参、麦冬、五味子；气虚自汗，加黄芪、浮小麦；疾病日久，阴血不足，气虚血滞，瘀血阻络，加黄芪、丹参、川芎、赤芍、鸡血藤，或用补阳还五汤；虚风内动，肢体拘急挛缩，重用生龟甲、生鳖甲、白芍等养阴润筋之品，加全蝎、天麻、钩藤。

【临证备要】

1. 辨外感内伤、虚证实证。外感发痉多属实证，内伤发痉多为虚证。另外，可从其发作的程度、频度、幅度辨别虚实。在治疗上，外感者，宜祛风、散寒、除湿；若邪热入里，消灼津液，当泄热存阴。内伤者，多属阴伤血少，治疗以滋阴养血为主。此外，肝主筋，主风主动，故治疗时，在辨证用药的基础上，可酌加天麻、钩藤、石决明、代赭石、蜈蚣、全蝎等平肝息风止痉之品。

2. 病证结合，综合治疗。痉证常是危急重症，大多发病较急，变化迅速，预后较差。因此，除对症处理外，关键在于尽快明确诊断，寻找病因，治疗原发病。例如流行性乙型脑炎、流行性脑脊髓膜炎等各种急性热病在发展过程中，均可出现项背强急、四肢抽搐、角弓反张等表现，此时应充分发挥中西医协同优势，积极治疗原发病，防止病情恶化。

3.注意观察痉证先兆，及早预防。一旦发生痉证，则应积极救治，以挽救病人的生命。病情较轻者，可根据辨证给以相应的方药口服；如病情急重者，则立即选用紫雪丹、羚羊角粉，并采取相应的急救措施，以免贻误病情。

【预防调护】

锻炼身体，增强体质，防止外邪侵袭和外伤感邪。劳逸结合，放松精神，起居有节，减少痉证诱发因素。

痉证患者多属急重症，病床要平整松软，并设床栏，应有专人护理。急性发作时注意保护舌体和清除义齿及呼吸道异物，以防窒息。对频繁肢体抽动者，要避免强行按压和捆绑，以防骨折。因高热发痉者，要及时降温，保持水盐平衡，以利康复。

【小结】

痉证是以项背强直、四肢抽搐甚至角弓反张为主要特征的急性病。病因有外邪壅络、热盛津伤、痰瘀壅滞、阴血亏虚等。病机以筋脉失于濡养为主。病位在筋脉，属肝所主，与心、脾、胃、肾等脏腑密切相关。外感发痉多属实证，治当先祛其邪，根据其邪气的不同，可分别用祛风散寒、清热除湿、清肝潜阳、清泄胃热、豁痰化瘀等法。内伤致痉多属虚证，当先扶正，治以滋阴养血为主。本病若正气旺盛，祛邪迅速，则预后较好。若见口张目瞪，昏昧无知，为肝脾精竭；戴眼反折，遗尿，为肾精耗损，阴损及阳；手足瘛疭，汗出如珠，为热毒内耗心营，心液外脱；角弓反张，离席一拳，为肝之精血亏耗。种种表现，均预后不良。

【名医验案】

王某，男，42岁，农民。

初诊（1983年11月26日）：患者上肢阵发性痉挛抽搐十余年，服用中西药物屡治无效，痛苦不堪。精神疲惫，面色萎黄衰老，胃纳一般，二便尚调，舌尖质红，苔薄根稍腻，脉小弦带数。病机为肝阳上亢，肝风内动，津血亏耗，血不养筋。治以息风镇痉，养血柔肝。处方：嫩钩藤30g（后下），石决明30g（先煎），珍珠母30g（先煎），白僵蚕9g，广地龙9g，紫丹参15g，川芎6g，生地黄12g，煅龙骨牡蛎各30g，胆南星12g，白芍30g，炙甘草9g。7剂。同时另服星蜈片，每次3片，每日3次。

二诊（1983年12月3日）：患者精神转佳，自服药日起未见抽搐，无任何不适，舌苔薄，边尖稍红，脉小弦。病虽机转，然顽疾非同寻常，故守方更进7剂，服星蜈片同前，以资巩固疗效。

随访三月余，未见抽搐复发。

按：依据《内经》"诸暴强直，皆属于风"，以平肝镇痉为首要治法，药用钩藤、石决明、珍珠母、白僵蚕等。因考虑患者久病体虚，必然津耗血亏，筋脉不得濡养，故治疗又需养血柔肝解痉，重用芍药、甘草。[华兰英，邵勇明.顽固性痉证治验1例.上海中医药杂志，1985，（04）：15]

【古籍摘要】

《景岳全书·痉证》："故治此者，必当先以气血为主，而邪甚者，或兼治邪。若微邪者，通不必治邪。盖此证之所急者在元气，元气复而血脉行，则微邪自不能留，何足虑哉！"

《温病条辨·痉有寒热虚实四大纲论》："六淫致痉，实证也；产后亡血，病久致痉，风家误下，温病误汗，疮家发汗者，虚痉也；风寒、风湿致痉者，寒证也；风温、风热、风暑、燥火致痉者，热痉也。"

《温热经纬·薛生白湿热病篇》："湿热证，三四日即口噤，四肢牵引拘急，甚则角弓反张，此湿热侵入经络脉隧中。"

【文献推介】

1. 胡祥青.羚羊钩藤汤为主治痉证20例浅见[J].中国医药指南，2011，9（20）：339-340.
2. 倪忠根.五书"论痉"的异同考辨[J].实用中医内科杂志，2008，22（02）：15-16.
3. 蒲志孝，张斯特，刘正才.疫痉证治概要[J].山东中医杂志，1982，（05）：289-290.

第三节　痿　证

痿证是以肢体筋脉弛缓，软弱无力，不能随意运动，或伴有肌肉萎缩为主症的疾病。临床以下肢痿弱较为常见，亦称"痿躄"。"痿"是指机体痿弱不用；"躄"是指下肢软弱无力，不能步履。西医学中的多发性神经根炎、运动神经元疾病、脊髓病变、重症肌无力、肌营养不良症、周期性瘫痪等属本病范畴，可参照本节辨证论治。

《黄帝内经》对痿证的病名、病因、病机、病证分类及治疗原则都有详细论述。"痿"之病名首见于《素问·痿论》，其指出本病的病因为思想无穷、热伤五脏、有渐于湿、远行劳倦、房劳太过等，病机是"肺热叶焦"，分为皮、脉、筋、骨、肉五痿，以示病情有深浅轻重之异。在治疗上，提出"治痿者独取阳明"的基本原则。《素问·生气通天论》谓："因于湿，首如裹，湿热不攘，大筋软短，小筋弛长，软短为拘，弛长为痿。"认为湿热也是痿证的成因之一。

宋·陈无择《三因极一病证方论·五痿叙论》曰："痿躄则属五内，脏气不足之所为也。"金元·张子和《儒门事亲·指风痹痿厥近世差玄说》强调"痿病无寒"，认为痿证的病机是"由肾水不能胜心火，心火上烁肺金，肺金受火制，六叶皆焦，皮毛虚弱，急而薄著，则生痿躄"，并把风、痹、厥与痿证进行了鉴别。元·朱丹溪认为："痿证断不可作风治而用风药。有湿热、湿痰、气虚、血虚、瘀血。"提出"泻南方，补北方"的治则，创二妙丸、虎潜丸等方剂，沿用至今。

明·张景岳《景岳全书·痿证》谓："元气败伤，则精虚不能灌溉，血虚不能营养者，亦不少矣。若概从火论，则恐真阳亏败，及土衰水涸者，有不能堪，故当酌寒热之浅深，审虚实之缓急，以施治疗，庶得治痿之全。"指出痿证并非尽是阴虚火旺。清代《临证指南医案·痿》邹滋九按曰："夫痿证之旨，不外乎肝、肾、肺、胃四经之病。"近代张锡纯《医学衷中参西录》创有振颓汤，以补气健脾、活血通络之法治疗痿证。

【病因病机】

外感温毒、湿热之邪，内伤情志、饮食劳倦、先天不足、房事不节，及跌打损伤、接触毒性药物等，引起五脏受损，精津不足，气血亏耗，肌肉筋脉失养，发为痿证。

（一）病因

1. 感受温毒　温热毒邪内侵，或病后余邪未尽，内热燔灼，伤津耗气，肺热叶焦，津伤失布，不能润泽五脏，五体失养，而痿弱不用。

2. 湿热浸淫　久处湿地或冒雨涉水，感受外来湿邪，郁遏化热，湿热浸淫经脉，营卫运行受阻，气血运行不畅，致筋脉失于滋养而成痿。正如《素问·痿论》所言："有渐于湿，以水为事，若有所留，居处相湿，肌肉濡渍，痹而不仁，发为肉痿。"

3. 饮食、毒物所伤　素体脾胃虚弱，或劳倦思虑过度，中气受损，脾胃受纳、运化、输布功能失常，气血津液生化之源不足，无以濡养五脏，以致筋骨肌肉失养，或饮食不节，嗜酒辛辣，损伤脾胃，运化失职，痰湿或湿热内生，阻于经脉，肢体失养，均可致痿。此外，服用或接触毒性药物，损伤气血经脉，经气运行不利，脉道失畅，亦可致痿。

4. 劳病体虚　先天不足，或久病体虚，伤及肝肾，精血亏虚，或劳役、房事太过而伤肾，耗损阴精，肾水亏虚，筋脉失于灌溉濡养，发为痿证。

5. 跌仆瘀阻　跌仆损伤，瘀血阻络，新血不生，肢体失养，或产后恶露未尽，瘀血流注于腰膝，气血瘀阻不畅，脉道不利，四肢失于濡润滋养，发为痿证。

（二）病机

痿证的基本病机为五脏受损，精津不足，气血亏耗，肌肉筋脉失养，而发痿证。病变部位在筋脉肌肉，但根柢在于五脏虚损。肺主皮毛，脾主肌肉，肝主筋，肾主骨，心主血脉，各种外感内伤等致病因素，均可耗伤五脏精气，导致气血津液亏损，宗筋失养弛纵，不能束骨而利关节，以致肌肉软弱无力，消瘦枯萎，发为痿证。

病理性质以热证、虚证为多，亦有虚实夹杂者。外感温毒、湿热所致者，病初阴津耗伤不甚，邪热偏重，故属实证；但日久肺胃津伤，肝肾阴血耗损，则由实转虚，或虚实夹杂。内伤致病，脾胃虚弱，肝肾亏损，气血阴精亏耗，则以虚证为主，但可夹湿、热、痰、瘀等病理因素，表现本虚标实之候。故临床常呈现因实致虚、因虚致实和虚实错杂的复杂病机。

五脏病变，皆能致痿，且可相互传变。如温热毒邪，伤阴耗气，肺热叶焦，津液失其布散，五脏失于濡润而致痿。脾胃虚弱，化源不足，气血亏虚，五脏失于荣养，或脾气受困，水湿不运，郁而化热，湿热上熏肺叶或下注于肾，致肺肾受灼，或脾胃受损，运化失司，导致痰浊内生，阻滞经脉，发为痿证。肝肾阴虚，虚火内炽，火灼肺金，又可加重肺热津伤。肾水亏虚，津液匮乏，津血同源，津亏血瘀，或跌仆瘀阻，均可导致脉络失畅，筋脉失养，致使病程缠绵难愈。

此外，久痿虚极，脾肾精气虚败，病情危笃。足少阴脉贯行舌根，足太阴脉上行夹咽，连舌本，散于舌下，脾气虚损，无力升清，肾气虚衰，宗气不足，可见舌体瘫软、呼吸和吞咽困难等凶险之候。

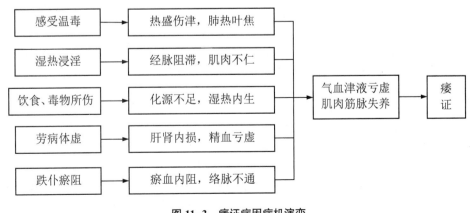

图 11-3　痿证病因病机演变

【诊断与鉴别诊断】

（一）诊断

1.肢体筋脉弛缓不收，下肢或上肢，一侧或双侧，软弱无力，甚则瘫痪，部分患者伴有肌肉萎缩。

2.由于肌肉痿软无力，可有睑废、视歧、声嘶低暗、抬头无力等症状，甚则影响呼吸、吞咽。

3.部分患者发病前有感冒、腹泻病史，有的患者有神经毒性药物接触史或家族遗传史。

脑脊液检查、肌电图检查、肌肉活组织病理学检查、血清酶学检查、乙酰胆碱受体抗体检查以及头颅CT或MRI等检查，有助于本病的诊断。

（二）鉴别诊断

1.偏枯　偏枯亦称半身不遂，是中风症状，病见一侧上下肢偏废不用，常伴有语言謇涩、口舌歪斜，久则患肢肌肉萎缩。其瘫痪是由于中风而致，二者临床不难鉴别。

2.痱证　《灵枢·热病》云："痱之为病也，身无痛者，四肢不收，智乱不甚，其言微知，可治；甚则不能言，不可治也。"由此可见，痱证除四肢无力外，还有神志病变，语声不出，可资鉴别。

【辨证论治】

（一）辨证要点

1.辨脏腑病位　痿证初起，症见发热，咳嗽，咽痛，或在热病之后出现肢体软弱不用者，病位多在肺；症见四肢痿软无力，神疲肢倦，纳呆便溏，下肢微肿，病位多在脾胃；下肢痿软无力明显，甚则不能站立，腰脊酸软，头晕耳鸣，遗精阳痿，月经不调，病位多在肝肾。

2.辨标本虚实　因感受温热毒邪或湿热浸淫者，多急性发病，病情进展较快，属实证。因热邪最易耗津伤正，早期也可见虚实错杂。因内伤积损，乃久病不愈，常见脾胃虚弱和肝肾阴虚，多兼郁热、湿热、痰浊、瘀血，乃虚中有实。跌打损伤，瘀阻脉络，或痿证日久，气虚血瘀，也属常见。

（二）治则治法

治疗痿证当分虚实。虚证宜扶正补虚为主。脾胃虚弱者，宜益气健脾；肝肾亏虚者，宜滋养肝肾。实证宜祛邪和络。肺热伤津者，宜清热润燥；湿热浸淫者，宜清热利湿；瘀阻脉络者，宜活血行瘀。虚实兼夹者，又当扶正与祛邪兼顾。根据"治痿者独取阳明"原则，治疗痿证尤其要重视调治脾胃。此外，避免使用辛温发散祛风之药，以免耗阴伤血，病情加重。

（三）证治分类

1.肺热津伤

临床表现：发病急，病起发热，或发热后突然出现肢体软弱无力，可较快出现肌肉瘦削，皮肤干燥，心烦口渴，咳呛少痰，咽干不利，小便黄赤或热痛，大便干燥，舌质红，苔黄，脉细数。

证机概要：肺燥伤津，五脏失润，筋脉失养。

治法：清热润燥，养阴生津。

代表方：清燥救肺汤。

常用药：北沙参、西洋参、麦冬、生甘草甘润生津养阴；阿胶、胡麻仁养阴血以润燥；生石膏、桑叶、苦杏仁、炙枇杷叶清热宣肺。

若身热未退，高热，口渴有汗，重用生石膏，加金银花、连翘、知母清热解毒；咳嗽痰多，加瓜蒌、桑白皮、川贝母等以宣肺清热化痰；咳呛少痰，咽喉干燥，加玄参、天花粉、芦根以滋阴清热；身热已退，食欲减退，口干咽干较甚，此胃阴亦伤，用益胃汤加石斛、天冬、麦芽。

2. 湿热浸淫

临床表现：起病较缓，逐渐出现肢体困重，痿软无力，尤以下肢或两足痿弱为甚，兼见微肿，手足麻木，足胫蒸热，或有全身发热，胸脘痞闷，小便赤涩热痛，舌质红，舌苔黄腻，脉濡数或滑数。

证机概要：湿热浸渍，壅遏经脉，营卫受阻。

治法：清热利湿，通利经脉。

代表方：加味二妙丸。

常用药：苍术、黄柏清热燥湿；萆薢、防己、薏苡仁渗湿分利；蚕砂、木瓜、牛膝利湿通络；龟甲滋阴壮骨。

若湿邪偏盛，胸脘痞闷，肢重且肿，加厚朴、茯苓、枳壳、陈皮以理气化湿；热邪偏盛，身热肢重，小便赤涩热痛，加忍冬藤、连翘、蒲公英清热解毒利湿；湿热伤阴，两足焮热，心烦口干，舌质红或舌苔中剥，脉细数，去苍术，重用龟甲，加玄参、山萸肉、生地黄。

3. 脾胃虚弱

临床表现：起病缓慢，肢体软弱无力逐渐加重，神疲肢倦，肌肉萎缩，少气懒言，纳呆便溏，面色萎黄无华，面浮，舌淡，苔薄白，脉细弱。

证机概要：脾虚不健，生化乏源，气血亏虚，筋脉失养。

治法：补中益气，健脾升清。

代表方：参苓白术散合补中益气汤加减。前方以健脾益气利湿为主，后方重在健脾益气养血。

常用药：人参、白术、山药、扁豆、莲子肉、甘草、大枣补脾益气；黄芪、当归益气养血；薏苡仁、茯苓、砂仁、陈皮健脾和胃，理气化湿；升麻、柴胡升举清阳。

若脾胃虚弱，食积不运者，加谷麦芽、山楂、神曲；气血虚甚者，加西洋参、黄精、阿胶。

4. 肝肾亏损

临床表现：起病缓慢，渐见肢体痿软无力，尤以下肢明显，腰膝酸软，不能久立，甚至步履全废，腿胫大肉渐脱，或伴有眩晕耳鸣，舌咽干燥，遗精或遗尿，妇女月经不调，舌红少苔，脉细数。

证机概要：肝肾亏虚，阴精不足，筋脉失养。

治法：补益肝肾，滋阴清热。

代表方：虎潜丸。

常用药：狗骨、牛膝强筋骨，利关节；熟地黄、龟甲、知母、黄柏填精补髓，滋阴清热；锁阳温肾益精；当归、白芍养血柔肝；干姜、陈皮温中理气和胃，既防苦寒败胃，又使滋而不腻。

若阴损及阳，阴阳两虚，兼有神疲，怯寒怕冷，阳痿早泄，尿频而清，脉沉细无力，去黄柏、知母，加淫羊藿、鹿角霜、紫河车、附子、肉桂；腰脊酸软，加杜仲、续断、补骨脂、狗脊补肾壮腰；热甚者，去锁阳、干姜，或用六味地黄丸加牛骨髓、鹿角胶、枸杞子滋阴补肾；遗精遗尿者，加金樱子、桑螵蛸、覆盆子缩尿止遗。

5. 脉络瘀阻

临床表现：久病体虚，四肢痿弱，肌肉瘦削，手足麻木不仁，四肢青筋显露，肌肤甲错，舌痿伸缩不利，舌质暗淡或有瘀点瘀斑，脉细涩。

证机概要：气虚血瘀，阻滞经络，筋脉失养。

治法：益气养营，活血行瘀。

代表方：圣愈汤合补阳还五汤加减。前方以益气养血为主，后方重在补气活血通络。

常用药：人参、黄芪益气；当归、川芎、熟地黄、白芍养血和血；川牛膝、地龙、桃仁、红花、鸡血藤活血化瘀通络。

若手足麻木，舌苔厚腻者，加薏苡仁、木瓜化湿通络；下肢痿软无力，加杜仲、补骨脂、桑寄生补肾壮骨；形体消瘦，手足痿弱，为瘀血久留，用圣愈汤送服大黄䗪虫丸，补虚活血，以丸缓图。

【临证备要】

1. 补益防止助邪，祛邪不可伤正。本病虚证居多，或虚实错杂。补虚要分清气虚还是阴虚，气虚治阳明，阴虚补肝肾，补虚扶正时应当防止恋邪助邪。此外，本病常有湿热、痰湿为患，用苦寒、燥湿、辛温等药物时要时时注意护阴，避免伤正。

2. 重视调畅气血。痿证日久，坐卧少动，气血亏虚，运行不畅，治疗可酌情配合养血活血通络之品，即如吴师机所言"气血流通即是补"。若元气亏损，气虚血滞成痿，又当补气化瘀。若因情志太过而成痿者，必以调理气机为法，盖气化正常，气机畅顺，百脉皆通，其病可愈。

3. 治痿者独取阳明。所谓"独取阳明"，主要是指采用补益脾胃的方法治疗痿证。肺之津液来源于脾胃，肝肾的精血亦有赖于脾胃的生化，脾胃功能健旺，则气血津液充足，脏腑功能旺盛，筋脉得以濡养，有利于痿证恢复。其次，"独取阳明"尚包括祛除邪气，调理脾胃。《灵枢·根结》曰："故痿疾者取之阳明，视有余不足，无所止息者，真气稽留，邪气居之也。"明·秦景明《症因脉治·痿证论》谓："今言独取阳明者，以痿证乃阳明实热致病耳……故清除积热，则二便如常，脾胃清和，输化水谷，生精养血，主润宗筋，而利机关。"可见清阳明之热亦属"独取阳明"范畴。治痿独取阳明，临床可以从以下三方面来理解：一是不论选方用药，针灸取穴，都应重视补益脾胃；二是"独取阳明"尚包括清胃火、祛湿热，以调理脾胃；三是临证时要重视辨证施治。

4. 中药汤剂结合针灸及推拿治疗。《素问·痿论》云："各补其荥而通其俞，调其虚实，和其逆顺。"提示治痿还需根据痿证的病变部位、虚实顺逆进行辨证论治。诚如张景岳所注："如筋痿者，取阳明厥阴之荥俞；脉痿者，取阳明少阴之荥俞；肉痿、骨痿，其治皆然。"临床上对痿证的治疗除内服药物外，还应配合针灸、推拿、康复等综合疗法，并应加强肢体活动，有助于提高疗效。

【预防调护】

避居湿地，防御外邪侵袭，注意精神饮食调养。《素问·痿论》云："思想无穷，所愿不得，意淫于外，入房太甚，宗筋弛纵，发为筋痿。"故应注意精神调养，清心寡欲，避免过劳，生活规律，饮食宜清淡而富有营养，忌油腻辛辣。

生活自理者，可散步、打太极拳、做五禽戏。病情较重者，可经常用手轻轻拍打患肢，进行四肢屈伸锻炼。病情危重，吞咽呛咳、呼吸困难者，要常翻身拍背，鼓励患者咳痰，以防痰湿壅肺和发生褥疮。对瘫痪者，嘱家属帮助患者疏理筋骨，防止肢体挛缩和关节僵硬。

【小结】

痿证以肢体痿弱无力、不能随意运动为主症。病因有感受温毒、湿热浸淫、饮食及毒物所伤、劳病体虚、跌仆瘀阻等。病机以肺燥、脾虚、湿盛、湿热、阴亏、瘀阻等，且互为因果。病位在肌肉筋脉，与肝、肾、肺、脾、胃密切相关。本病以虚为本，或虚实错杂。治疗时虚证宜扶正补虚，实证宜祛邪和络，虚实夹杂者，又当扶正与祛邪并施。本病常于早期病情恶化，宜及时采取救治措施，精心护理。同时，在早期还要积极治疗，以减少复发，降低病死率和病残率。

【名医验案】

任某，女，22岁。

初诊：体质清瘦，一日恶寒发热，骨节疼痛，初作感冒治，投以人参败毒散，服后，汗出，寒热退，而两足不能任身，自臀部以下痿软无力。诊视脉象弦数，舌赤苔燥，大便闭结。此属阳明虚燥，宗筋湿润，带脉不引，血不荣筋之痿证。当用李东垣滋血润燥法。处方：当归身10g，杭白芍7g，肉苁蓉10g，火麻仁10g（捣），郁李仁7g，苦杏仁7g，左秦艽7g，西枳壳5g，粉甘草3g，锦纹黄10g（酒制），玄明粉10g（泡）。7剂。

复诊：下褐色粪便如弹丸，膝略能移动，燥火将伏，营血渐滋。继续滋阳明，润宗筋。处方：生地黄10g，当归身10g，杭白芍10g，鲜石斛10g，肉苁蓉10g，北枸杞10g，麦门冬10g，宣百合10g，左秦艽7g，川牛膝7g，牡丹皮5g。

前后服药总计二十余剂，两足履地如常，食纳增益。

按：本案因有寒热，先按外感治疗，用人参败毒散，继之出现痿证表现，因脉象弦数，舌赤苔燥，大便闭结，属阳明虚燥，宗筋湿润，带脉不引，血不荣筋所致，故采用滋血润燥法，选药又皆兼有泻热通腑之功。二诊大便通畅，又增滋阴之品，脉证相符，取效快捷。（李聪甫.李聪甫医案.湖南科学技术出版社.1979）

【古籍摘要】

《素问·痿论》："黄帝问曰：五脏使人痿，何也？岐伯对曰：肺主身之皮毛，心主身之血脉，肝主身之筋膜，脾主身之肌肉，肾主身之骨髓。故肺热叶焦，则皮毛虚弱急薄，著则生痿躄也。心气热，则下脉厥而上，上则下脉虚，虚则生脉痿，枢折挈，胫纵而不任地也。肝气热，则胆泄口苦，筋膜干，筋膜干则筋急而挛，发为筋痿。脾气热，则胃干而渴，肌肉不仁，发为肉痿。肾气热，则腰脊不举，骨枯而髓减，发为骨痿。"

《证治汇补·痿躄》："湿痰痿者，肥盛之人，血气不能运动其痰，致湿痰内停，客于经脉，使腰膝麻痹，脉来沉滑，此膏粱酒湿之故，所谓土太过，令人四肢不举是也。"

《临证指南医案·痿》邹滋九按："夫痿证之旨，不外乎肝、肾、肺、胃四经之病。盖肝主筋，肝伤则四肢不为人用，而筋骨拘挛；肾藏精，精血相生，精虚则不能灌溉诸末，血虚则不能营养筋骨；肺主气，为清高之脏，肺虚则高原化绝，化绝则水涸，水涸则不能濡润筋骨。阳明为宗筋之长，阳明虚则宗筋纵，宗筋纵则不能束筋骨以流利机关，此不能步履，痿弱筋缩之症作矣。"

【文献推介】

1. 邓中光，邱仕君，邓铁涛. 邓铁涛对重症肌无力的认识与辨证论治［J］. 中国医药学报，1993，8（02）：41-43.
2. 樊永平. 痿证理论的源流梳理[J]. 北京中医药大学学报，2011，34（01）：12-17.
3. 张邵青，邱美榕，吴追乐. "治痿独取阳明"的古今研究及临床应用[J]. 陕西中医药大学学报，2016，39（02）：9-12.

第四节　颤　证

颤证是以头部或肢体摇动、颤抖，不能自制为主症的一种疾病。轻者表现为头摇动或手足微颤，重者可见头部振摇、肢体颤动不止，甚则肢节拘急，失去生活自理能力。本病又称"振掉""颤振""震颤"。西医学中震颤麻痹（帕金森病）、肝豆状核变性、小脑病变的姿势性震颤、原发性震颤、甲状腺功能亢进等具有颤证临床特征的锥体外系疾病和某些代谢性疾病，均属本病范畴，可参照本节辨证论治。

《黄帝内经》虽无颤证病名，但对本病已有认识。《素问·至真要大论》云："诸风掉眩，皆属于肝。"其"掉"字，含震颤之义。《素问·脉要精微论》有"骨者，髓之府，不能久立，行则振掉，骨将惫矣"之论；《素问·五常政大论》又有"其病摇动""掉眩颠疾""掉振鼓栗"等，阐述了本病以肢体摇动为其主要症状，属风象，与肝、肾有关，为后世对颤证的认识奠定了基础。

明·楼英《医学纲目·颤振》认为本病病因有风火相乘、风热相合、风寒所中、风夹湿痰等不同。王肯堂《证治准绳·颤振》中论述了本病的发病特点、预后和治疗，指出本病以中老年居多。孙一奎《赤水玄珠·颤振门》又提出气虚、血虚均可引起颤证，治法为"气虚颤振，用参术汤"，"血虚而振，用秘方定心丸"，至今仍有临床指导价值。清·张璐《张氏医通·颤振》明确指出颤证与瘛疭的区别，认为本病多因风、火、痰、虚所致，并载列相应的治疗方药十余首，对本病的理法方药认识日趋深刻。

【病因病机】

颤证的发生主要因年老体虚、情志过极、饮食不节、劳逸失当等，引起风阳内动，或痰热动风，或瘀血夹风，或虚风内动，或肾精气血亏虚，进而筋脉失养或风邪扰动筋脉而发为颤证。

（一）病因

1. 年老体虚　中年之后，脾胃渐损，肝肾亏虚，精气暗衰，筋脉失养，或禀赋不足，肾精虚损，脏气失调，或罹患沉疴，久病体弱，脏腑功能紊乱，气血阴阳不足，筋脉失养，虚风内动。

2. 情志过极　情志失调，郁怒忧思太过，脏腑气机失于调畅。郁怒伤肝，肝气郁结不畅，气滞而血瘀，筋脉失养，或肝郁化火生风，风阳暴张，窜经入络，扰动筋脉；若思虑太过，则损伤心脾，气血化源不足，筋脉失养，或因肝失疏泄，脾虚不运，津液失于输布，聚湿生痰，痰浊流窜，扰动筋脉。凡此，皆可引起颤证。

3.饮食不节　过食膏粱厚味或嗜酒成癖，损伤脾胃，聚湿生痰，痰浊阻滞经络而动风，或滋生内热，痰热互结，壅阻经脉而动风，或因饥饱无常，过食生冷，损伤脾胃，气血生化乏源，致使筋脉失养，而发为颤证。

4.劳逸失当　行役劳苦，动作不休，使肌肉筋膜损伤疲极，虚风内动，或贪逸少动，使气缓脾滞而气血日减，筋脉失于调畅而不得任持自主，或房事劳欲太过，肝肾亏虚，阴血暗损，筋脉失于调畅，阴虚风动，发为颤证。

（二）病机

颤证的基本病机为肝风内动，筋脉失养。"肝主身之筋膜"，为风木之脏，肝风内动，筋脉不能任持自主，随风而动，牵动肢体及头颈颤抖摇动。其中，又有肝阳化风、痰热动风、瘀血生风、血虚生风、阴虚风动等不同病机。

病位在筋脉，与肝、肾、脾等脏关系密切。肝藏血、主筋，脾为气血生化之源，主肌肉，肾藏精生髓，故颤证的发生多与肝、脾、肾三脏功能失调有关。若肝郁化火，热甚动风，扰动筋脉，而致肢体拘急颤动，或痰热内蕴，热极生风，或各种原因导致气血亏虚不能濡养筋脉，或肝肾阴虚，阴虚生风，筋脉失养，不得自持，或肾阳虚衰，温煦失职，阳虚生风，筋脉不用。肝肾乙癸同源，若水不涵木，肝肾交亏，肾虚髓减，脑髓失充，下虚则高摇。若脾胃受损，痰湿内生，土不栽木，亦可致风木内动。

本病的病理性质为本虚标实。本虚包括气血阴阳亏虚，以阴津精血亏虚为主；标实常见风、火、痰、瘀等病理因素。虚实之间常相互影响，相互转化。如风火相扇，气血阴精耗伤，不能濡养筋脉，或痰浊、瘀血壅阻经脉，气血运行不畅，筋脉失养，或热甚动风，扰动筋脉，而致肢体拘急颤动发为颤证。

颤证日久可导致气血不足，络脉瘀阻，表现为肢体僵硬，动作迟滞乏力，甚则活动困难，肢体痿废。

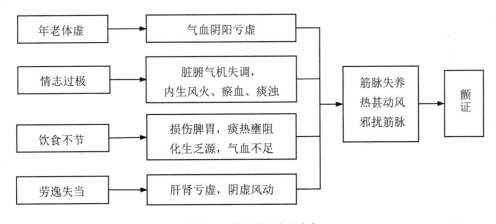

图 11-4　颤证病因病机演变

【诊断与鉴别诊断】

（一）诊断

1.头部及肢体颤抖、摇动，不能自制，甚者颤动不止，四肢强急。
2.常伴动作笨拙、活动减少、多汗流涎、语言缓慢不清、烦躁不寐、神志呆滞等症状。

3.多发生于中老年人，一般隐匿起病，逐渐加重，不能自行缓解。部分患者发病与情志有关，或继发于脑部病变。

颅脑 CT、MRI 等影像学检查，血铜、尿铜的测定，肝功能、甲状腺功能等检查，有助于明确疾病诊断。

（二）鉴别诊断

瘛疭　瘛疭即抽搐，多见于急性热病或某些慢性疾病急性发作，抽搐多呈持续性，有时伴短阵性间歇，手足屈伸牵引，张弛交替。部分患者可有发热、两目上视、神昏等症状。颤证是一种慢性疾病过程，以头颈、手足不自主颤动、振摇为主要症状，手足颤抖动作幅度小，频率较快，而无肢体抽搐牵引和发热、神昏等症状。

【辨证论治】

（一）辨证要点

辨清标本虚实。肝肾阴虚、气血不足为病之本，属虚；风、火、痰、瘀等病理因素多为病之标，属实。一般震颤较剧、肢体僵硬、烦躁不宁、胸闷体胖、遇郁怒而发者，多为实证；颤抖无力、缠绵难愈、腰膝酸软、体瘦眩晕、遇烦劳而加重者，多为虚证。但病久常虚实夹杂，临证需仔细辨别其主次。

（二）治则治法

颤证的治疗原则是息风柔筋、补虚泻实。本病初期，治以清热、化痰、息风为主；病程较长，年老体弱，当以滋补肝肾、益气养血、调补阴阳治本为主，兼以息风通络。本病多发于中老年人，因此治疗更应重视补益肝肾，以求治本。

（三）证治分类

1. 风阳内动
临床表现：肢体颤动粗大，程度较重，不能自制，头晕耳鸣，面赤烦躁，易激动，心情紧张时颤动加重，伴有肢体麻木，口苦而干，语言迟缓不清，流涎，尿赤，大便干，舌质红，苔黄，脉弦滑数。

证机概要：肝郁阳亢，化火生风，扰动筋脉。

治法：镇肝息风，舒筋止颤。

代表方：天麻钩藤饮合镇肝息风汤加减。前方平肝息风，清热安神，后方镇肝息风，育阴潜阳，舒筋止颤。

常用药：天麻、钩藤、石决明、代赭石、生龙骨、生牡蛎镇肝息风止颤；生地黄、白芍、玄参、龟甲、天冬育阴清热，潜阳息风；怀牛膝、杜仲、桑寄生滋补肝肾；川楝子疏肝理气；黄芩、山栀清热泻火；夜交藤、茯神宁心安神。

若肝火偏盛，焦虑心烦者，加龙胆草、夏枯草；痰多者，加竹沥、天竺黄以清热化痰；阴虚火旺，眩晕、耳鸣、烦躁者，加知母、黄柏、牡丹皮；烦躁失眠，加琥珀、磁石、炒枣仁、柏子仁、丹参重镇养心安神；颤动不止，加僵蚕、全蝎，增强息风活络止颤作用。

2. 痰热风动

临床表现：头摇不止，肢麻震颤，重则手不能持物，头晕目眩，胸脘痞闷，口苦口黏，甚则口吐痰涎，舌体胖大，有齿痕，舌质红，舌苔黄腻，脉弦滑数。

证机概要：痰热内蕴，热极生风，筋脉失约。

治法：清热化痰，平肝息风。

代表方：导痰汤合羚角钩藤汤加减。前方以化痰行气为主，后方重在清热平肝息风。

常用药：半夏、胆南星、竹茹、川贝母、黄芩清热化痰；羚羊角、桑叶、钩藤、菊花平肝潜阳，息风止颤；生地黄、白芍、甘草育阴清热，缓急止颤；橘红、茯苓、枳实健脾理气化痰。

若痰湿内聚，胸闷恶心、咳吐痰涎、苔厚腻、脉滑者，加皂角、白芥子；震颤较重，加珍珠母、生石决明、全蝎；心烦易怒者，加天竺黄、牡丹皮、郁金；胸闷脘痞，加瓜蒌皮、厚朴、苍术；肌肤麻木不仁，加地龙、丝瓜络、竹沥；神志呆滞，加石菖蒲、远志。

3. 气血亏虚

临床表现：头摇肢颤，面色㿠白，表情淡漠，神疲乏力，动则气短，心悸健忘，眩晕，纳呆，舌体胖大，舌质淡红，舌苔薄白滑，脉沉濡无力或沉细弱。

证机概要：气血两虚，筋脉失养，虚风内动。

治法：益气养血，濡养筋脉。

代表方：人参养荣汤。

常用药：熟地黄、当归、白芍、人参、白术、黄芪、茯苓、炙甘草健脾益气养血；肉桂助阳，鼓舞气血生长；五味子、远志养心安神；陈皮理气和胃；天麻、钩藤、珍珠母平肝息风止颤。

若气虚运化无力，湿聚成痰，应化痰通络止颤，加半夏、白芥子、胆南星；血虚心神失养，心悸、失眠、健忘者，加炒枣仁、柏子仁；肢体颤抖、疼痛麻木者，加鸡血藤、丹参、桃仁、红花。

4. 髓海不足

临床表现：头摇肢颤，持物不稳，腰膝酸软，失眠心烦，头晕，耳鸣，善忘，或神呆痴傻，舌质红，舌苔薄白，或红绛无苔，脉象细数。

证机概要：髓海不足，筋脉失养，虚风内动，神机失用。

治法：填精补髓，育阴息风。

代表方：龟鹿二仙膏合大定风珠加减。前方重在补气填精益髓，后方滋补肝肾，育阴息风。

常用药：鹿角、龟甲、鳖甲、鸡子黄、阿胶、熟地黄、生地黄、枸杞子填补精髓，养血滋阴；人参益气；生牡蛎、钩藤、白芍育阴潜阳，平肝息风；麦冬、麻仁滋阴润燥。

若肢体颤抖、眩晕较著，加天麻、全蝎、石决明；肢体麻木，拘急强直，加木瓜、僵蚕、地龙，重用白芍、甘草；神呆痴傻者，加胡桃肉、石菖蒲补肾宣窍；善忘者，加远志、茯神益智强识。

5. 阳气虚衰

临床表现：头摇肢颤，筋脉拘挛，畏寒肢冷，四肢麻木，心悸懒言，动则气短，自汗，小便清长或自遗，大便溏，舌质淡，舌苔薄白，脉沉迟无力。

证机概要：阳气虚衰，温煦失职，筋脉不用。

治法：补肾助阳，温煦筋脉。

代表方：地黄饮子。

常用药：附子、肉桂、巴戟天益肾温阳；山茱萸、熟地黄补肾填精；党参、白术、茯苓、生姜补气健脾，祛痰除湿；白芍、甘草缓急止颤。

若大便稀溏者，加干姜、肉豆蔻；心悸者，加远志、柏子仁养心安神；神疲乏力者，加黄芪、黄精益气健脾；小便自遗者加益智仁、桑螵蛸暖肾缩尿。

【临证备要】

1. 息风柔筋，多法并用。颤证以内风为主。肝为风木之脏，肝阳上亢，肝火上炎，肝风上扰，夹痰、夹热、夹血瘀阻遏脑窍，神机失用，因此，治疗以平肝息风柔筋为主，补虚泻实，随证治之。因痰浊瘀血阻滞经脉，气血不畅，筋脉失养者，可根据"治风先治血，血行风自灭"之理，临证应用活血、化痰、通脉之品，对提高治疗效果具有重要意义。由于虫类中药有息风定颤、搜风通络之功，也可以酌情配伍使用。叶天士谓："久病邪正混处其间，草木不能见效，当以虫蚁疏通逐邪。"

2. 年高病久者，治宜缓图。因老年体衰，脏腑气血失调，病理变化复杂，往往难以迅速收效，欲过分求速反易招致诸多变证，故治疗只宜缓缓图之，慎用耗伤气血阴阳等攻伐之品，可用填精补髓之品，如能减轻症状，控制发展，则应坚持治疗。

【预防调护】

预防颤证应起居有节，保持心情舒畅，劳逸适度，节制房事，饮食宜清淡而富有营养，忌暴饮暴食及嗜食肥甘厚味，戒除烟酒等不良嗜好。此外，避免中毒、中风、颅脑损伤对预防颤证发生有重要意义。

颤证患者平时要注意加强肢体功能锻炼，适当参加力所能及的体育活动，如打太极拳、练八段锦及内养功等。注意对患者进行语言、进食、行走及各种日常生活能力的训练和指导。对卧床不起的患者，注意帮助患者翻身，经常进行肢体按摩，以防发生褥疮。

【小结】

颤证是以头部或肢体摇动、颤抖为主症。病因以年老体虚、情志过极、饮食失宜、劳逸失当等为主。病机从虚、风、痰、火、瘀立论，病位在筋脉，但与肝、肾、脾、肺等脏腑密切相关。病性为本虚标实。治疗宜标本兼治，灵活变通。本病属难治性疾病，部分患者呈逐年加重倾向。若发病年龄尚轻、病情轻浅者，运用中医治疗能缓解症状，延缓自然加重过程，保持良好生活质量。若病情较重，呈逐渐进展，表现为全身僵硬，活动困难，甚者痴呆，预后不良。因此，除药物治疗外，还应重视预防调摄。

【名医验案】

王某，男，42岁。

患者1个月前因车祸外伤，颅脑CT提示蛛网膜下腔出血，住院治疗后颅内血肿吸收，遗留有双手不自主颤抖，其间辗转多家医院就诊，按"脑震荡""脑出血后遗症"等治疗，症状改善不明显。患者情绪烦躁，易怒，舌淡红，苔白腻，脉弦数。病机为脑海瘀阻，清窍蒙蔽，神机失用，引动内风，发为肢体震颤。处方：陈皮12g，半夏12g，丹参12g，竹茹12g，黄连9g，吴茱萸15g，柴胡9g，细辛10g，薄荷12g（后下），白蒺藜12g，钩藤12g（后下），干藕节15g，茯神15g，珍珠母30g，地龙24g，川芎12g。7剂。后随症略有加减，1个月后患者症状完全改善，自感舒如。

按：患者因头部外伤，脑海瘀阻，血瘀于上，气郁于中，病位在脑、肝、脾及经脉。治以达气郁而疏血脉，涤痰浊而开窍，平肝风而止震颤，燮理调和，标本兼治。（岳姣姣，郑晓玲，李琰，等.国医大师张磊燮理法治疗颤证经验探析.辽宁中医杂志.2021）

【古籍摘要】

《素问·脉要精微论》："头者精明之府，头倾视深，精神将夺矣。背者胸中之府，背曲肩随，府将坏矣。腰者肾之府，转摇不能，肾将惫矣。……骨者髓之府，不能久立，行则振掉，骨将惫矣。"

《证治准绳·杂病》："肝主风，风为阳气，阳主动，此木气太过而克脾土，脾主四肢，四肢者，诸阳之末，木气鼓之故动。经谓风淫末疾者此也。亦有头动而手足不动者，盖头乃诸阳之首，木气上冲，故头独动而手足不动，散于四末则手足动而头不动也，皆木气太过而兼火之化也。"

《医宗己任编·战振栗》："大抵气血俱虚，不能荣养筋骨，故为之振摇，而不能主持也。须大补气血，人参养荣汤，或加味人参养荣汤。若身摇不得眠者，十味温胆汤，倍加人参，或加味温胆汤。"

【文献推介】

1. 曾楚楚，王琦，周胜强，等.国医大师刘祖怡运用温阳息风法治疗颤证经验[J].湖南中医药大学学报，2021，41（02）：170-173.

2. 姜德友，李文昊.颤证源流考[J].安徽中医药大学学报，2015，34（05）：4-7.

3. 孙明广，王芳，王东慧，等.王永炎院士诊治帕金森病学术思想探析[J].现代中医临床，2019，26（01）：34-37.

第五节　腰　痛

腰痛又称腰脊痛，是以腰脊或脊旁部位疼痛为主症的疾病。有急性和慢性之分。急性腰痛，病程较短，腰部多拘急疼痛、刺痛，脊柱两旁常有明显的按压痛；慢性腰痛，病程较长，时作时止，腰部多隐痛或酸痛。西医学中的腰肌纤维炎、强直性脊柱炎、腰椎骨质增生、腰椎间盘病变、腰肌劳损等腰部病变均属于本病范畴，可参照本节辨证论治。

《黄帝内经》有"腰痛"病名，病因与肾精亏虚、外邪侵袭、外伤瘀血、情志内伤等有关。病位在肾，与督脉相关，病性以虚为主。《素问·脉要精微论》云："腰者，肾之府，转摇不能，肾将惫矣。"《素问·刺腰痛》曰："骨伤则内动肾，肾动则病胀腰痛。"《素问·骨空论》云："督脉为病，脊强反折。"东汉·张仲景《金匮要略·五脏风寒积聚病脉证并治》称寒湿腰痛为"肾著"，描述了其症状特点，用甘姜苓术汤治疗。《金匮要略·血痹虚劳病脉证并治》用肾气丸治疗虚劳腰痛。

隋·巢元方《诸病源候论·腰背病诸候》谓："肾主腰脚。肾经虚损，风冷乘之，故腰痛也。"并提出急慢性腰痛的分类。唐·孙思邈《备急千金要方·腰痛》载有独活寄生汤，宋代《太平惠民和剂局方》载有青娥丸，至今仍是常用方剂。陈无择《三因极一病证方论·腰痛叙论》谓："夫腰痛，虽属肾虚，亦涉三因所致。在外则脏腑经络受邪，在内则忧思恐怒，以至房劳坠堕，皆能致之。"元·朱丹溪《丹溪心法·腰痛》认为腰痛"主湿热、肾虚、瘀血、挫闪、有痰积"，并提出"寒凉药不可峻用，必用温散之药"。

明·张景岳《景岳全书·腰痛》云："腰痛之虚证，十居八九，但察其既无表邪又无湿热。"强调应详辨虚实。秦景明《症因脉治》将腰痛分为风湿、寒湿、湿热等外感腰痛，瘀血停滞、怒气郁结、痰注停积、肾阳不足、肾阴火旺等内伤腰痛两大类型。清·吴谦《医宗金鉴》归纳了腰痛的九种病因。李用粹《证治汇补·腰痛》云："治唯补肾为先，而后随邪之所见者以施治。标急则治标，本急则治本。初痛宜疏邪滞、理经隧，久痛宜补真元、养血气。"提出腰痛的治疗应分清标本先后缓急。

【病因病机】

腰痛的发生主要因外邪侵袭、跌仆闪挫引起经脉受阻，气血不畅，或年老体虚，肾气亏虚，腰府失养。气血阻滞，瘀血留着，痹阻经脉，气血不通，亦可发为腰痛。

（一）病因

1. 外邪侵袭　多由居处潮湿，或劳作汗出当风，衣着单薄，或冒雨着凉，或暑夏贪凉，腰府失护，风、寒、湿、热等六淫之邪乘虚侵入，导致经脉受阻，气血运行不畅而发腰痛。如《素问·六元正纪大论》所云："感于寒，则病人关节禁固，腰脽痛，寒湿推于气交而为疾也。"

2. 年老体虚　先天禀赋不足，或久病体虚，或年老体衰，或房事不节，以致肾之精气亏虚，无以濡养筋脉而发生腰痛。如《杂病源流犀烛·腰脐病源流》所言："腰痛，精气虚而即客病也。"

3. 跌仆闪挫　举重抬舁，屏气闪挫，暴力扭转，坠落跌打，或体位不正，用力不当，导致腰部经络气血运行不畅，气血阻滞不通，瘀血留着而发生疼痛。如《景岳全书·腰痛》："跌仆伤而腰痛者，此伤在筋骨而血脉凝滞也。"

（二）病机

腰痛的基本病机为经脉痹阻，腰府失养。外感腰痛由外邪痹阻经脉，气血运行不畅所致。寒为阴邪，其性收引，郁遏卫阳，凝滞营阴，以致腰府气血不通；湿邪侵袭，其性黏滞，留着筋骨肌肉，闭阻气血，阳气不运，以致肌肉筋脉拘急而痛；感受热邪，常与湿合，或湿蕴生热而滞于腰府，经脉不畅而生腰痛。内伤腰痛多因肾之精气亏虚，腰府失养。偏于阴虚则腰府不得濡养，偏于阳虚则腰府不得温煦，故发生腰痛。内外二因，相互影响，风、寒、湿、热诸邪，常因肾虚而乘袭，痹阻经脉，发生腰痛。

病位在腰，与肾及足太阳、足少阴、任脉、督脉、带脉等经脉密切相关。腰为肾之府，赖肾之精气以濡养，故肾病可致腰痛。若外感寒湿、湿热或瘀血内阻，经脉气血运行不利，以及内伤及肾，均发生腰痛。

病理性质虚实不同，但以虚为多，或见本虚标实。凡因寒湿、湿热、瘀血等病理因素痹阻腰部，经脉不利，气血运行不畅者属实；因肾之精气亏虚，腰府经脉失养者属虚。但腰痛以肾虚为主，因肾藏精，主封藏，若肾之精气亏虚，最易发生腰痛。

腰痛实证延久不愈，邪留伤肾可由实转虚；虚证腰痛，常因肾虚易感外邪而加重，多见本虚标实错杂之候。寒湿久郁，可以化热。寒湿、湿热邪痹日久，络脉不利，多致气滞血瘀。而寒湿、湿热、血瘀均可伤肾，寒湿易伤肾之阳气，湿热每易耗伤肾之阴精。

```
┌──────────┐      ┌────────────────┐
│ 外邪侵袭 │─────▶│ 经脉受阻，气血不畅 │──┐
└──────────┘      └────────────────┘  │
                                       │  ┌──────────┐   ┌────┐
┌──────────┐      ┌────────────────┐  ├─▶│ 邪阻经脉 │──▶│ 腰 │
│ 年老体虚 │─────▶│ 精气亏虚，腰府失养 │──┤  │ 腰府失养 │   │ 痛 │
└──────────┘      └────────────────┘  │  └──────────┘   └────┘
                                       │
┌──────────┐      ┌────────────────┐  │
│ 跌仆闪挫 │─────▶│ 气血阻滞，瘀血留着 │──┘
└──────────┘      └────────────────┘
```

图 11-5　腰痛病因病机演变

【诊断与鉴别诊断】

（一）诊断

1.急性腰痛，病程较短，轻微活动即可引起一侧或两侧腰部疼痛加重，脊柱两旁常有明显的按压痛。

2.慢性腰痛，病程较长，缠绵难愈，遇劳则剧，按之则舒。可因体位不当、劳累过度、天气变化等因素诱发或加重。

3.常有居处潮湿阴冷、涉水冒雨、跌仆闪挫、劳累过度等相关病史。

血常规、尿常规、抗链球菌溶血素"O"、红细胞沉降率、类风湿因子检查，腰椎、骶髂关节 X 线、CT、MRI 等检查，及肾脏、妇科相关检查有助于本病的诊断与鉴别诊断，可明确病变部位与损伤程度。

（二）鉴别诊断

1.背痛　背痛是指由于身体某组织受伤或怀孕、肥胖、不佳的静态姿势等所致的背脊以上部位出现疼痛的症状。

2.尻痛　尻痛是尻骶部位的疼痛。

3.胯痛　胯痛是指尻尾以下及两侧胯部的疼痛。

4.肾痹　肾痹是指腰背强直弯曲、不能屈伸、行动困难而言，多由骨痹日久发展而成。

【辨证论治】

（一）辨证要点

1.辨虚实　外感腰痛，多起病较急，腰痛明显，常伴表证，多属实；内伤者，多起病隐袭，腰部酸痛，病程缠绵，常伴有脏腑症状，多属虚；跌仆闪挫所致者，起病急，疼痛部位固定，多属瘀血为患，亦以实证为主。

2.辨病理性质　腰部冷痛，得热则舒，足寒肢冷，为寒；腰部疼痛重着，难以转侧，身体困重，为湿；腰部热痛，身热汗出，小便热赤，为热；腰痛如刺，痛处拒按，多为闪挫或瘀血；腰痛酸软无力，劳则为甚，多属肾虚。

（二）治则治法

腰痛治疗当分清标本缓急。邪实者，当祛邪通络，并根据病理因素的不同，予以不同治法，寒湿宜温化，湿热宜清利，血瘀当活血。正虚者，当补肾益精，或温阳益气，或滋阴养血。本虚标实，虚实夹杂者，应分别主次，兼顾用药。实证经治邪去大半后，酌予补肾培本，以求巩固。

（三）证治分类

1. 寒湿腰痛

临床表现：腰部冷痛重着，转侧不利，静卧病痛不减，寒冷或阴雨天加重，舌质淡，苔白腻，脉沉而迟缓。

证机概要：寒湿闭阻，滞碍气血，经脉不利。

治法：散寒行湿，温经通络。

代表方：甘姜苓术汤。

常用药：干姜、甘草散寒暖中；茯苓、白术健脾胜湿；桂枝、苍术温经散寒燥湿；独活、牛膝祛风湿，利腰膝，且能引药入经。

若寒邪偏盛，加附子、川乌、细辛温经祛寒止痛；湿邪偏盛，痛引下肢，酸重无力，加苍术、厚朴、薏苡仁、防己、五加皮、蚕砂祛湿散邪；风湿相合，腰痛引及肩背、腿膝，加防风、独活、秦艽祛风通络止痛。

2. 湿热腰痛

临床表现：腰部疼痛，重着而热，暑湿阴雨天气加重，活动后或可减轻，身体困重，小便短赤，舌质红，苔黄腻，脉濡数或弦数。

证机概要：湿热壅遏，经气不畅，筋脉不舒。

治法：清热利湿，舒筋止痛。

代表方：四妙丸。

常用药：苍术、黄柏、薏苡仁清利下焦湿热；防己、萆薢、海桐皮、络石藤清热利湿，舒筋通络；牛膝益肾利腰，通利经脉，引药下行。

若伴小便热赤，量少，加泽泻、木通、白茅根、车前草清热利湿；湿热蕴久，耗伤阴津，口咽干燥，手足心热，舌质红，加生地黄、知母、女贞子、旱莲草。

3. 瘀血腰痛

临床表现：腰痛如刺，痛有定处，痛处拒按，日轻夜重，轻者俯仰不便，重者不能转侧，舌质暗紫，或有瘀斑，脉涩。部分患者有跌仆闪挫病史。

证机概要：瘀血阻滞，气血不通，经脉闭阻。

治法：活血化瘀，通络止痛。

代表方：身痛逐瘀汤。

常用药：当归、川芎、桃仁、红花活血祛瘀通络；没药、五灵脂、地龙破瘀通络；秦艽、羌活祛风除湿；香附行气活血；牛膝引药下行，活血祛瘀，补益肝肾利腰。

若腰痛日久，肾虚者，加杜仲、续断、狗脊、桑寄生；兼有风湿，身体困重，阴雨天加重，加独活、秦艽；腰痛引胁，加柴胡、郁金；有跌仆、扭伤、挫闪病史，加乳香、青皮。

4. 肾虚腰痛

（1）肾阴虚

临床表现：腰部隐隐作痛，酸软无力，缠绵不愈，心烦少寐，口燥咽干，面色潮红，手足心热，舌红少苔，脉弦细数。

证机概要：肾阴不足，腰脊失于濡养。

治法：滋补肾阴，濡养筋脉。

代表方：左归丸。

常用药：熟地黄、山萸肉、山药、枸杞、龟甲胶滋阴补肾，填精益髓；鹿角胶、牛膝、菟丝子温肾壮腰，阳中求阴。

若肾阴不足，相火偏亢，用知柏地黄丸或大补阴丸；虚劳腰痛，日久不愈，阴阳俱虚，阴虚内热者，用杜仲丸。

（2）肾阳虚

临床表现：腰部隐隐作痛，酸软无力，缠绵不愈，局部发凉，喜温喜按，遇劳更甚，卧则减轻，常反复发作，面色㿠白，肢冷畏寒，舌质淡，苔薄白，脉沉细无力。

证机概要：肾阳不足，腰脊失于温煦。

治法：补肾壮阳，温煦经脉。

代表方：右归丸。

常用药：附子、肉桂、鹿角胶、杜仲、菟丝子温补肾阳，强壮腰脊；熟地黄、山茱萸、山药、枸杞子、当归补肾滋阴养血，阴中求阳。

若脾气亏虚，甚或脏器下垂者，加黄芪、党参、白术、升麻；无明显阴阳偏盛者，用青娥丸；房劳过度而致肾虚腰痛者，用血肉有情之品调理，如河车大造丸。

【临证备要】

1. 重视原发疾病的针对性治疗。腰痛的病因较多，外感、内伤、跌仆闪挫均常见，与多种疾病相关，临床既要辨证治疗，又应针对原发疾病，采用不同的治疗方法。如泌尿系统的感染、结石可引起腰痛，肝胆系统疾病、骨伤科疾病、妇科生殖系统疾病等也可累及腰部，引起疼痛，治疗应首先考虑原发疾病的诊断与鉴别诊断，切忌腰痛治腰，贻误病情。

2. 详辨腰痛虚实标本。辨虚实对于腰痛的治疗极为重要。感受外邪属实，宜祛邪通络，根据寒湿、湿热的不同，分别予以温散或清利；外伤腰痛属实，宜活血祛瘀，通络止痛；内伤致病多属虚，宜补肾固本为主。《万病回春·腰痛》曰："新痛宜疏外邪，清湿热，久则补肾，兼补气血。"《杂病源流犀烛·腰脐病源流》云："肾虚其本也，风、寒、湿、热、痰饮、气滞、血瘀、闪挫其标也，或从标，或从本，贵无失其宜而已。"因此，治疗腰痛虽以补肾为主，但在外感较著时，应急治其标，先祛邪，后治本。

3. 善用活血化瘀通络药。活血化瘀药可用于腰痛的不同证型，但疾病的不同阶段，所选药物和剂量应该不同。初发或者急性期，常用小剂量的当归、川芎等养血和血，温经通脉，病情相对缓解，可适当加大活血化瘀药的剂量和作用。腰痛病久，屡次复发，活血化瘀可配伍虫类药搜风通络剔邪，多用桃仁、红花、三七、水蛭、土鳖虫、全蝎、蜈蚣、制大黄等。

4. 临证强调综合治疗。根据病情可适当选用牵拉复位、推拿、针灸、拔火罐、膏药外敷、理疗、穴位注射、中药离子透入等外治方法，有助于疾病的治疗与康复。寒湿腰痛、肾虚腰痛、瘀血腰痛在内服药物的基础上，可配合熨法治疗，如将肉桂、吴茱萸、葱头、花椒四味捣匀，炒热，以绢帕裹包熨痛处，冷则再炒熨之，外用阿魏膏贴之，可提高治疗效果。

【预防调护】

预防腰痛，在日常生活中要保持正确的坐、卧、行体位，劳逸适度，不可强力负重，避免腰部跌仆闪挫，减少腰痛发生。要注意居处环境，避免坐卧湿地。暑季湿热蕴蒸时，亦应避免夜宿室外，贪冷喜凉。涉水冒雨或运动汗出后即应换衣擦身，免受风寒湿邪侵袭。

急性腰痛应及时治疗，愈后注意休息调养，以巩固疗效。慢性腰痛除药物治疗外，注意腰部保暖，或加用腰托固护，避免腰部损伤。避免劳欲太过，防止感受外邪。经常活动腰部，或进行腰部自我按摩、打太极拳等活动，有助于腰痛的康复。

【小结】

腰痛病因以外邪侵袭、体虚年老、跌仆闪挫为主。病机为经脉闭阻，腰府失养。病位在腰，与肾及各经脉相关。病理因素主要是瘀血、气滞、痰积等。外感腰痛，多起病较急，腰痛明显，常伴表证，多属实；内伤者，多起病隐匿，腰部酸痛，病程缠绵，多属虚；跌仆闪挫所致者，起病急，疼痛部位固定，多属瘀血，以实证为主。腰痛治疗应辨清虚实。感受外邪属实，宜祛邪通络，根据寒湿、湿热的不同，分别予以温散或清利；外伤腰痛属实，宜活血祛瘀，通络止痛；内伤致病多属虚，宜补肾固本为主。腰痛应注重疾病诊断，治疗应内服外用多法联用，杂合以治，有助于腰痛尽快康复。本病预后一般良好，但病易反复，每多缠绵难愈。

【名医验案】

石某，男，40岁，长沙市人。

初诊（2005年7月6日）：诉右侧腰腿疼痛。诊时见：腰痛，右臀连及右腿外侧部疼痛，病已二年不愈，医院CT检查示腰椎间盘突出，舌苔薄黄腻，脉弦数。辨证：湿热瘀阻经络。治法：清利湿热，活血化瘀。选方：身痛逐瘀汤加减。处方：苍术8g，黄柏8g，独活10g，秦艽10g，川牛膝20g，地龙15g，当归10g，川芎8g，五灵脂10g，桃仁10g，红花3g，制没药10g，制土鳖虫6g，元胡15g，甘草6g。10剂。水煎服。

二诊（7月16日）：右侧腰腿疼痛稍事缓解，舌苔薄黄，脉弦略数。拟原方再进10剂。

三诊（7月27日）：现仅感腰腿隐痛，舌苔薄黄，脉细弦。拟原方减土鳖虫，再进10剂。

四诊（8月9日）：腰腿疼痛已愈，前日腰椎照片示腰椎无异常。上方再进10剂，巩固疗效，防其复发。

按：湿热瘀阻经络，而致腰痛，需活血化瘀，用身痛逐瘀汤加减，方中当归、桃仁、红花、五灵脂、没药活血化瘀以止痛，香附、羌活、川芎、牛膝理气通络以止痛，合而用之，使瘀去气行而痛止。[刘朝圣，等.从熊继柏教授辨治腰痛验案谈辨证论治.药物与人.2014，27（06）：16-18]

【古籍摘要】

《金匮要略·五脏风寒积聚病脉证并治》："肾着之病，其人身体重，腰中冷，如坐水中，形如水状，反不渴，小便自利，饮食如故，病属下焦。身劳汗出，衣里冷湿，久久得之，腰以下冷痛，腹重如带五千钱，甘姜苓术汤主之。"

《证治准绳·腰痛》："有风，有湿，有寒，有热，有挫闪，有瘀血，有滞气，有痰积，皆标也，肾虚其本也。……大抵诸腰痛，皆起肾虚，既夹邪气，则须除其邪。如无外邪积滞而自痛，则唯补肾而已。"

《景岳全书·腰痛》："遇阴雨或久坐，痛而重者，湿也。遇诸寒而痛，或喜暖而恶寒者，寒也。遇诸热而痛，及喜寒而恶热者，热也。郁怒而痛者，气之滞也。忧愁思虑而痛者，气之虚也。劳动即痛者，肝肾之衰也。当辨其所因而治之。"

【文献推介】

1. 郑钧青，石印玉.石印玉教授治疗腰腿痛临床思路.中国中医骨伤杂志［J］,2020,28（06）：81-84.

2. 谭伟伟，何升华.腰痛历史沿革与文献探微[J].实用中医内科杂志，2016，30（03）：87-88，93.

3. 王旭凯，余星星，丛林，等.国医大师刘柏龄治疗腰痛病用药性味归经分析.中医药临床杂志，2019，31（04）：688-690.

中医内科学常用方剂

一画

一贯煎（《柳洲医话》）：北沙参、麦冬、当归身、生地黄、枸杞子、川楝子。

二画

二冬汤（《医学心悟》）：天冬、麦冬、天花粉、黄芩、知母、甘草、人参、荷叶。

二地二冬汤（《医略六书》）：生地黄、熟地黄、麦冬、天冬。

二至丸（《医便》）：女贞子、墨旱莲。

二阴煎（《景岳全书》）：生地黄、麦冬、酸枣仁、生甘草、玄参、茯苓、黄连、木通、灯心草（或竹叶）。

二陈平胃散（《症因脉治》）：半夏、茯苓、陈皮、甘草、苍术、厚朴。

二陈汤（《太平惠民和剂局方》）：半夏、橘红、茯苓、甘草、生姜、乌梅。

二妙丸（《丹溪心法》）：黄柏、苍术。

丁香透膈汤（《医学入门》）：丁香、木香、麦芽、青皮、肉豆蔻、白豆蔻、沉香、藿香、陈皮、厚朴、甘草、草果、神曲、半夏、人参、茯苓、砂仁、香附、白术。

丁香散（《中藏经》）：丁香、柿蒂、高良姜、炙甘草。

十灰散（《十药神书》）：大蓟、小蓟、侧柏叶、荷叶、茜草根、山栀、茅根、大黄、牡丹皮、棕榈皮。

十全大补汤（《太平惠民和剂局方》）：熟地黄、白芍、当归、川芎、人参、白术、茯苓、炙甘草、黄芪、肉桂、生姜、大枣。

十枣汤（《伤寒论》）：芫花、大戟、甘遂、大枣。

十味温胆汤（《世医得效方》）：半夏、枳实、陈皮、白茯苓、酸枣仁、远志、五味子、熟地黄、人参、粉草、生姜、大枣。

七味白术散（《小儿药证直诀》）：人参、茯苓、白术、甘草、木香、葛根、藿香叶。

七味都气丸（《症因脉治》）：地黄、山茱萸、山药、茯苓、泽泻、牡丹皮、五味子。

七福饮（《景岳全书》）：人参、熟地黄、当归、炒白术、炙甘草、酸枣仁、远志。

人参败毒散（《太平惠民和剂局方》）：柴胡、甘草、桔梗、人参、川芎、茯苓、枳壳、前胡、羌活、独活。

人参胡桃汤（《济生方》）：人参、胡桃。

人参养荣汤（《太平惠民和剂局方》）：人参、熟地黄、当归、白芍、白术、茯苓、炙甘草、黄芪、陈皮、五味子、肉桂、炒远志。

人参蛤蚧散（《御药院方》引《博济方》）：人参、蛤蚧、茯苓、知母、贝母、杏仁、桑白皮、炙甘草。

八正散（《太平惠民和剂局方》）：车前子、瞿麦、萹蓄、滑石、山栀子、炙甘草、木通、大黄、灯心草。

八珍汤（《瑞竹堂方》）：人参、白术、白茯苓、当归、白芍、川芎、熟地黄、炙甘草。

三画

三才封髓丹（《医学发明》）：天冬、熟地黄、人参、黄柏、砂仁、甘草。

三子养亲汤（《韩氏医通》）：紫苏子、白芥子、莱菔子。

三仁汤（《温病条辨》）：杏仁、白蔻仁、薏苡仁、厚朴、半夏、通草、滑石、竹叶。

三甲复脉汤（《温病条辨》）：牡蛎、鳖甲、龟甲、炙甘草、生地黄、生白芍、麦冬、麻仁、阿胶。

三圣散（《儒门事亲》）：防风、瓜蒂、藜芦。

三补丸（《丹溪心法》）：黄芩、黄连、黄柏。

三拗汤（《太平惠民和剂局方》）：麻黄、杏仁、甘草、生姜。

大七气汤（《女科百问》）：青皮、陈皮、桔梗、藿香、官桂、甘草、三棱、莪术、香附、益智仁、生姜、大枣。

大半夏汤（《金匮要略》）：半夏、人参、白蜜。

大补元煎（《景岳全书》）：人参、炒山药、熟地黄、杜仲、枸杞子、当归、山茱萸、炙甘草。

大补阴丸（《丹溪心法》）：知母、黄柏、熟地黄、龟甲、猪脊髓。

大青龙汤（《伤寒论》）：麻黄、桂枝、杏仁、炙甘草、生石膏、生姜、大枣。

大定风珠（《温病条辨》）：白芍、阿胶、生龟甲、生地黄、火麻仁、五味子、生牡蛎、麦冬、鸡子黄、生鳖甲、炙甘草。

大建中汤（《金匮要略》）：川椒、干姜、人参、饴糖。

大承气汤（《伤寒论》）：大黄、枳实、厚朴、芒硝。

大柴胡汤（《伤寒论》）：柴胡、黄芩、大黄、枳实、半夏、白芍、大枣、生姜。

大黄甘草汤（《金匮要略》）：大黄、甘草。

大黄牡丹汤（《金匮要略》）：大黄、牡丹皮、桃仁、冬瓜子、芒硝。

大黄附子汤（《金匮要略》）：大黄、附子、细辛。

大黄黄连泻心汤（《伤寒论》）：大黄、黄连。

大黄硝石汤（《金匮要略》）：大黄、硝石、黄柏、栀子。

大黄䗪虫丸（《金匮要略》）：大黄、蛴虫、水蛭、虻虫、蛴螬、干漆、桃仁、杏仁、黄芩、干地黄、芍药、甘草。

上中下痛风通用方（《丹溪心法》）：黄柏、苍术、姜制南星、威灵仙、防己、神曲、桂枝、桃仁、红花、龙胆草、羌活、白芷、川芎。

小半夏加茯苓汤（《金匮要略》）：半夏、生姜、茯苓。

小半夏汤（《金匮要略》）：半夏、生姜。

小青龙汤（《伤寒杂病论》）：麻黄、芍药、细辛、炙甘草、干姜、桂枝、五味子、半夏。

　　小青龙汤加石膏汤（《金匮要略》）：麻黄、桂枝、芍药、细辛、干姜、甘草、五味子、半夏、生石膏。

　　小建中汤（《伤寒论》）：桂枝、芍药、饴糖、炙甘草、生姜、大枣。

　　小承气汤（《伤寒论》）：大黄、厚朴、枳实。

　　小柴胡汤（《伤寒论》）：柴胡、黄芩、半夏、人参、炙甘草、生姜、大枣。

　　小陷胸汤（《伤寒论》）：黄连、半夏、瓜蒌。

　　小蓟饮子（《济生方》）：生地黄、小蓟、滑石、木通、炒蒲黄、藕节、淡竹叶、当归、山栀子、炙甘草。

　　川芎茶调散（《太平惠民和剂局方》）：川芎、荆芥、薄荷、羌活、细辛、白芷、防风、甘草。

　　门冬清肺饮（《证治准绳》）：天门冬、麦门冬、知母、贝母、桔梗、款冬花、甘草、牛蒡子、杏仁、马兜铃、桑白皮、地骨皮。

　　己椒苈黄丸（《金匮要略》）：防己、椒目、葶苈子、大黄。

四画

　　天王补心丹（《校注妇人良方》）：人参、玄参、丹参、茯苓、五味子、远志、桔梗、当归身、天冬、麦冬、柏子仁、酸枣仁、生地黄、辰砂。

　　天台乌药散（《医学发明》）：乌药、木香、小茴香、青皮、高良姜、槟榔、川楝子、巴豆。

　　天麻钩藤饮（《杂病证治新义》）：天麻、钩藤、石决明、川牛膝、桑寄生、杜仲、山栀、黄芩、益母草、朱茯神、夜交藤。

　　无比山药丸（《太平惠民和剂局方》）：山药、肉苁蓉、熟地黄、山茱萸、茯神、菟丝子、五味子、赤石脂、巴戟天、泽泻、杜仲、牛膝。

　　木防己汤（《金匮要略》）：木防己、石膏、桂枝、人参。

　　木香顺气散（《沈氏尊生书》）：木香、青皮、橘皮、甘草、枳壳、川朴、乌药、香附、苍术、砂仁、桂心、川芎。

　　五子衍宗丸（《摄生众妙方》）：枸杞子、菟丝子、覆盆子、五味子、车前子。

　　五仁丸（《世医得效方》）：桃仁、杏仁、柏子仁、松子仁、郁李仁、陈皮。

　　五生饮（《世医得效方》）：生南星、生半夏、生白附子、川乌、黑豆。

　　五汁安中饮（《新增汤头歌诀》）：水梨汁、莲藕汁、甘蔗汁、韭菜汁、芦根汁。

　　五皮饮（《三因极一病证方论》）：桑白皮、陈皮、生姜皮、大腹皮、茯苓皮。

　　五苓散（《伤寒论》）：泽泻、白术、茯苓、猪苓、桂枝。

　　五味消毒饮（《医宗金鉴》）：金银花、野菊花、蒲公英、紫花地丁、紫背天葵。

　　五磨饮子（《医便》）：木香、沉香、槟榔、枳实、乌药。

　　不换金正气散（《太平惠民和剂局方》）：厚朴、藿香、甘草、半夏、苍术、陈皮、生姜、大枣。

　　止嗽散（《医学心悟》）：荆芥、桔梗、甘草、白前、陈皮、百部、紫菀。

　　少腹逐瘀汤（《医林改错》）：小茴香、干姜、延胡索、当归、川芎、肉桂、赤芍、蒲黄、五灵脂、没药。

　　中和汤（《丹溪心法》）：苍术、半夏、黄芩、香附。

　　中满分消丸（《兰室秘藏》）：白术、人参、炙甘草、猪苓、姜黄、茯苓、干姜、砂仁、泽泻、陈皮、知母、黄芩、黄连、半夏、枳实、厚朴。

　　水陆二仙丹（《洪氏经验集》）：芡实、金樱子。

升阳益胃汤（《内外伤辨惑论》）：黄芪、半夏、人参、炙甘草、独活、防风、白芍、羌活、橘皮、茯苓、柴胡、泽泻、白术、黄连。

升阳散火汤（《内外伤辨惑论》）：生甘草、防风、炙甘草、升麻、葛根、独活、白芍、羌活、人参、柴胡。

升降散（《伤暑全书》）：白僵蚕、蝉蜕、姜黄、川大黄。

升陷汤（《医学衷中参西录》）：生黄芪、知母、柴胡、桔梗、升麻。

化虫丸（《太平惠民和剂局方》）：胡粉、鹤虱、槟榔、苦楝根、白矾。

化肝煎（《景岳全书》）：青皮、陈皮、白芍、丹皮、栀子、泽泻、贝母。

化积丸（《杂病源流犀烛》）：三棱、莪术、阿魏、海浮石、香附、雄黄、槟榔、苏木、瓦楞子、五灵脂。

化斑汤（《温病条辨》）：石膏、知母、生甘草、玄参、犀角（用水牛角代）、白粳米。

月华丸（《医学心悟》）：天冬、麦冬、生地黄、熟地黄、山药、百部、沙参、川贝母、茯苓、阿胶、三七、獭肝、菊花、桑叶。

丹参饮（《时方歌括》）：丹参、檀香、砂仁。

乌头汤（《金匮要略》）：麻黄、芍药、黄芪、甘草、川乌。

乌头赤石脂丸（《金匮要略》）：蜀椒、乌头、炮附子、干姜、赤石脂。

乌头桂枝汤（《金匮要略》）：乌头、桂枝、芍药、甘草、生姜、大枣。

乌梅丸（《伤寒论》）：乌梅、黄连、黄柏、附子、干姜、桂枝、细辛、蜀椒、人参、当归。

六一散（《宣明论方》）：滑石、甘草。

六君子汤（《医学正传》）：人参、炙甘草、茯苓、白术、陈皮、制半夏。

六味地黄丸（《小儿药证直诀》）：熟地黄、山药、茯苓、丹皮、泽泻、山茱萸。

六磨汤（《世医得效方》）：沉香、木香、槟榔、乌药、枳壳、大黄。

孔圣枕中丹（《医方集解》）：远志、石菖蒲、龟甲、龙骨。

双合汤（《万病回春》）：当归、川芎、生地黄、白芍、桃仁、红花、白芥子、茯苓、法半夏、陈皮、竹沥、甘草。

五画

玉女煎（《景岳全书》）：石膏、熟地黄、麦冬、知母、牛膝。

玉枢丹（《麻科活人全书》）：山慈菇、续随子、大戟、麝香、雄黄、朱砂、五倍子。

玉泉丸（《万病回春》）：黄连、葛根、天花粉、知母、麦冬、人参、五味子、生地黄汁、莲子、乌梅、当归、甘草、人乳汁、牛乳汁、甘蔗叶、梨汁、藕汁。

玉屏风散（《究原方》）：防风、黄芪、白术。

玉真散（《外科正宗》）：白附子、防风、白芷、天南星、天麻、羌活。

玉液汤（《医学衷中参西录》）：生山药、生黄芪、知母、葛根、五味子、天花粉、生鸡内金。

正气天香散（《医学纲目》引刘完素方）：乌药、香附、陈皮、紫苏、干姜。

甘麦大枣汤（《金匮要略》）：甘草、小麦、大枣。

甘草干姜汤（《伤寒论》）：甘草、干姜。

甘草泻心汤（《伤寒论》）：炙甘草、黄芩、人参、干姜、黄连、大枣、半夏。

甘姜苓术汤（《金匮要略》）：甘草、干姜、茯苓、白术。

甘遂半夏汤（《金匮要略》）：甘遂、半夏、芍药、甘草。

甘露消毒丹（《医效秘传》）：滑石、茵陈、黄芩、石菖蒲、川贝母、木通、藿香、射干、连翘、薄荷、白蔻仁。

左归丸（《景岳全书》）：熟地黄、山药、枸杞子、山茱萸、川牛膝、菟丝子、鹿角胶、龟甲胶。

左金丸（《丹溪心法》）：黄连、吴茱萸。

右归丸（《景岳全书》）：熟地黄、山药、山茱萸、枸杞子、菟丝子、鹿角胶、杜仲、肉桂、当归、制附子。

右归饮（《景岳全书》）：熟地黄、山药、枸杞子、山茱萸、甘草、肉桂、杜仲、制附子。

石韦散（《外台秘要》引《集验方》）：石韦、冬葵子、瞿麦、滑石、车前子。

龙荟丸（《杂病源流犀烛》）：龙胆草、芦荟、当归、黑山栀、广木香、黄连、黄芩、麝香。

龙胆泻肝汤（《医方集解》）：龙胆草、黄芩、栀子、泽泻、木通、车前子、当归、生地黄、柴胡、生甘草。

平胃散（《简要济众方》）：苍术、厚朴、陈皮、甘草、生姜、大枣。

平喘固本汤（验方）：党参、五味子、冬虫夏草、胡桃肉、沉香、灵磁石、坎炁、苏子、款冬花、法半夏、橘红。

归芍六君子汤（《笔花医镜》）：归身、白芍、人参、白术、茯苓、陈皮、半夏、炙甘草。

归脾汤（《济生方》）：白术、茯神、黄芪、龙眼肉、酸枣仁、人参、木香、炙甘草、当归、远志、生姜、大枣。

四七汤（《太平惠民和剂局方》）：苏叶、制半夏、厚朴、茯苓、生姜、大枣。

四君子汤（《太平惠民和剂局方》）：人参、白术、茯苓、炙甘草。

四妙丸（《成方便读》）：黄柏、苍术、牛膝、薏苡仁。

四苓散（《丹溪心法》）：茯苓、猪苓、白术、泽泻。

四味回阳饮（《景岳全书》）：人参、制附子、炮姜、炙甘草。

四物汤（《仙授理伤续断秘方》）：当归、白芍、川芎、熟地黄。

四逆加人参汤（《伤寒论》）：附子、干姜、炙甘草、人参。

四逆汤（《伤寒论》）：炙甘草、干姜、附子。

四逆散（《伤寒论》）：柴胡、芍药、枳实、炙甘草。

四神丸（《内科摘要》）：肉豆蔻、补骨脂、五味子、吴茱萸、大枣、生姜。

四海舒郁丸（《疡医大全》）：海蛤粉、海带、海藻、海螵蛸、昆布、陈皮、青木香。

生脉地黄汤（《医宗金鉴》）：人参、麦冬、五味子、地黄、山萸肉、山药、茯苓、丹皮、泽泻。

生脉散（又名生脉饮）（《医学启源》）：人参、麦冬、五味子。

生姜甘草汤（《备急千金方》）：生姜、人参、甘草、大枣。

生姜泻心汤（《伤寒论》）：生姜、炙甘草、人参、干姜、黄芩、半夏、黄连、大枣。

生铁落饮（《医学心悟》）：天冬、麦冬、胆南星、贝母、橘红、远志、石菖蒲、连翘、茯苓、茯神、玄参、钩藤、丹参、辰砂、生铁落。

失笑散（《证类本草》引《近效方》）：蒲黄、五灵脂。

代抵当丸（《证治准绳》）：大黄、当归尾、生地黄、穿山甲、芒硝、桃仁、肉桂。

仙方活命饮（《校注妇人良方》）：白芷、贝母、防风、赤芍药、当归尾、甘草节、皂角刺、穿山甲、天花粉、乳香、没药、金银花、陈皮。

白头翁汤（《伤寒论》）：白头翁、黄柏、黄连、秦皮。

白虎加人参汤（《伤寒论》）：知母、石膏、甘草、粳米、人参。

白虎加桂枝汤 (《金匮要略》)：知母、石膏、甘草、粳米、桂枝。

白虎汤 (《伤寒论》)：知母、石膏、甘草、粳米。

白金丸 (《外科全生集》)：白矾、郁金。

白通加猪胆汁汤 (《伤寒论》)：葱白、干姜、附子、人尿、猪胆汁。

半夏白术天麻汤 (《医学心悟》)：天麻、半夏、茯苓、橘红、甘草、白术、生姜、大枣。

半夏泻心汤 (《伤寒论》)：半夏、人参、干姜、炙甘草、黄连、黄芩、大枣。

半夏厚朴汤 (《金匮要略》)：半夏、厚朴、茯苓、生姜、紫苏。

半硫丸 (《太平惠民和剂局方》)：半夏、硫黄。

加味二妙丸 (《寿世保元》)：当归尾、防己、萆薢、苍术、黄柏、牛膝、龟甲。

加味不换金正气散 (验方)：厚朴、苍术、陈皮、藿香、佩兰、草果、半夏、槟榔、菖蒲、荷叶、甘草。

加味四君子汤 (《三因极一病证方论》)：人参、茯苓、白术、炙甘草、黄芪、白扁豆。

加味四物汤 (《金匮翼》)：白芍、当归、生地黄、川芎、菊花、蔓荆子、黄芩、甘草。

加味桔梗汤 (《医学心悟》)：桔梗、甘草、贝母、橘红、金银花、薏苡仁、葶苈子、白及。

加味逍遥散 (丹栀逍遥散)(《内科摘要》)：牡丹皮、栀子、当归、白药、茯苓、白术、柴胡、甘草、生姜、薄荷。

加味清胃散 (《校注妇人良方》)：生地黄、牡丹皮、当归、黄连、连翘、犀角 (用水牛角代)、升麻、生甘草。

加味温胆汤 (《医宗金鉴》)：陈皮、半夏、茯苓、甘草、枳实、竹茹、黄芩、黄连、麦冬、芦根。

加减泻白散 (《医学发明》)：桑白皮、地骨皮、粳米、甘草、知母、黄芩、桔梗、青皮、陈皮。

加减复脉汤 (《温病条辨》)：炙甘草、干地黄、生白芍、麦冬、阿胶、麻仁。

加减葳蕤汤 (《重订通俗伤寒论》)：玉竹、葱白、桔梗、白薇、淡豆豉、薄荷、炙甘草、大枣。

圣愈汤 (《兰室秘藏》)：生地黄、熟地黄、白芍、川芎、人参 (亦可用党参)、当归、黄芪。

六画

地黄饮子 (《宣明论方》)：熟地黄、巴戟天、山茱萸、肉苁蓉、石斛、炮附子、五味子、官桂、白茯苓、麦门冬、石菖蒲、远志、生姜、大枣、薄荷。

地榆散 (《太平圣惠方》)：地榆、黄芩、黄连、栀子、犀角屑 (用水牛角代)、茜根。

芍药甘草汤 (《伤寒论》)：芍药、甘草。

芍药汤 (《素问病机气宜保命集》)：芍药、槟榔、大黄、黄芩、黄连、当归、官桂、甘草、木香。

芎芷石膏汤 (《医宗金鉴》)：川芎、白芷、石膏、菊花、藁本、羌活。

百合固金汤 (《慎斋遗书》)：生地黄、熟地黄、麦冬、贝母、百合、当归、白芍、生甘草、玄参、桔梗。

达原饮 (《温疫论》)：槟榔、厚朴、草果、知母、黄芩、白芍、甘草。

至宝丹 (《太平惠民和剂局方》)：朱砂、麝香、安息香、金银箔、犀角 (用水牛角代)、牛黄、琥珀、雄黄、玳瑁 (用代用品)、龙脑。

当归六黄汤 (《兰室秘藏》)：当归、生地黄、熟地黄、黄芩、黄柏、黄连、黄芪。

当归龙荟丸（《丹溪心法》）：当归、龙胆、栀子、黄连、黄芩、黄柏、大黄、青黛、芦荟、木香、麝香。

当归四逆汤（《伤寒论》）：当归、桂枝、芍药、细辛、炙甘草、通草、大枣。

当归芍药散（《金匮要略》）：当归、芍药、川芎、茯苓、白术、泽泻。

当归补血汤（《内外伤辨惑论》）：黄芪、当归。

回阳救急汤（《伤寒六书》）：附子、干姜、肉桂、人参、白术、茯苓、陈皮、甘草、五味子。

朱砂安神丸（《内外伤辨惑论》）：朱砂、黄连、生地黄、炙甘草、当归。

竹叶石膏汤（《伤寒论》）：竹叶、石膏、半夏、麦冬、人参、炙甘草、粳米。

华盖散（《博济方》）：麻黄、桑白皮、紫苏子、杏仁、赤茯苓、陈皮、炙甘草。

血府逐瘀汤（《医林改错》）：当归、生地黄、桃仁、红花、枳壳、赤芍药、柴胡、甘草、桔梗、川芎、牛膝。

交泰丸（《韩氏医通》）：黄连、肉桂。

安宫牛黄丸（《温病条辨》）：牛黄、郁金、犀角（用水牛角代）、黄连、朱砂、冰片、珍珠、山栀、雄黄、黄芩、麝香、金箔衣。

安神定志丸（《医学心悟》）：人参、茯苓、茯神、石菖蒲、姜远志、龙齿。

导水茯苓汤（《奇效良方》）：茯苓、麦门冬、泽泻、白术、桑白皮、大腹皮、紫苏、槟榔、陈皮、木瓜、木香、砂仁。

导赤散（《小儿药证直诀》）：生地黄、木通、生甘草梢、竹叶。

导痰汤（《校注妇人良方》）：半夏、胆南星、枳实、茯苓、橘红、甘草、生姜。

防己茯苓汤（《金匮要略》）：防己、黄芪、桂枝、茯苓、甘草。

防己黄芪汤（《金匮要略》）：防己、黄芪、白术、甘草、生姜、大枣。

防风汤（《圣济总录》）：防风、当归、赤茯苓、杏仁、黄芩、秦艽、葛根、麻黄、肉桂、甘草、生姜、大枣。

如金解毒散（《痈疽神秘验方》）：桔梗、甘草、黄芩、黄连、黄柏、栀子。

七画

麦门冬汤（《金匮要略》）：麦冬、半夏、人参、甘草、粳米、大枣。

麦味地黄丸（《医部全录》引《体仁汇编》）：熟地黄、山茱萸、干山药、泽泻、茯苓、丹皮、麦冬、五味子。

赤石脂禹余粮汤（《伤寒论》）：赤石脂、禹余粮。

苇茎汤（《外台秘要》引《古今录验》）：苇茎、薏苡仁、桃仁、冬瓜子。

苍术二陈汤（《杂病源流犀烛》）：苍术、白术、茯苓、陈皮、甘草、半夏。

苏子降气汤（《太平圣惠和剂局方》）：苏子、半夏、当归、前胡、厚朴、肉桂、甘草、生姜、大枣、苏叶。

苏合香丸（《外台秘要》引《广济方》）：白术、青木香、犀角（用水牛角代）、香附、朱砂、诃子、檀香、安息香、沉香、麝香、丁香、荜茇、苏和香油、乳香、冰片。

杜仲丸（《医学入门》）：杜仲、龟甲、黄柏、知母、枸杞子、五味子、当归、芍药、黄芪、补骨脂、猪脊髓。

杏苏二陈丸（验方）：杏仁、苏子、半夏、陈皮、茯苓、甘草。

　　杏苏散（《温病条辨》）：苦杏仁、紫苏叶、橘皮、半夏、生姜、枳壳、桔梗、前胡、茯苓、甘草、大枣。

　　杞菊地黄丸（《医级》）：熟地黄、山茱萸、茯苓、山药、丹皮、泽泻、枸杞子、菊花。

　　更衣丸（《先醒斋医学广笔记》）：芦荟、朱砂。

　　还少丹（《医方集解》）：熟地黄、山药、山茱萸、白茯苓、枸杞子、巴戟天、牛膝、五味子、肉苁蓉、杜仲、远志、楮实子、石菖蒲、小茴香、续断、菟丝子。

　　连朴饮（《霍乱论》）：制厚朴、黄连、石菖蒲、制半夏、香豉、焦山栀、芦根。

　　连理汤（《证治要诀类方》）：人参、白术、炙甘草、干姜、茯苓、黄连。

　　吴茱萸汤（《伤寒论》）：吴茱萸、生姜、人参、大枣。

　　何人饮（《景岳全书》）：何首乌、人参、当归、陈皮、煨姜。

　　身痛逐瘀汤（《医林改错》）：秦艽、川芎、桃仁、红花、甘草、羌活、没药、当归、五灵脂、香附、牛膝、地龙。

　　皂荚丸（《金匮要略》）：皂荚。

　　龟鹿二仙膏（《医便》）：鹿角、龟甲、人参、枸杞子。

　　冷哮丸（《证治宝鉴》）：麻黄、川乌、细辛、牙皂、蜀椒、白矾、半夏曲、胆星、杏仁、紫菀、款冬花、生甘草、生姜。

　　羌活胜湿汤（《内外伤辨惑论》）：羌活、独活、川芎、蔓荆子、甘草、防风、藁本。

　　沙参麦冬汤（《温病条辨》）：沙参、麦冬、玉竹、桑叶、甘草、天花粉、生扁豆。

　　沙参清肺汤（验方）：北沙参、黄芪、太子参、合欢皮、白及、桔梗、薏苡仁、甘草、冬瓜子。

　　沉香散（《金匮翼》）：沉香、石韦、滑石、当归、橘皮、白芍、冬葵子、甘草、王不留行。

　　良附丸（《良方集腋》）：高良姜、香附。

　　启阳娱心丹（《辨证录》）：人参、远志、茯神、菖蒲、甘草、橘红、砂仁、柴胡、菟丝子、白术、酸枣仁、当归、白芍、山药、神曲。

　　启膈散（《医学心悟》）：沙参、茯苓、丹参、川贝、郁金、砂仁壳、荷叶蒂、杵头糠。

　　补天大造丸（《医学心悟》）：人参、白术、当归、酸枣仁、黄芪、远志、白芍、山药、茯苓、枸杞子、紫河车、龟甲胶、鹿角胶、熟地黄。

　　补中益气汤（《内外伤辨惑论》）：黄芪、人参、白术、炙甘草、当归、橘皮、升麻、柴胡。

　　补气运脾汤（《统旨方》）：人参、白术、茯苓、甘草、黄芪、陈皮、砂仁、半夏曲、生姜、大枣。

　　补阳还五汤（《医林改错》）：黄芪、当归尾、赤芍、地龙、川芎、红花、桃仁。

　　补肝汤（《医宗金鉴》）：当归、熟地黄、白芍、川芎、酸枣仁、木瓜、炙甘草。

　　补肺汤（《永类钤方》）：人参、黄芪、熟地黄、五味子、紫菀、桑白皮。

　　阿胶鸡子黄汤（《重订通俗伤寒论》）：陈阿胶、生白芍、石决明、双钩藤、大生地黄、清炙草、生牡蛎、络石藤、茯神木、鸡子黄。

　　附子理中丸（《太平惠民和剂局方》）：炮附子、人参、白术、炮姜、炙甘草。

　　附子理苓汤（《内经拾遗》）：附子、干姜、人参、白术、猪苓、泽泻、茯苓、桂枝、甘草。

　　附子粳米汤（《金匮要略》）：制附子、半夏、甘草、大枣、粳米。

　　妙香散（《太平惠民和剂局方》）：人参、黄芪、山药、甘草、茯神、茯苓、远志、辰砂、木香、桔梗、麝香。

八画

青娥丸（《太平惠民和剂局方》）：补骨脂、杜仲、胡桃肉、大蒜头。

青麟丸（《中药成方配本》）：大黄、黄柏、黄芩、猪苓、赤苓、泽泻、木通、车前子、薏苡仁、萆薢、生侧柏、玄参、陈皮、薄荷、制香附。

抵当汤（丸）（《伤寒论》）：水蛭、虻虫、大黄、桃仁。

苓甘五味姜辛汤（《金匮要略》）：茯苓、甘草、五味子、干姜、细辛。

苓桂术甘汤（《金匮要略》）：茯苓、桂枝、白术、甘草。

转呆丹（《辨证录》）：人参、白芍、当归、半夏、柴胡、生枣仁、附子、石菖蒲。

虎潜丸（《丹溪心法》）：黄柏、龟甲、知母、熟地黄、陈皮、白芍、锁阳、虎骨（用代用品）、干姜。

固冲汤（《医学衷中参西录》）：炒白术、生黄芪、煅龙骨、煅牡蛎、萸肉、生杭芍、海螵蛸、茜草、棕边炭、五倍子。

知柏地黄丸（《医宗金鉴》）：知母、熟地黄、黄柏、山茱萸、山药、牡丹皮、茯苓、泽泻。

金匮肾气丸（《金匮要略》）：桂枝、附子、干地黄、山茱萸、薯蓣、茯苓、牡丹皮、泽泻。

金锁固精丸（《医方集解》）：沙苑子、芡实、莲子、莲须、煅龙骨、煅牡蛎。

炙甘草汤（《伤寒论》）：炙甘草、生姜、桂枝、人参、生地黄、阿胶、麦冬、火麻仁、大枣。

河车大造丸（《活人方》）：紫河车、熟地黄、人参、白术、当归、枸杞、茯苓、白芍、黄芪、川芎、杜仲、牛膝、山药、肉桂、甘草。

泻心汤（《金匮要略》）：大黄、黄连、黄芩。

泻白散（《小儿药证直诀》）：桑白皮、地骨皮、炙甘草、粳米。

泻青丸（《小儿药证直诀》）：当归、龙脑、川芎、山栀子仁、川大黄、羌活、防风。

泻黄散（《小儿药证直诀》）：藿香叶、山栀子仁、石膏、甘草、防风。

定喘汤（《摄生众妙方》）：白果、麻黄、桑白皮、款冬花、半夏、杏仁、苏子、黄芩、甘草。

定痫丸（《医学心悟》）：天麻、川贝母、半夏、茯苓、茯神、胆南星、石菖蒲、全蝎、甘草、僵蚕、真琥珀、陈皮、远志、丹参、麦冬、辰砂、生姜、竹沥。

实脾散（《济生方》）：厚朴、白术、木瓜、木香、草果仁、大腹子、附子、白茯苓、干姜、甘草、生姜、大枣。

建瓴汤（《医学衷中参西录》）：怀山药、怀牛膝、生赭石、生龙骨、生牡蛎、生地黄、生白芍、柏子仁。

参苏饮（《太平惠民和剂局方》）：人参、紫苏叶、葛根、前胡、半夏、茯苓、甘草、桔梗、枳壳、木香、陈皮、生姜、大枣。

参附龙牡汤（验方）：人参、制附子、龙骨、牡蛎、生姜、大枣。

参附汤（《济生方》）：人参、炮附子、生姜。

参苓白术散（《太平惠民和剂局方》）：莲子肉、薏苡仁、砂仁、桔梗、白扁豆、茯苓、人参、甘草、白术、山药、大枣。

参赭培气汤（《医学衷中参西录》）：潞党参、天门冬、生赭石、清半夏、淡苁蓉、知母、当归身、柿霜饼。

驻车丸（《备急千金要方》）：黄连、炮姜、当归、阿胶。

九画

春泽汤（《证治要诀类方》）：白术、桂枝、猪苓、泽泻、茯苓、人参。

荆防达表汤（《时氏处方》）：荆芥、防风、苏叶、白芷、橘红、杏仁、赤苓、生姜、葱头、炒建曲。

荆防败毒散（《摄生众妙方》）：荆芥、防风、茯苓、独活、柴胡、前胡、川芎、枳壳、羌活、桔梗、甘草。

茜根散（《济生方》）：茜根、黄芩、阿胶、侧柏叶、生地黄、炙甘草。

茵陈五苓散（《金匮要略》）：茵陈、桂枝、茯苓、白术、泽泻、猪苓。

茵陈术附汤（《医学心悟》）：茵陈、白术、附子、干姜、炙甘草、肉桂。

茵陈四苓散（《杏苑生春》）：茵陈、茯苓、白术、泽泻、猪苓、栀子。

茵陈蒿汤（《伤寒论》）：茵陈、栀子、大黄。

茯苓甘草汤（《伤寒论》）：茯苓、桂枝、炙甘草、生姜。

枳术丸（《内外伤辨惑论》）：枳实、白术。

枳实导滞丸（《内外伤辨惑论》）：大黄、枳实、神曲、茯苓、黄芩、黄连、白术、泽泻。

枳实消痞丸（《兰室秘藏》）：干生姜、炙甘草、麦芽曲、白茯苓、白术、半夏曲、人参、厚朴、枳实、黄连。

枳实薤白桂枝汤（《金匮要略》）：枳实、厚朴、薤白、桂枝、瓜蒌。

柏叶汤（《金匮要略》）：柏叶、干姜、艾叶。

栀子豉汤（《伤寒论》）：栀子、香豉。

栀子清肝汤（《类证治裁》）：栀子、丹皮、柴胡、当归、白芍、茯苓、川芎、牛蒡子、甘草。

厚朴麻黄汤（《金匮要略》）：厚朴、麻黄、石膏、杏仁、半夏、五味子、干姜、细辛。

牵正散（《杨氏家藏方》）：白附子、僵蚕、全蝎。

星蒌承气汤（《实用中医内科学》）：胆南星、全瓜蒌、生大黄、芒硝。

胃苓汤（《丹溪心法》）：茯苓、猪苓、泽泻、白术、官桂、苍术、陈皮、厚朴、甘草、生姜、大枣。

香连丸（《证类本草》）：黄连、木香。

香附旋覆花汤（《温病条辨》）：生香附、旋覆花、苏子霜、广皮、半夏、茯苓、薏苡仁。

香茸丸（《证治准绳》）：鹿茸、麋茸、麝香、肉苁蓉、熟地黄、沉香、五味子、龙骨、茯苓。

香砂六君子汤（《古今名医方论》）：木香、砂仁、陈皮、半夏、人参、白术、茯苓、炙甘草。

香砂平胃散（《医宗金鉴》）：木香、砂仁、苍术、陈皮、厚朴、甘草。

复元活血汤（《医学发明》）：柴胡、瓜蒌根、当归、红花、甘草、穿山甲、大黄、桃仁。

保元汤（《博爱心鉴》）：人参、黄芪、肉桂、甘草、生姜。

保和丸（《丹溪心法》）：山楂、神曲、半夏、茯苓、陈皮、连翘、莱菔子。

保真汤（《十药神书》）：人参、黄芪、白术、甘草、赤茯苓、白茯苓、五味子、当归、生地黄、熟地黄、天冬、麦冬、赤芍、白芍、柴胡、厚朴、地骨皮、黄柏、知母、莲心、陈皮、生姜、大枣。

独参汤（《景岳全书》）：人参。

独活寄生汤（《备急千金要方》）：独活、桑寄生、秦艽、防风、细辛、当归、芍药、川芎、干地黄、杜仲、牛膝、人参、茯苓、甘草、桂心。

养心汤（《证治准绳》）：黄芪、茯苓、茯神、当归、川芎、炙甘草、半夏曲、柏子仁、酸枣仁、远志、五味子、人参、肉桂。

首乌延寿丹（又名延寿丹）（《世补斋医书》）：何首乌、豨莶草、桑椹子、黑芝麻、金樱子、旱莲草、菟丝子、杜仲、牛膝、女贞子、桑叶、金银藤、生地黄。

洗心汤（《辨证录》）：人参、甘草、半夏、陈皮、石菖蒲、附子、茯神、枣仁、神曲。

济川煎（《景岳全书》）：当归、牛膝、肉苁蓉、泽泻、升麻、枳壳。

济生肾气丸（《济生方》）：熟地黄、山茱萸、牡丹皮、山药、茯苓、泽泻、官桂、附子、川牛膝、车前子。

宣痹汤（《温病条辨》）：防己、杏仁、滑石、连翘、山栀、薏苡仁、半夏、蚕砂、赤小豆、姜黄、海桐皮。

神术散（《医学心悟》）：苍术、陈皮、厚朴、藿香、砂仁。

神犀丹（《温热经纬》）：犀角（用水牛角代）、石菖蒲、黄芩、生地黄、银花、金汁、连翘、板蓝根、香豉、玄参、花粉、紫草。

解语丹（《妇人大全良方》）：白附子、石菖蒲、远志、天麻、全蝎、羌活、白僵蚕、胆南星、木香。

十画

秦艽鳖甲散（《卫生宝鉴》）：地骨皮、柴胡、鳖甲、秦艽、知母、青蒿、乌梅、当归。

真人养脏汤（《太平惠民和剂局方》）：人参、当归、白术、肉豆蔻、肉桂、炙甘草、白芍、木香、诃子、罂粟壳。

真方白丸子（《瑞竹堂方》）：法半夏、制白附子、制天南星、天麻、全蝎、木香、枳壳、川乌。

真武汤（《伤寒论》）：茯苓、芍药、生姜、炮附子、白术。

桂枝甘草龙骨牡蛎汤（《伤寒论》）：桂枝、炙甘草、龙骨、牡蛎。

桂枝甘草汤（《伤寒论》）：桂枝、炙甘草。

桂枝加龙骨牡蛎汤（《金匮要略》）：桂枝、芍药、生姜、甘草、大枣、龙骨、牡蛎。

桂枝加葛根汤（《伤寒论》）：桂枝、芍药、生姜、炙甘草、大枣、葛根。

桂枝芍药知母汤（《金匮要略》）：桂枝、芍药、炙甘草、麻黄、生姜、白术、知母、防风、炮附子。

桂枝汤（《伤寒论》）：桂枝、芍药、甘草、生姜、大枣。

桂枝茯苓丸（《金匮要略》）：桂枝、茯苓、芍药、丹皮、桃仁。

桔梗白散（《外台秘要》）：桔梗、贝母、巴豆。

桔梗汤（《伤寒论》）：桔梗、甘草。

桔梗杏仁煎（《景岳全书》）：桔梗、杏仁、甘草、银花、贝母、枳壳、红藤、连翘、夏枯草、百合、麦冬、阿胶。

栝蒌桂枝汤（《金匮要略》）：栝蒌根、桂枝、芍药、甘草、生姜、大枣。

栝蒌薤白半夏汤（《金匮要略》）：栝蒌、薤白、半夏、白酒。

桃仁红花煎（《陈素庵妇科补解》）：红花、当归、桃仁、香附、延胡索、赤芍、川芎、乳香、丹参、青皮、生地黄。

桃仁承气汤（《温病条辨》）：桃仁、大黄、芒硝、当归、芍药、丹皮。

桃红四物汤（《医宗全鉴》）：桃仁、红花、当归、白芍、熟地黄、川芎。

桃花汤（《伤寒论》）：赤石脂、干姜、粳米。

桃核承气汤（《伤寒论》）：桃仁、大黄、芒硝、甘草、桂枝。

柴苓汤（《丹溪心法附余》）：柴胡、半夏、黄芩、人参、甘草、白术、猪苓、茯苓、泽泻、桂枝。

柴胡桂枝干姜汤（《伤寒论》）：柴胡、桂枝、干姜、栝蒌根、黄芩、牡蛎、炙甘草。

柴胡疏肝散（《证治准绳》）：陈皮、柴胡、川芎、香附、枳壳、芍药、炙甘草。

柴胡截疟饮（《医宗全鉴》）：柴胡、黄芩、人参、甘草、半夏、常山、乌梅、槟榔、桃仁、生姜、大枣。

柴枳半夏汤（《医学入门》）：柴胡、半夏、黄芩、瓜蒌仁、枳壳、桔梗、杏仁、青皮、甘草。

柴前连梅煎（《医方考》）：柴胡、前胡、乌梅、黄连、薤白、童便、猪胆汁、猪脊髓。

逍遥散（《太平惠民和剂局方》）：柴胡、白术、白芍、当归、茯苓、炙甘草、薄荷、煨姜。

射干麻黄汤（《金匮要略》）：射干、麻黄、细辛、紫菀、款冬花、半夏、五味子、生姜、大枣。

脏连丸（《中国药典》）：黄连、黄芩、地黄、赤芍、当归、槐角、槐花、荆芥穗、地榆炭、阿胶。

皱肺丸（《百一选方》）：五味子、人参、桂枝、款冬花、紫菀、白石英、羯羊肺、杏仁、钟乳粉。

凉膈散（《太平惠民和剂局方》）：川大黄、朴硝、甘草、山栀子仁、薄荷、黄芩、连翘、竹叶。

益元散（《宣明论方》）：滑石、甘草、辰砂、灯心草。

益气聪明汤（《东垣试效方》）：黄芪、人参、炙甘草、升麻、葛根、蔓荆子、黄柏、芍药。

益胃汤（《温病条辨》）：沙参、麦冬、冰糖、生地黄、玉竹。

消渴方（《丹溪心法》）：黄连末、天花粉末、生地汁、藕汁、人乳汁、姜汁、蜂蜜。

消瘰丸（《医学心悟》）：玄参、牡蛎、浙贝母。

海藻玉壶汤（《外科正宗》）：海藻、昆布、海带、半夏、陈皮、青皮、连翘、贝母、当归、川芎、独活、甘草。

涤痰汤（《奇效良方》）：制半夏、制南星、橘红、枳实、茯苓、人参、石菖蒲、竹茹、生姜、甘草、大枣。

润肠丸（《丹溪心法》）：当归、生地黄、麻仁、桃仁、枳壳。

调胃承气汤（《伤寒论》）：大黄、甘草、芒硝。

调营饮（《证治准绳》）：莪术、川芎、当归、延胡索、赤芍、瞿麦、大黄、槟榔、陈皮、大腹皮、葶苈子、赤茯苓、桑白皮、细辛、官桂、炙甘草、白芷、生姜、大枣。

通关散（《中国药典》）：猪牙皂、细辛、鹅不食草。

通幽汤（《兰室秘藏》）：生地黄、熟地黄、桃仁泥、红花、当归、炙甘草、升麻。

通窍活血汤（《医林改错》）：赤芍、桃仁、川芎、红花、麝香、老葱、鲜姜、大枣、黄酒。

通瘀煎（《景岳全书》）：归尾、山楂、香附、红花、乌药、青皮、泽泻、木香。

桑白皮汤（《景岳全书》）：桑白皮、半夏、苏子、杏仁、贝母、黄芩、黄连、山栀。

桑杏汤（《温病条辨》）：桑叶、杏仁、沙参、象贝、香豉、栀子、梨皮。

桑菊饮（《温病条辨》）：桑叶、菊花、苦桔梗、杏仁、连翘、芦根、薄荷、生甘草。

桑螵蛸散（《本草衍义》）：桑螵蛸、远志、菖蒲、龙骨、人参、茯神、当归、龟甲。

十一画

理中汤（九）（《伤寒论》）：人参、白术、干姜、甘草。

控涎丹（《三因极一病证方论》）：甘遂、大戟、白芥子、生姜。

黄土汤（《金匮要略》）：灶心黄土、黄芩、阿胶、附子、白术、地黄、甘草。

黄芩汤（《伤寒论》）：黄芩、芍药、炙甘草、大枣。

黄芪汤（《金匮翼》）：黄芪、陈皮、火麻仁、白蜜。

黄芪赤风汤（《医林改错》）：黄芪、赤芍、防风。

黄芪建中汤（《金匮要略》）：黄芪、芍药、桂枝、生姜、大枣、炙甘草、饴糖。

黄芪桂枝五物汤（《金匮要略》）：黄芪、白芍、桂枝、生姜、大枣。

黄连上清丸（《饲鹤亭集方》）：黄连、栀子、连翘、姜黄、玄参、当归尾、葛根、黄芩、菊花、薄荷、大黄、黄柏、桔梗、川芎、天花粉。

黄连阿胶汤（《伤寒论》）：黄连、黄芩、阿胶、白芍、鸡子黄。

黄连清心饮（《内经拾遗》）：黄连、生地黄、当归、酸枣仁、茯神、远志、人参、石莲肉、甘草。

黄连温胆汤（《六因条辨》）：半夏、陈皮、茯苓、甘草、枳实、竹茹、黄连、大枣、生姜。

黄连解毒汤（《外台秘要》）：黄连、黄柏、黄芩、栀子。

菖蒲郁金汤（《温病条辨》）：石菖蒲、郁金、炒栀子、鲜竹叶、牡丹皮、连翘、灯心、木通、淡竹沥、紫金片。

银翘散（《温病条辨》）：金银花、连翘、竹叶、芦根、桔梗、甘草、牛蒡子、荆芥、豆豉、薄荷。

猪苓汤（《伤寒论》）：猪苓、茯苓、泽泻、滑石、阿胶。

麻子仁丸（《伤寒论》）：麻子仁、芍药、枳实、大黄、厚朴、杏仁。

麻杏石甘汤（《伤寒论》）：麻黄、杏仁、石膏、炙甘草。

麻黄汤（《伤寒论》）：麻黄、桂枝、杏仁、炙甘草。

麻黄连翘赤小豆汤（《伤寒论》）：麻黄、连翘、杏仁、赤小豆、桑白皮、生姜、甘草、大枣。

麻黄附子细辛汤（《伤寒论》）：麻黄、附子、细辛。

鹿茸补涩丸（《杂病源流犀烛》）：人参、黄芪、菟丝子、桑螵蛸、莲肉、茯苓、肉桂、附子、鹿茸、桑白皮、龙骨、补骨脂、五味子。

旋覆代赭汤（《伤寒论》）：旋覆花、代赭石、人参、半夏、炙甘草、生姜、大枣。

旋覆花汤（《金匮要略》）：旋覆花、新绛、葱。

羚角钩藤汤（《通俗伤寒论》）：羚羊角、桑叶、川贝、鲜生地黄、钩藤、菊花、白芍药、生甘草、鲜竹茹、茯神。

清中汤（《证治准绳》）：黄连、栀子、半夏、茯苓、陈皮、草豆蔻、甘草。

清气化痰丸（《医方考》）：陈皮、杏仁、枳实、黄芩、瓜蒌仁、茯苓、胆南星、制半夏、姜汁。

清心滚痰丸（《沈氏尊生书》）：大黄、黄芩、青礞石、沉香、犀角（用水牛角代）、皂角、麝香、朱砂。

清金化痰汤（《医学统旨》）：黄芩、栀子、桔梗、麦冬、桑白皮、贝母、知母、瓜蒌仁、橘红、茯苓、甘草。

清肺饮（《证治汇补》）：茯苓、黄芩、桑白皮、麦冬、车前子、栀子、木通、泽泻。

清胃散（《脾胃论》）：生地黄、当归身、牡丹皮、黄连、升麻。

清骨散（《证治准绳》）：银柴胡、胡黄连、秦艽、鳖甲、地骨皮、青蒿、知母、甘草。

清宫汤（《温病条辨》）：玄参、莲子心、竹叶卷心、连翘、犀角（用水牛角代）、麦冬。

清脏汤（《万病回春》）：当归、川芎、生地黄、白芍、炒黄连、炒黄芩、焦栀子、炒黄柏、地榆、炒柏叶、阿胶。

清营汤（《温病条辨》）：犀角（用水牛角代）、生地黄、玄参、竹叶心、麦冬、丹参、黄连、金银花、连翘。

清暑益气汤（《温热经纬》）：西洋参、石斛、麦冬、黄连、竹叶、荷梗、甘草、知母、粳米、西瓜翠衣。

清瘟败毒饮（《疫疹一得》）：生石膏、生地黄、玄参、犀角（用水牛角代）、黄连、栀子、桔梗、知母、连翘、丹皮、鲜竹叶、黄芩、甘草。

清瘴汤（验方）：青蒿、柴胡、茯苓、知母、陈皮、半夏、黄芩、黄连、枳实、常山、竹茹、益元散。

清燥救肺汤（《医门法律》）：桑叶、石膏、杏仁、甘草、麦冬、人参、阿胶、胡麻仁、枇杷叶。

十二画

琥珀养心丹（《证治准绳》）：琥珀、龙齿、远志、石菖蒲、茯神、人参、酸枣仁、生地黄、当归身、黄连、柏子仁、朱砂、牛黄、金箔。

越婢加术汤（《金匮要略》）：麻黄、石膏、生姜、炙甘草、白术、大枣。

越婢加半夏汤（《金匮要略》）：麻黄、石膏、生姜、大枣、炙甘草、半夏。

越婢汤（《金匮要略》）：麻黄、石膏、甘草、大枣、生姜。

越鞠丸（《丹溪心法》）：川芎、苍术、香附、神曲、栀子。

趁痛散（《丹溪心法》）：乳香、没药、桃仁、红花、当归、地龙、牛膝、羌活、甘草、五灵脂、香附。

葛根汤（《伤寒论》）：葛根、麻黄、桂枝、生姜、炙甘草、芍药、大枣。

葛根黄芩黄连汤（《伤寒论》）：葛根、黄芩、黄连、炙甘草。

葶苈大枣泻肺汤（《金匮要略》）：葶苈子、大枣。

椒目瓜蒌汤（《医醇賸义》）：川椒目、瓜蒌仁、葶苈子、桑白皮、苏子、半夏、茯苓、橘红、蒺藜、生姜。

硝石矾石散（《金匮要略》）：硝石、矾石。

紫雪丹（《外台秘要》）：寒水石、石膏、滑石、磁石、朱砂、玄参、羚羊角、犀角（用水牛角代）、丁香、麝香、升麻、沉香、青木香、炙甘草、朴硝、黄金、硝石。

黑锡丹（《太平惠民和剂局方》）：黑锡、生硫黄、川楝子、胡芦巴、木香、制附子、肉豆蔻、阳起石、沉香、小茴香、肉桂、补骨脂。

程氏萆薢分清饮（《医学心悟》）：萆薢、黄柏、石菖蒲、茯苓、白术、莲子心、丹参、车前子。

猴枣散（《古今名方》）：猴枣、羚羊角、月石、沉香、青礞石、川贝母、天竺黄、麝香。

痛泻要方（《医学正传》）：白术、白芍、陈皮、防风。

温胆汤（《备急千金要方》）：半夏、陈皮、茯苓、炙甘草、竹茹、枳实、生姜。

温脾汤（《备急千金要方》）：附子、干姜、人参、大黄、甘草、当归、芒硝。

滋水清肝饮（《医宗己任编》）：熟地黄、当归、白芍、枣仁、山萸肉、茯苓、山药、柴胡、山栀、丹皮、泽泻。

滋肾通关丸（《兰室秘藏》）：肉桂、黄柏、知母。

犀角地黄汤（《备急千金要方》）：犀角（用水牛角代）、生地黄、芍药、丹皮。

犀角汤（《备急千金要方》）：犀角（用水牛角代）、羚羊角、前胡、栀子仁、黄芩、射干、大黄、升麻、豆豉。

犀黄丸（《外科证治全生集》）：牛黄、麝香、没药、乳香、黄米饭。

疏凿饮子（《济生方》）：泽泻、赤小豆、商陆、羌活、大腹皮、椒目、木通、秦艽、槟榔、茯苓皮、生姜。

十三画

蒿芩清胆汤（《通俗伤寒论》）：青蒿脑、淡竹茹、仙半夏、赤茯苓、青子芩、枳壳、陈皮、碧玉散（滑石、甘草、青黛）。

槐角丸（《太平惠民和剂局方》）：槐角、地榆、黄芩、当归、防风、枳壳。

暖肝煎（《景岳全书》）：当归、枸杞子、小茴香、肉桂、乌药、沉香（木香亦可）、茯苓、生姜。

新加香薷饮（《温病条辨》）：香薷、银花、鲜扁豆花、厚朴、连翘。

十四画

截疟七宝饮（《医方考》引《杨氏家藏方》）：常山、草果、厚朴、槟榔、青皮、陈皮、炙甘草。

酸枣仁汤（《金匮要略》）：酸枣仁、知母、茯苓、川芎、甘草。

膈下逐瘀汤（《医林改错》）：五灵脂、当归、川芎、桃仁、丹皮、赤芍、乌药、延胡索、甘草、香附、红花、枳壳。

膏淋汤（《医学衷中参西录》）：山药、芡实、龙骨、牡蛎、生地黄、党参、白芍。

缩泉丸（《严氏济生续方》）：天台乌药、益智仁、山药。

十五画

增液汤（《温病条辨》）：玄参、麦冬、生地黄。

增液承气汤（《温病条辨》）：玄参、麦冬、生地黄、大黄、芒硝。

镇肝息风汤（《医学衷中参西录》）：怀牛膝、生赭石、生龙骨、生牡蛎、生龟甲、生杭芍、玄参、天冬、川楝子、生麦芽、茵陈、甘草。

十六画

薏苡仁汤（《奇效良方》）：薏苡仁、当归、麻黄、官桂、芍药、苍术、甘草。

薏苡附子败酱散（《金匮要略》）：薏苡仁、附子、败酱草。

橘皮竹茹汤（《金匮要略》）：橘皮、竹茹、大枣、生姜、甘草、人参。

橘核丸（《济生方》）：橘核、海藻、昆布、海带、川楝子、桃仁、厚朴、木通、枳实、延胡索、桂心、木香。

赞育丹（《景岳全书》）：熟地黄、当归、杜仲、巴戟天、肉苁蓉、淫羊藿、蛇床子、肉桂、白术、枸杞子、仙茅、山茱萸、韭菜子、附子，或加人参、鹿茸。

十七画及以上

黛蛤散（《医说》）：青黛、海蛤壳。

礞石滚痰丸（《泰定养生主论》）：青礞石、沉香、大黄、黄芩、朴硝。

藿朴夏苓汤（《医源》）：藿香、川朴、姜半夏、赤苓、杏仁、生薏苡仁、白蔻仁、猪苓、淡豆豉、泽泻、通草。

藿香正气散（《太平惠民和剂局方》）：大腹皮、白芷、紫苏、茯苓、半夏曲、白术、陈皮、厚朴、苦桔梗、藿香、甘草、生姜、大枣。

鳖甲煎丸（《金匮要略》）：鳖甲、乌扇（射干）、黄芩、鼠妇、干姜、大黄、桂枝、石韦、厚朴、瞿麦、紫葳（凌霄花）、阿胶、柴胡、蜣螂、芍药、䗪虫、蜂房、赤硝、桃仁、人参、半夏、葶苈子、丹皮。

癫狂梦醒汤（《医林改错》）：桃仁、柴胡、香附、木通、赤芍、半夏、陈皮、大腹皮、青皮、桑白皮、苏子、甘草。

蠲痹汤（《医学心悟》）：独活、羌活、桂心、秦艽、当归、川芎、海风藤、桑枝、乳香、木香、炙甘草。

全国中医药行业高等教育"十四五"规划教材

全国高等中医药院校规划教材（第十一版）

教材目录（第一批）

注：凡标☆号者为"核心示范教材"。

（一）中医学类专业

序号	书　名	主　编		主编所在单位	
1	中国医学史	郭宏伟	徐江雁	黑龙江中医药大学	河南中医药大学
2	医古文	王育林	李亚军	北京中医药大学	陕西中医药大学
3	大学语文	黄作阵		北京中医药大学	
4	中医基础理论☆	郑洪新	杨　柱	辽宁中医药大学	贵州中医药大学
5	中医诊断学☆	李灿东	方朝义	福建中医药大学	河北中医学院
6	中药学☆	钟赣生	杨柏灿	北京中医药大学	上海中医药大学
7	方剂学☆	李　冀	左铮云	黑龙江中医药大学	江西中医药大学
8	内经选读☆	翟双庆	黎敬波	北京中医药大学	广州中医药大学
9	伤寒论选读☆	王庆国	周春祥	北京中医药大学	南京中医药大学
10	金匮要略☆	范永升	姜德友	浙江中医药大学	黑龙江中医药大学
11	温病学☆	谷晓红	马　健	北京中医药大学	南京中医药大学
12	中医内科学☆	吴勉华	石　岩	南京中医药大学	辽宁中医药大学
13	中医外科学☆	陈红风		上海中医药大学	
14	中医妇科学☆	冯晓玲	张婷婷	黑龙江中医药大学	上海中医药大学
15	中医儿科学☆	赵　霞	李新民	南京中医药大学	天津中医药大学
16	中医骨伤科学☆	黄桂成	王拥军	南京中医药大学	上海中医药大学
17	中医眼科学	彭清华		湖南中医药大学	
18	中医耳鼻咽喉科学	刘　蓬		广州中医药大学	
19	中医急诊学☆	刘清泉	方邦江	首都医科大学	上海中医药大学
20	中医各家学说☆	尚　力	戴　铭	上海中医药大学	广西中医药大学
21	针灸学☆	梁繁荣	王　华	成都中医药大学	湖北中医药大学
22	推拿学☆	房　敏	王金贵	上海中医药大学	天津中医药大学
23	中医养生学	马烈光	章德林	成都中医药大学	江西中医药大学
24	中医药膳学	谢梦洲	朱天民	湖南中医药大学	成都中医药大学
25	中医食疗学	施洪飞	方　泓	南京中医药大学	上海中医药大学
26	中医气功学	章文春	魏玉龙	江西中医药大学	北京中医药大学
27	细胞生物学	赵宗江	高碧珍	北京中医药大学	福建中医药大学

序号	书 名	主 编		主编所在单位	
28	人体解剖学	邵水金		上海中医药大学	
29	组织学与胚胎学	周忠光	汪 涛	黑龙江中医药大学	天津中医药大学
30	生物化学	唐炳华		北京中医药大学	
31	生理学	赵铁建	朱大诚	广西中医药大学	江西中医药大学
32	病理学	刘春英	高维娟	辽宁中医药大学	河北中医学院
33	免疫学基础与病原生物学	袁嘉丽	刘永琦	云南中医药大学	甘肃中医药大学
34	预防医学	史周华		山东中医药大学	
35	药理学	张硕峰	方晓艳	北京中医药大学	河南中医药大学
36	诊断学	詹华奎		成都中医药大学	
37	医学影像学	侯 键	许茂盛	成都中医药大学	浙江中医药大学
38	内科学	潘 涛	戴爱国	南京中医药大学	湖南中医药大学
39	外科学	谢建兴		广州中医药大学	
40	中西医文献检索	林丹红	孙 玲	福建中医药大学	湖北中医药大学
41	中医疫病学	张伯礼	吕文亮	天津中医药大学	湖北中医药大学
42	中医文化学	张其成	臧守虎	北京中医药大学	山东中医药大学

（二）针灸推拿学专业

序号	书 名	主 编		主编所在单位	
43	局部解剖学	姜国华	李义凯	黑龙江中医药大学	南方医科大学
44	经络腧穴学☆	沈雪勇	刘存志	上海中医药大学	北京中医药大学
45	刺法灸法学☆	王富春	岳增辉	长春中医药大学	湖南中医药大学
46	针灸治疗学☆	高树中	冀来喜	山东中医药大学	山西中医药大学
47	各家针灸学说	高希言	王 威	河南中医药大学	辽宁中医药大学
48	针灸医籍选读	常小荣	张建斌	湖南中医药大学	南京中医药大学
49	实验针灸学	郭 义		天津中医药大学	
50	推拿手法学☆	周运峰		河南中医药大学	
51	推拿功法学☆	吕立江		浙江中医药大学	
52	推拿治疗学☆	井夫杰	杨永刚	山东中医药大学	长春中医药大学
53	小儿推拿学	刘明军	邰先桃	长春中医药大学	云南中医药大学

（三）中西医临床医学专业

序号	书 名	主 编		主编所在单位	
54	中外医学史	王振国	徐建云	山东中医药大学	南京中医药大学
55	中西医结合内科学	陈志强	杨文明	河北中医学院	安徽中医药大学
56	中西医结合外科学	何清湖		湖南中医药大学	
57	中西医结合妇产科学	杜惠兰		河北中医学院	
58	中西医结合儿科学	王雪峰	郑 健	辽宁中医药大学	福建中医药大学
59	中西医结合骨伤科学	詹红生	刘 军	上海中医药大学	广州中医药大学
60	中西医结合眼科学	段俊国	毕宏生	成都中医药大学	山东中医药大学
61	中西医结合耳鼻咽喉科学	张勤修	陈文勇	成都中医药大学	广州中医药大学
62	中西医结合口腔科学	谭 劲		湖南中医药大学	

（四）中药学类专业

序号	书 名	主 编		主编所在单位	
63	中医学基础	陈 晶	程海波	黑龙江中医药大学	南京中医药大学
64	高等数学	李秀昌	邵建华	长春中医药大学	上海中医药大学
65	中医药统计学	何 雁		江西中医药大学	
66	物理学	章新友	侯俊玲	江西中医药大学	北京中医药大学
67	无机化学	杨怀霞	吴培云	河南中医药大学	安徽中医药大学
68	有机化学	林 辉		广州中医药大学	
69	分析化学（上）（化学分析）	张 凌		江西中医药大学	
70	分析化学（下）（仪器分析）	王淑美		广东药科大学	
71	物理化学	刘 雄	王颖莉	甘肃中医药大学	山西中医药大学
72	临床中药学☆	周祯祥	唐德才	湖北中医药大学	南京中医药大学
73	方剂学	贾 波	许二平	成都中医药大学	河南中医药大学
74	中药药剂学☆	杨 明		江西中医药大学	
75	中药鉴定学☆	康廷国	闫永红	辽宁中医药大学	北京中医药大学
76	中药药理学☆	彭 成		成都中医药大学	
77	中药拉丁语	李 峰	马 琳	山东中医药大学	天津中医药大学
78	药用植物学☆	刘春生	谷 巍	北京中医药大学	南京中医药大学
79	中药炮制学☆	钟凌云		江西中医药大学	
80	中药分析学☆	梁生旺	张 彤	广东药科大学	上海中医药大学
81	中药化学☆	匡海学	冯卫生	黑龙江中医药大学	河南中医药大学
82	中药制药工程原理与设备	周长征		山东中医药大学	
83	药事管理学☆	刘红宁		江西中医药大学	
84	本草典籍选读	彭代银	陈仁寿	安徽中医药大学	南京中医药大学
85	中药制药分离工程	朱卫丰		江西中医药大学	
86	中药制药设备与车间设计	李 正		天津中医药大学	
87	药用植物栽培学	张永清		山东中医药大学	
88	中药资源学	马云桐		成都中医药大学	
89	中药产品与开发	孟宪生		辽宁中医药大学	
90	中药加工与炮制学	王秋红		广东药科大学	
91	人体形态学	武煜明	游言文	云南中医药大学	河南中医药大学
92	生理学基础	于远望		陕西中医药大学	
93	病理学基础	王 谦		北京中医药大学	

（五）护理学专业

序号	书 名	主 编		主编所在单位	
94	中医护理学基础	徐桂华	胡 慧	南京中医药大学	湖北中医药大学
95	护理学导论	穆 欣	马小琴	黑龙江中医药大学	浙江中医药大学
96	护理学基础	杨巧菊		河南中医药大学	
97	护理专业英语	刘红霞	刘 娅	北京中医药大学	湖北中医药大学
98	护理美学	余雨枫		成都中医药大学	
99	健康评估	阚丽君	张玉芳	黑龙江中医药大学	山东中医药大学

序号	书 名	主 编		主编所在单位	
100	护理心理学	郝玉芳		北京中医药大学	
101	护理伦理学	崔瑞兰		山东中医药大学	
102	内科护理学	陈 燕	孙志岭	湖南中医药大学	南京中医药大学
103	外科护理学	陆静波	蔡恩丽	上海中医药大学	云南中医药大学
104	妇产科护理学	冯 进	王丽芹	湖南中医药大学	黑龙江中医药大学
105	儿科护理学	肖洪玲	陈偶英	安徽中医药大学	湖南中医药大学
106	五官科护理学	喻京生		湖南中医药大学	
107	老年护理学	王 燕	高 静	天津中医药大学	成都中医药大学
108	急救护理学	吕 静	卢根娣	长春中医药大学	上海中医药大学
109	康复护理学	陈锦秀	汤继芹	福建中医药大学	山东中医药大学
110	社区护理学	沈翠珍	王诗源	浙江中医药大学	山东中医药大学
111	中医临床护理学	裘秀月	刘建军	浙江中医药大学	江西中医药大学
112	护理管理学	全小明	柏亚妹	广州中医药大学	南京中医药大学
113	医学营养学	聂 宏	李艳玲	黑龙江中医药大学	天津中医药大学

（六）公共课

序号	书 名	主 编		主编所在单位	
114	中医学概论	储全根	胡志希	安徽中医药大学	湖南中医药大学
115	传统体育	吴志坤	邵玉萍	上海中医药大学	湖北中医药大学
116	科研思路与方法	刘 涛	商洪才	南京中医药大学	北京中医药大学

（七）中医骨伤科学专业

序号	书 名	主 编		主编所在单位	
117	中医骨伤科学基础	李 楠	李 刚	福建中医药大学	山东中医药大学
118	骨伤解剖学	侯德才	姜国华	辽宁中医药大学	黑龙江中医药大学
119	骨伤影像学	栾金红	郭会利	黑龙江中医药大学	河南中医药大学洛阳平乐正骨学院
120	中医正骨学	冷向阳	马 勇	长春中医药大学	南京中医药大学
121	中医筋伤学	周红海	于 栋	广西中医药大学	北京中医药大学
122	中医骨病学	徐展望	郑福增	山东中医药大学	河南中医药大学
123	创伤急救学	毕荣修	李无阴	山东中医药大学	河南中医药大学洛阳平乐正骨学院
124	骨伤手术学	童培建	曾意荣	浙江中医药大学	广州中医药大学

（八）中医养生学专业

序号	书 名	主 编		主编所在单位	
125	中医养生文献学	蒋力生	王 平	江西中医药大学	湖北中医药大学
126	中医治未病学概论	陈涤平		南京中医药大学